當 代 公 共 衛 生 學 叢 書

總策劃－財團法人陳拱北預防醫學基金會

衛生行政與管理

| 總編輯 | 陳為堅 Wei J. Chen
李玉春 Yue-Chune Lee
陳保中 Pau-Chung Chen

| 編　輯 | 吳肖琪 Shiao-Chi Wu
鄭守夏 Shou-Hsia Cheng

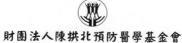

財團法人陳拱北預防醫學基金會

國家圖書館出版品預行編目（CIP）資料

衛生行政與管理 / 白佳原，吳肖琪，吳慧敏，李玉春，李修安
，胡淑貞，徐建業，張顯洋，許弘毅，郭年眞，陳珮青，陳
楚杰，游宗憲，湯澡薰，黃光華，黃昱瞳，楊銘欽，葉明叡，
董鈺琪，蒲若芳，蔡文正，鄭守夏，鄭雅文，戴桂英，鍾國
彪，譚醒朝作；陳爲堅，李玉春，陳保中總編輯.-- 初版 .
-- 臺北市：陳拱北預防醫學基金會，2024.01
面；　公分 . --（當代公共衛生學叢書）

ISBN 978-626-97834-2-7（平裝）

1.CST: 衛生行政

412.1　　　　　　　　　　　　　　　112021236

當代公共衛生學叢書
衛生行政與管理

總　策　畫	財團法人陳拱北預防醫學基金會
總　編　輯	陳爲堅、李玉春、陳保中
編　　　輯	吳肖琪、鄭守夏
作　　　者	白佳原、吳肖琪、吳慧敏、李玉春、李修安、胡淑貞、徐建業、張顯洋 許弘毅、郭年眞、陳珮青、陳楚杰、游宗憲、湯澡薰、黃光華、黃昱瞳 楊銘欽、葉明叡、董鈺琪、蒲若芳、蔡文正、鄭守夏、鄭雅文、戴桂英 鍾國彪、譚醒朝

內 文 排 版	弘道實業有限公司
封 面 設 計	余旻禎
承　　　印	巨流圖書股份有限公司

出　版　者	財團法人陳拱北預防醫學基金會
地　　　址	100025 臺北市中正區徐州路 17 號
出 版 年 月	2024 年 1 月初版一刷 2024 年 9 月初版二刷

總　經　銷	巨流圖書股份有限公司
	地址：802019 高雄市苓雅區五福一路 57 號 2 樓之 2
	電話：07-2265267
	傳眞：07-2233073
	購書專線：07-2265267 轉 236
	E-mail：order@liwen.com.tw
	LINE ID：@sxs1780d
	線上購書：https://www.chuliu.com.tw/
	郵撥帳號：01002323 巨流圖書股份有限公司
法 律 顧 問	林廷隆律師
	電話：02-29658212
出版登記證	局版台業字第 1045 號

ISBN：978-626-97834-2-7（平裝）
定價：700 元

總 編 輯

陳爲堅
- 最高學歷：哈佛大學公共衛生學院流行病學系理學博士
- 現職：國立臺灣大學流行病學與預防醫學研究所特聘教授、國家衛生研究院副院長
- 研究專長：精神醫學、流行病學、遺傳學、臨床醫學

李玉春
- 最高學歷：美國德州大學休士頓健康科學中心公共衛生學院公共衛生學博士
- 現職：國立陽明交通大學衛生福利研究所／跨專業長期照顧與管理碩士學位學程兼任教授
- 研究專長：健康服務研究、健康照護制度、健保支付制度、長照制度、菸害防治政策、健康政策與計畫評估

陳保中
- 最高學歷：倫敦大學公共衛生及熱帶醫學學院流行病學博士
- 現職：國家衛生研究院國家環境醫學研究所特聘研究員兼所長、國立臺灣大學環境與職業健康科學研究所特聘教授
- 研究專長：環境職業醫學、預防醫學、流行病學、生殖危害、兒童環境醫學

編　輯

吳肖琪
- 最高學歷：國立臺灣大學公共衛生學研究所博士
- 現職：國立陽明交通大學衛生福利研究所特聘教授／跨專業長期照顧與管理碩士學位學程主任
- 研究專長：醫療政策、長照政策、健保政策、醫療品質健康服務研究、健康政策實證評估

鄭守夏
- 最高學歷：美國耶魯大學健康政策與資源管理博士
- 現職：國立臺灣大學健康政策與管理研究所教授／公共衛生學院院長
- 研究專長：衛生政策評估、健康服務研究、健康經濟學

作者簡介 （26人，依筆畫排序）

白佳原　中山醫學大學醫療產業科技管理學系教授

吳肖琪　國立陽明交通大學衛生福利研究所特聘教授 / 跨專業長期照顧與管理碩士學位學程主任

吳慧敏　衛生福利部 C 肝辦公室研究員、國立陽明交通大學物理治療暨輔助科技學系兼任助理教授

李玉春　國立陽明交通大學衛生福利研究所 / 跨專業長期照顧與管理碩士學位學程兼任教授

李修安　國家衛生研究院癌症研究所博士後研究員

胡淑貞　國立成功大學醫學院公共衛生學科暨研究所教授

徐建業　國立臺北護理健康大學資訊管理系特聘教授兼系主任、臺北醫學大學全球衛生暨衛生安全碩士學位學程兼任教授

張顯洋　台灣醫學資訊學會教育委員會召集人

許弘毅　高雄醫學大學醫務管理暨醫療資訊學系教授

郭年真　國立臺灣大學健康政策與管理研究所副教授

陳珮青　臺北市立大學衛生福利學系副教授

陳楚杰　國立臺北護理健康大學健康事業管理系特聘教授

游宗憲　國立臺北護理健康大學健康事業管理系副教授

湯澡薰　臺北醫學大學醫務管理學系教授

黃光華　中國醫藥大學醫務管理學系暨碩士班教授兼系主任

黃昱瞳　林口長庚紀念醫院巨量資料及統計中心博士級研究員

楊銘欽　國立臺灣大學健康政策與管理研究所兼任教授

葉明叡　國立臺灣大學健康政策與管理研究所助理教授

董鈺琪　國立臺灣大學健康政策與管理研究所教授 / 公共衛生學程主任兼公共衛生學院副院長

蒲若芳　衛生福利部 C 肝辦公室主任、臺北醫學大學醫務管理學系兼任助理教授

蔡文正　中國醫藥大學醫務管理學系暨碩士班特聘教授

鄭守夏　國立臺灣大學健康政策與管理研究所教授 / 公共衛生學院院長

鄭雅文　國立臺灣大學健康政策與管理研究所教授兼所長

戴桂英　亞洲大學健康產業管理學系教授級專業技術人員

鍾國彪　國立臺灣大學健康政策與管理研究所教授 / EMHA 執行長

譚醒朝　國立陽明交通大學醫務管理研究所兼任副教授

審查人簡介 （11 人，依筆畫排序）

吳肖琪

現職：國立陽明交通大學衛生福利研究所特聘教授 / 跨專業長期照顧與管理碩
　　　士學位學程主任

審查：第 6 章

李玉春

現職：國立陽明交通大學衛生福利研究所 / 跨專業長期照顧與管理碩士學位學
　　　程兼任教授

審查：第 9 章

李亞欣

現職：中山醫學大學醫療產業科技管理學系副教授

審查：第 10 章

李佳綺

現職：中國醫藥大學醫務管理學系暨碩士班副教授

審查：第 12 章

林昭伶

現職：長榮大學會計資訊學系副教授兼系主任

審查：第 11 章

祝國忠

現職：國立臺北護理健康大學資訊管理系特聘教授

審查：第 15 章

許銘能

現職：國立陽明交通大學藥學系助理教授

審查：第 7 章

蔡雅芳

現職：中山醫學大學醫療產業科技管理學系教授

審查：第 13 章

鄭守夏

現職：國立臺灣大學健康政策與管理研究所教授 / 公共衛生學院院長

審查：第 1 章、第 2 章、第 3 章、第 5 章、第 8 章

鄭博文

現職：國立雲林科技大學工業工程與管理系教授

審查：第 14 章

鄭雅文

現職：國立臺灣大學健康政策與管理研究所教授兼所長

審查：第 4 章

「當代公共衛生學叢書」總序言

總編輯　陳為堅、李玉春、陳保中

　　這一套「當代公共衛生學叢書」的誕生，是過去 20 年來臺灣公共衛生學界推動公共衛生師法的一個產物。

　　由陳拱北預防醫學基金會總策劃並出版的《公共衛生學》，一向是國內公共衛生教學上最常使用的教科書。從 1988 年 10 月的初版，到 2015 年 6 月的修訂五版，已經從單冊成長到 3 大冊，成為國內各種公職考試中有關公共衛生相關學科的出題參考資料，並於 2018 年榮獲臺灣大學選入「創校 90 週年選輯」紀念專書（獲選的 10 輯中，8 輯為單冊，經濟學為兩冊，而公共衛生學為三冊，是最龐大的一輯）。2018 年時，基金會原指派陳為堅董事規劃《公共衛生學》的改版。但是這個改版計畫到了 2020 年初，由於「公共衛生師法」（簡稱公衛師）的通過，而有了不一樣的思考。

　　當年適逢新冠肺炎全球大流行（COVID-19 Pandemic）的爆發，由於整個公共衛生體系及公共衛生專業人員的全力投入，協助政府控制好疫情，因而讓全國民眾更加肯定公共衛生專業人員的重要。於是原本在行政院待審的《公共衛生師法》，在臺灣公共衛生學會（簡稱公衛學會）陳保中理事長的帶領下，積極地與各方溝通，促成行政院院會的通過，並隨即獲得立法院跨黨派立法委員的支持，於 2020 年 5 月 15 日經立法院三讀通過，6 月 3 日由總統公布。

　　由於公共衛生師法第 4 條明定公衛師應考資格，除了公共衛生系、所畢業生，「醫事或與公共衛生相關學系、所、組、學位學程畢業，領有畢業證書，並曾修習公共衛生十八學分以上，有證明文件」者，也能應考。上述修習公共衛生十八學分係指曾修習六大領域，包括生物統計學、流行病學、衛生政策與管理學、環境與職業衛生學、社會行為科學及公共衛生綜論六大領域，每領域至少一學科，合計至少十八學分以上，有修畢證明文件者。衛生福利部隨即委託公衛學會協助規劃公衛師

的相關應考資格。學會於是動員全國公共衛生學界師長，組成「公共衛生師應考資格審查專業小組」，由李玉春教授擔任總召集人，陳保中教授擔任共同總召集人，進行研議；並依上述六大領域分成六個小組：各小組由相關專家任小組召集人、共同召集人、以及專家，經密集會議以及對外與各學協會等之溝通，終於完成公共衛生師應考資格之相關規劃，由醫事司公告。

其後考試院亦委託公衛學會進行六大考科命題大綱之規劃。考選部為避免公共衛生綜論與其他科目重疊，故改考衛生法規與倫理，另亦參考衛生行政高考科目，將衛生政策與管理改為衛生行政與管理。上述公衛師應考資格小組重整後，很快組成六大科（衛生法規及倫理、生物統計學、流行病學、衛生行政與管理、環境與職業衛生；與健康社會行為學）命題大綱小組，在公衛學會之前為推動公衛師之立法，從 2009 年起至 2020 年，連續舉辦 12 年的「公共衛生核心課程基本能力測驗」的基礎下，也快速完成各科命題大綱之規劃，並由考試院於 2021 年 4 月 16 日公告，使首屆公共衛生師國家考試得以在 2021 年 11 月順利舉辦。

有了第一屆公共衛生師專技考試的完整經驗，董事會因此調整了新版教科書的改版方向，改用「當代公共衛生學叢書」的方式，以涵蓋專技考試六個科目之命題範圍的教科書為初期出版目標。之後，可再針對特定主題出版進階專書。於是董事會重新聘了三位總主編，分別是陳為堅、李玉春、與陳保中。針對每一科，則由命題大綱小組召集人與共同召集人擔任各書的編輯，會同各科專家學者，再去邀請撰稿者。

在 2021 年 10 月 26 日的第一次編輯會議，我們確立幾項編輯策略。第一，採取每科一本的方式，而各科的章節要涵蓋公共衛生師考試命題大綱內容。第二，每章使用相同的格式：（1）條列式學習目標；（2）本文：開頭前言，引起學習動機；主文則利用大標題、小標題，區分小節、段落；文末則有該章總結、關鍵名詞、與複習題目。第三，為提高閱讀效率，採用套色印刷。第四，各章得聘請學者初審，再由各書編輯審查，最後由總編輯複審，才送排版。各書進度略有不同，從 2022 年 8 月第一本書排版，到 2023 年 4 月第六本書排版。預計不久會陸續印行出版。

本書能順利付梓，要感謝陳拱北預防醫學基金會提供充裕的經費，贊助本書的撰稿、審稿與聘請編輯助理，才能完成這一項歷史性的任務。希望這套書的出版，可以讓公共衛生的教育，進入一個教、考、用更加緊密結合的新階段，期有助於強化臺灣公共衛生體系，提升民眾健康。

序 言

吳肖琪、鄭守夏

　　大約一百年前，公衛學者 Charles Winslow 於 1923 年提出一個定義：「公共衛生是一門預防疾病、延長壽命、並促進健康的科學與藝術，透過社會、組織、公私部門、社區與個人的組織性力量與充分訊息之下的選擇，共同來推動。」揭櫫公共衛生的理想與途徑，強調其具有科學與藝術性，應落實科學知識的實務應用，更需要公私部門的通力合作才能竟其功。其中政策與管理是非常重要的一個環節，尤其世界衛生組織在 2014 年提倡「Health in all policies」的概念，強調各國在進行經濟與社會發展的政策制定與執行時，應該考量對民眾健康的可能影響，將群體健康納入政策思考範圍。

　　本冊以衛生行政與管理為名稱，內容包括「健康行政與政策」、「健康照護體系」、「健康照護組織（機構）管理」三部 15 章，讓讀者可以瞭解臺灣公共衛生領域中行政與管理的體制及運作。為了能適切表達名詞的意義，本書盡可能以「健康」來取代「衛生」一詞，更符合原文 Health 的概念。首先在健康行政與政策部分，本冊介紹臺灣的衛生行政體系，包含醫政、藥政、防疫、健保等部門，描述這些行政機關的組織與沿革，以及目前重要的健康政策等，之後依序介紹計畫與評估、健康經濟與經濟評估、健康政策分析、以及健康指標等五章。第二部分「健康照護體系」則是介紹臺灣預防保健服務、健康照護服務體系、健康照護財務與支付制度、以及長期照顧體系等四章；第三部分「健康照護組織（機構）管理」，則是介紹健康照護服務提供的組織與機構中的管理知識，包括企劃與策略管理、財務管理、人力資源與績效管理、作業管理、品質管理、以及資訊管理等六章。

　　受限於本叢書的目的與篇幅，本冊各章的內容大多只能針對最核心的內容做精簡的介紹，但應該已經涵蓋各部門重要的議題。感謝每一位作者在極為有限的時間內，專業且用心地撰述，也期望本書的出版能讓讀者對健康領域的行政與管理有充分的瞭解，有助於公共衛生事務在公私部門的合作推動，促進國民的健康。

主編：吳肖琪、鄭守夏謹誌

目　錄

第二篇　健康照護體系

第三篇　健康照護組織（機構）管理

第一篇
健康行政與政策

第1章
健康行政組織與沿革

鄭雅文、戴桂英　撰

學習目標

一、瞭解衛生行政組織的歷史沿革

二、瞭解中央衛生行政組織的架構與各部門職掌

三、瞭解地方政府的組織架構與公衛業務相關機構

四、瞭解公部門公衛人力的類型

前 言

公共衛生旨在透過社會集體力量，達到預防疾病、延長壽命及促進國人健康的目標，而政府透過公權力執行政策，是展現社會集體性力量的最重要機制。政策推動必然需要透過政府行政組織與其人力，因此要參與公衛行動，有必要瞭解政府行政組織的架構、各部門職掌，以及公衛行政人力配置狀況。

從政府部門的權屬作分類，健康政策的類型可大致區分為三大類。第一類為「醫療照護政策」（health care policies），以醫療照護體系為治理對象，包括醫療資源配置、醫事人力管理、醫材藥品管理、健保財務管理、醫療照護品質管理等相關政策。第二類為「疾病預防政策」（disease prevention policies），處理醫療照護領域之外的健康促進議題，例如衛生教育、健康促進、學童營養與體能促進、視力保健、菸酒等成癮物質的管理、食品安全、事故災害的預防、環境與職業危害的預防、傳染性疾病的預防、心理健康促進、社區健康營造、環境衛生、職業安全健康等等。第三類健康政策則是世界衛生組織積極倡議的「以健康為核心的公共政策」（healthy public policies），強調政府所有部門的政策，包括產業經濟、貿易、交通設施、都市規劃、教育、農業等政策，皆應以促進人民的健康福祉與健康平等權作為政策目標 [1]。

在臺灣，第一類健康政策的中央主管機關為衛生福利部（以下簡稱衛福部），而第二類健康政策的中央主管機關除了衛福部之外，也包含環境部（環境衛生）、勞動部（職業安全衛生）、教育部（學校衛生）等部門。第三類健康政策強調所有政府政策皆應以促進人民的健康福祉與健康平等權為政策目標，因此牽涉政府所有部門。然而基於專業分工，衛福部仍為公衛領域最主要的中央行政主管機關。本章介紹臺灣衛生行政的歷史沿革，接著分別介紹現行中央衛生主管機關與地方衛生行政組織的架構，最後則介紹公部門人力類型與配置。

第一節　臺灣衛生行政的演變背景

臺灣現代化公衛基礎建設發軔於日治時期。日人在治臺之初便遭遇傷亡慘重的霍亂與鼠疫疫情，總督官房因而設置衛生事務所，展開疫病防治措施，包括港口檢疫、強制通報疑似病患，並開設病患隔離所，隨後並邀請當時擔任日本內務省衛生

局局長後藤新平前來擔任衛生顧問。後藤在 1889 年發表《國家衛生原理》一書，闡述公衛治理的重要性與其原理方法，之後至德國留學取得醫學博士學位，積極吸取歐美國家公衛治理之經驗。後藤新平在 1898 年來臺擔任總督府民政長官，八年任期間在臺灣展開全方位的科研調查，同時陸續頒布相關法規，建立衛生制度，並積極培育本土醫事人員及看護助產人員，在全臺各地設置公立醫院與公立診所，建立公醫制度。

日本政府依據後藤新平的理念，在臺灣建立了威權式的衛生警察制度，賦予警察管理民眾生活的政治權威。隸屬於警務局的衛生課，是主管衛生事務的最高行政單位，掌管的事務範圍極廣，包括醫療、傳染病防治、海港檢疫、上下水道規劃與管理、飲水衛生、藥品管理、鴉片管理等等。在地方上，臺灣分為五州三廳，州警察部下設衛生課，廳警務課下設衛生系。日人治臺五十年期間，在公衛建置與人口健康治理上成績斐然。根據人口統計資料，從 1906 至 1943 年，臺灣總人口從 316 萬增加至 659 萬；臺籍男性平均餘命從 29 歲上升至 42 歲，女性則從 30 歲上升至 47 歲 [2,3]。

1945 年 8 月中日戰爭結束，中國再度陷入內戰，至 1949 年中華民國中央政府全部遷至臺灣為止。在政權轉換期間，臺灣本島曾爆發大規模傳染病，造成數千人病故 [4]。由於疫情嚴峻，中華民國政府中央衛生主管機關於 1946 年派遣顏春輝等人前來臺灣調查。1947 年，臺灣省行政長官公署改制為省政府，其下設置衛生處，即由顏春輝擔任省衛生處處長，推動防疫措施，疫情逐漸受到控制 [4-6]。

1950 年韓戰爆發，美國開始軍事協防臺灣，並在 1951 年至 1965 年十五年期間，提供臺灣每年達一億美元的經濟援助，成為臺灣公衛建制的重要助力。醫藥衛生為美援的重點項目。根據 1953 年由美方專家來臺考察後擬定的美援衛生計畫，內容包括醫藥衛生用品、儀器設備、圖書的添購，醫護教研機構、醫療機構等軟硬體設施的興建與購置，醫護管理人員與教研人員赴美進修的經費補助等等。美方不只提供經費，也提供技術指導。在此時期，臺灣省衛生行政主管單位為省政府衛生處，而依據美國政府 1948 年頒布的援外法（Foreign Assistance Act of 1948）所成立的非正式官方組織「中國農村復興聯合委員會」（簡稱農復會），則為執行美援計畫的主要機構 [7]。

歷任省衛生處處長包括顏春輝、許子秋、王金茂等人，不但具備醫藥衛生專業，也具備政策規劃與行政能力，他們利用豐沛的美援，於全臺三百多個鄉鎮及山地村落廣設衛生所與衛生室，建立基層衛生服務網，並訓練眾多公衛護士與助產人

員；省政府衛生處也在全臺各地興建學校廁所、設置簡易自來水，建立基礎衛生建設，並致力於普及衛生教育至社會各階層民眾。臺大醫學院公共衛生研究所並在1954年與省衛生處合作，開辦公共衛生人員訓練班；政府並陸續強化公立醫療體系，包括臺大、國防、省立醫院、療養院，以及1950年代後期籌建的榮民醫療體系[4-6]。

美援在1965年終止，1971年臺灣退出聯合國，原由美國支助的農復會與相關國際合作與援助計畫一一結束。1970年代的臺灣，由於快速經濟發展讓民眾生活狀況大幅改善，讓民眾更重視個人健康與生活環境品質，然而快速工業化過程帶來的工業污染與環境惡化問題，造成民生需求與社會壓力漸增。在此時期，國內有工業災害、環境污染、醫師人力不足、密醫橫行等問題，國外則有國際情勢孤立與風雨飄搖問題，民心浮動並出現移民潮。政府為穩定政局，積極推動十大建設等基礎建設，並在民生議題上，積極強化醫政、藥政、食品安全衛生、傳染病防治、環保、勞工保護、慢性病預防與國民健康促進等制度[3]。

內政部衛生司於1971年升格成為行政院衛生署（以下簡稱衛生署）。在醫政方面，於1975年修訂頒布《醫師法》，重新訂定醫師取得資格，同年設立陽明醫學院培養公費醫師，並於1978年開始推動「加強農村醫療保健計畫」。為提高民眾的醫療可近性，衛生署於1983年起辦理「群體醫療執業中心計畫」。1986年，衛生署更為均衡醫療資源的分布並提高醫療服務品質，提出「醫療保健計畫——籌建醫療網計畫」；同年頒布《醫療法》，為上述規劃提供法源依據，並將精神醫療納入醫療網規劃[3]。

在藥政方面，逐步修訂或制定相關制度法規強化藥政管理，例如1970年制定公布《藥物藥商管理法》、1973年修正公布《管制藥品管理條例》、1979年將原《藥劑師法》全文修正更名為《藥師法》、1982年公布《優良藥品製造標準》、1993年將原《藥物藥商管理法》全文修正更名為《藥事法》。衛生署依據《藥事法》明訂實施醫藥分業時間，自1997年開始分區分階段實施醫藥分業，另根據該法建置藥物安全監視機制。進入21世紀，陸續於2000年公布《藥害救濟法》、2004年公布《生物藥品檢驗封緘作業辦法》、2005年公布《藥品優良臨床試驗準則》等重要法規，並持續修訂《中華藥典》。

在食品安全衛生管理方面，於1975年公布《食品衛生管理法》，惟1979年發生多氯聯苯污染米糠油造成兩千多人中毒事件，震驚社會，促使行政院於1982年於衛生署內增設「食品衛生處」，積極強化中央與地方政府食品衛生管理功能。衛

生署爲落實食品源頭管理，另於 2005 年起逐年實施「食品安全管制系統」（Hazard Analysis and Critical Control Point，簡稱 HACCP），要求食品製造業者導入危害分析重要管制點概念，並於 2014 年發布《食品安全管制系統準則》。2006 年前後，是否進口美國狂牛症疫區牛肉引發爭議，事件後衛生署針對國際食品，除在邊境執行輸入查驗管控，另建立「食品消費紅綠燈」制度，透過國際間官方發布的食品警訊，主動調查釐清相關產品是否輸至我國，強化風險溝通。

在傳染病防治方面，過去曾肆虐全臺的重要傳染病如瘧疾、天花、霍亂、鼠疫、狂犬病、小兒麻痺、麻疹、白喉、百日咳與寄生蟲疾病，大多已在 1970 年之前根絕或大幅減少，但在 1970 年代肝病高居國人十大死因之一。1984 年，臺灣創全球之先，全面實施新生兒 B 型肝炎預防注射，成功降低國人 B 型肝炎病毒帶原率，爲公衛發展史的重要成就；衛生署並在山地鄉及高感染區推動 A 型肝炎預防接種，亦大幅降低 A 型肝炎發生率。惟 1980 年之後隨著國際交流日趨頻繁，包括登革熱、愛滋病、抗藥性結核病等新興或再浮現傳染病出現。例如 1984 年出現首例境外感染愛滋病毒個案，1986 年發現本土感染個案首例；衛生署爲強化愛滋病防治，於 1990 年公布《後天免疫缺乏症候群防治條例》（於 2007 年全文修正並更名爲《人類免疫缺乏病毒傳染防治及感染者權益保障條例》）。2003 年爆發 SARS 疫情，凸顯防疫體系的不足，促使政府立即啓動《傳染病防治法》修法及整體防疫體系改造工程。2005 年，衛生署開始推行「結核病十年減半全民動員計畫」，內容包括「都治計畫」（Directly Observed Treatment, Short Course, DOTS）、結核病接觸者檢查等防疫措施。鑒於藥癮者感染愛滋病毒風險增高，衛生署亦於 2006 年推動藥癮減害計畫。

在健康促進與慢性病預防方面，衛生署爲促進全民健康，於 1993 年開始推動國民保健計畫，內容包括各項健康促進、健康維護（如事故傷害防制、聽力口腔視力保健）及預防保健服務（如慢性病三高防治）；1998 年進一步推動社區健康營造與癌症社區到點篩檢等服務，並陸續制定重要衛生法規，包括 1997 年公布的《菸害防制法》、2000 年公布的《罕見疾病防治及藥物法》、2003 年公布的《癌症防治法》等等。

在社會安全制度的發展方面，臺灣在 1987 年解除戒嚴，自此民主制度下的政黨競爭與社會改革運動風起雲湧，帶動臺灣民眾公民福利權意識的發展，成爲社會福利制度擴張的重要推力。除了勞工保險與軍公教保險，政府也陸續擴大社會保險保障的對象，包括 1995 年開辦的全民健康保險、1999 年開辦的就業保險、2008 年

開辦的國民年金保險等。進入千禧世紀之交，人口快速老化成爲重要的政策議題，衛生署積極因應，自 1998 年起陸續推動老人長期照護計畫，包括 2007 年推動的長期照顧十年計畫，以及 2017 年推動的長期照顧十年計畫 2.0，逐步擴大長期照顧服務網絡。

第二節　中央衛生行政組織變革與現況

公衛議題隨著社會變遷日趨複雜，政府公衛行政業務範圍亦隨著民眾需求不斷擴張。鑑於公衛業務日趨專業分工，行政院衛生署自成立以來，組織結構經歷多次調整，本節回顧主要變革與現況。

內政部衛生司於 1971 年 3 月 17 日升格爲行政院衛生署，當時設業務單位五處一室，包括醫政處、藥政處、防疫處、保健處、環境衛生處及企劃室（1997 年改爲企劃處）。隨後由於藥品與食品安全事件層出不窮，除於 1978 年成立藥物食品檢驗局，並於 1982 年於衛生署內增設食品衛生處。

由於環境污染與公害事件頻傳，1982 年環境衛生處獨立分出，成立爲三級機關行政院衛生署環境保護局；1987 年又升格改制爲二級機關爲行政院環境保護局，直屬行政院。

在防疫相關組織方面，除衛生署防疫處外，1975 年 7 月，行政院衛生署整合原臺灣省立血清疫苗製造所（前身源自臺灣大學熱帶醫學研究所）與臺灣省傳染病研究所（前身爲瘧疾研究中心）成立預防醫學研究所，負責傳染病檢驗及相關研究發展。1989 年 7 月，預防醫學研究所合併北、中、南、東四區及離島地區專司國際及國內傳染病檢疫工作的 10 個檢疫所（含 2 分所），成立行政院衛生署檢疫總所。爲了使傳染病防治工作能事權統一，1999 年 7 月衛生署進一步整合防疫處與檢疫總所，成立行政院衛生署疾病管制局。2001 年 7 月 12 日再合併原負責結核病防治的衛生署慢性病防治局。自此，全國傳染病之預防、管制、監測及檢驗等業務，全由「行政院衛生署疾病管制局」統籌負責。

因應全民健康保險的開辦與其他醫療衛生政策的發展，衛生署組織架構其他重要變革包括：1995 年成立中央健康保險局，同年成立中醫藥委員會；1996 年成立財團法人國家衛生研究院；1999 年將原有的麻醉藥品經理處改制爲管制藥品管理局。2001 年，衛生署爲因應政府精簡臺灣省政府組織作業，將保健處與原隸屬臺

灣省衛生處的三個研究所（公共衛生研究所、家庭計畫研究所及婦幼衛生研究所）整併，成立國民健康局。

　　2003 年臺灣爆發 SARS 疫情。疫情之後，衛生署著手推動傳染病防治體系的改造，並推動組織再造工程，主要變革包括：於 2004 年 7 月 1 日將醫政處改為醫事處；新設國際合作處，專責國際衛生事務；於衛生署中部辦公室成立護理及健康照護處，專責推動山地離島醫療及長期照護服務業務；另外並成立醫院管理委員會，專責署立醫院及療養院之監督與管理。

　　為確保食品藥物安全，為大眾提供相關事務單一服務窗口，衛生署於 2010 年 1 月整併原食品衛生處、藥政處、藥物食品檢驗局及管制藥品管理局成立食品藥物管理局，負責確保人類藥物、疫苗及其他生物藥品、醫療器材、食品、輔助食品及化粧品的品質安全與有效性，並於全國各港口及機場入境處派駐人員執行邊境查驗。

　　為推動中央政府組織改造，2008 年行政院成立組織改造推動小組，並於 2010 年確定調整行政院組織為 14 部、8 會、3 獨立機關、1 行、1 院、2 總處共 29 個機關。2013 年 5 月 31 日，立法院三讀通過《衛生福利部組織法》，衛生署升格為衛生福利部，並於 2013 年 7 月 23 日正式成立。

　　衛生福利部整合衛政與社政，包括原衛生署內部 21 個單位與任務編組、5 個所屬機關，內政部轄下的社會司、兒童局、家庭暴力與性侵害防治委員會、國民年金監理會，以及教育部轄下國立中國醫藥研究所等單位。在成立之初，設有 8 司、6 處、7 個任務編組、5 個所屬三級機關以及國家中醫藥研究所，另有 26 家附屬醫院與 13 家社會福利機構。

　　衛生福利部在成立過程，多個專業團體爭相爭取獨立設司，如心理健康司、口腔健康司；惟礙於當時《中央行政組織基準法》第 30 條之規定 [8]，各部會之業務司最多只能設立 8 司，故衛福部成立時，將原屬醫事處精神醫療與心理衛生與國民健康局的心理健康、口腔健康等合併設「心理及口腔健康司」[9]。

　　配合長期照顧十年計畫 2.0 的推動，衛生福利部於 2018 年 9 月 5 日增設長期照顧司，然而所需員額僅由既有編制人力調配。而在心理與口腔健康業務方面，因心理健康和口腔分屬不同專業領域，業務分家的倡議不斷 [10]。經過各界不斷努力，行政院終於核定於 2022 年 5 月 4 日將原「心理及口腔健康司」拆分為「心理健康司」與「口腔健康司」，使衛生福利部成為擁有最多業務單位的中央部會。心理健康司並新增司法精神醫療政策之規劃與推動業務，以配合行政院強化社會安全

網計畫並因應精神衛生法修法，持續完善心理健康服務。

　　如上述，2022 年 5 月之後衛生福利部下設有 10 司，負責規劃與執行衛生福利政策；6 個處爲行政輔助單位，包括資訊處、統計處、會計處、秘書處、人事處和政風處，負責協助或支援業務單位各種行政的運作，並爲部長蒐集資訊及資料以作爲行政決策之參考；5 個所屬機關包括國民健康署、疾病管制署、食品藥物管理署、中央健康保險署、社會及家庭署；另有國家中醫藥研究所、26 家醫療機構、13 家社福機構，以及 7 個常設性任務編組。國民年金局爲衛生福利部組織法明定預留設置之下屬機關，負責執行國民年金事項。該法敘明，在國民年金局尚未設立之前，其業務得委託其他政府機關（構）執行；目前係委託勞動部勞工保險局執行[11]。衛生福利部組織架構詳見圖 1-1。

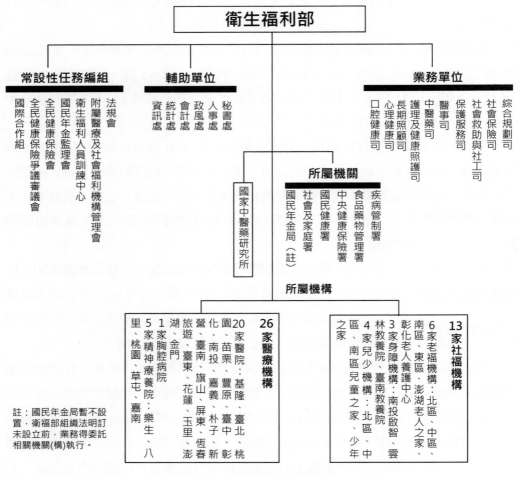

圖 1-1：衛生福利部組織圖

以下簡介衛生福利部 10 個內部業務單位之職掌和 6 個所屬機關（構）之組織職掌。

（一）綜合規劃司

根據衛生福利部處務規程，綜合規劃司負責整體衛生福利政策的規劃與管理，業務職掌包括年度施政方針、施政計畫及中長程個案計畫之研擬、規劃及協調；衛生福利政策之研究發展、考核及評估；行政效能提升與便民服務業務之規劃、推動、督導及考核；重大個案計畫之管制、考核及評估；衛生福利部與所屬機關、地方衛生機關績效之評估及考核；大陸地區衛生專業人士來臺審查作業；該部出版刊物之編輯及管理；衛生教育規劃、宣導、評估及醫療保健知能傳播及其他有關綜合規劃之事項等 [12,13]。

綜合規劃司亦掌管衛生福利科技發展之策略規劃及計畫審議、衛生福利科技研發成果衍生智慧財產權之管理及技術移轉之推動等業務。此部分業務，另由任務編組「科技發展組」負責。

（二）醫事司

醫事司負責有關醫事法規、醫療品質、醫院評鑑、緊急醫療、法人管理、醫療爭議調解、醫事人員管理與生醫科技和器官捐贈之政策與法規的規劃、擬定與管理，其業務職掌包括醫事人員管理與醫事人力發展政策之規劃、推動及相關法規之研擬；醫事機構管理政策之規劃、推動及相關法規之研擬；醫事品質、醫事倫理及醫事技術之促進、管制及輔導；緊急醫療救護服務體系之規劃及推動；醫療服務產業之輔導及獎勵；醫事服務體系（原醫療網）之規劃及推動；醫事人員懲戒及醫事爭議處理，以及其他有關醫事服務管理之事項 [12,14]。

（三）中醫藥司

中醫藥司由原衛生署中醫藥委員會改制而成，業務職掌包括：中醫藥管理政策之規劃、推動及相關法規之研擬；中醫醫事人員管理與醫事人力發展政策之規劃、推動及相關法規之研擬；中醫醫事機構管理政策之規劃、推動及相關法規之研擬；中藥（材）和植物性藥材之管理與品質促進政策之規劃、推動及相關法規之研擬，以及其他有關中醫藥管理之事項 [12]。

（四）護理及健康照護司

護理及健康照護司負責有關護理法規、護理人力、業務和機構管理及原住民族及離島健康照護等，其業務職掌包括護理、助產人力發展與政策之規劃、推動及相關法規之研擬；護理、助產人員執業環境、制度與品質促進之規劃及推動；護理機構管理政策之規劃、推動及相關法規之研擬；原住民族地區醫事人力與服務體系之發展及推動；離島地區醫事人力與服務體系之發展及推動；身心障礙鑑定與醫療輔具服務之發展、推動及相關法規之研擬，以及其他有關護理及健康照護之事項 [12,15]。

（五）長期照護司

長期照護司負責長期照顧政策、制度發展之規劃、推動及相關法規之研擬；長期照顧人力培訓、發展之規劃、推動及執行；長期照顧服務網絡與偏遠地區長期照顧資源之規劃及推動；居家、社區與機構長期照顧體系之規劃、推動及執行，以及其他有關長期照顧之事項 [12]。

（六）心理健康司

心理健康司之業務包括：心理健康促進與自殺防治政策之規劃、推動及相關法規之研訂；精神疾病防治與病人權益保障政策之規劃、推動及相關法規之研訂；精神醫療、精神復健機構及其業務之管理；毒品及其他物質成癮防治政策之規劃、推動及相關法規之研訂；家庭暴力、性侵害、性騷擾與老人、身心障礙者、兒童、少年保護事件之加害人處遇及預防服務方案之規劃、推動及督導；司法精神醫療政策之規劃、推動及機構醫療業務之管理，以及其他有關心理健康及精神醫療事項 [12]。

（七）社會保險司

社會保險司係由原行政院衛生署全民健康保險小組及內政部社會司社會保險科整併而成，其業務職掌包括國民年金政策之規劃、推動、業務督導及相關法規之研擬；全民健康保險政策之規劃、推動、業務督導及相關法規之研擬；全民健康保險年度醫療給付費用總額範圍及政策目標之擬訂；長期照護保險制度之規劃及相關法規之研擬；以及其他有關社會保險事項 [12,16]。

（八）口腔健康司

　　口腔健康司負責口腔健康政策之規劃、推動及相關法規之研訂；口腔衛生教育及預防保健之規劃及推動；口腔醫療服務體系之規劃、發展及管理；口腔衛生醫事人員管理與人力發展政策之規劃、推動及相關法規之研訂；口腔醫事機構管理政策之規劃、推動及相關法規之研擬；口腔醫療品質與病人安全之管理及醫療爭議之處理；口腔醫療科技與國際發展之規劃及推動以及其他有關口腔健康事項 [12]。

（九）保護服務司

　　保護服務司係由原內政部部分單位整併而成，包括家庭暴力及性侵害防治委員會、兒童局的防治輔導組及保護重建組、社會司的老人福利科及身心障礙者福利科。保護服務司負責家庭暴力、性侵害、性騷擾防治，和重要對象（如老人、身心障礙者、兒童、少年）之保護服務業務。業務職掌包括：性騷擾防治政策和方案的規劃推動、法規研訂、教育宣導及研究發展事項、網絡合作協調之規劃推動及督導、性騷擾事件申訴、調查、調解制度與調查、調解人才資源庫之規劃、推動及督導；家庭暴力防治政策和方案的規劃推動、法規研訂、教育宣導及研究發展事項、網絡合作協調之規劃推動及督導；性侵害防治政策和方案的規劃推動、法規研訂、教育宣導及研究發展事項、網絡合作協調之規劃推動及督導；老人、身心障礙者、兒童及少年保護政策和被害人保護服務方案的規劃推動、法規研訂、教育宣導及研究發展事項、網絡合作協調之規劃推動及督導；兒童及少年性交易防制、高關懷少年處遇輔導政策之規劃、推動及相關法規之研擬 [17]。

（十）社會救助及社工司

　　社會救助及社工司係由原內政部社會司部分單位整併而成，其負責業務有：低收入戶及中低收入戶救助政策之規劃、推動及相關法規之研訂；遊民服務政策之規劃、推動及相關法規之研訂；災民收容體系與慰助之規劃及督導；急難救助及公益勸募政策之規劃、推動及相關法規之研訂；社會工作專業與人力資源、社區發展及志願服務政策之規劃、推動及相關法規之研訂；社政業務系統與社會福利諮詢專線之規劃、管理及推動，以及其他有關社會救助與社會工作等事項 [18]。

（十一）國民健康署

　　「國民健康署」由原國民健康局改制而成，負責辦理國民健康促進及非傳染性疾病之防治業務以及國際合作。在國民健康促進方面，業務包括國民健康促進政策的規劃、推動、執行，例如健康體能、高齡友善環境、健康城市、職場及學校健康促進等國民健康生活型態的建構、菸害防制、國民營養（含肥胖防治及健康體位）、生育健康（含產前遺傳診斷、新生兒代謝異常疾病篩檢、遺傳性疾病診斷服務、罕見疾病、人工生殖、母乳哺育、嬰幼兒健康檢查、兒童發展篩檢及聯合評估等）、口腔／視力／聽力的預防保健等項目，以及相關法規之研擬；另外亦負責菸品健康福利捐之分配，與菸害防制及衛生保健基金之管理，以及國民健康監測調查之規劃與執行等業務。有關非傳染性疾病之防治，則包括癌症、心血管疾病與其他主要非傳染病（如糖尿病、慢性腎臟病、氣喘及慢性阻塞性肺病、骨質疏鬆症等）防治業務的規劃、推動及執行 [19]。

　　該署設有業務單位 7 組包括企劃組、癌症防治組、慢性疾病防治組、婦幼健康組、社區健康組、菸害防制組、監測研究及健康教育組，有 4 個行政輔助單位包含秘書室、人事室、政風室、主計室。

（十二）疾病管制署

　　疾病管制署由疾病管制局改制而成，負責全國傳染病防治政策規劃和業務推動。其業務包括：傳染病預防及管制政策的規劃、執行及相關法規之研擬；各種傳染病的預防、控制、調查、研究及檢驗，以及通報、疫情監視與國際疫情的蒐集及交換；因應整備及緊急應變處理各種傳染病的爆發；防疫藥物、公費疫苗、生物製劑的供應及法定傳染病的預防接種；國際港埠之疫病檢查（即檢疫）與衛生管理及外籍勞工之衛生管理；疫病檢驗方法之訂定及檢驗認證、生物安全管理；防疫和檢疫專業人員之培訓；防疫與檢疫業務之國際合作及交流等 [20]。

　　該署設有 5 個行政輔助單位包含秘書室、人事室、政風室、主計室、資訊室，及 8 個業務單位包含企劃組、急性傳染病組、慢性傳染病組、新興傳染病整備組、感染管制及生物安全組、檢疫組、檢驗及疫苗研製中心、疫情中心，2 個任務編組單位包含公關室、預防醫學辦公室，與 6 個分區管制中心包含臺北區管制中心、北區管制中心、中區管制中心、南區管制中心、高屏區管制中心、東區管制中心。

（十三）食品藥物管理署

食品藥物管理署由食品藥物管理局改制而成，負責業務包括：食品、藥物（包含藥品及醫療器材）、化粧品管理政策的規劃與執行及相關法規之研擬，以及食品、藥物、化粧品的查驗登記、審核、給證、備查；檢驗、研究、實驗室認證、風險評估與風險管理；安全監視、危害事件調查及處理；國際合作及境外管理作業；業者之生產流程管理、輸入查（檢）驗、流通、稽查、查核及輔導；和消費者保護措施之推動等業務。另外，有關藥物人體試驗之審查及監督；中藥和植物性藥材之檢驗；管制藥品的稽核、通報、預警、教育宣導與第一級、第二級管制藥品之輸入、輸出、製造及販賣等，也為該署職掌 [21,22]。

該署設有企劃及科技管理組、食品組、藥品組、醫療器材及化粧品組、管制藥品組、研究檢驗組、品質監督管理組 7 組，秘書室、人事室、政風室、會計室、資訊室 5 個行政輔助單位，北區、中區、南區 3 個分區管理中心，及一個製藥工廠。

（十四）中央健康保險署

前身為行政院衛生署中央健康保險局，1995 年 3 月整併勞工保險局和中央信託局公務人員保險處的醫療給付相關部門，成為全民健康保險的單一保險人，負責全民健康保險政策規劃和業務執行，包括研擬及規劃全民健康保險之承保、財務、醫療給付、醫療費用支付、醫務管理、藥品特材、醫療服務審查、醫療品質提升、全國健保資訊系統的政策系統規劃和執行等業務 [23]。

該署設有企劃組、承保組、財務組、醫務管理組、醫審及藥材組、資訊組 6 組，秘書室、人事室、政風室、主計室 4 個行政輔助單位及臺北、北區、中區、南區、高屏、東區 6 個分區業務組。

（十五）社會及家庭署

社會及家庭署於衛生福利部成立時，整合原內政部社會司之老人、身心障礙者、婦女福利服務與內政部兒童局之兒童及少年福利、托育服務等業務，以全人照顧為施政主軸，並以家庭為中心進行政策規劃，以建立「個人生活有照顧、家庭功能恆健全、社區網絡更綿密」的社會發展為目標 [24]。該署負責規劃與執行老人、身心障礙者、婦女、兒童及少年之福利服務政策、人力資源、權益保障及社會參與等事項，並負責監督與輔導福利機構之業務，以及規劃與執行家庭支持制度與

服務等事項 [25]。

該署設有婦女福利及企劃組、兒少福利組、身心障礙福利組、老人福利組、家庭支持組 5 個業務組，並設有秘書室、人事室、政風室及主計室 4 個輔助單位。

（十六）國家中醫藥研究所

國家中醫藥研究所的前身爲教育部國立中國醫藥研究所，配合衛福部成立，由教育部改隸衛生福利部，負責中醫藥相關研究，包括中醫理論及診斷基準的研究；中醫醫療技術的療效評估；中藥材基源鑑定、種源保存及培育的研究；中藥藥理成分之分離、純化、鑑定及其他藥物化學有關之研究；中藥藥理及毒理等相關安全性研究和療效評估；中藥及其製劑品質基準的研究；中醫藥典籍的收集、保存、研究及發展應用；以及中醫藥研究與專業人員之培訓及國際合作等業務 [26]。

該所設有中醫藥基礎研究組、中醫藥臨床研究組、中藥化學研究組、中藥材發展組、中醫藥典籍組 5 個研究組，另設行政單位，包含秘書室、主計員及人事管理員 [26]。

第三節　與公共衛生業務有關之其他中央部會

除了衛生福利部，與公共衛生業務有直接關聯的中央部會尙有環境部、勞動部、教育部。以下針對這些部會的歷史沿革與組織現況做扼要介紹。

（一）環境部

1. 第一階段：省衛生處時期（1947 年至 1970 年）

我國環境保護行政體系之發展可概略分爲五個階段。第一階段爲 1947 年衛生處成立至 1971 年衛生署成立以前。在此時期，衛生主管單位爲內政部衛生司及省政府衛生處，主管業務包括公害防治及環境衛生。1955 年，省衛生處在美援資助下年成立臺灣省環境衛生實驗所，主要任務包括人員培訓、環境衛生調查、設計、實驗、示範以及衛生工程的推動，配合農復會推動鄉村衛生改善，並配合省政府推動掘井建廁、糞便處理工程；實驗所也在礦區推動鈎蟲防治計畫，並推動工廠訪查與工業衛生計畫 [6,27]。

1962 年起，各縣市政府指定所屬衛生局第二課爲主辦環境衛生之業務單位。

1967 年，臺北市升格為直轄市，隔年將清潔大隊及水肥處理委員會合併，成立臺北市環境清潔處，掌理空氣、水污染防治及廢棄物清除處理業務，而公害防治業務則仍由臺北市衛生局負責。經濟部則於 1969 年成立工業局，該局第七組掌理工業廢氣、廢水及公害防治協調等事項 [27]。

2. 第二階段：行政院衛生署時期（1971 年至 1981 年）

第二階段為 1971 年行政院衛生署成立之後，至 1982 年衛生署設置環境保護局之前。在此時期，臺灣快速工業化，由於「客廳即工廠」政策造成大小工廠林立社區與農村，造成環境污染問題快速惡化。此時期的環境衛生主管單位為衛生署環境衛生處，負責業務包括：公共衛生設施、公共場所及食品加工廠之衛生指導及監督，垃圾、水肥等污物處理之指導及監督；環境衛生殺蟲劑之管理；空氣污染、水污染及噪音等公害之研究、指導及監督等事項。經濟部則成立水資源統一規劃委員會，設水污染防治科，掌理水污染防治事項。

此時期也是環境保護立法期。衛生署環境衛生處推動大量環境保護法案，包括《飲用水管理條例》（1972）、《廢棄物清理法》（1974）、《水污染防治法》（1974）與《空氣污染防制法》（1975）等。1975 年，衛生署並公告《中華民國臺灣環境空氣品質標準》；同年衛生署並與經濟部、省政府以及高雄縣市政府共同推動「臺灣公害防治先驅計畫」[3]。

臺灣省政府方面，除了原有的衛生處、環境衛生實驗所外，另於 1974 年在建設廳下成立水污染防治所，掌理污染防治計畫之規劃，擬定水區、水污染規劃及訓練，廢水處理設施之施工、發照、糾紛之處理及執行，廢水處理設施操作之督導、稽查、防治技術之研究等工作。高雄市於 1972 合併清潔隊與水肥處理委員會成立高雄市清潔管理所；1979 年因改制升格為直轄市，擴大編制成立環境管理處，掌理環境清潔及公害防治事項。

此時期的環保行政權責之劃分相當凌亂，例如，空氣污染防治的主管機關在中央為衛生署，省為環境衛生實驗所，市為環境清潔處；水污染防治的中央主管機關為經濟部水資會，省為建設廳水污染防治所，市則為環境清潔處。為了建立整合性的環境保護行政組織體系，行政院於 1979 年通過「臺灣地區環境保護方案」。1980 年，行政院另將環境影響評估技術列入科技發展方案，並由衛生署執行第一件環境影響評估案：「臺灣北部沿海工業區環境影響評估示範計畫」[27]。

3. 第三階段：衛生署環境保護局時期（1982 年至 1987 年）

第三階段為 1982 年衛生署設置環境保護局之後至 1987 年該局升格為環境保護署僅五年之間。此時期前後，臺灣公害污染事件頻繁，重要事件包括新竹李長榮化工廠案（1981）、大里三晃農藥工廠案（1984）、台電核四廠案（1986）、鹿港杜邦二氧化鈦廠案（1987）、中油五輕廠案（1987）及台塑六輕廠案（1987）。

為了回應社會壓力，行政院衛生署將環境衛生處升格改制為環境保護局，除了掌理原環境衛生處之空氣污染及環境衛生業務外，也將原屬經濟部之水污染防治業務及警政署之交通噪音管制業務併入該局統籌掌理，另新增環境影響評估、廢棄物處理及毒性物質管制業務。基於業務需要，另成立南區環境保護監視中心，負責執行全國性與涉及省市間之公害防治業務。

臺灣省政府方面則於 1983 年將臺灣省水污染防治所與環境衛生實驗所合併，成立臺灣省環境保護局，隸屬臺灣省衛生處。臺北市與高雄市在 1982 年 7 月 1 日分別將環境清潔處與環境管理處擴大組織，改組成立環境保護局。在省轄縣市方面，則自 1984 年 9 月起由各縣市政府衛生局第二課掌理環境保護事宜 [27]。

4. 第四階段：環境保護署時期（1987 年至環境部成立）

第四階段為 1987 年行政院環境保護署成立之後。環境保護署下設綜合計畫、空氣品質保護及噪音管制、水質保護、廢棄物管理、環境衛生及毒物管理、管制考核及糾紛處理、環境監測及資訊等 7 個業務處。臺灣省政府則於 1988 年將原環境保護局改制為臺灣省環境保護處，至 1999 年為配合精省作業，改制為行政院環境保護署中部辦公室，並於 2002 年改制為「行政院環境保護署環境督察總隊」。各縣市政府則於 1988 年至 1991 年間逐步設立環境保護局，強化環保工作基層執行能力，到 2003 年連江縣環境保護局成立，全國各地方政府均已成立環境保護局 [27]。2016 年，環保署成立毒物及化學物質局，負責毒物和化學物質之管理政策、災害防治政策及相關法規之研議、執行與督導，及毒物和化學物質數量及流向之管理，以及危害評估管理方法之研究與發展等事項 [28]。

5. 第五階段：環境部成立之後

鑒於環保事務日益多元複雜且為因應全球環境變遷趨勢，立法院於 2023 年 5 月 9 日三讀通過環境部及轄下三級機關組織法，將環保署改制成立為環境部，其組織架構如圖 1-2 所示。

　　環境部下設有 5 個司，分別爲綜合規劃司、環境保護司、大氣環境司、水質保
護司、監測資訊司，負責規劃與執行相關政策；6 個處爲行政輔助單位；4 個三級
行政機關，包括：「氣候變遷署」，乃爲因應氣候變遷及全球溫室氣體減量趨勢而
新設；「資源循環署」，爲辦理廢棄物減量及再利用、落實循環經濟而新設；「化學
物質管理署」，爲強化化學物質管理、接軌國際永續無毒環境的目標，由原「毒物
及化學物質局」改制後設立；以及「環境管理署」，爲辦理環境管理與執法以及永
續利用土壤及地下水資源而新設。此外，爲發展氣候變遷與資源循環研究、精進環
境風險評估與治理科技並培育專業人才，原「環境檢驗所」及「環境保護人員訓練
所」將整併成立三級機構「國家環境研究院」[29]。

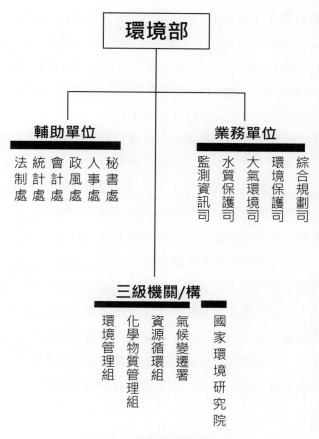

圖 1-2：環境部組織架構

（二）勞動部

勞動部職業安全衛生署乃是負責職業安全衛生、職業災害勞工保護和勞工檢查業務的中央主管機關；勞動部勞工保險局則負責勞工保險、就業保險、農民健康保險、職業災害保險的業務。

在臺灣，職業安全衛生問題在 1970 年代開始受到關注。尤其是 1972 年發生的多起電子廠女工中毒事件（飛歌事件），經媒體大幅報導而引起社會關注；後續調查發現是氯乙烯溶劑暴露所引起，職場化學品安全問題受到關注，也催生了 1974 年通過的《勞工安全衛生法》以及之後陸續頒布的安全衛生規範。進入 1980 年代，勞動爭議與勞工運動日益頻繁，政府在 1984 年通過《勞動基準法》，並於 1987 年成立行政院勞工委員會 [5]。在這之前，勞工事務乃是由內政部勞工司及省政府勞工處負責。1999 年，因應政府組織精簡，原省勞工處改組為行政院勞工委員會中部辦公室。2013 年，行政院勞工委員會承接原行政院青年輔導委員會有關青年就業業務。2014 年，因應政府組織改造，行政院勞工委員會升格為勞動部，中部辦公室則改組為勞動力發展署技能檢定中心。

勞動部職責為辦理全國的勞動業務，負責勞動政策的規劃、國際勞動事務之合作及研擬；勞動關係制度之規劃及勞動關係事務之處理；勞工保險、退休、福祉之規劃、管理及監督；勞動基準與就業平等制度之規劃及監督；職業安全衛生與勞動檢查政策規劃及業務推動之監督；勞動力供需預測、規劃與勞動力發展及運用之監督；勞動法律事務之處理與相關法規之制（訂）定、修正、廢止及解釋；勞動統計之規劃、彙整、分析及管理；勞動與職業安全衛生之調查及研究等業務 [30]。

勞動部下設勞工保險局、勞動力發展署、勞動基金運用局及職業安全衛生署 4 個三級機關，其中與公共衛生最為相關的即是職業安全衛生署。職業安全衛生署負責推動勞工健康促進、職業傷病防治、職業安全衛生與勞動條件檢查、職業災害預防等初段預防作業，次段預防則包括職業病的調查與鑑定作業，末段預防則在提供職業災害勞工補助與重建 [31]。現行勞動部組織架構詳見圖 1-3。

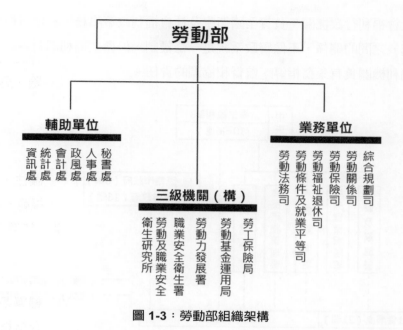

圖 1-3：勞動部組織架構

（三）教育部

　　依據教育部組織法和組織規程，該部掌理學校衛生教育政策之規劃，以及全民運動及運動設施政策之規劃、輔導及行政監督。該部設有 8 個司，其中綜合規劃司負責學校衛生教育之規劃及協調事務，與學校衛生教育相關法規之研修事項。所屬機關有體育署，負責全民運動發展之規劃、執行及督導。教育部於 2002 年與行政院衛生署共同簽署「學校健康促進計畫聲明書」[32]，並於同年公布施行《學校衛生法》，以「促進學生及教職員工健康，奠定國民健康基礎及提升生活品質」爲立法目的 [33]。依據該法，學校衛生業務之中央主管機關爲教育部，地方主管機關則爲各直轄市政府及縣（市）政府，各級主管機關與全國各級學校應依該法辦理學校衛生工作，並與衛福部國民健康署合作推動全民運動與健康促進相關政策 [34]。

第四節　地方衛生行政部門

　　我國衛生行政組織原分爲「中央、省、縣（市）」等三級。配合 1999 年《地方制度法》公布施行，及政府完成「精簡臺灣省政府組織」作業後，衛生行政組織業已簡化爲「中央、直轄市及縣（市）」二級 [35]。在中央，衛生福利部爲我國最高

衛生及社會福利行政機關，負責全國衛生及社會福利政策事務，和地方衛生局或社會局（處）之間的關係，不像警政系統是一條鞭制，但衛生福利部對各級地方衛生及社會福利機關負有業務指導、監督和協調的責任。

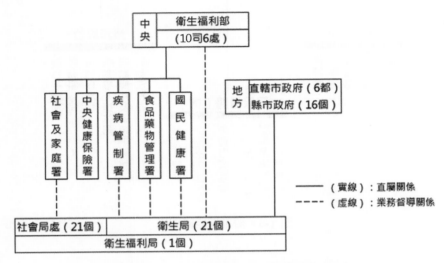

圖 1-4：中央與地方衛生行政組織之關係

　　根據《地方制度法》的規定，各直轄市及縣（市）政府應依據內政部所定的準則訂定組織自治條例，其行政首長由所轄縣、市民選舉產出，並根據直轄市及縣（市）政府不同的規定，設副縣、市長 1 名到數名，其他行政人員則依據《公務人員任用法》任免。地方行政機關的單位數依各縣、市人口數量而有所差異。

　　直轄市政府的一級機關名稱為局、處或委員會；而二級機關的名稱為處、大隊、所或中心。我國目前有 6 個直轄市，但依各直轄市政府組織自治條例，轄下單位名稱及數量略有不同。以臺北市為例，臺北市政府的一級機關共有 31 個，包含衛生局、環境保護局、社會局、勞動局、教育局、捷運工程局、兵役局、體育局、資訊局及公務人員訓練處等。然而臺北市政府的一級機關，在其他直轄市則可能屬二級機關。

　　縣（市）政府內部的一級機關名稱為處，所屬一級機關為局，二級機關為隊或所。我國目前有 13 縣 3 市，大部分的縣（市）政府內設有民政、財政、建設、工務、教育、農業、社會、勞工、地政等處；一級機關則有警察局、消防局、稅務局、衛生局、環境保護局、文化局等，但因各地人口數不同，各縣（市）政府的處、局單位數量也有差異，且依各縣（市）政府組織自治條例，各單位的名稱也會

略有不同。

在地方行政部門中，與公共衛生行政最為相關的單位為各直轄市及縣（市）政府之衛生局。目前全國共有 22 個衛生局，其中連江縣衛生局於 2017 年改制為衛生福利局。以臺北市為例，衛生局為臺北市政府的一級機關，下設 9 科 6 室，並有 12 個區健康服務中心，及臺北市立聯合醫院（8 個院區），組織架構圖如圖 1-5 [36]。

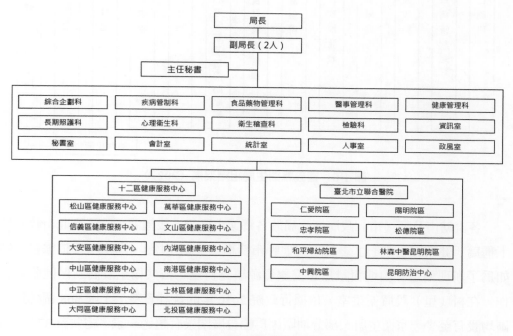

圖 1-5：臺北市政府衛生局組織架構（2022）

另以嘉義縣為例，衛生局為縣政府的一級機關，下設 9 科 3 室，並有 18 鄉鎮衛生所及 31 個村里衛生室，及慢性病防治所，組織架構圖如圖 1-6 [37]。

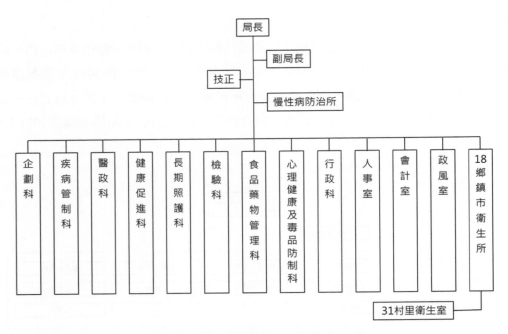

圖 1-6：嘉義縣衛生局組織架構（2022）

各直轄市及縣（市）政府衛生局於各鄉鎮市區設二級機關，除了臺北市政府轄下稱為「健康服務中心」之外，其他縣市皆稱為「衛生所」。衛生所得依需要，例如為了辦理偏遠、山地與離島等醫療資源缺乏村里之公共衛生及簡易保健服務工作，在村（里）設置衛生室。依據行政院 2020 年的統計資料，全國 368 個鄉鎮市區均設有至少一家衛生所，部分地區因為幅員廣闊設有超過一家，總共有 374 家衛生所（含健康服務中心）[38]。

臺北市各區健康服務中心於 2004 年通過由衛生所修編轉型而成，其功能包括：對健康族群做健康促進、對罹病民眾做個案管理，並且是以社區為出發，將市立聯合醫院作為社區醫院，強化社區保健服務，試圖改善以次段預防為重的健康照護體系，加強初段預防及末段預防的中長期照顧工作 [39]。臺北市各區健康服務中心在預防接種和醫療門診業務，乃委託各市立醫院辦理 [40]。

衛生所隨著時代的變遷，社會經濟的發展，人口結構的改變，以及醫療資源的可近性提升，其定位也不斷在改變與發展，其辦理的業務內容也越趨多元繁雜。根據衛生福利部國民健康署 2021 年發布的《縣市衛生局所屬衛生所或健康服務中心組織規程指導範例》，衛生所或健康服務中心可依照地方的需求辦理六大業務，包括「健康促進」、「疾病防治」、「醫事服務」、「高齡健康照護及長期照顧」、「社區

健康評估與管理」、「社區健康照護相關資源盤點與聯結及衛生統計」以及其他衛生保健相關事項。其中「健康促進」包括婦幼健康、國民營養、健康體適能、健康識能、心理健康促進等項目，「疾病防治」包括癌症防治、慢性病防治、傳染病防治、預防接種、精神疾病防治等項目，「醫事服務」包括門診醫療、牙科醫療、巡迴醫療、居家醫療、緊急救護、復健醫療等項目 [41]。

目前政府有意將衛生所規劃為在地的社區健康照護中心 [42]，希望將其角色與功能連結預防保健和長照服務，提供以人為中心的完整性服務 [43]。政府也於 2021 年提出「公共衛生服務體系四大升級策略」，分別是「提供醫療服務在地化」、「進用醫事人員有彈性」、「衛生所硬體建築能翻新」以及「偏鄉遠距醫療照護更便利」，希望透過上述策略的實施讓衛生所轉型為社區健康照護中心 [38]。

第五節　政府部門公共衛生人力

狹義的公務員，依據《公務員服務法》第 24 條，定義為「受有俸給之文武職公務員及其他公營事業機關服務人員」；而廣義的公務員，依據《國家賠償法》，定義為「依法令從事於公務之人員」，包含政府機關聘用的常務人員（事務官，依公務人員任用法進用）、政務人員（政務官）、約聘僱人員，另也包含公立學校兼任行政職的教師，以及受國家或地方自治團體所屬機關依法委託，從事與委託機關權限有關公共事務之人員 [44]。本節針對狹義公務員，概要介紹其類型、進用方式與現行人力分布狀況。

常務公務人員，指的是經由考試院舉辦的國家公務人員任用考試或專門職業及技術人員考試取得資格並進入政府部門之人員。公務人員定有職稱、官等（簡任、薦任及委任）與職等（分為 1 到 14 職等，以第 14 職等為最高）。「簡任」以上屬高階文官，需瞭解各項事務、擅於溝通協調，定位為行政「通才」，以全面性調配資源、領導組織以達成目標；而「薦任」及「委任」屬中階及初階文官，負責行政與執行政策業務，定位為擁有專業知識與技術的「專才」。

在公務人員管理方面，由考試院負責考選、銓敘、保障、撫卹、退休，以及任免、考績、級俸、陞遷、褒獎等法制事項。考試院下設有考選部、銓敘部、公務人員保障暨培訓委員會。考選部負責掌理全國考選行政事宜；銓敘部負責掌理全國公務員的銓敘及各機關人事機構的管理事項；公務人員保障暨培訓委員會負責公務人

員權益的保障及中長期培訓、訓練、進修、終生學習等事項。

行政院的人事行政總處則為行政院幕僚機構，負責辦理行政院內人事行政之政策規劃、執行及發展業務；人事行政總處亦為行政部門最高人事管理機構，負責有關公務人員的考銓業務，並受考試院的監督。此外，各級政府行政機關均設有人事處、人事室或人事管理員，以執行各種人事管理事項。

通過公務人員任用考試的人員，需經訓練期滿、成績及格，並經機關首長核定，將擬任人員送審書表、公務人員履歷表、學經歷證明文件及服務誓言送至銓敘部，由銓敘審定合格後，初任簡任或薦任官的人員由銓敘部呈請總統任命，而初任委任官的人員則由銓敘部函送各主管機關任命。

專門職業及技術人員考試的目的，是針對從事與公共利益或和民眾的生命、身心健康、財產等權利有密切關係工作的人員，經過教育或訓練培育，具特殊學識或技能後，得經過考試及格、領有證書執業。通過此項考試的某些專門職業及技術人員，可依據《專門職業及技術人員轉任公務人員條例法》和《醫事人員人事條例》成為常務公務人員。

政務人員（政務官）指的是各級政府機關依政治需求而定進退之人員，或是依據憲法、中央機關組織法律或地方制度法規定，定有任期及任命程序獨立行使職權之人員，此類人員會隨政黨輪替而替換。以衛生福利部為例，依該部組織法所定，部長（特任）和兩位政務次長（比照簡任第十四職等）是政務官，另一位常務次長是事務官（簡任第十四職等）[45]。就衛生局而言，直轄市以臺北市為例，依地方制度法所定，局長比照簡任第十三職等（即為政務官）[46]。直轄市以外之縣市，以花蓮縣政府為例，依地方制度法所定，該縣的一級單位主管及一級機關首長，其總數二分之一得比照簡任第十二職等，所以花蓮縣衛生局長可以是比照簡任第十二職等的政務官或是簡任第十職等至第十一職等的事務官 [47]。

除了上述常務公務人員與政務人員之外，政府部門在正式編制之法定員額無法應付工作負荷時，亦可採業務計畫方式聘用約聘僱人員，包括長期與短期聘僱人員。政府部門也可能採業務外包方式，透過勞務契約，外包業務給民間部門承接，再由承接單位（例如醫療院所、學校、社團組織、事業單位等）聘用工作者執行業務，由政府部門人員擔任監督與管理角色。

根據衛生福利部統計處「公立衛生行政機關人員數」統計，在 2022 年底，全國公立衛生行政機關人員總數有 9,678 人。其中衛生福利部及 6 個所屬機關（構）有 5,291 人，6 個直轄市政府衛生局有 2,696 人，縣市衛生局有 1,691 人。

如表 1-1 所示，衛生福利部及 6 個所屬機關（構）人員中，一般行政或衛生行政及衛生技術人員有 3,999 人，具醫事人員資格者有 1,292 人 [48]。所謂「一般行政及技術人員」，指的是除具醫事人員資格者以外之正式職員、臨編人員、聘用人員及約僱人員（但不包括駐衛警察、司機、技工、工友、臨時工等），而「醫事人員」則須經專門職業及技術人員考試取得資格才能任用，包括醫師、藥師、護理師、物理治療師、職能治療師、醫事檢驗師、營養師、心理師等。

表 1-1：衛生福利部之衛生行政機關人員數（2022）

		衛生福利部	疾病管制署	食品藥物管理署	中央健康保險署	國民健康署	國家中醫藥研究所	合計
一般行政及技術人員	男性	115	165	161	597	36	17	
	女性	323	409	236	1,867	63	10	
	合計	438	574	397	2,464	99	27	3,999
醫事人員	男性	29	23	64	62	7	2	
	女性	165	226	192	447	68	7	
	合計	194	249	256	509	75	9	1,292
總計	男性	144	188	225	659	43	19	
	女性	488	635	428	2,314	131	17	
	合計	632	823	653	2,973	174	36	5,291

在基層健康照護單位方面，衛生所或健康服務中心得視其提供醫事服務之需要，依醫事人員人事條例進用醫事人員。根據國民健康署公布之臺灣各縣市衛生所統計年報，截至 2022 年底，全臺衛生所在職人員有 4,502 人，其中醫療業務 357 人（含西醫師、牙醫師）、護理師（士）3,027 人、醫事檢驗人員 244 人、藥師 172 人、衛生稽查員 107 人、放射人員有 93 人、營養師有 7 人、物理治療師 9 人，行政人員（人事管理員、書記、辦事員、雇員、會計員、課員、組員）346 人、其他人員（技佐、技士、保健員、工友及其他）76 人、主管人員 64 人 [49]。

衛生所肩負第一線公共衛生服務任務，也是深入社區與民眾最接近的基層健康照護單位，各項健康促進、醫療照護及防疫政策之推動，均有賴衛生所人員加以落實。然而面對日益繁雜的業務需求與社會期待，基層衛生組織面臨人力不足與人員專業能力有待強化之困境，因此行政院於 2021 年 10 月通過「公共衛生服務體系升級」計畫，期透過衛生所組織規程暨員額編制表參考基準之修正，增加衛生所員額運用的彈性，以進用公共衛生專業人員，並依各基層機構轄區之醫療資源、人口特性及醫療照護服務需要，推動更適切的基層衛生服務工作 [50]。

總　結

　　公衛議題牽涉跨部會業務，非僅衛生福利部單一機關即可完成；健康政策的執行，更涉及中央政府與地方政府的協力合作。早在 1978 年，世界衛生組織（World Health Organization, WHO）就在《Alma-Ata 宣言》中提到：所有與國家和社區發展有關的部門都應參與健康照護政策，尤其是農業、畜牧、食品、工業、教育、建築、公共工程、交通等部門 [51]；1986 年的《渥太華憲章》更強調「健康」這個項目應該放進所有部門、所有階段的政策制定議程中做考量 [52]；2013 年的《赫爾辛基宣言》提出「所有政策面向的健康工程（Health in All Policies）」的見解，除鼓勵政府形成跨部門的公共政策外，也應將健康考慮進各項政策中，透過合作避免危害衝擊健康，以增進大眾健康及健康平等。因此無論中央或地方衛生部門應和其他行政部門充分合作，並連結其他健康照護機構系統和非政府的健康相關組織，才能提供人民全面性的公共衛生服務。

關鍵名詞

公共衛生行政（Public Health Administration）
組織（Organization）
人力（Personnel）
公部門（Public Sector）

複習問題

1. 請說明衛生福利部的之組織結構，並扼要說明各業務單位、輔助單位、所屬機構（關）之主要業務及職掌。

2. 請說明環境保護署之組織結構，並扼要說明各業務單位、輔助單位、所屬機構（關）之主要業務及職掌。

3. 我國衛生行政體系，除中央設有主管機關外，基於地方分權的精神，地方政府分別設有地方衛生主管機關，掌管地方衛生事務，請說明各級衛生行政組織及其隸屬關係。

4. 請說明政府部門人員之類型，並說明各類人員之任用資格與方式。

5. 臺灣衛生所（健康服務中心）遍布各鄉鎮，長期以來執行第一線的公共衛生及預防保健工作，為最貼近民眾的基層醫療衛生及保健單位。請說明衛生所主要工作之範圍。

引用文獻

1. Milio, N. Making healthy public policy; developing the science by learning the art: an ecological framework for policy studies. Health Promotion International 1987;**2(3)**:263-274.

2. 范燕秋：疾病、醫學與殖民現代性──日治臺灣醫學史。臺北：稻鄉，2005。

3. 江東亮：醫療保健政策：臺灣經驗。臺北：巨流圖書，1999。

4. 陳淑芬：戰後之役──臺灣的公共衛生問題與建制（1945-1954）。臺北：稻鄉，2000。

5. 鄭雅文、江東亮：公共衛生的緣起與變革。臺北：臺大出版中心，2015。

6. 鄭雅文、牛傑薇：公衛教育的在地發展：戰後改制。鄭雅文主編：拓墾與傳承：臺大公衛系五十年師長群像。高雄：巨流圖書，2021。

7. 楊翠華：美援對臺灣的衛生計畫與醫療體制之形塑。中央研究院近代史研究所集刊 2008；**62**：91-139。

8. 中央行政機關組織基準法（2022 年 1 月 19 日）。取自 https://law.moj.gov.tw/LawClass/LawAll.aspx?pcode=A0010036。引用 2022/04/22。

9. 衛生福利部：衛生福利部及所屬機關組織係以建立精實效能之衛福體系擬訂。2013。取自 https://www.mohw.gov.tw/cp-2640-23722-1.html。引用 2022/04/22。

10. 張珏、王長偉、顏采如、溫桂君：離開了心理健康就不能稱之為健康，心理健康司宜專責且獨立。台灣公共衛生雜誌 2015：**34（3）**：240-253。

11. 衛生福利部：行政組織圖。2020。取自 https://www.mohw.gov.tw/cp-7-8-1.html。引用 2022/04/26。

12. 衛生福利部處務規程（2022 年 5 月 2 日）。取自 https://law.moj.gov.tw/LawClass/LawAll.aspx?pcode=L0010053。引用 2022/06/12。

13. 衛生福利部綜合規劃司：業務職掌。2019。取自 https://dep.mohw.gov.tw/DOPL/cp-249-1038-101.html。引用 2022/03/11。

14. 衛生福利部醫事司：醫事司簡介。2017。取自 https://dep.mohw.gov.tw/DOMA/cp-994-2361-106.html。引用 2022/03/11。

15. 衛生福利部護理及健康照護司：關於本司。2021。取自 https://dep.mohw.gov.tw/DONAHC/cp-1080-2341-104.html。引用 2022/03/11。

16. 衛生福利部社會保險司：業務職掌。2019。取自 https://dep.mohw.gov.tw/DOSI/cp-316-2277-102.html。引用 2022/03/11。

17. 衛生福利部保護服務司：關於本司。2019。取自 https://dep.mohw.gov.tw/DOPS/cp-1315-2358-105.html。引用 2022/03/11。

18. 衛生福利部社會救助及社工司：關於本司。2017。取自 https://dep.mohw.gov.tw/DOSAASW/cp-606-2338-103.html。引用 2022/03/11。

19. 衛生福利部國民健康署：組織架構與業務簡介。2020。取自 https://www.hpa.gov.tw/Pages/Detail.aspx?nodeid=11&pid=20。引用 2022/03/11。

20. 衛生福利部疾病管制署沿革與成果（2014 年 4 月 30 日）。取自 https://www.cdc.gov.tw/Category/Page/MTqnNaOG-jHJxOJ-HsxYyg。引用 2022/04/22。

21. 行政院國情簡介食品藥物管理（2022 年 3 月 4 日）。取自 https://www.ey.gov.tw/state/A01F61B9E9A9758D/bc37289c-0121-482e-9550-ff65bd181d67。引用 2022/04/22。

22. 衛生福利部食品藥物管理署組織法（2013 年 6 月 19 日）。取自 https://law.moj.gov.tw/LawClass/LawAll.aspx?pcode=L0000054。引用 2022/04/22。

23. 衛生福利部中央健康保險署組織法（2013 年 6 月 19 日）。取自 https://law.moj.gov.tw/LawClass/LawAll.aspx?PCode=L0000026。引用 2022/04/22。

24. 2020 年社會及家庭署年報。2021。取自 https://www.sfaa.gov.tw/SFAA/Pages/Detail.aspx?nodeid=285&pid=6075。引用 2022/04/23。

25. 衛生福利部社會及家庭署組織法（2013 年 6 月 19 日）。取自 https://law.moj.gov.tw/LawClass/LawAll.aspx?pcode=L0000058。引用 2022/05/02。

26. 衛生福利部國家中醫藥研究所組織法（2013 年 6 月 19 日）。取自 https://law.moj.gov.tw/LawClass/LawAll.aspx?pcode=L0000059。引用 2022/05/02。

27. 行政院環境保護署：本署簡介。2022。取自 https://www.epa.gov.tw/Page/8FC0D10E3EF3C50E。

28. 行政院環境保護署毒物及化學物質局組織法（2016 年 12 月 23 日）。取自 https://law.moj.gov.tw/LawClass/LawAll.aspx?pcode=O0000018。

29. 行政院環境保護署：成立環境部是擴增業務而非就地升格，全面擔負起環境治理責任（2022 年 6 月 15 日）。取自 https://enews.epa.gov.tw/Page/3B3C62C78849F32F/1042ca2d-ec5f-4383-a950-5acc22d5a246#accesskey_c。引用：2022/06/16。

30. 勞動部：職掌及組織。2021。取自 https://www.mol.gov.tw/1607/1608/1614/nodelist。引用 2022/03/18。

31. 勞動部職業安全衛生署組織法（2014 年 1 月 29 日）。取自 https://law.moj.gov.tw/LawClass/LawAll.aspx?pcode=N0000032。

32. 衛生福利部國民健康署：健康促進學校。2021。取自 https://www.hpa.gov.tw/Pages/List.aspx?nodeid=174。

33. 學校衛生法（2021 年 1 月 13 日）。取自 https://law.moj.gov.tw/LawClass/LawAll.aspx?pcode=h0020050。

34. 教育部體育署：「運動 i 臺灣」2.0 計畫。2021。取自 https://isports.sa.gov.tw/apps/News.aspx?SYS=TIS&PKNO=1007。

35. 衛生福利部：細說從頭（2022 年 3 月 9 日）。取自 https://www.mohw.gov.tw/cp-7-7-1.html。引用 2022/04/22。

36. 臺北市政府衛生局：組織架構。2021。取自 https://health.gov.taipei/cp.aspx?n=3BDAEC0773AD4340。引用 2022/04/23。

37. 嘉義縣衛生局組織架構。取自 https://cyshb.cyhg.gov.tw/Content_List.aspx?n=1380E113EC99FA22。引用 2022/04/23。

38. 行政院：蘇揆：推動 4 大升級策略　讓基層衛生所轉型為社區健康照顧管理中心。行政院本院新聞（2021 年 10 月 21 日）。取自 https://www.ey.gov.tw/Page/9277F759E41CCD91/d67b6723-3fb5-4cf9-ad6c-0c24ef3e54c4。引用 2022/04/23。

39. 臺北市議會：衛生局工作報告。臺北市議會公報 2005；**71**（7）：2324-2368。

40. 監察院：調查報告——衛生所之公衛功能之確保及人力與業務均衡案。2020。取自 https://www.cy.gov.tw/CyBsBoxContent.aspx?s=17130。引用 2022/04/23。

41. 衛生福利部國民健康署：縣市衛生局所屬衛生所或健康服務中心組織規程指導範例。2021。取自 https://www.hpa.gov.tw/Pages/Detail.aspx?nodeid=839&pid=4687。引用 2022/04/23。

42. 衛生福利部：第八期醫療網計畫（核定本）。2017。取自 https://dep.mohw.gov.tw/doma/cp-2709-62811-106.html。引用：2022/04/23。

43. 衛生福利部：建構敏捷韌性醫療照護體系計畫（核定本）。2021。取自 https://dep.mohw.gov.tw/doma/cp-2709-62811-106.html。引用 2022/04/23。

44. 行政院人事行政局第 29410 號函（1989 年 8 月 14 日）。取自 https://weblaw.exam.gov.tw/SorderContent.aspx?SOID=92764。引用 2022/05/02。

45. 衛生福利部組織法（2018 年 6 月 13 日）。取自 https://law.moj.gov.tw/LawClass/LawAll.aspx?pcode=L0000055。引用 2022/04/24。

46. 臺北市政府衛生局組織規程——臺北市政府衛生局編制表（2017 年 6 月 29 日）。取自 https://www.rootlaw.com.tw/LawContent.aspx?LawID=B010110010000200-1060629。引用 2022/4/24。

47. 花蓮縣衛生局組織規程——附表（2021 年 7 月 21 日）。取自 https://glrs.hl.gov.tw/glrsout/LawContent.aspx?id=FL023899。引用 2022/04/24。

48. 衛生福利部統計處：公立衛生行政機關人員數。2023。取自 https://dep.mohw.gov.tw/dos/cp-5301-62356-113.html 。引用 2023/07/25。

49. 衛生福利部國民健康署：2022 臺灣各縣市衛生所統計年報（三、111 年衛生所在職人力類別分布）。2023。取自 https://www.hpa.gov.tw/Pages/List.aspx?nodeid=339。引用 2023/07/25。

50. 行政院院會議案：公共衛生服務體系升級（2021 年 10 月 21 日）。取自 https://www.ey.gov.tw/Page/448DE008087A1971/0ea5d54b-8532-4946-9d13-258d55cd6013。引用 2022/04/24。

51. World Health Organization. Declaration of Alma-Ata. International Conference on Primary Health Care, Alma-Ata, September 1978. Available at: https://www.euro.who.int/__data/assets/pdf_file/0009/113877/E93944.pdf.

52. World Health Organization. The Ottawa Charter for Health Promotion. First International Conference on Health Promotion, Ottawa, 21 November 1986. Available at: https://www.who.int/teams/health-promotion/enhanced-wellbeing/first-global-conference.

第 2 章
公共衛生方案之規劃、推動與評估

楊銘欽　撰

學習目標

一、瞭解方案之規劃與推動步驟

二、瞭解方案評估的意義和功能

三、瞭解方案評估的種類

四、瞭解政府對於管制計畫的管制與考核規定

五、瞭解方案評估的步驟及基本概念

前　言

依照《公共衛生師法》第 13 條之規定，公共衛生師執行業務如下：

一、社區與場域之環境健康風險及方案之規劃、推動或評估。

二、社區與場域之疫病調查及防治方案之規劃、推動或評估。

三、社區與場域之民眾健康狀態調查及健康促進方案之規劃、推動或評估。

四、社區與場域之食品安全風險調查及品質管理方案之規劃、推動或評估。

五、其他經中央主管機關認可之公共衛生事務。

由上述各項的敘述可看出，公共衛生師的業務多需進行方案之規劃、推動或評估。公共衛生方案要能夠達到其預定的目標，需要妥善的規劃，確實推動，並進行評估。因此本章將介紹方案規劃步驟、推動重點、以及評估步驟等內容，希望有助於公共衛生師業務之執行。建議公共衛生師在執行相關業務時，務必先搜尋國內外網站，蒐集過去曾推動過的計畫，詳細瞭解計畫之內容，推動方式，以及評估項目，並請教有實際執行經驗者，再根據我國的數據與法規政策，規劃適當的方案或進行相關的評估。

第一節　公共衛生方案之規劃

本節的主要內容在介紹公共衛生方案規劃的步驟，並於第六節以疾病管制署 109 年度流行性感冒（以下簡稱流感）疫苗接種計畫為例，說明方案規劃與推動的應用情形。

方案規劃（program planning）為一個有組織且結構化的過程，該過程根據確認事務的優先順序或預計需要，嘗試透過現在可用、未來競爭或是需要的資源，去滿足健康照護之主要目標 [1]。方案規劃、推動及評估的關鍵步驟如圖 2-1 所示，並分別解說如下：

- 步驟一：評估需要（need assessment）

評估需要有助於方案規劃者（planner）和利害關係者（stakeholders）釐清實際及潛在需求、問題以及健康相關的議題。所謂利害關係者是指會受到方案影響的個

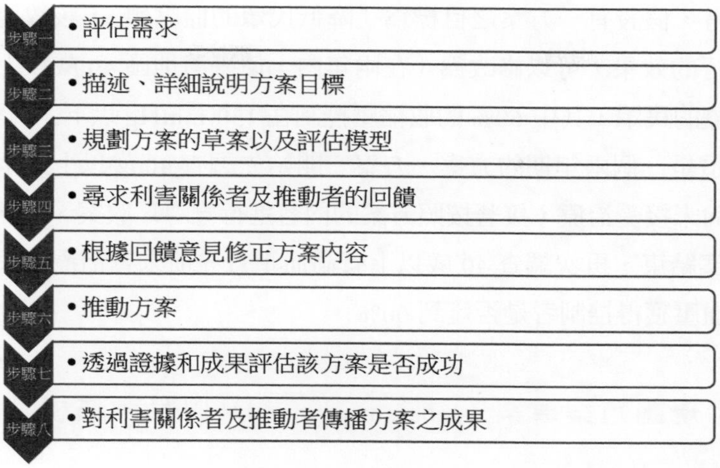

- 步驟一　●評估需求
- 步驟二　●描述、詳細說明方案目標
- 步驟三　●規劃方案的草案以及評估模型
- 步驟四　●尋求利害關係者及推動者的回饋
- 步驟五　●根據回饋意見修正方案內容
- 步驟六　●推動方案
- 步驟七　●透過證據和成果評估該方案是否成功
- 步驟八　●對利害關係者及推動者傳播方案之成果

圖 2-1：方案規劃、推動及評估的關鍵步驟

人或團體，例如現有服務的使用者、方案實施後新加入的使用者、現有服務的提供者、潛在的服務提供者、現有材料的供應廠商、潛在競爭的廠商等。需求評估中須考量：方案想達到的目標為何（例如，降低流感的發生率、降低流感併發症之死亡率）、目標族群（例如幼童及學齡兒童、老人）以及方案推動者（例如醫師、護理師、公共衛生師、衛生教育人員等）。在需求評估的階段，方案規劃者應邀請利害關係者和方案推動者共同討論方案的預期目標以及主要的對象。

- 步驟二：描述、詳細說明方案目標（program goals）

　　方案目標（goals）應該明確、可衡量且切合實際。因此規劃方案時應有可衡量之指標（indicators），指標可以監測短期、中期或是長期的目標。例如，短期目標可以是「提高學齡兒童的父母（或老人）對於流感危害之認知及預防的態度」；中期目標為「提高學齡兒童（或老人）接受流感疫苗的接種率」；長期目標則為「降低學齡兒童（或老人）流感的發生率及併發症死亡率」。

　　一般而言，方案目標應儘量具體，並以 SMART 方式呈現。所謂 SMART 係指下列五項：

　　Specific target：該方案有明確的目標對象。

　　Measurable indicator：該方案有可測量的指標。

　　Achievable：該指標所訂的目標值是可以達成的。

　　Relevant：該指標和方案之目標是相關的。

　　Time-based：該方案的推動是有時效性的。

　　舉例而言，假設有一方案之目標爲「降低民眾的血壓值」，該敘述較爲籠統，不易評估執行的效果，可以修改爲「在兩年內，使臺灣地區 40 歲以上患有高血壓且未接受治療的民眾，其中 60% 的收縮壓控制在 130 mmHg 以下」。修改之後，我們可以知道這是一個兩年期的方案，方案一開始先調查 40 歲以上民眾有多少人患有高血壓且尚未接受治療，接著按照方案的內容進行宣導、收案、診斷與治療，持續追蹤到方案結束，再次調查 40 歲以上有高血壓且先前未曾治療的民眾，在方案推動後，其血壓獲得控制者是否達到 60%。

• 步驟三：規劃方案草案（program proposal）以及評估模型（evaluation model）

　　規劃方案時，應根據與問題有關的最佳證據及相關知識（例如有哪些因素會影響流感疫苗接種率、哪些因素可能影響流感併發症死亡率）進行詳細規劃。成功的方案須包含時間估算、任務說明以及由誰完成，可以制定一個較爲樂觀以及備案的時間表，使方案保有彈性。此時也需確定經費來源及可用性，並且確保可使用的社區資源、設備、員工、志工，以及潛在的方案推動對象將如何瞭解方案內容、接觸方案的途徑。

　　此外，此一步驟也要規劃如何評估方案的有效性、結果及影響因素。應詳細規劃將要使用的評估架構、評估工具（例如，問卷調查、臨床數據）、評估指標（例如，發生率和死亡率），並規劃何時進行評估、如何分析質性（qualitative）以及量性（quantitative）資料等事項。唯有事先規劃好如何評估，才能在方案推動時，適時的蒐集方案介入前、介入中、以及介入後的各項數據及意見，以備評估方案成效。

• 步驟四：尋求利害關係者（stakeholders）和推動者（implementers）的回饋

　　確定方案之目標、方案內容、推動人員與方式、方案起訖時程後，將方案的所有內容提供給利害關係者和推動者，請他們提供回饋意見。

　　公共衛生方案常見的利害關係者包括民意代表、政府機關人員，如衛生福利部的醫事司、疾病管制署、食品藥物管理署、中央健康保險署；醫療服務提供者代表，如醫師公會、護理師公會、醫院協會；還有受到方案影響的民眾代表，如消費者代表、患者代表等等。

- 步驟五：根據回饋意見修正方案（modifying the program）

　　方案規劃者應當詳細記錄和考量來自利害關係者和方案推動者的回饋和建議，這些資料可用於釐清方案目標、目標族群或使用者、可用或需要的資源、實際和潛在的健康相關問題的定義、方案時間表、評估工具或方法等事項。

- 步驟六：推動方案（implementing the program）

　　推動方案後，需要不斷監測和評估方案的進行情形，以避免不可預見的事件或情況帶來負面影響。例如，假設公費流感疫苗接種原本規劃的服務時間爲早上 8 點至下午 5 點，在和服務使用者（即民衆）溝通之後，瞭解目前該時間與上課和上班者的時間有衝突，因此接種人數未如預期。因應使用者的回饋，將服務時間改爲下午 5 點後，並到學校提供疫苗注射的服務，將有助於讓更多人接受疫苗接種。

- 步驟七：透過證據和成果來評估方案（evaluating the program）是否成功

　　此步驟涉及對方案目標的正式評估。評估是針對已記錄的成果和已蒐集或即將蒐集的質性、量性資料進行分析，應可以回答所有利害關係者的問題。可使用標準化工具回答這些關鍵問題，例如：方案的目標已達成、部分達成或是未達成？是什麼導致方案整體的成功或不足？該方案是否按照時間表進行？是否值得投入這些資源和費用以達成結果？推動該方案後發生了哪些變化？

- 步驟八：對利害關係者和方案推動者傳播方案的成果（disseminating program performance）

　　此步驟爲提供方案的發現和已達成的成果，回饋給利害關係者和方案推動者。傳播方案成果之目的在於完整的揭露方案執行之後的成果。

　　此階段須考量目標受衆（target audience, TA），包括一般民衆、公共衛生專業人員、政府機構、非政府組織（Non-government organizations, NGO）以調整報告內容，並列出評估方法以及工具的優勢和限制，透過各種形式（例如，公共衛生報告、同儕審查的期刊、會議紀錄、電子郵件、方案網站、社群媒體、公開演講、大衆媒體）發表結果。

第二節　公共衛生方案之推動

一、公共衛生方案之合法化與推動

　　衛生行政單位規劃方案之後，需要先經過上級主管單位核准，或經過民意機關核准（例如縣市議會或立法院），此一過程稱為方案合法化。取得合法地位，再進入推動階段，由負責執行的機關和人員依照方案內容及核定之預算，招募與培訓人力，組織服務團隊，購置設備與材料，逐步推動方案內容。

　　曾有學者以半結構式問卷，電話訪談參與推動一項社區老人健康方案的人員，歸納出會影響方案推動的因素包括：方案的內容必須針對需求、能及時解決問題、能選擇組織優先事項、方案的內容和目標一致、易於推動且具有彈性。此外，主管單位的支持與協助，以及確保經費可持續性也是影響方案成敗的重要關鍵 [2]。

　　為確保方案推動順利，需要注意下列六項原則 [3]：

1. 方案內容及其目標：方案之內容不宜對現況做太大的改變，其目標應力求具體明確。
2. 推動機關所擁有的資源：推動一項公共衛生方案，推動之機關應有足夠的人力與經費，推動的時間也要充裕。
3. 機關間的溝通與督導措施：各級行政機關之間的溝通要正確且前後一貫，上級機關應提供推動政策所需之技術指導和協助。
4. 推動機關的特性：要考慮推動方案之機關是否有足夠的編制與能力，主管領導是否有力以及是否得到地方首長及各界的支持等。
5. 經濟、社會和政治情況：要考慮整體財政狀況，要爭取方案實施對象、專家學者及輿論的支持。
6. 推動人員的態度：應爭取推動機關之首長及推動團隊成員之支持。

二、推動之策略（implementing strategies）

　　常見的方案推動策略有三種，即教育宣導、法令規範、經濟誘因，茲說明如下：

1. 教育宣導：即是編制通俗易懂的教材，對不同的目標受眾進行教育和宣導。教育與宣導的方式可以利用大眾傳播媒體播放相關資訊或利用集會場合演講宣導。

2. 法令規範：規定民眾必須遵守一定的規範，違反者會被處罰。

3. 經濟誘因：參加某項健康服務，可以獲得金錢或可以兌換物品的點數等。

也可以將上述三種策略混合搭配，例如 COVID-19 的疫苗注射，首先運用教育宣導的方式讓民眾瞭解該疾病的嚴重性，以及疫苗的功效；法令規範方面，可規定從事高風險工作者必須完整接種；經濟誘因方面，對於未接種的民眾，則可用現金或購物金以獎勵其接種疫苗。

第三節　公共衛生方案之評估

一、方案評估的定義

評估的定義為根據預定的準則，去衡量方案已有或將有的效果，以決定其可行性，供選擇或改進的參考 [4]。另根據韋氏字典，評估的定義為用一種謹慎且周到的方式，評斷某人或某事的價值或狀況 [5]。

「方案評估」的定義則為系統性的蒐集、分析以及使用資訊以回答對該方案的基本問題 [6]。所謂基本問題，包括該方案是否具有效果（effectiveness）和效率（efficiency）。進行方案評估時，也會評估該方案的成本，是否有改進之處，是否值得繼續推行，是否有更佳的方案，是否有未預期到的效果，以及該方案的目標是否恰當等等。也有學者定義為評估該方案的內容、推動過程、衝擊影響，以及方案的外推性 [7]。

政府在評核各項公共政策或個案計畫推動情形時，則稱為「計畫管考」，其主要目的，係透過具體之評鑑歷程，檢討各項工作之辦理成效，並藉由評核結果，瞭解方案是否達成既定目標及績效，以作為繼續推動或改進該項方案之參據，提升施政績效 [8]。

二、方案評估的功能

進行方案評估的動機，主要有二，第一是想知道方案是否有效，所以需要加以測試和確認；第二是因為資源有限，因此需要透過評估來分配有限的資源，包括人力與財務方面的資源 [7]。

　　方案評估主要有兩個目的，首先是用來監測和改善方案的推動情形，透過評估可以知道某一特定方案，在某個場域推動的效果；其次，作爲規劃解決特定衛生或社會問題的參考 [7]。

　　方案評估的結果，可以爲方案推動者與管理者帶來以下的資訊，協助將方案推動的更好 [6]：

1. 瞭解方案裡的項目內容，哪些有用，哪些沒有用。
2. 可以對經費贊助者和方案推動的對象或社區，呈現該方案目標的達成狀況，以及對於參與方案者的好處。
3. 展現該方案推動效果的證據，爲方案爭取更多的經費。
4. 找出該方案的優點和缺點，作爲改善的依據或提升工作人員的能力。
5. 可以將評估結果外推到類似性質的方案，指出該類方案可行與不可行之處。

三、方案評估的種類

　　方案評估常見的種類包括形成性評估（formative evaluation）、總結性評估（summative evaluation）、過程評估（process evaluation）、結果評估（outcome evaluation）、成本效果評估（cost-effectiveness evaluation）、以及成本效益評估（cost-benefit evaluation）等。

　　「形成性評估」的意義爲在一個方案確定之前，對各項問題加以評鑑，以修正並改善方案 [9]。此項概念由 Scriven 1967 年發表的〈評鑑方法論〉（The Methodology of Evaluation）中提出。形成性評估可用在方案形成的過程中，包含需求評估、方案設計、方案推動和推廣方案等項目，爲使方案不斷改進，須歷經試用、評估、修正的程序 [3]。例如臺北市立聯合醫院爲「落實家庭醫師制度，讓每個市民多一個貼心的醫師朋友」，提出「醫院型家庭責任醫師制度試辦方案」，以橫斷性研究，分析 2015 年相關個案的資料，評估發現獨居和非獨居個案，以及中低、低收入戶和一般戶，在門診追蹤和社工協助方面的需求有顯著的差異。研究的政策意涵爲找出眞正有需要的民眾，使其在家庭責任醫師制度之下，獲得適當的醫療照護 [10]。

　　「總結性評估」則在幫助當事者確定已完成的方案是否爲各種方案中最進步，且最值得採用的 [3]。例如臺灣自 2006 年 4 月起全面推動肺結核都治計畫（Direct observe treatment short course, DOTS）。研究團隊比較 2006 年參加都治及非都治的

肺結核病患，其痰塗片陽性個案治療成功率、三個月之痰陰轉率、失落率三個項目都有顯著差異，而且 2006 年的個案追蹤結果也比未推動都治前 2005 年進步許多，顯示臺灣推動都治已有一定的成效 [11]。另外，也有研究以某地區教學醫院自 2009 年至 2011 年間皆持續規律回診之糖尿病健保個案管理患者爲樣本，評估介入方案之長期成效。此研究分析 3,252 人爲期 3 年資料，結果顯示三高加總藥費與每次就診平均三高藥費逐年遞減；且血壓、糖化血色素、總膽固醇、三酸甘油酯、高密度膽固醇與低密度膽固醇等醫療成果皆有進步的趨勢，結論爲糖尿病個案管理模式具有顯著效益，值得採行 [12]。「過程評估」指的是對方案推動中的對象是否符合原訂方案的目標群體、提供服務者是否有足夠的人力與能力以推動方案、推動方法是否符合方案推動的標準、資源耗用的數量是否合理、工作進度是否符合原訂方案需要完成的工作內容。例如有研究針對全臺幼兒園及托兒所，以分層隨機抽樣，調查工作人員對於協助學齡前兒童保健工作的意見。結果發現：幼兒園所工作人員肯定幼童健檢需要，但不知道健檢的項目；受訪工作人員對於健康篩檢態度及人力配合狀況，將影響該幼兒園所後續辦理健檢之意願 [13]。

「結果評估」指的是方案推動之後，對於目標群體狀態的改變情形是否符合原訂目標。一般又可分爲短期結果與中長期結果。例如有研究評估糖尿病患參加全民健康保險的糖尿病論質計酬方案的照護結果，研究分析發現已經參加一年者比新參加者在運動、定期服藥、足部照顧、以及整體自我照顧的依順性等各方面都比較好，此外，主觀感受到的照顧品質也比較好 [14]。另一個例子爲勸導民眾戒菸的教育方案，短期可以評估吸菸者對於菸害的知識是否有增加、是否認爲需要戒菸、是否採行戒菸的行爲；中長期的結果則可以評估戒菸者的健康狀態是否顯著的優於未曾戒菸者。

「成本效果評估」指的是比較兩種以上方案的成本與效果，由各方案的成本效果比（cost-effectiveness ratio）之中，挑選每單位成本效果比最低者。如果是比較新的方案和現有方案的成本效果，因爲兩項方案之目的一樣，可以用增額成本效果比值（incremental cost-effectiveness ratio, ICER）來評估新方案相對於現有方案何者較符合經濟效益。

「成本效益評估」則是比較兩種以上方案所需投入的成本和可以帶來的貨幣收益（monetary benefit），以每一元投資可以帶來最多收益的方案爲首選 [15]。另外也可評估單一方案之成本效益，若某方案之效益大於成本，即值得投資。

以上介紹的各種方案評估方法，各有其適用的時機，因此在實際應用時可以依

照需要選擇較為適合的方法，也可以合併使用。亦即評估一個方案時，可以同時採用過程評估、結果評估，甚至可以搭配成本效果的評估。

四、方案評估的步驟

方案評估可以分為下列六個步驟（Office of Planning, Research, and Evaluation, 2010）[6]，分述如下：

• 步驟一：組成評估團隊（Assemble an evaluation team）

由於方案評估牽涉到不同的利害關係者，因此應該組成一個團隊來規劃與推動評估，即使是委託外面的單位進行評估，方案推動者仍須和他們有密切的合作。組成評估團隊時，應注意利益衝突迴避原則，以免對被評估的方案團隊做出偏頗的批評。

• 步驟二：規劃評估事宜（Prepare for the evaluation）

在規劃評估方案前，應對該方案進行瞭解，包括方案要解決的問題是什麼？目標為何？服務對象是誰？介入的內容有哪些？方案的期間和經費是多少等等。有了這些資訊以後，才能決定要評估哪些項目或指標，建立一個評估的模式，並用可測量的方式描述將要評估的目標。

此外，如前所述，方案評估可以分為形成性評估、總結性評估、過程評估、結果評估、成本效果評估、以及成本效益等不同類型，因此在規劃評估事宜時，也需要先決定要進行哪一類的評估，因為會涉及到資料蒐集的方式與內容。

這一步驟還有一件重要的工作，就是確認方案在規劃階段是否已經選定評估的指標以及設定目標值。這些指標有時稱為關鍵績效指標（Key performance indicators, KPI）。如果規劃時沒有選訂評估指標，則評估團隊必須儘快和方案推動團隊協調討論要用哪些指標，以及合理的目標值。如此方案推動團隊才能知道評估團隊重視的為哪些面向，也才能安排其人力和資源在重要的業務上。

• 步驟三：規劃評估方案（Develop an evaluation plan）

評估方案之內容應包含評估方法要如何設計，資料蒐集方式、分析方法。

評估的方法，如同研究一樣可以分為實驗設計、準實驗設計、問卷調查、次級

資料分析等。進行結果評估時，宜採實驗設計或準實驗設計，蒐集實驗組（參與方案者）和對照組（未參與方案者）在方案介入前後的改變情形，分析方案的介入對實驗組的影響為何。不過公共衛生相關的方案，服務對象經常是全部符合資格者，在缺乏對照組的情形下，可以選用還未實施方案之前的歷史數據進行比較。

　　問卷調查的設計，可以用於評估短期的結果，例如衛生教育方案對民眾的影響，透過問卷調查瞭解該方案對於民眾的知識（knowledge）、態度（attitude）、和行為（practice）的影響，這種評估也稱之為 KAP study。也可以用在過程評估，透過問卷詢問方案參與者對於方案的內容、推動品質、推動方式、方案推動者的態度等等，是否滿意，有沒有希望修正之處。例如陳昱竹等人調查獨居老人對醫院型家庭責任醫師制度之滿意度 [16]。對於方案推動者，也可以用問卷瞭解他們在推動方案時遇到的困難，作為未來修正方案的參考。

　　次級資料分析則常見於公務統計的趨勢分析，例如使用健保申報資料評估老年人的流感疫苗接種與心血管疾病的次級預防之間的關聯，發現曾因心血管疾病住院的患者，曾接種流感疫苗的人，相較於沒有接種者，出院後 180 天內全死因死亡發生率顯著更低，心肌梗塞或心血管疾病死亡率較低，因心臟衰竭住院的機率也較低 [17]。又例如分析全民健保糖尿病論質計酬方案推動之後，糖尿病人併發症發生率有降低的趨勢 [18]，顯示計畫有效，值得繼續推動。

● 步驟四：蒐集評估所需資訊（Collect evaluation information）

　　此一步驟需要配合步驟三的評估方法發展資料蒐集的工具或問卷，或選擇將要分析的次級資料庫。常見的資料來源包括下列各項：

1. 公務統計資料，例如衛生福利部、勞動部、環境保護署等政府機構的統計年報，這些公開的資訊可以提供各類指標在長時間的變化趨勢，也可以藉此評估政策介入的效果。舉例來說，要評估癌症篩檢是否可降低癌症死亡率，可以分析各年的死因統計資料。

2. 對符合方案介入者進行問卷調查，進行的方式包括面對面訪問、電話訪問、網路調查、郵寄調查等。調查時可將受訪者分為有接受方案（實驗組）及未接受方案者（對照組），或者針對同一群人進行方案介入前與之後的調查。

3. 由受過訓練的觀察員針對參與方案者進行評分，例如民眾接受教育訓練方案之後，選取食物時是否符合均衡的原則。

4. 對一群人員進行焦點團體座談，包括邀請方案的服務提供者來討論在推動上

是否遇到困難，或認為需要改善之處；邀請方案的參與者（或民眾）討論對於方案的期望、接受方案之後對健康的影響、對方案的內容是否滿意等。

5. 對單一個案蒐集深入而完整的訊息進行個案研究。

● 步驟五：分析評估的資訊（Analyze your evaluation information）

此一步驟需要根據評估的目的，採用正確的統計方法分析資料，並且最好能分析不同時間點的資料，以瞭解該方案在不同階段的推動情形，並作為修正方案內容的參考。

● 步驟六：撰寫評估報告（Prepare the evaluation report）

評估報告的內容應完整的描述方案內容、選訂的評估指標或 KPI、資料分析結果，以及討論該方案各項指標的實際達成情形和目標值的比較結果，是都達成了呢？還是部分達成？是否有績效表現不佳或落後的項目？如果有的話，是否可以從蒐集到的資料得知表現不佳或落後的原因，也據此可以提出改善的建議。

以上步驟為方案評估之基本步驟，提醒評估者需要注意的事項，評估者可以依照這些步驟逐步進行。更重要的是評估者需要隨時檢視與調整評估的內容，以符合評估之目的。

第四節　政府管制方案之評估

公共衛生相關機關每年都會規劃與推動多項方案，以維護民眾健康，例如國民健康署所推行的癌症篩檢計畫、疾病管制署所推行的流行性感冒疫苗接種計畫、中央健康保險署推行的山地離島地區醫療給付效益提昇計畫、臺北市政府推行的醫院型家庭責任醫師試辦計畫等。除了有學界進行計畫的影響評估之外，計畫推動機關的上級主管機關也會進行相關的考核與評估。公共衛生師如果接受政府委託，規劃與推動公共衛生方案時也適用於政府管制與考核的規定，因此也有必要瞭解各級政府對於計畫及方案管制與考核評估的相關規定。

我國行政院為了管制與考核（以下簡稱管考）各項政策與個案計畫的推動情形，訂有《行政院所屬各機關個案計畫管制評核作業要點》（2019）。依照其規定，

所謂「個案計畫」，是指行政院年度施政計畫所列重要計畫項目、中央政府總預算附屬單位預算所列固定資產建設改良擴充計畫及其他行政院核定之計畫。

　　各部會及其所屬機關（構）的個案計畫應分為行政院管制、部會管制、以及部會所屬機關（構）自行管制三級，採例外管理原則分級管考。由行政院管制的計畫方面，屬於社會發展類及公共建設類由國家發展委員會（簡稱國發會）管考；屬於科技發展類由科技部及行政院科技會報辦公室管考。至於各部會管制計畫，則由各部會之內的管考單位負責管考；至於自行管制計畫，則由部會所屬機關（構）管考單位自行管考。

　　以上所提的都是由個別部會推動的計畫，但也有些計畫由跨機關推動。若是由行政院管制之計畫，主辦機關應負責組織、協調、統合及控制，協同相關機關推動，並應成立專案小組強化管理。跨機關推動之部會管制或自行管制計畫，得參照跨機關推動之行政院管制計畫辦理。

　　上述作業要點也詳細規定了「定期檢討」作業程序，相關的規定略述如下：

　　計畫主辦機關應於管考週期次月十日前更新提報推動進度及成果，並確保資料正確性。這裡所謂管考週期，依管制級別由管考機關及各部會分別訂定，但是其期間不得超過三個月。如果是由二個以上機關或單位共同主辦者，由指定負責綜合作業之機關或單位協調各主辦及協辦機關或單位於前款規定時限前彙整更新提報推動進度及成果，並適時召開專案會議檢討。

　　定期檢討時，如果發現計畫推動進度落後，主辦單位應立即檢討，增列落後原因說明，並研提具體因應對策，各機關管考單位應提出管考建議並及時協助解決問題。最後，各機關管考單位應按管考週期彙整計畫推動情形提報主管會議檢討。

　　該要點並規定各機關於年度終了時，應就列管計畫分別辦理評核；計畫評核作業略述如下：

1. 行政院管制計畫評核作業區分為主辦機關自評、主管部會初核、行政院複核及評核結果公告等程序，主管部會應於次年三月二十五日前完成初核作業並送行政院複核。

2. 部會管制計畫評核作業區分為主辦機關自評、主管部會評核及評核結果公告等程序，並於次年四月十五日前完成評核結果公告。

3. 自行管制計畫由主管部會決定評核程序，得由主管部會或主辦機關辦理評核，並於次年四月十五日前完成評核結果公告。

　　另外，各機關評核作業得委託學術機構或專業團體等公正第三者辦理，或視實

際需要邀請學者專家參與評核作業，將外部專業評估意見納入評核報告，並得派員
實地查證，或請推動機關派員說明。國發會為了讓各單位有具體可遵行的評核指標
和期程，也訂有《行政院所屬各機關政院管制計畫評核指標及報告格式》（2014）。
該項規定提到行政院管制計畫評核指標分為「計畫管理」及「推動績效」2 大部
分，其中計畫管理之下又分為行政作業、及經費運用 2 個分項指標；推動績效之下
又分為年度目標達成情形、指定指標達成情形、及特殊績效等 3 個分項指標。各分
項指標之下尚有小項指標，由各推動單位按照這些指標的給分標準，填報受管制計
畫的評核報告。

　　最後，評核報告經過各主管機關的初核與複核之後，依照其推動的績效，可以
作為未來是否繼續推動，或修正計畫內容、甚至終止計畫推動的參考。

第五節　公共衛生方案經濟評估概論

一、經濟評估的種類

　　如第三節所述，成本效果分析（cost-effectiveness analysis, CEA）與成本效益分
析（cost-benefit analysis, CBA）亦為評估之方法，這兩種方法可以統稱為經濟評估
（economic evaluation），可以應用在各種領域，例如教育訓練、環境衛生、疾病防
治、健康服務等領域，評估各種方案的績效。為了方便本書的讀者瞭解，以下將以
在健康服務方面的方案為例進行說明。

　　經濟評估的方法，基本上都可用來比較兩個或兩個以上的方案，在解決某一個
問題時（例如疾病預防、癌症篩檢與治療、早期療育等），所需投入的成本，和可
以得到的結果。但若是單一方案，只能以 CBA 評估其是否值得投資。

　　CEA 和 CBA 最主要的不同，在於用不同的方式測量方案的結果。CEA 是用自
然單位加以測量。自然單位包括避免的死亡人數、延長的壽命年數等；CBA 則是
用貨幣價格測量，例如避免支出的醫療費用、因為健康改善而避免損失的薪資。

　　但 CEA 還可以有一種延伸的分析方法，稱為成本效用分析（cost-utility analysis,
CUA）。這種方法是將延長的壽命，換算為生活品質校正的壽命年數（quality-
adjusted life years, QALY）。因為方案介入所延長的壽命，每種方案所造成的生活品
質不盡相同，不同性別年齡的患者，感受到的生活品質也不同，此時可以用 CUA

比較不同方案所帶來的 QALY [15]。

二、經濟評估的步驟

進行經濟評估的步驟和前述第三節的步驟相似 [15]，較爲特殊的是在第三步驟規劃評估方案時，需要先確定評估的觀點（perspective），決定將從社會的觀點、健康照護體系（health care system）觀點（例如衛生福利部、或疾病管制署、中央健康保險署）、或者是民眾的觀點進行評估，因爲這會影響到數據蒐集的範圍。接著需要確認 PICO 等四大項目的內容，茲以流感疫苗施打方案爲例說明如下：

假設我們要從社會的觀點，評估比較採用新的四價疫苗（含有四種病毒株）相對於原有三價疫苗（含有三種病毒株）的成本效果，其 PICO 的內容如下：

P 代表病人或目標群體（patient or population），例如一般民眾、流感的高危險群，包括幼童、老年人等。

I 代表介入的方案（intervention），通常是新研發的產品或服務，在此一範例爲四價疫苗。

C 代表用來對照比較的方案（comparator），通常是原有的產品或服務，在此範例爲三價疫苗。

O 代表要評估的結果（outcomes），又可再分主要結果（primary outcomes）及次要結果（secondary outcomes）。主要結果包括減少的罹病人數、減少的重症人數、避免的死亡人數等；次要結果包括門診次數及住院天數等。

當評估觀點和 PICO 確定之後，即可估計相關的成本和結果。不論哪種經濟評估方法，都需要蒐集成本的數據。成本一般分爲直接與間接成本：

1. 直接成本（direct costs）：通常指實施方案所使用的資源，例如疫苗的成本、行政成本、施打的成本等，以及爲了就醫所花費的交通費用。

2. 間接成本（indirect costs）：指民眾因爲接受疫苗注射，所花費的時間、損失的所得，及自費的醫療成本。

各種方案的結果（outcomes）的測量，則可依照評估方法分爲下列三種：

1. 採用 CEA 時：以自然單位測量方案介入後的結果，例如避免死亡人數、延長存活的壽命年數。

2. 採用 CUA 時：根據 CEA 所估計延長的壽命年數，換算爲生活品質校正後的壽命年（QALY）。

3. 採用 CBA 時：根據減少的門診次數、住院天數等，估計其可節省的醫療費
用；也可以從減少的死亡人數、減少的病假日數等，估計避免損失的薪資
所得。

經濟評估在比較不同的方案時，可以用兩類指標：一種是看個別方案的成本與
效果比，例如減少一個死亡病例的成本，A 方案為 X 元，B 方案為 0.8X 元，此時
B 方案較具成本效果，決策者應選擇施行 B 方案。

但這種指標無法看出哪一種方案可以帶來更多或更好的結果，所以有另一種指
標，即「增額成本效果比」（ICER），可以協助決策者決定新的方案是否具有成本
效果。其計算公式如下：

$$ICER = \frac{C_2 - C_1}{E_2 - E_1}$$

公式中

C_2 代表新公共衛生方案的成本。

C_1 代表原有公共衛生方案的成本。

E_2 代表新公共衛生方案可獲得的效果。

E_1 代表原有公共衛生方案可獲得的效果。

這種指標是看新的方案相對於原有的方案，每多得到一個單位的效果，需要
多花多少錢？以世界衛生組織建議的評估標準（threshold，或稱閾值）而言，如果
ICER 在一個人均國內生產毛額（GDP）之內，可視為極具成本效果 [19,20]。

例如 Tan 等人 [18] 分析全民健保糖尿病論質計酬方案（pay-for-performance，簡
稱 P4P）是否具有成本效果，利用 2005 年國民健康調查結合全民健康保險申報資
料，找出糖尿病患（亦即 P）；接者將參加論質計酬方案的病患歸類為實驗組（亦
即 I）；僅常規糖尿病照顧的患者歸類為對照組（亦即 C）；根據國民健康調查所提
供的 SF36 問卷內容，可以估算出每位病患的 QALY（亦即 O）。根據全民健康保險
的申報資料，可以得知每位病患在糖尿病相關的醫療費用。兩組配對後分析結果發
現追蹤兩年期間，P4P 組的病人可以比未參加者增加 0.078 個 QALY（生活品質校
正的壽命），而相關醫療費用多了美金 422.74 元，以費用除以 QALY，換算下 ICER
為 5413.93 美元，亦即每增加一個 QALY 需要多花費美金 5413.93 元。根據臺灣
2005 年的人均 GDP 為美金 16,532 元，因此臺灣的糖尿病 P4P 方案可視為具有成
本效果的方案。

第六節　公共衛生方案規劃、推動與評估之應用

我國衛生福利部所屬各署為了降低民眾的罹病風險及提升民眾健康，每年均會規劃、推動相關方案或計畫，例如：

1. 疾病管制署：各類疫苗接種計畫、各類傳染病之防治計畫、補助地方衛生局傳染病防治計畫等。

2. 國民健康署：國家癌症防治計畫、罕見疾病照護服務計畫、老人健康促進計畫、戒菸服務補助計畫等。

3. 中央健康保險署：COVID-19 染疫康復者門住診整合醫療計畫、急性後期整合照護計畫等。

本節以疾病管制署所擬的「109 年度流感疫苗接種計畫」（2020）為例，說明其規劃、推動及評估的重點。略述如下（詳細內容請參看 https://www.cdc.gov.tw/Category/MPage/JNTC9qza3F_rgt9sRHqV2Q）[21]：

該計畫目的在對五大類民眾進行疫苗接種，以降低流感罹患率及感染嚴重併發症的風險，同時也降低這些人因感染流感而成為傳染源。至於推動計畫所需經費，也規定得很清楚，亦即本計畫對象所需之疫苗經費，由疾病管制署及衛生局，以縣市政府按財力分級分攤比例原則（第一級縣市分攤 35%，第二級縣市分攤 33%，第三級縣市分攤 30%，第四、五級縣市分攤 25%）共同負擔，另縣市委託疾病管制署代購量，亦依 109 年度疫苗之實際決標單價核算，由縣市全額負擔。

計畫第二章為疫苗供應與管理，內容包括疫苗概述、疫苗供應、疫苗管理等三小節。第三章明訂合約院所作業範圍、醫療院所合約資格、申請合約提報資料、合約院所作業內容、罰則等內容。第四章為合約院所選定及稽核作業，內容包括合約院所選定及輔導作業、及稽核作業等。

第五章詳細規範計畫內容，包括如何對前述五類民眾進行接種，也規範社區接種站、到宅接種及機關／企業的接種作業。此外也明訂預定接種進度，以及嚴重疫苗不良事件及接種異常事件因應程序。

為了預防疫苗在施打時發生短缺情形，計畫的第六章也列出應變策略，包括調整計畫推動期間、調整推動對象。第七章也列出相關配套及緊急應變措施。

為了提升民眾對於流感疫苗的認知及施打意願，計畫的第八章列出衛教宣導計畫，包括中央部會（如衛福部的疾病管制署、健保署、教育部、國防部等）、地方機關（如教育局、衛生局）、鄰里長、志工團體等需要推動的宣導事項。

　　一個完整的公共衛生方案需要有考評作業，因此該計畫第九章爲考評作業，內容包括考評作業推動目的、評比項目、評比方式、獎勵方式、評比公布、及其他規定等。值得一提的是該計畫會根據各類推動對象之推動成果、行政管理績效，以及重點推動對象之特殊績效，進行評比。也會考慮各縣市的人口數和醫療資源不同，因此分爲四組進行評比。希望透過獎勵「109 年度流感疫苗接種計畫」推動及推動優良之縣市，能提高接種率與推動成效。

　　由以上的計畫內容可以看出公共衛生方案若要能周延規劃，落實其推動，必將涉及多項專業，因此建議公共衛生師在執行相關業務時，務必先搜尋國內外網站，蒐集過去曾推動過的計畫，詳細瞭解計畫之內容，推動方式，以及評估項目，並請教有實際執行經驗者，再根據我國的數據與法規政策，規劃適當的計畫。

總　結

　　本章之目的爲以結構化的方式介紹公共衛生方案規劃、推動與評估的步驟。這些步驟可視爲通則，可以逐步引導公共衛生專業人員應用於各種方案之規劃、推動與評估，包括環境健康、疫病調查及防治、民眾健康狀態調查及健康促進、食品安全風險調查及品質管理等公共衛生師的業務範疇。

　　需要提醒讀者的是任何方案的規劃、推動與評估都涉及科學與藝術的層面。科學的層面包括蒐集與民眾健康相關的客觀資訊，如罹病率、死亡率、或環境中可能危害健康的因素，進行流行病學或統計學的分析，歸納出可以介入的策略，進而發展爲方案；藝術的層面則包括和民眾（健保付費者代表）、服務提供者、主管機關等各類利害關係人進行溝通，根據他們的回饋，修改方案的內容，但又必須緊扣原訂的目標，方能順利推動方案。

　　最後希望藉由本章的內容，提供給從事公共衛生師工作，以及協同的夥伴們，在規劃、推動與評估相關方案時，能有個架構，幫助思考及檢視方案的內容是否夠周延，進而提升民眾的健康。

關鍵名詞

評估需求（need assessment）

方案目標（program goals）

方案草案（program proposal）

評估模型（evaluation model）

修正方案（modifying the program）

推動方案（implementing the program）

評估方案（evaluating the program）

傳播方案的成果（disseminating program performance）

推動之策略（implementing strategies）

形成性評估（formative evaluation）

總結性評估（summative evaluation）

過程評估（process evaluation）

結果評估（outcome evaluation）

成本效果評估（cost-effectiveness evaluation）

生活品質校正的壽命年數（quality-adjusted life years, QALY）

增額成本效果比（incremental cost-effectiveness ratio, ICER）

複習問題

1. 方案規劃的步驟為何？

2. 哪些因素會影響方案推動的成敗？

3. 方案評估的定義為何？

4. 方案評估可以分成哪幾類？

5. 為什麼需要做方案評估？評估的結果對於規劃者和執行者有什麼幫助？

6. 方案評估有哪些步驟？

7. 成本效果評估（CEA）與成本效益評估（CBA）的差異為何？

引用文獻

1. Bartfay W, Bartfay E. Program planning, implementation and evaluation in public health. In: Bartfay WJ, ed. Public Health in Canada 2.0. 1st ed. USA: Kendall Hunt Publishing, 2016.

2. Sims-Gould J, et al. Factors that influence implementation at scale of a community-based health promotion intervention for older adults. BMC Public Health 2019;**19(1)**:1619.

3. 黃昆輝、呂木琳：政策執行。2000。取自 http://terms.naer.edu.tw/detail/1307460/ 。引用 2021/01/25。

4. 教育部國語詞典重編本，評估。2016。取自 http://dict.revised.moe.edu.tw/cgi-bin/cbdic/gsweb.cgi?ccd=8rZZfF&o=e0&sec1=1&op=sid=%22Z00000026054%22.&v=-2。引用 2021/01/28。

5. Merriam-Webster's Learner's Dictionary. Definition of evaluation. 2016. Available from http://www.merriam-webster.com/dictionary/Evaluation. Accessed July, 27, 2016.

6. Office of Planning, Research and Evaluation, U.S. Department of Health and Human Services. The Program Manager's Guide to Evaluation. Chapter 2: What is program evaluation?. 2010.

7. Shi L. Health Services Research Methods. 2nd ed. Delmar Publishers, 2008;576.

8. 國家發展委員會：行政院所屬各機關政院管制計畫評核指標及報告格式。2014。

9. Scriven M. The Methodology of Evaluation. Purdue University, 1966.

10. 張郁梓等人：醫院型家庭責任醫師試辦計畫的發展與成果分析。北市醫學雜誌 2016；**13（1）**：15-29。

11. 許建邦等人：臺灣都治（DOTS）執行經驗及成效初探。疫情報導 2008；**24（3）**：184-203。

12. 莊向薰等人：評估糖尿病品質改善計畫之長期效益。醫院雙月刊 2016；**49（4）**：29-36。

13. 楊金寶、陽琪、楊志良：幼兒園所工作人員對學齡前兒童健康篩檢計畫滿意度及對未來執行意願之研究。醫護科技學刊 2005；**7（2）**：203-220。

14. Chen P, Lee Y, Kuo R. Differences in patient reports on the quality of care in a diabetes pay-for-performance program between 1 year enrolled and newly enrolled patients. International Journal for Quality in Health Care 2012;**24(2)**:189-196.

15. Drummond M, et al. Methods for the Economic Evaluation of Health Care Programmes. 4th ed. Oxford: Oxford University Press, 2015.

16. 陳昱竹、陳美如、楊瑞珍：獨居老人對醫院型家庭責任醫師制度之滿意度。北

市醫學雜誌 2016；**13**（**1**）：95-105。

17. Wu HH, et al. Influenza vaccination and secondary prevention of cardiovascular disease among Taiwanese elders-A propensity score-matched follow-up study. PLoS One 2019;**14(7)**:e0219172.

18. Tan EC, et al. Is a diabetes pay-for-performance program cost-effective under the National Health Insurance in Taiwan? Qual Life Res 2014;**23(2)**:687-96.

19. World Health Organization. Choosing interventions that are cost-effective. 2014. Available from https://www.who.int/teams/health-systems-governance-and-financing/economic-analysis. Accessed July 27, 2016.

20. Marseille E, et al. Thresholds for the cost-effectiveness of interventions: alternative approaches. Bull World Health Organ 2015;**93(2)**:118-24.

21. 衛生福利部疾病管制署：109 年度流感疫苗接種計畫。2020。

第 3 章
健康經濟與經濟評估

湯澡薰、吳慧敏、蒲若芳　撰

學習目標

一、瞭解醫療保健市場的特性為何

二、瞭解健康是什麼，以及健康的需求與醫療服務的需求的關聯為何

三、瞭解資訊不對稱的意義與其對醫療保健市場與健康保險市場的
　　影響為何

四、瞭解不確定性下保險市場如何運作

五、能說明有限資源下如何進行資源分配

六、能針對健康計畫進行成本效益分析

前 言

　　瞭解健康經濟學非常重要，世界上沒有任何一個人可以自外於醫療保健市場。由於醫療保健體系既龐大又昂貴，又健康具有不確定性和風險，再加上醫療服務的相關專業知識往往艱澀難懂，因此世界各國政府常常以提供醫療服務或融通醫療服務資金的形式介入其中。*The World Health Report 2000* [1] 指出，我們每一個人都在醫療保健市場中扮演多重角色：消費者、提供者、付費者（繳稅或保險費）或公民。我們在醫療保健市場所做的每一個行為決策都在形塑醫療保健市場，也在影響著政府相關政策的擬定以回應病患或全體人口的健康需求。因此，學習健康經濟學和經濟評估的基本知識，可以幫助我們瞭解民眾在醫療保健市場的行為，以及醫療供給者的決策考量。以下分四節依序簡介健康經濟學的範疇與醫療保健市場的特性、醫療服務的需求與供給、健康保險的需求與供給，以及經濟評估。

第一節　健康經濟學的範疇與醫療保健市場的特性

一、經濟學、健康經濟學與經濟評估

　　構成經濟學的基本問題有兩個要件：資源有限和欲望無窮。因此，經濟學是一門選擇的科學，探討個人、企業或政府如何將有限的資源分配給互相競爭的用途上。健康經濟學是經濟學的一個次領域，探討健康部門與其他部門間，以及健康部門中不同介入方案間之資源分配。隨著醫療科技的快速進展，追求健康與長壽的機會愈來愈大，但與此同時我們所需付出的代價也有愈來愈高的趨勢，亦即個人和社會整體的財務壓力愈趨沈重。健康經濟學對於個人、醫療服務提供者、和政府如何運用有限的預算資源以追求個人、醫療機構或社會整體健康結果的極大化，可提供重要的洞見。

　　諾貝爾經濟學獎得主 Kenneth Arrow 於 1963 年所發表的〈醫療服務的不確定性和福利經濟學〉[2]，是首度有經濟學家將視角轉向關注醫療保健市場，指出醫療保健市場的特殊性以及醫療服務和其他商品不同之處。至此，健康經濟學開始形成一門專門的學科並蓬勃地發展至今。Kenneth Arrow 也因而被推舉為健康經濟學學門的開山祖師。

經濟評估又名成本效益分析，是健康經濟學的次領域，是一種在資源稀少下追求效益極大化的評估工具。經濟評估在商業界的應用很早就開始了，但在醫學領域的應用則是從 1960 年代才開始萌芽 [3]。過去二、三十年間隨著公營健康保險制度的引進，許多國家要求新藥在納入健康保險給付前，必須提出成本效益的證據來增加說服力，更加速了成本效益分析的蓬勃發展 [4]。

二、醫療服務與醫療保健市場的特徵

根據 Kenneth Arrow 的經典論文 [2]，以及 Sloan and Hsieh 健康經濟學專書 [5,6] 所述，醫療服務有別於其他商品的特性有四：不確定性、外部性、資訊不對稱和政府干預。

（一）不確定性（uncertainty）

疾病的發生是隨機的，因此我們對醫療服務的需求具有不確定性。在趨避風險的人性下，我們會藉由購買健康保險來保障突然發生的醫療支出所導致的財物損失。

（二）外部性（externality）

醫療服務牽涉三個不同層面的外部性。首先是「純粹健康的外部性」。以常見的疫苗施打為例，個人施打疫苗的行為，除了保護自己免除受傳染發病之苦，還為他人帶來免受感染的利益。但是個人在做施打疫苗的決策選擇時，並不會將對他人帶來的外部利益考量在內，導致社會整體疫苗的施打量可能是不足的（under-utilized）。因此，多數政府除了強制幼兒接種某些疫苗，也會補貼疫苗注射。還會透過大眾傳播灌輸民眾疫苗相關的健康知識，以提升疫苗施打率。其次是「財務上的外部性」。在一個實施公營健康保險的國家，社會大眾透過繳交健保保費所籌措的公有資源—健保資金，也會被用來支付個人不良健康行為所造成的疾病之治療費用。但是個人在選擇從事不良健康行為時，如吸菸，並不會將自己個人不良的健康行為對健保資源之耗用（負的外部性）考量在內。所以，政府對癮君子課徵菸品健康捐，並規定其一定比例用以挹注健保基金，便是基於財務上的外部性之考量。最後是「利他（altruism）的外部性」。在一個具有民胞物與精神的文明社會中，民眾普遍視醫療服務為殊價財（merit goods），因而在看到他人生病而得到救治時會感

到快樂與欣慰。如果政府沒有介入，社會中較弱勢的人口可能在生病時沒有辦法取得醫療服務而得到應有的救治。因此，許多先進國家常以稅收或是公營健康保險的形式來保障民眾就醫與追求健康的權利。

（三）資訊不對稱（information asymmetry）

與醫療服務相關的資訊不對稱問題發生在醫療保健市場和健康保險市場。在醫療保健市場中，醫師或醫療機構（賣方）對所提供醫療服務之相關專業知識優於一般民眾或第三方付費者的私營保險公司或公營政府單位（買方），此時賣方具有資訊不對稱的優勢。在健康保險市場中，被保險人（買方）對自己身體健康的瞭解優於保險公司（賣方），此時買方具有資訊不對稱的優勢。市場中若存在資訊不對稱會造成兩種現象。第一種現象為「逆選擇」（adverse selection），是事前（ex ante）概念，指的是契約簽訂前，由於資訊弱勢的一方無法正確判斷市場中個別商品或服務的品質，市場價格只能反映市場中所有商品或服務的平均品質，使得品質較好的商品或服務漸漸離開市場，造成市場萎縮或甚至市場消失。第二種現象為「道德障礙」（moral hazard），是事後（ex post）概念，指的是契約簽訂後資訊優勢的一方改變行為，造成資訊弱勢的一方利益的損失，但弱勢的一方在事前無法防範。

（四）政府介入（government intervention）

前述醫療保健市場的三個特性，並非醫療保健市場所獨有。但是觀諸我們日常食衣住行育樂所需的商品與服務市場中，醫療保健市場最特別之處在於它是唯一「同時」具有上述特性的市場，導致（市場）價格機能失效，產生嚴重的市場失靈（market failure）。最後，也因為如此，醫療保健市場還有一個很重要的特色：政府積極地介入。

本章第二節和第三節將接續前述醫療服務的特性，闡明醫療保健市場和健康保險市場的運作原理以及面對問題的因應之道。

第二節　醫療服務的需求與供給

一、健康需求與醫療服務的需求

（一）Michael Grossman 的模型

諾貝爾經濟學獎得主 Gary Becker 的卓越貢獻在於他將個體經濟分析的範疇擴展到人類行為，尤其是非市場行為（non-market behavior）的研究，成功地擴大了經濟學的版圖。他於 1960 年代發表的有關人力資本（human capitals）[7] 和家戶生產函數（household production function）[8] 的著作，奠定了後續學者探究健康需求和醫療服務需求之理論基礎。師事 Gary Becker 的 Michael Grossman 於 1972 年發表開創性的論文〈健康的需求：理論和實證的探究〉[9,10]，其關鍵概念如下：

1. 以跨時間的效用函數（intertemporal utility function）闡述人們如何在一生中的每一個時間點，面對金錢、時間和家戶生產技術的限制下，透過在市場上購買各種物品，並結合自己的時間，生產健康和健康以外的其他消費品（consumption commodities），以極大化人們一生的快樂滿足水準。

2. 健康生產函數（health production function）：將 Becker 的家戶生產函數的觀念應用到健康上，消費者在市場上購買各種醫療服務，並結合自己的時間以生產「健康」。因此，生產「健康」所需付出的成本，又稱為完全價格（full price）或影子價格（shadow price），包含兩個部分：一是在市場上購買醫療服務的貨幣價格（monetary price），二是配合醫療服務的使用所花費的時間之成本，又稱時間價格（time price）。

3. 健康為耐久資本財：將 Becker 的人力資本概念應用於健康上，每個人在一出生時都被給予一個健康的起始存量（initial endowment），隨著我們一生中每一個時間點結合市場上購買的商品或服務和自己的時間產出「健康」，健康資本（health stock）可以累積起來，但它也會隨著年齡而折舊、損耗。

4. 健康是一種選擇，人們不僅是被動的健康消費者，也是主動的健康生產者。人們一生中的每一個時間點都要選擇如何把金錢分配在生產健康或是其他事物上；以及選擇如何把健康存量所帶來一定的健康時間分配在工作、有益（或有害）健康的休閒、或其他事物。所以，健康帶來的益處有兩個：(1)消費性的效果：健康直接進入消費者的效用函數，健康的增進本身就會帶來

消費者快樂滿足的提升；（2）投資性的效果：投資健康可提高健康時間（很像機器所帶來的運轉時間），增加人們用來工作和參與各式活動的時間。

5. 「健康投資」的主要生產要素之一是醫療服務。因此，人們對醫療服務的需求是來自其對健康的需求，即所謂的引申需求（derived demand）。

6. 教育扮演一個決定健康的生產效率的重要角色。教育水準的提升，即便在醫療服務使用並沒有增加的情況下，也可促進健康的提升。

（二）醫療服務需求及其意涵

　　醫療服務需求高低受到許多人口、社經和環境因素的影響，本段將著重在探討價格對醫療服務需求的影響與其政策涵意。從 1970 年代開始有許多實證研究探討醫療保健市場是否也符合需求定律（the law of demand），即價格和需求量是否呈反比，以及價格彈性的大小。但大部分美國的研究採用觀察性資料，其所遭遇的最大問題是消費者所面對的價格，並不是外在給定的，而是會根據其所選擇的私人商業保險計畫不同而不同，也就是內生性（endogeneity）的問題，造成價格彈性估計值的偏誤。解決之道可以採用隨機控制實驗（randomized controlled trials, RCTs）研究設計，最著名的就是 1970 年代美國的蘭德健康保險實驗（the RAND Health Insurance Experiment, HIE）[11]，它將自願加入實驗的大約 2,000 個美國家庭（排除 62 歲以上者），隨機分配到部分負擔比率（0, 25%, 50%, 95%）或個人自付額（每次門診自付定額 $150 但住院完全免費）不同組別計畫，並追蹤三至五年，比較不同組別醫療利用與費用的差異。另外，一些國家的政府公營保險部分負擔比率政策的改變，也提供了一個自然實驗（natural experiment）[12-16] 觀察民眾行為的機會。以下簡述 HIE 和各國自然實驗估計醫療服務需求對價格變動的反應之相關研究結果。

1. 醫療服務的貨幣價格彈性：以下討論價格彈性大小指的是其絕對值大小

（1）**醫療服務需求對價格的變動有反應，也就是價格彈性大於零，但通常不大。**HIE 的研究透過不同部分負擔組別家庭間總醫療支出的差異，估算出需求弧彈性（絕對值）約為 0.17 到 0.22 之間 [17]。

（2）**不同部門或類別的醫療服務需求的彈性不同。**一般而言，權衡性（discretionary）愈高的醫療服務，價格彈性愈大。反之亦然。HIE 的研究

進一步將門診和住院費用分開檢視，發現門診的弧彈性（絕對值）介於 0.17 到 0.31 之間，高於住院的弧彈性介於 0.14 到 0.17 之間 [17]；若是將急性和預防性醫療服務費用分開估計，則發現急性醫療服務的弧彈性（絕對值）介於 0.17 到 0.32 之間，低於預防性醫療服務的弧彈性介於 0.17 到 0.43 之間 [18]。針對比利時政府公營保險在 1990 年代提高醫師服務的部分負擔率的研究發現，一般科醫師（general practitioner, GP）的居家服務彈性（介於 0.28 與 0.39 之間）最高，其次為一般科醫師門診彈性（介於 0.12 與 0.16 之間），最低者為專科醫師門診服務彈性 0.10 [12]。

（3）不同人口族群的醫療服務需求對價格的反應不同。相關研究尤其重視不同所得人口族群對部分負擔反應的差異，也就是部分負擔的累退（regressive）效果。HIE 研究將受試者分成低中高三個所得等級，在其他條件固定不變之下，原預期低所得家庭的價格彈性會較高所得家庭大，因為低所得者更容易因醫療服務價格調高而延遲或放棄治療。但實際結果並未發現所得高低不同的家庭之價格彈性有所差異 [17]。然而，也有不少研究指出低所得民眾因部分負擔調高而減少醫療服務需求的幅度通常會較大 [19,20]。此外，相關研究也發現易受傷害族群（vulnerable population），如：老人或慢性病患者，對價格的反應較敏感，亦即會因部分負擔調高而較大幅度地減少醫療服務使用量 [16,19,21]。

2. 醫療服務的時間價格彈性

Acton（1975）使用簡潔的模型表達時間價格（time price），即就醫的交通時間和看診時間之機會成本是影響醫療服務的重要因子。尤其是在公費醫療服務的貨幣價格幾乎是零的情況下，時間價格就會取代貨幣價格，成為分配醫療服務最重要的機制。公費醫療服務需求對時間價格變動的反應會比私人醫療服務的時間價格彈性大 [22]。相關實證結果也都發現，時間價格較低的人傾向使用較多的醫療服務 [23-25]。

3. 政策意涵：上述有關貨幣價格和時間價格在醫療服務需求的實證結果為相關政策提供了強有力的實證基礎

（1）醫療服務的使用對貨幣價格的變化有反應，因此健康保險所帶來的價格下降會使得民眾的醫療服務使用量增加；同理，健康保險採行消費者成本分

攤政策—部分負擔,的確也可以減少醫療服務的使用。

（2）採行部分負擔作爲政策工具時,不可不愼於其累退性質帶給弱勢族群,如:低收入或患有慢性病的人口,遭受較大的衝擊。亦即部分負擔所抑制的醫療服務所造成的消費者福利損失,會不成比例地落在弱勢族群身上 [18]。

（3）時間價格是影響醫療服務需求的重要因素 [23,24],尤其在公費健康保險制度下,時間價格往往取代了貨幣價格成爲分配醫療資源的機制。因此,任何可以有效降低時間價格的相關政策,都能有助於提升醫療可近性和使用率。如:乳房攝影巡迴車直接開至職場服務。

二、醫療服務的供給

由於醫療保健市場中有資訊不對稱的問題,也就是服務提供者,即醫師（賣方）,擁有健康和維護健康所需的醫療服務之相關資訊優於買方,即病人或第三方付費者（the third party payer）,使得醫師可以利用資訊的相對優勢去取得利益 [2]。

（一）醫療保健市場中的道德危害（moral hazard）與代理人問題（agency problem）

1. 醫療保健市場中的道德危害

在資訊不對稱之下,擁有資訊優勢的一方爲了極大化自己的利益,於事後（ex post）（契約簽訂或交易完成後）改變行爲,謂之道德危害（moral hazard）。資訊弱勢的一方,爲了保護自己的利益,可以尋找代理人（agents）來爲自己全權做主,如果代理人完全以委託人的利益爲最高考量,我們稱此爲完全代理（perfect agency）。醫病代理人關係指的就是病人在求醫過程中將醫療決策權委託給資訊較充分的醫師（代理人）,希望醫師站在病人（委託人）的角度做醫療決策,謀求病人最大的益處。但是,醫師除了扮演代理人的角色外,還同時擔任醫療服務提供者的角色,而這兩個角色所追求的利益往往有衝突,造成醫病代理人的功能失效（agency failure）,及不完全代理（imperfect agency）的情況 [26,27]。

2. 供給者誘發需求（supplier-induced demand, SID）與實證研究

供給者誘發需求假說由 Robert Evans 首度提出 [28],指的是由於醫療保健市場

中醫師與病患的資訊不對稱，使得醫師有能力為了自己的利益，去改變病患對醫療服務的需要之認知，進而將病患的需求曲線向外推，以提供不符合病人最大利益的治療方式。相關的實證研究多採「間接」的方式來檢定醫師是否扮演好「代理人」的角色，但尚未對 SID 是否存在有一致的結論。早期 Fuchs（1978）研究以醫師服務提供量和醫師可近性成正比推論 SID 的存在 [29]。然而，後續研究認為醫療服務提供量和醫師數量的正相關未必就是 SID 的證據。Dranove and Wehner（1994）以產科醫師服務為例 [30]，生育率不可能被醫師誘發的情況下，產科醫師人數較高的地區生育率也較高的現象，可能反映的是醫師選擇在需求較多的地方執業，而不是較多的醫師供給人數誘發較高的婦女生產需求。另有些研究以醫師和非醫師醫療需求的差異來推論 SID 的存在，但並未發現醫療人員及其家屬使用醫師服務量有比一般人低 [31]。臺灣的實證研究則發現醫療人員及其家屬在選擇使用剖腹產或開立抗生素治療小兒上呼吸道感染 [32,33] 的比例均顯著地較一般民眾低。另有研究以支付方式的改變所帶來的醫師提供服務的行為改變來推論 SID 的存在。Rice（1983）和 Yip（1998）都發現美國 Medicare 支付標準下降會顯著地帶來醫師服務量的增加 [34,35]。臺灣的研究也發現，總額預算制度的施行，如洗腎門診總額，讓醫師可以藉由將病人轉到非洗腎的門診就醫，以追求醫師自身的利益 [36]。

3. 解決之道：支付制度的設計

如果 SID 的現象的確存在，表示醫療服務的需求是可以被供給者影響或改變。因此，需求面的成本管控政策，如部分負擔政策，就算短期有效，也不會維持很久。管控醫療成本的政策應從供給面下手，最好的方式就是誘因相容（incentive compatible）的支付制度設計。當資訊弱勢的一方利用支付制度（payment system）的設計，引導資訊優勢的一方之私利與公利達成一致，這種制度就叫做「誘因相容」[37,38]。譬如說，政府公營保險部門的最終目的在維護與提升民眾的健康，它對於醫師照顧民眾健康的專業知識並不在行，因此如果透過嚴格稽核醫師診療行為的措施往往不容易奏效。反之，如果能夠設計「誘因相容」的支付制度，讓醫師在病患愈健康時得到愈高的報酬，就能夠引導醫師的行為朝向保險部門所想要達到的目標。

目前世界各國的支付制度之設計，漸漸由論量計酬（fee-for-service），朝向論病例計酬（case payment）、論人計酬（capitation）、論質計酬（pay for performance, P4P），甚至是總額預算制度（global budgeting），這些都是屬於供給面的成本分攤

（supply-side cost-sharing）政策，提供誘因去引導醫師和醫院朝向政府所欲達到的政策目標，以解決代理人問題 [39,40]。

（二）醫療保健市場中的逆選擇（adverse selection）與解決之道

在資訊不對稱之下，擁有資訊優勢的一方，為了極大化自己的利益而在事前（ex ante）（契約簽訂或交易完成前）隱匿自己的真實資訊，造成資訊弱勢的一方因擔心自己利益受損而不敢貿然進行市場交易，導致買賣行為的延宕或甚至市場消失，謂之「逆選擇」。最常被拿來說明逆選擇現象的例子為檸檬市場（the market for "lemons"）。檸檬車的名稱起源於美國經濟學家 George Akerlof 教授在 1970 年時發表的論文〈檸檬市場：品質的不確定性和市場機制〉[41]，這篇論文主要在說明資訊不對稱對二手車市場的影響。在舊車市場中，賣車的人所擁有的資訊優於買方，品質低劣的舊車得以在市場中魚目混珠，就叫做檸檬車。買方只知道市場中待價而沽的舊車的平均品質$\overline{q_1}$，而不知道舊車的個別品質。因此，想要買舊車的人之願付價格為這群舊車的平均品質$\overline{q_1}$所對應之價格 P_1。面對 P_1 這個價格下，知道自己車子的品質在平均值$\overline{q_1}$以上的舊車車主，認為自己的車子應該賣比 P_1 更高價格，但因為個人的「私有訊息」（private information）無法在市場中被有效揭露，只好選擇離開市場。留在市場中想要出售的舊車就會是那些品質低於平均品質的舊車。過了一陣子，買方會發覺市場中舊車的平均品質已經降為$\overline{q_2}$，因此只願意用比 P_1 低的價格 P_2 買車。面對 P_2 這個價格下，知道自己的車子品質在平均值$\overline{q_2}$以上的舊車車主，認為自己的車子應該賣比 P_2 更高價格，因而惜售而離開市場。留在市場中想要出售的舊車將會是那些品質低於平均品質$\overline{q_2}$的舊車。這樣的過程若持續下去，留在市場中等待出售的舊車將會愈來愈少，直至舊車市場完全消失為止。

買賣雙方有意願交易的市場不能成形，對社會又有什麼影響呢？經濟學的原理告訴我們，如果有一個商品或服務，有人有意願提供，也有人有意願購買，那麼買賣雙方順利地進行交易後，其背後一定有生產者剩餘（producer's surplus）和消費者剩餘（consumer's surplus）的實現，兩者相加起來稱為總剩餘（total surplus）。我們以總剩餘的實現來衡量經濟效率的提升。因此，除非是有違善良風俗或傷害身心健康之事物，否則政府應致力於提供一個有助於市場交易順利進行的法規環境，促進買賣雙方在市場交易的意願，以提升經濟效率與增進社會大眾之福祉。

1. 醫療保健市場中的逆選擇

在醫療保健市場中，提供醫療服務的醫師所擁有的健康與醫療服務相關資訊優於購買醫療服務的病人。因此，買方只知道市場中想要提供醫療服務的醫師之平均品質 $\bar{q_1}$，而不知道個別醫師的品質水準。所以病患所願意付出的醫療服務價格是醫師的平均品質 $\bar{q_1}$ 所對應之價格 P_1。如前所述，此時專業水準優於平均醫師品質 $\bar{q_1}$ 的醫師將不願意以 P_1 出售其所提供的醫療服務，從而退出市場。只要資訊不對稱的情況存在，即便醫療保健市場會不斷調整其價格以反映留在市場中提供醫療服務的醫師之平均品質，但終究「劣幣驅逐良幣」的現象會持續下去，品質優於平均品質的醫師陸續退出市場，直至醫師服務市場完全消失為止。

2. 解決之道

現實生活中，我們並沒有看到舊車買賣市場或醫療保健市場消失不見，那是因為保護資訊弱勢的一方之政府法規或買賣契約會在市場消失前應運而生，以提升資訊弱勢的一方參與市場交易的意願。以舊車買賣為例，自 1982 年起，美國各州陸續針對二手車買主權益制定了細節各有不同的消費者保護法規，稱為檸檬法（lemon laws）。其適用範圍也涵蓋出廠後的新車瑕疵品，更進一步擴展到其他商品，例如：電器與電腦產品。

接著，M. Spence 於 1974 年提出的市場訊號（signaling）理論指出 [42]，在人力市場中資訊優勢的一方（如：勞工），會釋放品質的信息（交易當下無法被觀察到的勞工特質）給資訊劣勢（資方）的一方知道，以利雙方的交易。良好的訊號必須要取得的成本不菲才能有效傳達品質的訊息。譬如說，如果進入大學的門檻容易，取得大學學分的過程輕鬆，那麼大學文憑就不會成為傳達就業市場人力素質好壞的有效訊息。在醫療保健市場中，我們看到政府對於各類醫療人員的專業養成和取得證照之過程都有嚴格的規範；各類醫療專業人員所組成的學會，也都要求會員具有一定的在職進修學分才能繼續持有該證照。因此，各類醫療人員專業養成過程的畢業證書和執照，以及專科證照都常常被用來當成與病人傳遞品質的訊號。

第三節　健康保險的需求與供給

一、不確定性下的經濟分析

醫療保健市場的第三個特色是醫療保健市場具有「不確定性」。因此，接著我們要介紹什麼是不確定性，以及醫療保健市場回應不確定性時的財務安排。

（一）不確定性與風險

本節所討論的「不確定性」與風險（risks），強調的是其經濟後果。當某事件的發生可能會對人身安全或經濟利益造成損失時，我們稱之為風險。而風險的表現具有不確定性，亦即事件發生的結果有各種不同的可能狀況，且對應不同的發生機率。如果對應的機率是經過長期實驗的客觀機率，機率就是已知的，我們可以列出事件的各項可能狀況和其對應的已知機率來估計該事件的預期結果（expected outcome）。

（二）丟銅板遊戲所面對的風險與預期結果

我們先簡單地以參加丟銅板的賭博遊戲為例，說明什麼叫做預期結果。假設賭場設計一個丟銅板遊戲，要先繳費才能玩這個遊戲。只要這個銅板沒有被動過手腳，那麼丟銅板為正面或反面的機率應該是大約等於 0.5。因此參加丟銅板遊戲的人就會面對一個風險，這個風險有兩種可能的狀況：丟銅板的結果為「正面」可以得到 100 元獎金；丟銅板的結果為「反面」得不到任何獎金。只要玩遊戲的人愈多，丟銅板的結果為「正面」或「反面」的機率就會愈趨近於客觀機率 0.5。請問賭場應該要跟玩遊戲的人收取多少錢？假設有 100 個人參加遊戲，賭場的預期支出（expected expenses）為丟銅板兩種可能結果的人數與其對應的機率之加權平均值，也就是 0.5×100×\$100（銅板為正面）+0.5×100×\$0（銅板為反面）＝\$5,000。也就是 100 玩遊戲的人中，有 50 人丟銅板會得到正面要領取 \$100 獎金，另有 50 人丟銅板為反面領不到獎金。因此，賭場至少要跟玩遊戲的人收取每人 \$5,000 / 100＝ \$50 的遊戲費用，才足夠支付其預期支出。但實際上在經營賭場時，經營者還需要支付經營成本，因此賭場跟賭客所收取的丟銅板遊戲費用，除了足夠支付此遊戲的預期支出外，還會需要酌收賭場的經營成本，包含：水電、場地租金、工作人員……等行政支出，還有賭場經營者的機會成本，如此賭場才不算虧本。最後，如果賭場所

面對的不是完全競爭市場，就能夠容許該賭場再多收一些費用作為其經營賭場所賺取的超額利潤（excess profits）。

二、私人健康保險市場的供需理論

醫療保健市場的不確定性和賭博遊戲所面對的不確定很類似，也就是我們對於明年的健康狀況是未知的。我們有可能在明年維持良好的健康狀況，不需要花錢治療；但也有可能生病，花費相當可觀的醫療費用。當我們面對可能的疾病發生所帶來的財務風險時，保險的機制會應運而生，提供一個財務安排，讓民眾可以透過購買健康保險來確保未來發生疾病所遭受的財富損失可以得到補償。也就是以買方而言，民眾為了規避未來財務損失之風險而願意購買保險；以賣方而言，保險公司在大數法則的操作下，可以預估罹病的長期客觀機率，並據此計算被保險人的預期醫療支出，再加上保險公司營運成本和利潤的考量，訂出健康保險之保險費率。當供需兩方都有意願買賣保險時，其背後龐大待實現的消費者剩餘和生產者剩餘，亦即經濟效率，會自然而然地推動保險市場的形成。這裡特別要強調的是，為了解決人性中趨避風險（risk-adverse）的需要，私人健康保險市場會自然而然地「長」出來以實現經濟效率，提升買賣雙方的福利（welfare）。接下來我們使用不確定性的分析架構來簡介私人健康保險市場的供需理論。

健康保險的需求與供給

圖 3-1 描繪的是王先生的財富效用曲線。效用曲線上的點的切線斜率，代表該點所對應的財富水準下，效用水準的邊際變動幅度，即所謂的邊際效用（marginal utility）。隨著財富水準愈高，效用曲線上點的切線斜率愈小，代表邊際效用隨著財富水準的增加而遞減；也就是財富水準愈高，總效用愈高，但其增加的幅度，也就是邊際效用卻在下降中。以圖 3-1 而言，王先生財富為 $10 萬，其效用水準為 140。當他財富倍增為 $20 萬時，新增的 $10 萬所為他額外帶來的快樂滿足增加了 60（200－140）單位，使得他的效用水準成為 200 單位，而不是倍增為 280。

假設王先生目前的財富水準是 $20 萬，明年度他面對一個健康狀況的不確定性：如果他生病（機率為 0.1），他會付出 $10 萬醫療費用，使得其財富水準會從 $20 萬降為 $10 萬，快樂滿足水準將會從 200 單位降為 140 單位。假設市場中有提供保費為 $2 萬的健康保險計畫，保證他萬一生病時全額理賠他所損失的醫療費

用。請問他願不願意買保險來規避生病的風險？答案將視王先生買保險 vs. 不買保險情況下，效用水準的期望值孰高孰低而定。如果王先生選擇付出 \$2 萬保險費購買健康保險，不論事後他是否生病，其財富水準都可以維持確定為 \$20 萬再扣掉 \$2 萬保險費，等於 \$18 萬。如果王先生不買保險，他就會面對上述的不確定性。亦即：

A.買保險：財富確定為 \$180,000，效用水準為大約為 198（介於 199 和 197 之間）。

B.不買保險：面對不確定性，期望財富 =0.1×\$100,000+0.9×\$200,000=\$190,000。由期望財富的位置，推導出期望效用 =U(W=\$200,000)×0.9+U(W=\$100,000)×0.1=200×0.9+140×0.1=197。

因為買保險後，確定效用水準為 198，高於不買保險面對不確定性的期望效用水準 197。因此，王先生會選擇買保險。

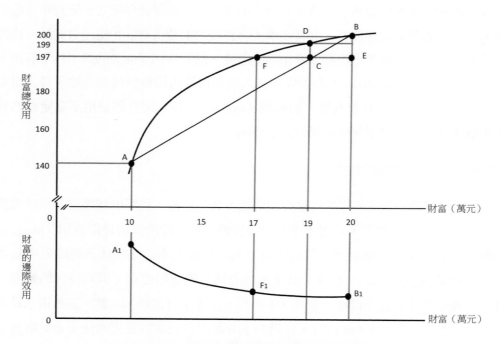

圖 3-1：財富的總效用曲線和邊際效用曲線

王先生所繳交的保險費，包含兩部分：第一部分為精算公平的保費（actuarial-fair premium），第二部分為風險溢價（risk premium）。從王先生的角度而言，面對未來健康狀況的不確定性，王先生的期望財富損失 =\$0×0.9+\$100,000×0.1=\$10,000；

從提供健康保險的保險公司的角度視之，保險公司承保像王先生這樣的被保險人的期望理賠支出 $=\$0×0.9+\$100,000×0.1=\$10,000$。所謂精算公平的保費指的是，保險公司收了 $10,000 保險費後，剛剛好就拿來支付被保險人的理賠。

　　除了付出精算公平保費 $10,000 外，為什麼王先生還多付出 $20,000-\$10,000=\$10,000 元來購買健康保險？答案是趨避風險（risk-adverse）的人性。這也表達在圖 3-1 邊際效用遞減的財富效用曲線上。如果我們萬一生病，財富每下降一單位所帶來的快樂滿足程度的減損是在增加中；反之，如果我們中樂透，財富每增加一單位所帶來的快樂滿足的增加是在減少中。趨避風險的人性是說，面對我們當下的財富狀況下，未來我們變得更有錢（譬如說，增加一萬元）所增加的快樂滿足低於我們變得更窮（減少一萬元）所減少的快樂滿足。在風險趨避的人性之驅使下，為了追求安定有保障的未來，我們願意付出比精算公平保費更高的代價購買保險，我們便稱為了趨避風險而多付出的保費 $10,000 為風險溢價。在不確定性下的健康保險市場分析中，消費者最高願付的保費扣除精算公平的保費，亦即風險溢價之最大值，就被用來衡量消費者參與健康保險市場買賣所得到的消費者剩餘，也就是消費者購買健康保險所得到的經濟利益。

　　如何得出王先生面對的不確定性下購買保險的消費者剩餘，也就是風險溢價的最大值呢？剛剛有提到，決定買不買保險的準則是，只要王先生買保險後確定財富水準所對應的效用值，高於不買保險面對不確定財富水準下的期望效用值，王先生會選擇買保險。以下說明得出風險溢價的最大值所採行的三步驟。

步驟 I ：找出王先生不買保險面對不確定性的期望效用水準 $=197$（圖 3-1 中 $\overline{AB}$ 線和 EF 線交點 C 所對應的效用水準）；

步驟 II ：找出王先生期望效用水準 $=197$ 所對應的（確定）財富水準 $W=\$17$ 萬。這一點叫做確定等值（certainty equivalent），指的是只要王先生付了保費後確定擁有的財富水準比確定等值高，那麼王先生就會願意買保險；

步驟 III ：王先生願意付出的保費的最大值就是 $\overline{CE}=\$20$ 萬$-\$17$ 萬$=\$3$ 萬。其中 $10,000 為精算公平的保費，$\overline{FC}=\$20,000$ 是風險溢價。因為 $20,000 是王先生願付的風險溢價之最大值，所以王先生買保險的消費者剩餘為 $20,000。

　　同時，保險公司也不可能只收取精算公平的保費 $10,000 而在市場上提供健康保險。因為保險公司收取的保費，除了拿來支付被保險人的理賠外，還需要用於支

付其經營成本（如：員工薪水、房租，設備和賦稅……等）。另外，在不完全競爭的保險市場中，保險公司收取的保費扣除了理賠和經營成本後，還能夠享有超額利潤。因此，保險公司收取的保費也一定會高於精算公平的保費 $10,000，但不會超過被保險人願付保費的最大值 $30,000。在不確定性下的健康保險市場分析中，我們用保險公司的利潤，也就是保險公司收取的保費收入扣除其理賠成本和經營成本後，來衡量保險公司參與健康保險市場買賣所得到的生產者剩餘，也就是生產者提供健康保險所得到的經濟利益。

三、健康保險市場的資訊問題與解決之道

健康保險市場中的資訊問題是被保險人（買方）擁有自身的健康狀況之資訊優於保險公司（賣方），所以健康保險市場具有資訊不對稱的問題。

（一）健康保險市場中的道德危害問題與解決之道

1. 保險市場道德危害所帶來的無謂損失

保險市場的道德危害有兩個層面。首先，投保者一旦投保後，花多少心力關注和愛護自己的健康之程度無法被保險公司觀察到。投保者可以選擇多加小心，注意身體健康，但這需要付出成本（精神和心力）；投保者也可能因為有保險給付而比較輕忽注意身體健康。其次，投保者一旦投保後，面對較低的價格，只要醫療服務的價格彈性大於 0，就會增加其醫療服務的使用。我們以圖 3-2 為例說明健康保險的介入如何影響市場的醫療服務使用量，造成資源錯置的無效率，即所謂的無謂損失（deadweight loss）。

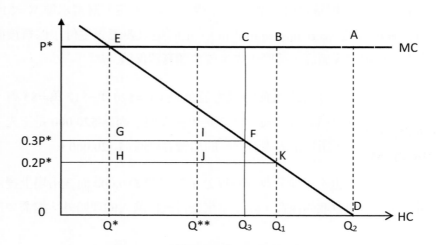

圖 3-2：健康保險所帶來的無謂損失

　　爲了簡化起見，我們假設醫療服務的供給曲線，即邊際成本曲線 MC，爲一條平行曲線，代表醫療服務的單位價格固定爲 P*。ED 線代表一般消費者對醫療服務的需求線，即邊際利益線，是一個負斜率的曲線，表示價格和需求量成反向的關係。在沒有健康保險介入前，均衡醫療服務使用量爲 MC 和 ED 的交點 E 所對應的數量 Q*。當消費者購買了全額理賠的健康保險後，看病完全不用負擔任何醫療費用，也就是被保險人面對的價格降爲 0 元，此時均衡使用量從 Q* 增加爲 Q_2，增加量爲 Q_2–Q*。整體社會爲這多增加的 Q_2–Q* 使用量所增加的成本爲 □EAQ_2Q*，由保險公司支付；被保險人額外增加的利益爲 ΔQ_2Q*E。兩者相減代表多增加的 Q_2–Q* 使用量所帶來的利益小於成本，造成 ΔEAD 的淨損失，即無謂損失。

2. 解決之道

　　採行需求面成本分攤（demand-side cost sharing）的方式，保險公司設定理賠金額或比例，也就是讓被保險人在就醫時必須負擔一部分的財務風險，讓投保人有動機去防範危害身體健康的行爲 [43]。舉例而言，如果保險公司規定理賠比例爲 80%，也就是被保險人於就醫時需要部分負擔（co-payment）20% 的醫療費用，此時被保險人所面對的價格從 0 提高到 0.2P*，均衡門診使用量從 Q_2 縮減爲 Q_1。相較於沒有部分負擔時，門診量增加量的幅度縮小爲 Q_1–Q*。整體社會爲這多增加的 Q_1–Q* 使用量所增加的成本爲 □EBQ_1Q*，一部分由保險公司支付 □HKBE，另一部分由被保險人支付 □HKQ_1Q*；消費者額外增加的利益爲梯形 EKQ_1Q*。無謂損失由 ΔEAD 縮小爲 ΔEBK。

（二）健康保險市場中的逆選擇問題與解決之道

1. 健康保險市場的逆選擇問題

　　在健康保險市場中，買保險的人所擁有的自我健康資訊優於賣保險的保險公司。賣方只知道市場中想要買保險的人的平均健康水準$\overline{h_1}$，而不知道個別被保險人的健康水準。所以保險公司訂定的保險費率是被保險的人的平均健康水準$\overline{h_1}$所對應之保險費率 P_1。如前所述，身體狀況優於平均健康水準$\overline{h_1}$的人將不願意付 P_1 購買保險因而退出市場。只要資訊不對稱的情況存在，即便保險市場會不斷調整其保費以反映留在市場中被保險的人的平均健康水準，但終究「劣幣驅逐良幣」的現象會持續下去，身體狀況優於平均健康水準的人紛紛退出市場直至保險市場消失爲止。

2. 解決之道

保險契約會訂定一些保護資訊弱勢的保險人之權益的條款，例如：訂約前被保險人需要先做身體檢查或帶病投保不予理賠，以及提供不同的保費與理賠比例的合約給投保人選擇，讓投保人自我揭露其隱匿不宣的風險……等。

（三）健康保險市場的風險選擇（risk selection）問題與解決之道

相對於酸澀的檸檬，後人便以香甜的櫻桃來譬喻車況優良的二手車或健康狀況佳的被保險人。資訊不對稱也會導致一種「風險選擇」的行為。如果交易的某一方在交易前，用隱晦的手段把對自己具有高價值或低成本的交易對象挑選出來進行交易，而把不利於己的交易對象排除在外，但不讓交易對象知道自己正在從事這樣的擇優汰劣行為，謂之挑櫻桃（cherry-picking），或刮脂效應（cream-skimming）。

1. 健康保險市場中的風險選擇

保險人在承保時，為了極大化自己的利益，以種種手段篩選承保風險較低、獲利較高的的族群，造成一些老年人口或是有疾病史的人根本買不到商業保險。

2. 解決之道

採用社區費率（community rating）而不是經驗費率（experience rating）來計算保險費率。純粹的社區費率指的是同一個社群中的每一個人，無論其年齡、職業、抽煙與否、居住地區以及疾病罹患史，都適用同樣的費率。2010 年美國歐巴馬總統所簽署通過的平價健康照護法案（Affordable Care Act, ACA）規定，保險費率不可以因被保險人過去的病史而不同，但容許可依吸菸狀況而訂定不同費率。另外，ACA 雖容許各州可以為不同年齡的個人或小社群訂定不同的費率，但紐約州和佛蒙特州都沒有依年齡別採用不同的費率；而且，紐約州、麻薩諸塞州和佛蒙特州都規定不能因投保人抽煙而多收取保費。佛蒙特州更是完全貫徹社區費率精神的一州：全州每一個人都適用同一個費率。

四、私人健康保險 vs. 公營健康保險的選擇

上述分析主要是著眼於經濟效率，探討個人醫療服務需求的不確定性與健康保險市場的資訊不對稱如何影響（私人）健康保險市場的運行。然而，以社會整體的

效率面角度視之，健康所帶來的利益，除了及於個人與家庭，更擴及於整體社會，也就是提升個人健康具有外部利益，因此，依照外部性的理論推之，政府應該介入以補貼的方式鼓勵個人追求健康的行為，譬如說，醫療服務的使用，否則整體社會的健康生產量會是不足的。如果每一個國民都能得到有效的預防疾病的介入措施或適切的醫療服務來預防和醫治疾病，那麼這個國家一定會有較健康的勞動力，帶來較高的生產量和經濟成長。綜觀世界上許多落後國家，我們可以見到經濟力疲弱不振與國家人口中盛行的重大疾病密切相關，譬如說愛滋病的肆虐讓許多非洲國家的民眾無法發揮所長和貢獻生產力，也因此無法讓國家脫離因病而貧、因貧而病的惡性循環。

以公平正義的角度視之，健康是一種殊價財（merit good）。而醫療服務作為一個追求健康的重要手段，民眾就醫的權利必須被保障，以確保社經弱勢民眾不會因醫療服務使用不足而導致健康不公平的情況。就是在這樣的理念下，世界各個先進國家多採用稅收或社會保險的方式來保障人民的就醫權益，臺灣也不例外，在 1995 年開始實施全民健康保險。雖然是公營的健康保險計畫，全民健保和私人健康保險一樣，也有相關的制度設計來規避前述的健康保險市場資訊不對稱所帶來的問題 [44]。首先，全民健保下的「道德危害」指的是民眾因為有健保而面對較低的醫療價格，因而會多用醫療資源，但健保署無從得知特定民眾的就醫是否為必要，因而健保設有部分負擔的規定，目的在提升民眾就醫的「成本意識」，抑制不必要的醫療浪費。其次，全民健保為法定的強制（mandatory）保險，既是權利也是義務，普遍性（universalism）高，納保率幾乎達 100%。因此不會發生劣幣驅逐良幣的逆選擇問題。最後，全民健保採單一保險人制度（single payer system），不論是費率和給付範圍都不因個別民眾的年齡、性別或身體狀況的不同而不同，因此不會發生風險選擇的問題。

第四節　經濟評估

一、經濟評估的角色與應用

經濟評估又稱為醫療或健康經濟評估（health economic evaluation），在健康經濟學領域中的分類屬於治療或介入層次的個體經濟評估（micro-economic evaluation）。

經濟評估的目的在於評估各醫療服務介入方案帶來的健康效益及耗用的成本，並進行成本及效益的綜合考量，協助決策者從眾多醫療服務中選擇具成本效益者，促使有限的醫療資源可以有效率地分配使用。

（一）以經濟評估達成資源分配效率（allocational efficiency）

經濟評估比較不同醫療服務介入方案帶來的健康效益及耗用成本，試圖尋找耗用成本最少，而可帶來最多健康效益的介入方案，以達成資源分配效率 [45]。

資源分配議題常見於新穎醫療服務介入方案（新方案）出現時，決策者〔如作為醫療服務購買者（payer）的公營健康保險人〕在有限的預算下，必須決定是否選用新方案來取代原有的醫療服務介入方案（原方案）；例如當新的慢性 C 型肝炎藥物出現時，決策者需決定是否採用新藥物來取代原有的干擾素治療。經濟評估比較新方案和原方案間的增量（incremental）健康效益（$\Delta E = E_{新方案} - E_{原方案}$）及增量成本（$\Delta C = C_{新方案} - C_{原方案}$），以確認新方案和原方案在成本面及健康效益面上孰優孰劣，並以二者的比值 $\Delta C/\Delta E$ 作為成本及效益的綜合考量指標，也就是新方案相較於原方案而言，每增加一單位健康效益（ΔE）所需增加的額外成本（ΔC），又稱為增量成本效果比（incremental cost-effectiveness ratio, ICER）。而 ICER 值愈低代表新方案愈具成本效益。

決策者在有限的預算下，面對許多種不同的新醫療服務介入方案時，若能依照各項新方案與其對應的原方案相比的 ICER 值大小，由小到大的優先順序來給予給付，直到預算用罄為止，這樣的方式將可在有限預算下創造最大的累積健康效益，而達成資源分配效率。

例如，假設健保規劃用於新增醫療服務介入方案的總預算為 20 億元，而一共有如表 3-1 中所列的 A 至 J 等 10 項新醫療服務介入方案希望能夠被納入給付。若 10 個新方案都能納入給付，合計將可增加 590 個單位的健康效益，但亦需增加 24.5 億元的成本，此已超出 20 億元的預算上限，因此決策者必須從 10 項新方案中取捨。表 3-2 依每個新方案的 ICER 值由小到大排出優先順序，並計算累計增量成本及累計增量健康效益。若依此順序給付新方案 H、新方案 A、……直至新方案 J 等 8 個方案為止，共累計 19 億元增量成本，而為了避免超過 20 億元的預算上限，此時已無法再多給付其他新方案。而這 8 個新方案合計共增加 555 個單位的健康效益，即是在此預算上限下，可創造的最大累積健康效益。以圖 3-3 來表示，以累計增量健康福祉為 X 軸，累計增量成本為 Y 軸，圖中各段斜線的斜率即為該方

案的 ICER 值，而多段斜線由緩至陡依序銜接，如此將可以最緩慢的高度爬升速度（ΔC）來得到最大的累計增量健康效益（ΔE），也就是在累計增量成本未超過 20 億元預算下，可得到最大累計增量健康效益的組合。由此可知，藉由經濟評估分析得到的 ICER 值來作爲資源分配的優先順序依據，將可達成健康效益極大化，亦即達成健康分配效率。

表 3-1：擬納入健保給付的新醫療服務介入方案與原有介入方案之成本及健康效益比較

新方案	相較於原方案的增量成本（ΔC）（億元）	相較於原方案的增量健康效益（ΔE）	每增加 1 單位健康效益需額外支出的成本（ICER）（元）
A	2.0	125	160,000
B	3.5	70	500,000
C	3.0	15	2,000,000
D	3.0	50	600,000
E	2.4	60	400,000
F	3.8	50	760,000
G	1.3	50	260,000
H	1.0	125	80,000
I	2.5	20	1,250,000
J	2.0	25	800,000
合計	24.5	590	—

表 3-2：擬納入健保給付的新醫療服務介入方案與原有介入方案之成本及健康效益比較——依增量成本效果比（ICER）排序

新方案	相較於原方案的增量成本（ΔC）（億元）	累計增量成本（億元）	相較於原方案的增量健康效益（ΔE）	累計增量健康效益	每增加 1 單位健康效益需額外支出的成本（ICER）（元）
H	1.0	1.0	125	125	80,000
A	2.0	3.0	125	250	160,000
G	1.3	4.3	50	300	260,000
E	2.4	6.7	60	360	400,000
B	3.5	10.2	70	430	500,000
D	3.0	13.2	50	480	600,000
F	3.8	17.0	50	530	760,000
J	2.0	**19.0**	25	**555**	800,000
I	~~2.5~~	~~21.5~~	~~20~~	~~575~~	~~1,250,000~~
C	~~3.0~~	~~24.5~~	~~15~~	~~590~~	~~2,000,000~~

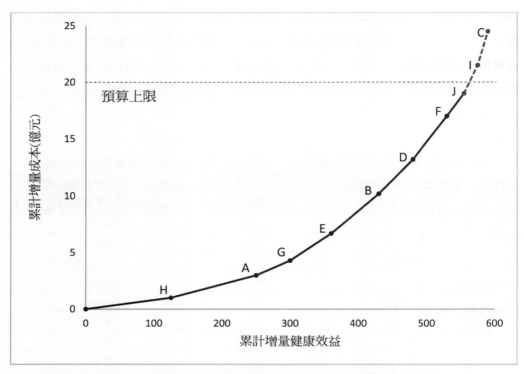

圖 3-3：擬納入健保給付的新醫療服務介入方案之累計增量健康效益與成本

（二）以經濟評估輔助健康保險給付決策

1. 給付決策與醫療科技評估（health technology assessment, HTA）

由於經濟評估可以幫助決策者在有限預算下進行介入方案的選擇，以達成資源分配效率，因此經濟評估在公營健康保險要納入新醫療服務介入方案的給付決策上，可發揮重要角色。尤其隨著近年來醫療科技發展日新月異、人口老化及對醫療的要求提高等因素，醫療費用支出持續不斷增加，健康保險的給付決策愈趨艱難。

為了使制定健保給付決策的過程能更系統化，評估的方法能更一致，近年來國際上發展出一系列的方法，稱為醫療科技評估。醫療科技評估以系統性的方法及過程來審視每項醫療服務給付決策的科學證據，以瞭解擬給付項目的價值，提供政府或公營健康保險人參考 [46]，以使健保給付決策能在公開透明、當責（accountable）而公平的方式下進行 [47]，而經濟評估也成為醫療科技評估中的重要評估面向之一。

近年來世界衛生組織（World Health Organization, WHO）也開始推廣以公營健康保險或其他以政府力量來使國民都能得到適切的醫療服務，稱為全民健康覆蓋

（universal health coverage, UHC）。各國在推動全民健康覆蓋時，同樣面臨在有限的預算下，無法將所有的醫藥衛生保健服務都納入給付的困境，WHO 遂開始推廣以醫療科技評估來協助各國進行給付相關決策，達成全民健康覆蓋的目標 [48]，使得實證醫學及經濟評估的角色愈加重要。

2. 醫療科技評估的評估面向

醫療科技評估的評估面向主要可分為療效評估（包含相對療效及安全性）、經濟評估〔包括成本效益分析和財務影響分析（budget impact analysis, BIA）〕、及其他包括倫理、法律、社會等面向的影響（ethics, legal, societal impact, ELSI）。我國的全民健康保險法第 42 條第 2 項亦敘明，在訂定醫療服務及藥物之給付項目及支付標準時，保險人得先辦理醫療科技評估，並應考量人體健康（即療效評估）、醫療倫理、醫療成本效益及本保險財務（即財務影響分析），亦與前述醫療科技評估的評估面向相互呼應。

以醫療科技評估方法進行療效評估時，採用實證醫學（evidence-based medicine）的證據資料，包括系統性文獻回顧（systematic review）、統合分析（meta-analysis）、間接比較（indirect comparison）、直間接混合比較（mixed treatment comparison）等證據，來檢視擬給付的新方案相較於原方案，是否能帶來更多的健康效益。經濟評估面向中的成本效益分析之目的，在於瞭解綜合考量成本及健康效益後，新方案相較於原方案而言是否物有所值（value for money），是否具成本效益，以輔助進行資源分配的決策。同屬經濟評估面向的財務影響分析的目的，則在於推估新方案相較於原方案所需額外增加的預算規模，以協助保險人衡量是否具有足夠的負擔能力（affordability），並輔助預算持有者進行預算規劃。

以 2015 年甫問市的 C 型肝炎病毒全口服抗病毒新藥（以下簡稱為 C 肝口服新藥）為例，在決定是否要將其納入健保給付時，依循醫療科技評估的系統性方法，首先檢視 C 肝口服新藥的相對療效及安全性，即與健保原有的給付項目─經由注射使用的干擾素治療相比；經檢視系統性文獻回顧等實證醫學證據後，顯示 C 肝口服新藥在成功清除病毒的療效上，較干擾素治療顯著改善許多，副作用也大幅減輕，安全性提升，加上僅需每日口服而不須注射，治療療程亦由原來的 6-12 個月大幅縮短至 2-3 個月，可增進治療方便性，提高病人服藥的順從度；綜上，C 肝口服新藥在相對療效及安全性及方便性上皆比干擾素治療好；而成功清除病毒後，預期應可進一步減少 C 肝感染衍生的併發症，如肝硬化及肝癌。

　　在療效評估之後，下一個就是進行經濟評估，幫助我們瞭解 C 肝口服新藥是否物有所值。C 肝口服新藥藥費雖較干擾素治療昂貴，但因在清除 C 肝病毒上有較好的療效，應可降低日後發展為肝硬化及肝癌的風險，增加 QALY，還可減少治療肝硬化及肝癌而衍生的各種醫療費用支出。經濟評估綜合 C 肝口服新藥相較於干擾素治療帶來的各種療效效益及整體成本後，顯示 C 肝口服新藥相較於干擾素治療，長期而言相當符合成本效益，應為物有所值的治療選擇。

　　接下來再經由財務影響分析來瞭解 C 肝口服新藥若納入健保給付，相較於原來只有干擾素治療獲給付的情境，將增加多少健保費用的支出，以輔助保險人瞭解是否負擔得起，並進行預算規劃。

　　最後，再檢視 C 肝口服新藥治療是否有其他與包括倫理、法律、社會等面向的相關影響需要留意。例如，由於我國慢性 C 型肝炎病人多來自過去的醫源性感染（重複使用針具），病人多集中在醫療資源較缺乏地區，C 肝口服新藥治療的方便性應對促進健康平等有助益，但也要留意納入給付後醫療資源較缺乏地區的慢性 C 肝病人，是否能順利地被診斷出來並接受治療。

3. 醫療科技評估的應用範疇

　　醫療經濟評估被愈來愈多的國家所採用，以輔助決策；例如英國在制定臨床指引或是進行健康保險給付決策時，除了運用實證醫學來評估各種治療的療效證據外，亦會納入各項醫療照護介入的經濟評估，以協助決策者進行決策。醫療科技評估適用於評估各種新科技的價值以輔助給付決策，而所謂新科技除了泛指公營健康保險擬給付的治療項目，如手術、藥品、醫療器材、檢驗檢查、治療等項目之外，其他由政府預算（如疾病管制署、國民健康署、縣市政府等單位之預算）所支應的疫苗、疾病篩檢等項目，也包含在內，亦可應用於其他介入型的方案，如健康促進方案。

二、經濟評估的方法

（一）經濟評估的方法種類

　　經濟評估可協助決策者綜合不同介入方案的實證療效、與資源耗用及成本的比較，而做出抉擇。基於輔助決策的目的，完整經濟評估（full economic evaluation）

必須符合以下二個條件（表 3-3）[45]：（1）同時包含介入的健康效益及成本二個面向的評估；（2）同時納入二種以上的介入方案進行比較（無介入也算是一種方案），才可提供決策者較充分的資訊作選擇。在臺灣，常以成本效益分析（此處並非指 cost-benefit analysis）來稱呼完整經濟評估，而國際上則常以 cost-effectiveness analysis（CEA，成本效果分析）來作爲完整經濟評估的統稱。

完整經濟評估依據對健康效益的衡量方式，主要可再分爲成本效果分析（cost-effectiveness analysis, CEA）、成本效用分析（cost-utility analysis, CUA）、成本利益分析（cost-benefit analysis, CBA）等三種方法。其中 CBA 有時會翻譯作成本效益分析，但此處爲了與作爲完整經濟評估各方法的中文統稱－「成本效益分析」有所區隔，而以成本利益分析稱之。這三種方法的差異在於採用不同的方式來衡量健康效益，但在成本的評估上則並無差異。

成本效果分析以未經轉換的自然單位〔如死亡人數、生命年（life year）、併發症人數、治療成功人數等〕作爲健康效益指標。成本效用分析則藉由效用（utility）來將結果指標進行轉換，藉以衡量介入效果，並常用生活品質調整生命年（quality-adjusted life year, QALY）作爲健康效益衡量指標，亦爲目前輔助給付決策及醫療科技評估的優先首選。由於成本效用分析和成本效果分析除了採用的健康效益衡量指標不同外，二者的分析方法和結果呈現方式皆相同，因此成本效用分析亦常被視爲成本效果分析的特例，而併入成本效果分析中。

成本利益分析則將結果指標由自然單位轉換爲貨幣單位，即以金錢價值來作爲衡量介入效果的指標。其優點是採用金錢價值爲共通指標時，可廣泛應用於各領域，如環境政策、交通運輸政策、教育政策等，但應用於健康醫藥領域時，在將介入方案所得的健康效益轉換爲金錢價值時，在方法學及倫理上遇到極大的挑戰與爭議，因而使得成本利益分析在健康領域的應用較受到侷限。

其他只符合部分條件的評估方法（如表 3-3），則被歸類爲部分經濟評估。醫療科技評估中常採用的財務影響分析，只衡量二方案間在成本上的差異，而未考慮健康效益的差異，亦屬於部分經濟評估。這些部分評估各有其他的應用目的，但無法提供決策者足夠的資訊，故不建議用以輔助有關資源分配的決策。

以下針對成本效果分析（包含成本效用分析）進行較詳細的介紹。

表 3-3：完整經濟評估與部分經濟評估之特徵比較

		（2）是否同時評估介入的健康效益及成本？		
		否		是
		只看介入效果	只看成本	
（1）是否納入 2 種以上的介入方案進行比較？	否	1A. 部分評估	1B. 部分評估	2. 部分評估
		結果描述（outcome description）	成本描述（cost description）	成本－結果描述（cost-outcome description）
	是	3A. 部分評估	3B. 部分評估	4. 完整經濟評估（成本效益分析）
		療效或效果評估（efficacy or effectiveness evaluation）	成本分析（cost analysis）、財務影響評估（BIA）	成本效果分析（CEA）、成本效用分析（CUA）、成本利益分析（CBA）

註：BIA: budget impact analysis; CEA: cost-effectiveness analysis; CUA: cost-utility analysis; CBA: cost-benefit analysis.

（二）成本效果分析的研究設計與研究架構

1. 研究設計

執行成本效果分析時主要有二大不同類型的研究設計，包括以試驗為基礎的（trial-based）成本效果分析 [49] 和以決策分析模型為基礎（model-based）的成本效果分析 [50]。前者隨同隨機對照試驗一起進行，或稱為試驗內（within-trial）成本效果分析，也有隨著觀察性研究一起進行的，但此時因接受介入的選擇並非基於隨機分派，需注意新介入方案組及原介入方案組之間是否具有可比性（comparability）。以電腦決策分析模型為基礎的成本效果分析，則整合現有所有可得的資訊，模擬同一族群接受不同方案後的健康效益及成本耗用。常見的電腦決策分析模型包括決策樹分析（decision tree analysis）及馬可夫模型決策分析（Markov model decision analysis）等。決策分析模型仰賴數個參數來進行模擬，參數的取得則遵循實證醫學的方法，尤其是其中療效結果時常基於數個隨機對照試驗的統合分析（meta analysis）而來。此外，決策分析模型可透過不同研究的資訊整合，將評估時間延長，因此較以試驗為基礎的成本效果分析，可具有更長的追蹤時間。

2. 研究架構

在規劃成本效果分析的研究架構時，可從使用族群（population）、新介入方案（intervention）、被比較的方案（comparison）、結果（outcome）、評估期間（time horizon）、評估觀點（perspective）等進行規劃，取字首縮寫為 PICOTP [51]。

P（使用族群）：醫療服務介入方案的使用族群須明確定義。

I（新介入方案）：須清楚定義新介入方案的詳細內容。

C（被比較的方案）：須清楚定義與新介入方案相比較的被比較方案為何，而被比較的方案並不限一種。為能提供決策者完整的資訊，應將在該決策情境下，所有可能與新方案相比較的其他介入方案皆一併納入作比較。

O（結果）：列出不同方案對健康效益及成本的可能影響。

T（評估期間）：評估期間指成本效果分析評估不同介入方案在成本及健康效益差異的期間，理想上，評估期間應足以涵蓋方案對成本及健康效益產生影響的完整期間；例如，慢性 C 肝治療方案之成本效果分析的評估期間應自治療起始點開始追蹤，直至治療方案帶來的影響消失或已臻穩定，因此包括病人後續發生肝硬化、肝癌及其衍生的後續治療，及死亡等都應納入評估，如此才能完整涵蓋介入方案帶來的影響。為了能將介入方案的長期影響都納入評估，決策分析模型為基礎的成本效果分析時，常以病人終生（lifetime）作為評估期間；而試驗為基礎的成本效果分析則受限於試驗實際追蹤期通常較短，評估期間因此受到侷限，時常無法將介入對成本及健康效益的影響完整納入評估，是試驗為基礎的成本效果分析常面臨的限制。

此外，由於人類對時間有「先享受後付款」的時間偏好（time preference）傾向，同樣的成本或是同樣的介入健康效益，若是發生在不同的時間點，對人們的價值並不相同。因此當評估期間較長（大於一年）時，必須將時間偏好的影響納入考量，而將發生在不同時間點的成本及健康效益皆折算為現值，即折現（discount），以對時間偏好進行調整。常用的折現公式如下：

$$現值(\textbf{Present Value}) = \frac{\textbf{X}}{\textbf{(1 + r)}^{\textbf{t}}}$$

其中 X 為 t 年（t=0, 1, … ,T）後發生的成本或健康效益，r 為折現率（discount rate）。

例如在一開始（t=0）和 10 年後（t=10）各花費 10 萬元的成本，未折現前二者等值，但考慮時間偏好而進行折現後，以 3% 折現率將 10 年後花費的 10 萬元折算成現值為 74,409 元，而一開始的 10 萬元現值則維持不變，因此在考慮時間偏好

後，10 年後的 10 萬元其折現後的現值（74,409 元）會小於一開始花費的 10 萬元。

　　一般常採用 3% 作爲折現率 [52]，但目前各國採用的折現率並不相同，以成本效果分析輔助決策訂定時，應依決策情境國家所建議採用的折現率。

P（評估觀點）：進行成本效果分析時，會區分該分析是從何種評估觀點進行的，在計算成本時，僅會納入該評估觀點須負擔的成本。常見的評估觀點包括：保險人觀點（third-party payer perspective）、政府觀點（government perspective）、社會觀點（societal perspective）與健康照護提供者觀點（provider perspectives）。

　　保險人觀點納入的成本僅有由健保給付的部分，其他如病人自費負擔（out-of-pocket）的費用不予計算。政府觀點納入由政府公費所支出或補助的成本，例如由政府提供的疫苗、篩檢、長照等。在臺灣，政府觀點亦將健保給付的成本一併納入。社會觀點將介入方案爲社會帶來的所有成本均納入分析，包括由保險或其他公費給付、病人自費負擔的各項直接成本（direct cost），同時亦包含間接成本（indirect cost）。健康照護提供者觀點僅計算機構投入的成本，常用以檢視機構的某些新投資是否符合成本效益。

　　在決定公營健康保險給付相關決策時，除了從保險人觀點進行分析外，能完整呈現介入方案對社會整體影響的社會觀點亦是重要參考。

（三）成本效果分析之成本評估

1. 評估成本的步驟

　　成本評估可分爲識別（identification）、估測（measurement）、及估值（valuation）等三步驟：首先以質性的方式討論及釐清不同介入方案對成本（即資源耗用）的可能影響，將其一一識別列舉出來，尤其著重方案間具差異的成本項目；接著再針對識別出的成本項目規劃資源耗用量的估測方法，並進行估測；最後再收集各資源耗用的單位成本，並將估測出的資源耗用量乘上單位成本（unit cost），進行成本的估值。成本識別時需配合評估觀點，列出該評估觀點下的相關成本項目。

2. 成本的分類

　　成本項目可分爲直接成本及間接成本二大類，說明如下：

（1）直接成本

　　直接成本常再區分爲直接醫療成本（direct medical costs）及直接非醫療成本（direct non-medical costs），前者包含病人就醫治療所花費的醫療成本，如門診成

本、住院成本、急診成本、藥品成本、檢驗成本等；後者則包含其他非醫療的花費項目，例如就醫所需的交通成本、聘用看護成本、特殊飲食費用等。

（2）間接成本

在醫療經濟評估領域中，常見的間接成本來自病人本身暫時性或永久性無法工作或失能造成的生產力損失（productivity loss），及非正式照顧成本（informal care costs）；前者包括病人因就醫或因疾病失能而損失工時衍生的生產力損失、病人未達平均餘命的過早死亡（premature death）而導致的生產力損失等；後者則來自病人家屬因陪同或照顧病人而損失工時所造成的生產力損失。

3. 成本的估測與估值

評估成本時應盡量將其分為資源耗用量與該項資源的單位成本二個部分，例如將門診成本分為門診次數及每次門診的單位成本，再利用病人醫療紀錄資料、自陳式問卷（self-reported questionnaires）、成本日記（cost diary）、分析健保資料庫等方式對資源耗用量進行估測，再另外收集各項資源耗用的單位成本。

由於各項資源在各國的單位成本往往有很大的差異，各項資源耗用的單位成本應採用該國的數值，以反映該決策情境的成本，並需留意單位成本的參考年代為何，適時將通貨膨漲（inflation）的影響納入調整；例如可運用消費者物價指數（consumer price index, CPI）來調整，將不同參考年度的成本調整到同樣的基礎年度。

（四）成本效果分析的健康效益評估

1. 健康效益衡量指標

成本效果分析以未經轉換的自然單位來作為健康效益指標，常與該治療介入的療效評估指標相同，例如慢性 C 肝治療的成本效果分析可採用 C 肝病毒清除人數、肝硬化人數、肝癌人數、肝病相關死亡人數、生命年等作為成本效果分析的健康效益指標。多變而具彈性的健康效益指標選擇，使成本效果分析易於應用至各種不同性質的介入評估。然而以不同健康效益指標為基礎的成本效果分析評估結果，彼此間因缺少共同比較基準，而無法如同表 3-2 般將各項新方案的 ICER 值進行相互比較，使其對決策者的輔助受到限制。因此，若要作為資源分配的良好決策輔助，一個適用於各種不同介入方案的共通健康效益衡量指標有其必要性。

生命年是常見的自然單位指標，可作為成本效果分析的共通健康效益衡量指

標。但生命年僅能呈現生命長度的改變，無法反映生活品質上的變化，在應用上也有很大的限制。爲了能同時將生活品質的改變也納入健康效益衡量指標，經濟學用以測量人類偏好（preference）程度，也就是滿意程度的度量—效用，被應用來衡量各種健康狀態的生活品質，並作爲生命年的權重，將效用和生命年二者結合成爲生活品質調整生命年（QALY）。因爲生活品質調整生命年係經由效用來作轉換，故以成本效用分析稱之。生活品質調整生命年的計算公式爲：

$$\text{QALY} = \text{效用（utility）} \times \text{生命年（life year）}$$

其中效用的尺度介於 0-1 之間，1 代表完美的健康狀態，0 代表最糟的健康狀態，也就是死亡。

例如失代償性肝硬化病人因身體有許多不適症狀，其健康狀態的效用值爲 0.5，若以該健康狀態活 2 年，其生命年雖有 2 年，但只得到 1 個生活品質調整生命年（=0.5×2），相當於完全健康者（效用值爲 1）活 1 年（=1×1）。

生活品質調整生命年是目前輔助給付決策及醫療科技評估應用最廣泛的健康效益衡量指標。除了生活品質調整生命年外，成本效用分析使用的效用指標亦包括 WHO 所發展的失能調整生命年（disability-adjusted life year, DALY）、及健康年當量（healthy years equivalent, HYE）等。

2. 效用的衡量方法

要得到生活品質調整生命年就必須衡量各種健康狀態的效用值，其衡量方法可分爲以下二大類：

（1）直接偏好測量（direct preference measurement）

直接偏好測量是指運用一些輔助，直接針對人們對某健康狀態的偏好程度進行測量，這些輔助的方法包括：標準博弈法（standard gamble method, SG）、時間交換法（time trade-off method, TTO）、及視覺類比尺度法（visual analogue scale, VAS）。這些方法分別利用人們對機率、對時間、及視覺上的感受，來衡量人們對某健康狀態的滿意程度，以估計效用值。不過，視覺類比尺度法雖然執行簡便快速，但在方法學上有較多缺點，目前多已不建議使用。以失代償性肝硬化的效用測量爲例，標準博弈法詢問人們，假設你罹患失代償性肝硬化，在特定死亡機率（1−P）下，你是否願意冒死亡的風險來換取完美健康（機率爲 P），並變換不同的 P 值直到人們無法取捨時，該機率 P 即爲失代償性肝硬化的效用值；時間交換法詢問人們，假設

你將以罹患失代償性肝硬化的狀態存活 T 年（通常假設為十年），你是否願意犧牲部分的壽命（T−X）來換取完美健康的壽命（X），並變換不同的 X 值直到人們無法取捨時，則失代償性肝硬化的效用值即為 X/T。標準博弈法和時間交換法在方法學上雖有較佳的理論基礎，但實際執行不易，且需仰賴受試者對這二種方法所設計的問卷題目情境有相當程度的理解，並能適當地做出偏好選擇，過程耗時且具有挑戰性，所以在以試驗為基礎的成本效用分析中較少被採用。

（2）間接偏好測量（indirect preference measurement）

間接偏好測量首先利用預先建立好可轉換至效用值的健康生活品質量表，例如 EQ-5D、Health Utilities Index（HUI）、及 Short-Form SF-6D 等量表，測量病人的健康生活品質狀態，再依預先建立好的效用權重組合（value sets 或稱作 tariff）轉換公式，將其轉換成效用值。間接偏好測量通常運用在以試驗為基礎的成本效用分析中；每位受試者首先在多個時間點接受健康生活品質量表的重複測量，以掌握病人隨時間推移的健康狀態變化，接著再分別將各個時間點的健康生活品質量表結果轉換成效用值，如此即可得到試驗中病人在不同時間點的效用值變化。

要能使用間接偏好測量來得到效用值，就必須有預先建立好的健康生活品質量表效用權重組合；而要建立效用權重組合，必須另外使用標準博弈法或時間交換法來對具族群代表性的樣本進行估值研究（valuation study），針對該健康生活品質量表中的各種健康狀態進行效用值測量。然而由於人們對各種健康狀態的偏好程度易受社會政經文化之影響，因此效用權重組合的國家可轉換性（transferability）較低，各國必須自行建立屬於自己的權重組合為宜。目前臺灣已透過本土估值研究建立 EQ-5D-5L 量表的效用權重組合 [53]，往後在臺灣採用 EQ-5D-5L 量表所得到的健康狀態，即可運用該估值研究建立的效用權重組合來轉換為效用值，並進一步計算生活品質調整生命年以進行成本效用分析。

EQ-5D-5L 量表將健康生活品質分為五大面向，包括行動能力、自我照顧、日常活動（如工作、讀書、家事、家庭或休閒活動）、疼痛 / 不舒服、焦慮 / 沮喪等，各面向的生活品質均分為 1-5 等五種程度，1 為沒有問題，5 為最嚴重的情況；例如若 EQ-5D-5L 量表結果為「22221」，代表四處走動、自己洗澡或穿衣、進行日常活動等三個面向均有一點困難（2），且有一點疼痛或不舒服（2），但沒有焦慮或沮喪（1），此健康狀態依據本土的 EQ-5D-5L 量表效用權重組合 [53] 進行轉換，可得到效用值為 0.6573。

倘若採用的健康生活品質量表尚未有本土效用權重組合可供使用，例如 SF-6D

量表，除了更換健康生活品質量表外，在尚未有針對該量表進行的臺灣本土估值研究前，只能暫且採用其他鄰近地區或社會政經文化與臺灣較相近地區之權重組合，如香港的 SF-6D 權重組合 [54]。

三、成本效果分析的結果呈現與詮釋

（一）評估指標—增量成本效果比（ICER）

為了確認不同介入方案在成本面及效果面上孰優孰劣，成本效果分析包括成本效用分析皆以不同方案在成本和效果間的增量（incremental），所形成的比值，ΔC/ΔE，作為方案間的成本及健康效益綜合比較的指標，稱為增量成本效果比（ICER）。以新介入方案與原方案相比較的成本效果分析來說，其 ICER 值公式如下：

$$\textbf{ICER} = \Delta C/\Delta E = (新方案成本 - 原方案成本)/(新方案效果 - 原方案效果)$$

ICER 值代表新方案相較於原方案，每增加一個單位的效果需額外花費的成本。而當以 QALY 作為健康效益指標時，其 ICER 值即代表每增加一個 QALY 需額外花費的成本。ICER 值愈低代表每增加一個單位的效果需額外花費的成本愈低，也就愈具成本效益。

以慢性 B 型肝炎的第一個藥物—干擾素治療為例，雖然干擾素治療在 1994 年即在臺灣取得藥品許可證，但過去因藥費較高而遲遲未納入健保給付，蒲若芳等人 [55] 在 2002 年時即利用馬可夫決策模型來進行成本效果分析，評估在社會觀點下，干擾素治療（新方案）相較於原來的臨床常規處置（原方案）而言，是否為具成本效益的治療選擇。該研究以電腦模擬一群 35 歲的慢性 B 型肝炎病人，在分別接受新方案及原方案介入後之疾病自然病史進展過程，包括血清抗原的變化、發展成肝硬化或肝癌、死亡等過程；經過長達 65 年的終生追蹤後，以 3% 進行折現，得到如表 3-4 之結果：干擾素治療方案相較於臨床常規處置，平均每人可增加 0.21 生命年及 0.18 個 QALYs，但需額外增加 89,000 元的成本，因此以生命年及 QALY 為效果指標的 ICER 值分別為 429,000 元／生命年及 494,000 元／QALY。

表 3-4：干擾素治療相較於臨床常規處置用於慢性 B 型肝炎治療之成本效果分析（經 3% 折現率進行折現）

	成本	增量成本	生命年	增量生命年	ICER（元 / 生命年）	QALYs	增量 QALYs	ICER（元 / QALY）
臨床常規處置（原方案）	704,000	--	17.81	--	--	16.45	--	--
干擾素治療（新方案）	793,000	89,000	18.02	0.21	429,000	16.63	0.18	494,000

資料來源：修改自蒲若芳等人研究 [55]。

（二）ICER 閾值（ICER Threshold）

ICER 值結果的應用，除了可由如表 3-2 中依 ICER 值的相對大小，來做諸多不同方案的優先性排序參考外，大部分時候會採用一個絕對標準來判斷某 ICER 值是否符合成本效益。此絕對標準就是增加一個單位效果的最大願付價格（maximum willingness-to-pay, maximum WTP），又稱為 ICER 閾值（ICER threshold）。若新介入方案相較於原介入方案的 ICER 值低於 ICER 閾值，則被認為符合成本效益，傾向建議將其納入給付；反之，若高於 ICER 閾值則被認為不符合成本效益，不建議納入給付。在使用 ICER 閾值時，需注意惟有相同效果指標的 ICER 值才可相互比較。

由於 QALY 是目前給付決策輔助及醫療科技評估最常用的健康效益衡量指標，與其相對應的 ICER/QALY 閾值常被用作是否建議給付的參考標準，不過目前 ICER/QALY 閾值的訂定常是基於經驗法則而來。例如英國國家健康與照顧卓越研究院（National Institute for Health and Care Excellence, NICE） 以 20,000-30,000 英鎊 /QALY [56] 作為 ICER 閾值，美國則常以 5 萬美元作為 ICER/QALY 閾值 [57]，而臺灣目前尚無具共識的 ICER 閾值。

對於尚未建立 ICER 閾值的國家，WHO 曾建議可用平均每人國內生產毛額（GDP per capita，簡稱人均 GDP）的 1-3 倍作為 ICER/DALY 的閾值參考 [58]。若 ICER/DALY 小於 1 個人均 GDP，則視為非常具成本效益；介於 1-3 個人均 GDP 則視為具成本效益；大於 3 個人均 GDP 則視為不具成本效益。雖然 WHO 建議的是 ICER/DALY 的閾值，但許多國家也就延用此方法來作為該國 ICER/QALY 的閾值參考，例如韓國健康保險審查及評估組織（Health Insurance Review and Assessment

Service, HIRA）即以 1 個人均 GDP 作爲韓國健保藥品給付的 ICER/QALY 之閾値 [59]。

　　若參考 WHO 的建議以人均 GDP 作爲 ICER/QALY 的閾値，前述蒲若芳等人的研究中，干擾素治療方案相較於臨床常規處置的 ICER 値爲 494,000 元／QALY [55]，略低於考量納入健保時的臺灣人均 GDP（2004 年時之臺灣人均 GDP 約爲 52 萬元），因此干擾素治療方案相較於臨床常規處置應可視爲具成本效益的治療選擇。

（三）成本效果平面（cost-effectiveness plane）

　　成本效果分析的結果常用成本效果平面的圖形來呈現（如圖 3-4），X 軸爲增量效果，Y 軸爲增量成本，圖形原點是被比較的原方案，圖中斜線爲 ICER 閾値，在此斜線右下方標示爲陰影區域代表新方案將被視爲符合成本效益。成本效果平面的第 I 象限代表新方案的效果比原方案好，但成本較高。如圖 3-4 所示，若新方案落在第 I 象限，且在 ICER 閾値之下，代表新方案符合成本效益，若在 ICER 閾値之上則視爲不符合成本效益。第 II 象限代表新方案的效果比原方案差，成本較高，不符合成本效益，且屬絕對劣勢（dominated）。第 III 象限代表新方案的效果比原

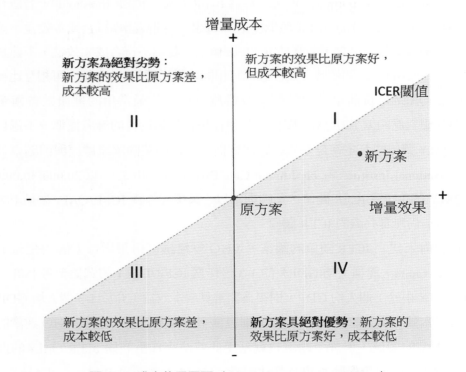

圖 3-4：成本效果平面（**Cost-effectiveness Plane**）

方案差，成本較低，若落在 ICER 閾值右下方之陰影區域，則新方案視爲較原方案具成本效益，不過也有人認爲，第 III 象限代表新方案的效果較原方案差，在醫藥健康領域中，不應爲了節省成本而犧牲現行的原方案已能達到的健康效果，所以建議仍不考慮採用新方案。第 IV 象限代表新方案的效果比原方案好，成本又較低，具成本效益，且屬絕對優勢（dominant）。

（四）敏感度分析（sensitivity analysis）：如何處理不確定性（uncertainty）

在成本效果分析估算 ICER 值的過程中，存在許多不確定性，因此除了呈現單一 ICER 值，即點估計值（point estimate）外，還會以敏感度分析來處理不確定性。在決策分析模型中的 ICER 值，如表 3-4 中所得到的 ICER 值，是由各參數的最佳估計值來作爲基礎估計值（base-case value）而估算出的，被視爲是模型的基礎值分析（base-case analysis）結果，然而模型中每個參數本身也都有因抽樣誤差或模型假設等原因所導致的不確定性（如 95% 信賴區間），基礎值分析的 ICER 值無法反映這些不確定性。而在以試驗爲基礎的成本效果分析中所估算出的 ICER 點估計值，則是以增量成本及增量效果之點估計值所計算而來，而增量成本及增量效果同樣也有因抽樣誤差而產生的不確定性，同樣未被考量。

在成本效果分析中，常用敏感度分析來呈現各種不確定性對 ICER 值結果的影響，也就是將具有不確定性的參數，在可能的變動範圍（例如 95% 信賴區間）內作變動，並審視此變動對 ICER 值及新方案是否具成本效益的影響。

進行敏感度分析時，若每次僅針對單一參數作變動來檢視 ICER 值的變化，稱爲單因子敏感度分析（one-way sensitivity analysis），可用如圖 3-5 的龍捲風圖（tornado diagram）來呈現數個單因子敏感度分析的結果，以瞭解變動個別參數值所對應的 ICER 值變化程度。在圖 3-5 中列出了蒲若芳等人對干擾素治療慢性 B 型肝炎研究的單因子敏感度分析結果 [55]，分別針對起始治療年齡、折現率等 5 個參數進行單因子敏感度分析。以起始治療年齡爲例，括弧中所示的 35 代表模型基礎值爲 35 歲，敏感度分析參數變動範圍爲 30 歲至 50 歲，當起始治療年齡由 35 歲改變爲 30 歲時，ICER 值由基礎值分析得到的 494,000 元／QALY（即龍捲風圖中心的垂直線）變爲 458,000 元／QALY；當起始治療年齡變爲 50 歲時，ICER 值變爲 683,000 元／QALY。圖 3-5 顯示 5 個參數中以起始治療年齡及折現率這 2 個參數的變動對 ICER 值有較大的影響，且若以 1 個 GDP 作爲 ICER/QALY 的閾值（參考當時決策情境假設爲 52 萬元），則當起始

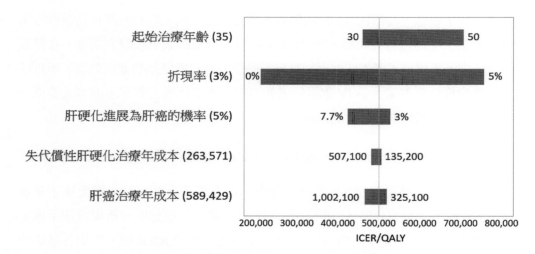

圖 3-5：單因子敏感度分析之龍捲風圖實例

資料來源：修改自蒲若芳等人研究 [55]。

年齡較高或是折現率較高時，干擾素治療的 ICER 值有可能會大於 ICER 閾值，而變得不再符合成本效益，而其餘參數的不確定性則不會對干擾素治療是否具成本效益產生影響。

單因子敏感度分析每次只能看單一變項的不確定性帶來的影響，若想呈現多個變項的不確定性同時對 ICER 值帶來的影響，則會使用機率性敏感度分析（probabilistic sensitivity analysis, PSA）。

決策分析模型為基礎的成本效果分析會透過蒙地卡羅模擬（Monte Carlo simulation）來進行機率性敏感度分析，每次模擬都針對決策模型中所有具不確定性的參數依其機率分布進行抽樣，得到該次模擬的增量成本、增量效果、及 ICER 值，再藉由重複多次模擬，例如 1,000 次模擬，來得到不同的 ICER 值結果，進而瞭解集合眾參數的不確定性對 ICER 值的影響，即 ICER 值的不確定性。若是以試驗為基礎的成本效果分析，則是利用靴拔重抽法（bootstrap method）來得到類似的結果。

機率性敏感度分析結果的呈現有二種方式，第一種方式是直接將蒙地卡羅模擬或拔靴重抽法所得到的重複多次新方案增量成本及介入效果呈現在成本效果平面上（如圖 3-6），由此圖可看出機率性敏感度分析結果座落在成本效果平面四個象限的分布情況。以蒲若芳等人研究 [55] 為例，以蒙地卡羅法模擬進行機率性敏感度分析結果顯示，在 1,000 次的電腦模擬中有 947 次（94.7%）落在第 I 象限、2 次

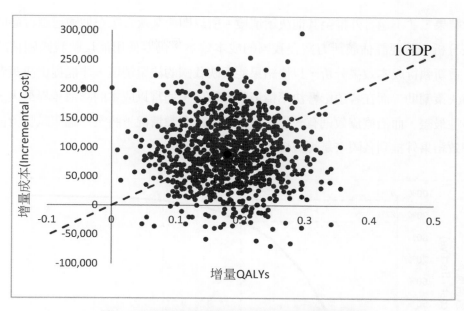

圖 3-6：機率性敏感度分析之成本效果平面實例

資料來源：修改自蒲若芳等人研究 [55]。

（0.2%）落在第 II 象限、51 次（5.1%）落在第 IV 象限，而若以 1 個 GDP（參考當時決策情境假設為 52 萬元）作為 ICER/QALY 的閾值，則有 522 次（52.2%）落在 ICER 閾值右下方的區域中，也就是符合成本效益的機率為 52.2%。

　　第二種呈現方式是假設在各種不同的 ICER 閾值，也就是在各種不同的單位效果最大願付價格下，分別計算新方案具成本效益的機率，即在所有模擬的 ICER 值分布中，落在 ICER 閾值右下方的比例，並以前者為 X 軸，後者為 Y 軸，進行繪製，稱為成本效果可接受曲線（cost-effectiveness acceptability curve, CEAC）（如圖 3-6）。以蒲若芳等人研究為例 [55]，若分別以 1 個 GDP（52 萬元）、2 個 GDP（104 萬元）、3 個 GDP（156 萬元）作為 ICER/QALY 閾值，干擾素治療符合成本效益的機率分別為 52%、87%、及 97%（圖 3-7）。

（五）成本效果分析的外推性（generalizability）與可轉移性（transferability）

　　成本效果分析的目的在於輔助決策，因此必須能反映該國當下的決策情境，包括疾病流行病學特徵、民眾對各種健康狀態的偏好程度、成本結構、原有已給付的醫療服務介入內容、新方案的使用時機、公營健康保險制度、臨床實務等；然而這些因素的國情差異往往不小，因此在不同國家、不同決策情境下所進行的成本效果

分析結果，並不適合外推至其他決策情境。所以即使某新方案在他國已進行過成本效果分析，若要評估該新方案在我國的成本效益，仍要使用能反映我國國情的參數，重新執行成本效果分析，以使結果能反映我國的決策情境，才能提供決策者良好的決策輔助。而在各項影響決策情境的參數中，通常以成本的國情差異最大，可轉移性最差，而治療療效則有較佳的可轉移性，多數情況下將全球臨床試驗所得到的療效結果外推到各國家是可被接受的 [60,61]。

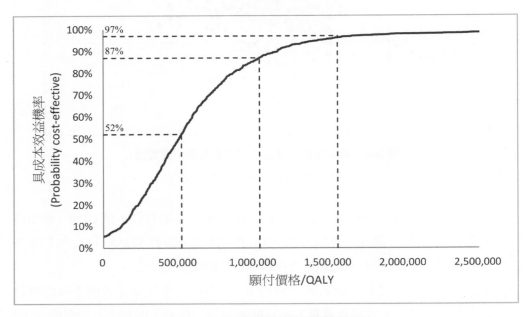

圖 3-7：成本效果可接受曲線圖實例

資料來源：修改自蒲若芳等人研究 [55]。

總　結

面對日新月異的醫療科技，經濟評估可協助決策者在有限的預算下，從眾多醫療服務中選擇成本效益較佳者，促使有限的醫療資源可以有效率地分配，達成資源分配效率。

關鍵名詞

家戶生產函數（household production function）

殊價財（merit goods）

蘭德健康保險實驗（RAND Health Insurance Experiment）

不完全代理（imperfect agent）

供給者誘發需求（supplier-induced demand）

邊際效用（marginal utility）

無謂損失（deadweight loss）

道德危害（moral hazard）

部分負擔（copayment）

社區費率（community rating）

經驗費率（experience rating）

逆選擇（adverse selection）

風險選擇（risk selection）

檸檬車（lemon cars）

確定等值（certainty equivalent）

風險溢價（risk premiums）

刮脂效應（cream skimming）

挑櫻桃（cherry picking）

誘因相容（incentive compatible）

經濟評估（economic evaluation）

醫療經濟評估（health economic evaluation）

資源分配效率（allocational efficiency）

醫療科技評估（health technology assessment, HTA）

全民健康覆蓋（universal health coverage, UHC）

財務影響分析（budget impact analysis, BIA）

實證醫學（evidence-based medicine）

系統性文獻回顧（systematic review）

統合分析（meta-analysis）

間接比較（indirect comparison）

物有所值（value for money）

負擔能力（affordability）

完整經濟評估（full economic evaluation）

成本效果分析（cost-effectiveness analysis, CEA）

成本效用分析（cost-utility analysis, CUA）

成本利益分析（cost-benefit analysis, CBA）

效用（utility）

生活品質校正生命年（quality-adjusted life year, QALY）

以試驗爲基礎的成本效果分析（trial-based cost-effectiveness analysis）

以決策分析模型爲基礎的成本效果分析（model-based cost-effectiveness analysis）

決策樹分析（decision tree analysis）

馬可夫模型決策分析（Markov model decision analysis）

評估期間（time horizon）

評估觀點（perspective）

保險人觀點（third-party payer perspective）

政府觀點（government perspective）

社會觀點（societal perspective）

時間偏好（time preference）

折現（discount）

折現率（discount rate）

直接成本（direct cost）

間接成本（indirect cost）

生產力損失（productivity loss）

非正式照顧成本（informal care costs）

失能調整生命年（disability-adjusted life year, DALY）

健康年當量（healthy years equivalent, HYE）

直接偏好測量（direct preference measurement）

標準博弈法（standard gamble method, SG）

時間交換法（time trade-off method, TTO）

視覺類比尺度法（visual analogue scale, VAS）

間接偏好測量（indirect preference measurement）

效用權重組合（value sets 或 tariff）

可轉換性（transferability）

增量成本效果比（incremental cost-effectiveness ratio, ICER）

最大願付價格（maximum willingness-to-pay, maximum WTP）

ICER 閾值（ICER threshold）

成本效果平面（cost-effectiveness plane）

絕對劣勢（dominated）

絕對優勢（dominant）

敏感度分析（sensitivity analysis）

基礎估計值（base-case value）

基礎值分析（base-case analysis）

單因子敏感度分析（one-way sensitivity analysis）

龍捲風圖（tornado diagram）

機率性敏感度分析（probabilistic sensitivity analysis, PSA）

蒙地卡羅模擬（Monte Carlo simulation）

靴拔重抽法（bootstrap method）

成本效果可接受曲線（cost-effectiveness acceptability curve, CEAC）

外推性（generalizability）

複習問題

1. 假設有一整形美容專科林醫師面臨一個生涯決策的不確定性：如果繼續留在目前的大醫院任職，有穩定的年收入 250 萬。如果他選擇離開醫院出去開業，若開業成功，就可以賺得年收入 400 萬。然而，如果不幸開業失敗，只能獲得年收入 100 萬。假設他開業成功的機率為 50%。他的效用曲線如下圖所示，請回答以下問題：

   (1) 請計算林醫師若離開醫院出去開業，他面對不確定性的期望財富是多少？

   (2) 請說明如何計算林醫師面對不確定性的期望效用，並將期望效用值標示在圖中。

   (3) 請問林醫師會選擇出去開業，或者留在醫院工作？為什麼？

(4) 請說明如何計算不確定性的情況下的確定等值，並請將確定等值標示在圖中，說明確定等值在這裡代表什麼意思？

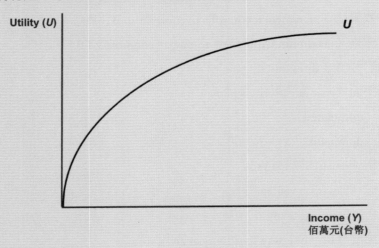

2. 假設門診需求曲線為 $Q = 80 - \dfrac{1}{2}P$（單位：佰萬人次；元／次）

(1) 試繪出需求曲線。

(2) 如果邊際成本線（供給線）為 $P=40$ 元，請問均衡之需求量是多少？並請標示於圖上。

(3) 如果實施完全免費的全民健保，請問新的均衡需求量是多少？請標示於圖上。

(4) 如果全民健保實施部分負擔且將比率設為 25 %，請問新的均衡需求量是多少？請標示於圖上。

(5) 比較 (2) 與 (3) 的結果，試問什麼叫做**道德危害（moral hazard）**？

(6) 比較 (2) 與 (3) 結果，請計算因實施全民健保所帶來的**福利損失（deadweight loss）**之大小，並以圖形指出此塊區域之所在。

(7) 比較 (3) 與 (4) 的結果，請問部分負擔的實施使得福利損失有何改變？

3. 何謂完整經濟評估？完整經濟評估有哪些常見種類？不同方法間的主要差異為何？

4. 何謂生活品質調整生命年（QALY）？

5. 在成本效果分析及成本效用分析中，常用來衡量新介入方案相較於原方案在成本及健康效益的綜合指標是什麼？該如何運用該指標判斷新介入方案是否符合成本效益？

引用文獻

1. WHO. The World Health Report 2000: Health Systems — Improving Performance.

2. Kenneth A. Uncertainty and the Welfare Economics of Medical Care. American Economic Review 1963;**53(5)**:941-973.

3. Petitti DB. Meta-Analysis, Decision Analysis, and Cost-Effectiveness - Methods for Quantitative Synthesis in Medicine. New York: Oxford University Press, 2000.

4. Russell LB, Siegel JE, Daniels N, Gold MR, Luce BR, Mandelblatt JS. Cost-effectiveness Analysis as a Guide to Resource Allocation in Health: Roles and Limitations. In: Gold MR, Siegel JE, Russell LB, Weinstein MC, ed. Cost-effectiveness in Health and Medicine. New York: Oxford University Press, 1996;3-24.

5. Sloan FA, Hsieh C-R. Health Economics. The MIT Press, 2012.

6. 劉亞明譯（Sloan FA, Hsieh C-R 著）：健康經濟學（Health Economics）。臺北：學富文化，2016。

7. Becker G. Human Capital: A Theoretical and Empirical Analysis, with Special Reference to Education. New York: National Bureau of Economic Research, 1964.

8. Becker G. A theory of the allocation of time. The Economic Journal 1965;**75(299)**:493-517.

9. Grossman M. The demand for health: a theoretical and empirical investigation. National Bureau of Economic Research, Occasional Paper 119. New York: Columbia University Press, 1972.

10. Grossman M. On the concept of health capital and the demand for health. Journal of Political Economy 1972;**80(2)**:223-255.

11. Newhouse JP, The Insurance Experiment Group. Free for all? Lessons from the RAND Health Insurance Experiment. Cambridge: Harvard University Press, 1993.

12. Van de Voorde C, van Doorslaer E, Schokkaert E. Effects of cost sharing on physician utilisation under favourable conditions for supplier-induced demand. Health Economics 2001;**10**:457-471.

13. Kalousova L. Curing over-use by prescribing fees: an evaluation of the effect of user fees' implementation on healthcare use in the Czech Republic. Health Policy Plan 2015;**30**:423-431.

14. Lee HJ, Jang S, Park E. The effect of increasing the coinsurance rate on outpatient utilization of healthcare services in South Korea. BMC Health Serv Res 2017;**17**:1-10.

15. Landsem MM, Magnussen J. The effect of copayments on the utilization of the GP service in Norway. Social Science & Medicine 2018;**205**:99-106.

16. Elkins RK, Schurer S. Introducing a GP copayment in Australia: Who would carry the

cost burden? Health Policy (New York) 2017;**121**:543-552.

17. Manning WG, Newhouse JP, Duan N, et al. Health insurance and the demand for medical care: evidence from a randomized experiment. American Economic Review 1987;**77(3)**:251-277.

18. Newhouse JP, the Insurance Experiment Group. Free For All? Lessons from the Health Insurance Experiment. Cambridge: Harvard University Press, 1993.

19. Kiil A, Houlberg K. How does copayment for health care services affect demand, health and redistribution? A systematic review of the empirical evidence from 1990 to 2011. Eur J Heal Econ 2013;**15**:813-828.

20. Gertler P, Locay L, Sanderson W. Are user fees regressive?: The welfare implications of health care financing proposals in Peru. Journal of Econometrics 1987;**36**:1-2,67-88.

21. Trivedi AN, Moloo H, Mor V. Increased ambulatory care copayments and hospitalizations among the elderly. N Engl J Med 2010;**362**:320-328.

22. Acton. Non-monetary factors in the demand for medical services: Some empirical evidence. Journal of Political Economy 1975;**83**:595-614.

23. Coffey RM. The Effect of Time Price on the Demand for Medical-Care Services. The Journal of Human Resources 1983;**18(3)**:407-424.

24. Cauley SD. The Time Price of Medical Care. The Review of Economics and Statistics 1987;**69(1)**:59-66.

25. White SL. Travel distance as time price and the demand for mental health services. Community Ment Health J 1986;**22(4)**:303-13.

26. Dionne G, Contandriopoulos A-P. Doctors and their workshops: a review article. Journal of Health Economics 1985;**4(1)**:21-33.

27. Ellis RP, McGuire TG. Provider behavior under prospective reimbursement: Cost sharing and supply. Journal of health economics 1986;**5(2)**: 129-151.

28. Evans RG. Supplier-Induced Demand: Some Empirical Evidence and Implications. In: Perlman M, eds. The Economics of Health and Medical Care. International Economic Association Series. London: Palgrave Macmillan, 1974.

29. Fuchs VR. The supply of surgeons and the demand for operations. Journal of Human Resources 1978;**13(Supplement)**:35-56.

30. Dranove D, Wehner P. Physician-induced demand for childbirths. Journal of Health Economics 1994;**13(1)**:61-73.

31. Hay JW, Leahy MJ. Physician-induced demand: an empirical analysis of the consumer information gap. Journal of Health Economics 1982;**1**:231-244.

32. Chou YJ, Huang N, Lin IF, Deng CY, Tsai YW, Chen LS, Lee CH. Do Physicians and Their Relatives Have a Decreased Rate of Caesarean Section? A 4-year Population-based Study. Birth 2006;**33(3)**:195-202.

33. Huang N, Morlock L, Lee CH, Chen LS, Chou YJ. Antibiotic prescribing for children with nasopharyngitis (common colds), upper respiratory infections, and bronchitis who have health-professional parents. Pediatrics 2005;**116(4)**:826-32.

34. Rice TH. The impact of changing Medicare reimbursement rates on physician induced demand. Medical Care 1983;**21(8)**:803-815.

35. Yip W. Physician response to Medicare fee reductions: changesin the volume of coronary artery bypass craft (CABG) surgeries in the Medicare and private sectors. Journal of Health Economics 1998;**17(6)**:675-699.

36. Chang RE, Hsieh CJ, Myrtle RC. The effect of outpatient dialysis global budget cap on healthcare utilization by end-stage renal disease patients. Social Science & Medicine 2011;**73**:153-159.

37. Hurwicz L. On informationally decentralized systems. In: Radner R, McGuire CB, eds. Decision and Organization: A Volume in Honor of Jacob Marschak. Amsterdam: North-Holland,1972;297-336.

38. Dasgupta P, Hammond P, Maskin E. The implementation of social choice rules: some general results on incentive compatibility. Review of Economic Studies 1979;**46**:185-216.

39. Ellis RP, McGuire TG. Supply-Side and Demand-Side Cost Sharing in Health Care. Journal of Economic Perspectives 1993;**7(4)**:135-51.

40. Robinson JC. Theory and Practice in the Design of Physician Payment Incentives. Milbank Quarterly 2001;**79(2)**:149-77.

41. Akerlof, George A. The Market for "Lemons": Quality Uncertainty and the Market Mechanism. The Quarterly Journal of Economics 1970;**84(3)**:488-500.

42. Spence M. Competitive and optimal responses to signals: An analysis of efficiency and distribution. Journal of Economic Theory 1974;**7(3)**:296-332.

43. Zeckhauser R. Medical insurance: A case study of the tradeoff between risk spreading and appropriate incentives. J Econ Theory 1970;**2**:10-26.

44. 陳孝平：從「資訊不對稱」看全民健保規範。中國時報「時論廣場」，2001/10/12。

45. Drummond MF, Sculpher MJ, Claxton K, Stoddart GL, Torrance GW. Methods for the Economic Evaluation of Health Care Programmes. Oxford University Press, 2015.

46. O'Reilly D, Campbell K, Goeree R. Programs for Assessment of Technology in Health Research Institute. Basics of health technology assessment. Methods Mol Biol 2009;**473**:263-83. doi:10.1007/978-1-59745-385-1_16.

47. 蒲若芳、楊雯雯、吳慧敏：追求分配正義，建立臺灣 NICE 。黃煌雄、江東亮主編：第三波健保改革之路。臺北市：遠見天下文化，2020；137-164。

48. World Health Assembly. Health intervention and technology assessment in support of

universal health coverage. World Health Assembly 67, 2014. https://apps.who.int/iris/handle/10665/162870.

49. Glick HA, Doshi JA, Sonnad SS, Polsky D. Economic Evaluation in Clinical Trials. In: Gray AM, Briggs AH, eds. Handbooks in Health Economic Evaluation. 2nd ed. Oxford University Press, 2014.

50. Briggs AH, Claxton K, Sculpher M. Decision Modelling for Health Economic Evaluation. In: Gray AM, Briggs AH, eds. Handbooks in Health Economic Evaluation. Oxford University Press, 2006.

51. Joore M, Grimm S, Boonen A, Maarten de Wit, Guillemin F, Fautrel B. Health technology assessment: a framework. RMD Open 2020;**6**:e001289. doi:10.1136/rmdopen-2020-001289.

52. Gray AM, Clarke PM, Wolstenholme JL, Wordsworth S. Applied Methods of Cost-effectiveness Analysis in Healthcare. In: Gray AM, Briggs AH, eds. Handbooks in Health Economic Evaluation. Oxford University Press, 2010.

53. Lin HW, Li CI, Lin FJ, Chang JY, Gau CS, Luo N, Pickard AS, Ramos Goñi JM, Tang CH, Hsu CN. Valuation of the EQ-5D-5L in Taiwan. PLoS One 2018;**13(12)**:e0209344.

54. Lam KCL, Brazier J, McGhee SM. Valuation of the SF-6D Health States Is Feasible, Acceptable, Reliable, and Valid in a Chinese Population. Value Health 2008;**11(2)**:295-303.

55. Pwu RF, Chan KA. Cost-effectiveness analysis of interferon-α therapy in the treatment of chronic hepatitis B in Taiwan. Journal of the Formosan Medical Association 2002;**101(9)**:632-641.

56. National Institute for Health and Care Excellence. Developing NICE guidelines: the manual. 2014.

57. Hirth RA, Chernew ME, Miller E, et al. Willingness to pay for a quality-adjusted life year: in search of a standard. Med Dicis Making 2000;**20**:332-42.

58. WHO Commission on Macroeconomics and Health. Macroeconomics and health: investing in health for economic development. Report of the Commission on Macroeconomics and Health: Executive Summary. Geneva: World Health Organization, 2001.

59. Bae EY, Lee EK. Pharmacoeconomic guidelines and their implementation in the positive list system in South Korea. Value Health 2009;**12(Suppl 3)**:S36-41.

60. Drummond MF, Pang F. Transferability of economic evaluation results. In: Drummond MF, McGuire AL, eds. Economic evaluation of health care: merging theory with practice. Oxford: Oxford University Press, 2001.

61. Drummond MF, Barbieri M, Cook J, Glick HA, Lis J, Malik F, Reed SD, Rutten F, Sculpher M, Severens J. Transferability of economic evaluations across jurisdictions:

ISPOR Good Research Practices Task Force report. Value in health: the journal of the International Society for Pharmacoeconomics and Outcomes Research 2009;**12(4)**:409-418. https://doi.org/10.1111/j.1524-4733.2008.00489.x.

第4章
健康政策分析之理論與實務

鄭守夏、葉明叡　撰

學習目標

一、瞭解公共政策的分類與政策環境

二、瞭解政策分析的理論與流程

三、能進行政策的利害關係人分析

四、能應用政策分析工具於公衛實務議題

前　言

　　本章旨在介紹公共政策分析的意義、用途與應用方法。政策是指政府對當前公共生活狀況或議題所採取的行動，包括任何的作為，也包括不作為。政策分析是指針對政策各階段的重點進行系統性的觀察與分析，以達成特定目的之過程。政策分析理論架構則是透過理論化概念對政策進行分析之工具，依其目的又可分為解釋型與規範型兩類。解釋型理論運用系統性的科學方法，來解釋與推估問題或政策的發展狀況，瞭解政策的前因後果，並且評估其效果或影響；規範型理論著重於釐清政策目的與價值取捨。政策分析理論架構依其知識典範背景，亦可分為政策流程與經濟學分析兩種不同類型。本章聚焦於政策流程之介紹，最後以臺灣的醫療保健相關議題作為範例，進行政策分析的說明。

第一節　政策分析的意義與內容

　　在現今社會，很多公共衛生相關議題都是跨領域的，例如探討近年來的低生育率是民眾對於傳宗接代觀念改變或是薪資過低造成，又如新冠病毒疫情（COVID-19）在全世界爆發大流行，疫情的管控涉及疫苗、藥物、醫療等的提供，到入境管制、檢疫與隔離措施、口罩與群聚限制等。因此這些政策的制定以及政策分析也越來越需要跨領域的知識與技術，而這剛好也是公共衛生議題的特質之一，也是公衛人員訓練的一項重點。

　　公共政策，大抵就是政府為解決或改善公共問題，或是追求更好未來的作為。政策分析是指針對政策各階段各元素進行系統性的觀察與分析，以達成特定目的之過程。以目的而言，解釋型政策分析目的是將某個政策加以抽絲剝繭，運用有系統的科學方法，推估問題或政策未來的發展趨勢，或是瞭解政策的前因後果，並且評估其效果或影響；規範型政策分析則著重於釐清政策的目的與價值取捨。

　　政府的政策必然會受到政治的影響，尤其是在「做與不做」或「大改小改」的政策方向，有時會因為政黨輪替而改變政策方向，例如臺灣「反核或廢核」的能源政策、「蘇花高、蘇花替或蘇花改」的交通政策、「東進或南進」的經濟政策、長期照顧制度的財源籌措採「稅收制或保險制」之決策等。在國際上，相當為人所知的大概就是美國的 Obamacare。歐巴馬總統（2008-2016）為了解決 15%-20% 沒有購

買健康保險的民眾看不起病的問題，制定病人安全與平價健保法案（Patient Safety and Affordable Care Act），強制並補貼雇主必須為員工購買健康保險。但是反對黨（共和黨）執政的各州就消極抵制，到 2017 年川普入主白宮之後，馬上改弦更張，想要廢止平價健保法案，但並未成功。政策分析理應盡可能以理論或證據作為基礎，而非只在現況與改革中做妥協。

政策分析或政策研究常依研究者的專業領域而有不同的分析架構。最常見的分析架構，乃是依照政策的流程作為分析的架構，例如從政策問題的出現、政府著手處理問題、政策方案取得合法位階與預算、政策的執行與評估等階段。美國政策分析學學者例如唐恩（William N. Dunn）[1] 強調以問題為中心的分析流程架構，他認為如果把政策問題界定錯了，那麼就不可能研擬出好的政策。另一種政策分析的架構，以威瑪和維寧 [2] 為代表，則以經濟學的觀點為基礎，認為政府政策是為了解決自由市場運作無法達到社會福利最大化時的政府介入，將政策分類為管制政策、市場化政策、政府提供或救濟等類型等。

儘管政策分析必然涉及政策制定或政策執行，但政策分析並不等同於政策制定或政策執行。政策方案內容的設計規劃，或是實際上如何透過行政組織、公私協力來推動執行，預算如何編列，績效如何考核等，屬公共行政或行政學的知識範疇。政策分析的標的就是政策本身、其所處環境與涉入相關利害關係人。因此，政策分析的目的，是要能夠解釋政策在各階段的因果關係、解釋不同行動者的互動與行為，或是釐清衝突的政策目的，進而幫助我們在不同政策工具選擇上或各種價值主張之間做出必要的取捨，判斷下一步的行動。

本章接下來將針對公共政策的類型與政策環境、常見的解釋型分析理論架構、利害關係人分析，以及規範型政策分析架構，作一概要介紹，最後並以臺灣的醫療保健相關議題與政策作為範例，進行政策分析的說明。

第二節　政策環境與政策類型

公共政策的基本內涵，包括政府的作為與不作為。政策是一種目標取向的活動，通常是反映某種政治需求，且在民主國家，涉及人民權利義務的政策，需要有法律作為基礎。政策往往是由行政部門提出，經過立法部門的立法或修法程序，在取得政策的合法性之後，行政部門始能據以付諸實施。相對的，如果是要廢止一個

現行政策，也是一樣要經過立法部門修改法律才能實現。然而，若僅是政策執行層面的改變，且沒有超越原本法律的授權範圍，行政部門就不需要再經過立法部門的同意，可以直接以行政命令公告修訂，並據以執行。另外，在政策層級上，可以分為全國性政策或是各個地方政府自行訂定的政策。

政策的提出與執行，展現的是政府對解決某個問題的態度與決心，在面對不同的公共問題時，有一些政策會讓民眾覺得政府並沒有決心想要解決問題，這些政策被稱為象徵性政策（symbolic policy），例如許多國家在禁止公務人員貪污所採取的作為，比較像是一個口號而已；但是香港在 1974 年就成立廉政公署來大力整頓公務員貪污，成效相當顯著，就不會被認為只是象徵性的政策。相對的，很多政策都是投入人力與經費在做事，可以稱為實質政策（material policy），例如，興建高速公路或高速鐵路來改善交通、鼓勵民間部門投入綠能產業的獎勵措施、地方政府提供敬老津貼或生育補助，或由政府提供長期照護服務或實施長照保險等政策。

一、政策類型

公共政策依其性質可以分為五類：（1）建制政策（constituent policy），係為了執行特定政策目標進行政府內部組織與規範的建構，例如美國成立國土安全部來負責防範恐怖攻擊，臺灣成立中央健康保險局（署）來經營全民健保業務；（2）分配政策（distributive policy），指的是將服務或利益分配給特定的民眾或團體，例如提高所得稅減免額度或是發給老農津貼；（3）管制政策（regulatory policy），是政府針對某些行為或團體的（自由）限制，例如飛航安全管制、禁止酒後駕車、對醫療機構的管理、對傳染病的管制、以及對食品安全與醫材藥品的規範與管理等；（4）重分配政策（re-distributive policy），是政府將財富或權力在不同群體間做重新分配，例如耕者有其田政策；以及（5）自我管制政策（self-regulatory policy），係指政府將特定專業行為的管制委由該專業團體自行負責，例如專科醫師考試制度等。

另一種政策的分類是以補救市場失靈的介入為觀點。此派經濟學者認為管最少的政府就是最好的政府，因此政府只要建構與確保一個公平的市場（競爭）機制，其他的事情就讓市場去自由運作，自然可以達到社會福利的最大化。那麼只有在出現市場失靈的狀況時，例如某種產業有明顯的規模經濟與自然獨占的特質，或是某種服務有明顯的外部效果應加以推廣或限制時，政府才需要以政策去介入市場，改善市場失靈帶來的不良後果。然而，政府的責任除了追求整體產業的效率之外，也

需要兼顧社會不同群體間的公平性，因此不宜完全以追求經濟效率爲目的。

以經濟學觀點，政策可分爲市場機制政策、誘因政策、管制政策、非市場供給政策、以及保險與救助政策等五類，其內容概要介紹如下。

（1）市場機制的政策（market mechanism）：利用市場機制解決問題，包括市場的自由化、市場的促進化及市場的活潑化。例如開放公路路權給客運業者，不再由公路局（原交通部所屬單位）獨家經營，又如開放行動電話頻道給民間業者，不再由電信局（中華電信前身）獨占，還有取消菸酒公賣也是一個例子。（2）誘因的政策（incentives）：利用課稅和補貼的誘因，導引標的群體的行爲；包括供給面的稅、需求面的稅、供給面的補助及需求面的補助。例如以提高菸稅或菸捐來減少菸品的銷售，又如政府補貼（免費）流感疫苗的施打等。（3）管制的政策（rule）：以建立規則來規範標的群體的行爲，包括建立體制法規（如民法、刑法）及管制項目（如價格管制、數量管制、服務品質管制）。（4）非市場供給的政策（non-market supply）：政府對標的群體提供財資或勞務服務，包括直接供給或建立獨立機構提供服務，例如在 1970-80 年代，政府在各縣市興建公立醫院來提供必要的醫療服務，或簽約外包，例如臺北市政府委託民間業者辦理居家服務與提供弱勢家庭社會支持等。（5）保險與救助的政策（insurance and cushions）：政府對於標的群體提供保險或救助，包括社會保險、救助及現金補助。最典型的例子就是實施公、勞、農保，以及強制性的全民健保，或是各縣市政府（鄉鎮市區公所）提供的家庭急難救助等。

另有其他政策分類方式，例如在社會福利領域，社會政策可區分爲社會民主制（視公共服務爲普及性的公民權）、統合制（以社會保險建構服務體制）與殘補制（僅提供服務給特定弱勢族群）等類型。又例如依據世界衛生組織（WHO）的分類，從政府部門的權屬作分類，健康政策的類型大致可分爲「醫療照護政策」（health care policies）、「疾病預防政策」（disease prevention policies）以及「以健康爲核心的公共政策」（healthy public policies or health-in-all policies）[3]。

二、影響政策制定的政策環境

在進行政策分析時，首先應該釐清該政策所處的政策環境爲何。任何公共問題的發生或是政策的形成，都會受到所處環境的影響，最常見的因素包括政治文化與社會經濟，而這些因素都會隨時間改變。政治文化泛指民眾對政府的態

度與期望，美國學者 Elazar 曾提出政治文化可以根據個人參與程度分爲個人主義的（individualistic）、道德主義的（moralistic）和傳統主義的（traditionalistic）三類 [4]。概言之，個人主義的政治文化中，民眾視政府爲保障個人權利的制度；道德主義的政治文化中，民眾視政府爲追求公共利益、集體福祉的制度；傳統主義的政治文化中，民眾則是視政府爲確保社會秩序之所必須。所謂的選舉文化就是一個明顯的例子，民眾浸淫於不同的政治文化之中，可以對應出民眾對總統、縣市長、與民意代表選舉的參與程度。此外，即使到現在，比較偏遠的鄉村地區，恐怕還是有買票賄選的情形存在，相對的在臺北市大概就很少聽說有買票的事了。民主化以後的政治文化，使得民眾權利意識提升，一方面更可以向政府主張其衛生福利相關權利（益）值得保障，更具有行動性和自主選擇意見，也因此政府由政策問題的界定到最後制定實施，都必須考量人民的意見；另一方面，人民對政府作爲和承擔責任的期待也逐漸提升，越來越多的衛生福利問題透過政策立法而成爲政府業務。

另一個很重要的因素就是社會經濟發展的狀況。例如在 1960 年代，臺灣經濟起飛，國民所得快速成長，總生育率非常高。當時的人口專家蔣夢麟擔心人口成長太快，提倡應該節制生育 [5]，後來政府也開始推行節育政策，在中央設置家庭計畫研究所，在各鄉鎮市區衛生所配置家庭計畫人員，挨家挨戶教導育齡婦女避孕節育的方法，倡導「兩個孩子恰恰好、男孩女孩一樣好」的觀念，多年後慢慢的讓生育率下降了。不過時到今日，臺灣的生育率過低，在 2015 年，平均一對夫妻生不到一個小孩，因此鼓勵生育反而成了重要的社會政策。這兩種方向截然相反的人口政策介入，顯示了政策所處脈絡中，臺灣社會經濟發展背景的差異。另外，例如吸菸喝酒以前是個人自由，現在卻也變成政府要管的問題，因爲吸菸會產生二手菸，對旁邊的民眾造成影響，因此已經有室內不准吸菸、無菸校園、無菸公園等政策在推行；而酒後騎車或開車是造成交通事故的重要原因，多年下來對酒駕的大力宣導以及罰則大幅提高，都希望能減少酒駕事故造成的傷害。

三、影響政策制定的利害相關團體

一個問題會不會受到政府重視進而著手處理，往往受到很多利害關係人的影響，在政府方面的決策者包括：（1）立法者、（2）行政首長、（3）行政機關、（4）司法機關；而非政府部門之政策參與者則包括：（1）利益團體、（2）政黨、（3）學術或研究團體、（4）大眾傳播媒體、（5）公民團體（或稱第三部門或公民社會）以

及（6）個別公民。最典型的例子就是換黨執政時，有些政策就會明顯改變方向，某個部長換人之後，某個政策就不再推行了，或者政府想推行某個方案，但是想法曝光之後被媒體大肆批評，政府也可能會改弦更張。不過即使政黨輪替或政務官輪替，政策與制度的發展仍有其長期軌跡。「路徑依賴」或「路徑相依」（path dependence）理論強調，一旦特定政策形成，都會留下軌跡，並對未來的制度選擇繼續發揮影響力。

第三節　解釋型政策分析理論

一、常見的政策分析理論架構

當我們要進行一個政策分析時，我們可以挑選適當的分析理論或是分析架構來套用，比較容易釐清真正能夠解釋政策制定、執行或成效的原因與重點。由於每個政策的目的不同，所面對政策問題的進程與範圍迥異，因此選取適用的分析理論架構相當重要。政策分析的研究學者提出許多不同的分析理論或模型架構，本單元介紹五個常見的理論架構。

政治系統理論（Political System Theory）強調一個政策的產生是源自於政治系統因應外界的需求或支持而提出的。利用這個理論架構，我們很容易可以釐清某些政策的起因，例如臺灣在 1980 年代末期到 1990 年代初期，商標仿冒與音樂創作的盜版十分猖獗，由於美方施壓，政府不得不制定智慧財產權保護法，開始大力取締盜版行為。近年則是發生多起食品安全事件，在消費者輿論的批評與要求之下，政府大幅提高對廠商違法的罰金，希望能遏止廠商的不當行為。

團體理論（Group Theory）強調政策是不同利益團體之間的角力與折衝之後的結果。有些政策明顯牽涉到不同團體之間的利益分配時，則適合利用團體理論來做分析。例如在臺灣爭議已久的「醫藥分業」政策，目標是讓醫師負責開處方，再由藥師來調劑處方，用以提高藥品調劑的品質，應該是一個合理的政策。然而基於過去醫師（尤其是診所醫師）包辦處方與調劑，其中藥品的利潤也歸醫師所有，如果釋出處方箋給社區藥局調劑，那麼就會損失原來的藥品利潤。在這個政策的制定過程，可以很明顯看到醫師團體與藥師團體的角力。目前醫藥分業的實施採用雙軌制，健保開辦初期支付醫師處方釋出費，以鼓勵醫師釋出處方（目前已取消），另

外也允許診所自聘藥師調劑，而在醫療資源不足地區的診所醫師仍可以親自調劑，可以說是雙方折衝後的結果。

菁英理論（Elite Theory）認為政策其實就是執行少數政治菁英的想法，這種論點與政治系統或團體理論有明顯差異。在公衛領域，我們倒也不難發現有些政策是符合菁英理論的觀點，例如騎機車戴安全帽的政策，當初就是由臺北醫學大學的邱文達教授極力推動。這些專家是基於科學證據，認為政府應該強制機車騎士配戴全罩式安全帽，以降低機車交通事故因為頭部外傷造成的死亡率，並提出「流汗總比流血好」的口號。後來於 1997 年修法通過此一條文，違規者罰款 500 元，之後的評估研究也發現，該政策實施後機車事故死亡率有明顯降低。由於醫藥衛生領域政策時常涉及高度專業議題，許多管制型政策皆屬此類。

制度主義理論（Institutionalism）強調政府要實施一個政策就會在政府的體制內展現出來，這可以是一個新機關或新單位的成立，用以執行一個新的政策，而且新的政策變革與制度轉型，總是受到既有制度設計的影響和限制。這種例子也很多，例如臺灣的環保署是在 1987 年由行政院衛生署的環保處獨立出去升格成立的，藉由人員編制的大幅擴充來執行環保相關的業務與作為。另一個例子就是全民健保的實施，當初是把公保、勞保、農保等既有的社會保險中與醫療給付相關的業務抽出整併，並將所有國民強制納保，於 1995 年在行政院衛生署成立中央健康保險局（現為衛生福利部中央健康保險署）來執行健保業務。

理性決策理論（Rational-Choice Theory）強調政策是執政者經過分析各種可能的方案之後所做之決定，是對其有最大利益的理性選擇。例如，許多國家都實施兒童公費疫苗的強制施打政策，就是基於科學研究的發現，認為兒童以施打疫苗來防止特定傳染病的發生，不只具有經濟層面上的成本效益，更可以減輕家庭照護與病痛帶來的身心折磨。即使，有的疫苗在施打後會造成極小比例的人產生嚴重副作用，造成有些家長拒絕小朋友施打疫苗，但各國政府仍繼續推動此一政策。近期的案例，如政府開放日本福島地區食品進口，是執政黨經過食品的安全風險評估以及台日之間的經貿與政治需求，所做的決定。

這些常用的解釋型分析理論，並沒有哪一個理論最好、可應用於所有的政策情境，而是可以搭配使用來讓政策分析可以更加完整與準確，例如政府開放日本福島食品進口的決策，可以用政治系統理論分析日本政府對臺灣的期望或施壓，加上以理性選擇理論，來分析該類食品的安全性與可能的管制配套措施，讓執政者在各種可能的方案中，選擇一個對其最有利的政策。

二、政策流程：從議程設定到政策評估

政策流程是當前最重要的解釋型政策分析理論，早在 1970 年代就發展出來，至今仍時常被採用。政策流程完整地描述了政策從被提出討論到付諸實行的各個階段，並且在各階段中考量了影響政策的重要元素，因此廣爲適用。一般政策流程可以分爲五個階段：（1）議程設定（agenda setting）、（2）政策形成（policy formation）、（3）政策合法化（legislation）、（4）政策執行（implementation）、（5）政策評估（evaluation）。政策分析人員所要分析的各個政策方案，不一定都涵蓋所有流程，有的甚至連方案都尚未提出，因此每一個分析個案都有不同的分析重點。以下介紹五個主要政策階段。

（一）議程設定（agenda setting）

所謂議程設定階段，指的是一個公共問題被提出來，而後進入政府部門進行討論，也就是說政府已經知道這個問題，也隱含政府要著手處理這個問題了。當然有些問題是在民間被議論很久，但是一直不被政府重視，或者問題進入政府討論之後，決定暫時不處理的也可能發生。另一方面，某些情況政府也要有處理的適當性與處理能力才能採取行動，例如夫妻感情不好或家庭不和睦可能是問題，只是政府很難有立場介入，但是如果發生家庭暴力事件，政府就可以依照家庭暴力防治法介入處理。因此在學理上，一個情況讓民眾覺得是問題了，不論是偏離了某些價值、標準或期望，還要加上政府有介入處理的可能性時，才會成爲一個公共問題。

因此，一個公共問題會不會進入政府議程，根據 Kingdon 所提出的模型，必須要有問題流（problems stream）、政策流（policies stream）和政治流（politics stream）三股匯流，才會開啓政策視窗（policy window），讓問題進入政府 [6]。

1. 問題流（problems）：指的是各式各樣的問題會透過各種管道吸引人們的注意力，我們需要瞭解的是，爲何有些問題比其他問題更容易受到注意而成爲政策議程中的焦點之一。

2. 政策流（policies）：針對某些特定問題或議題，在政策領域內均存在某些社群，對問題提出解決方案。每個人均有其偏愛的理念和方案，在政策社群中向其他人推銷；在選擇過程中，有些方案會受到青睞，有些則不會。

3. 政治流（politics）：政治團體針對某些問題或議題的態度，會因爲政治氣氛或民意轉向而變動，影響的因素包括選舉結果、政權移轉、執政黨意識型態

轉變、或壓力團體的活動等。

也就是說，政策視窗的開啟是匯集了民眾認知到問題的重要性，存在可能的解決方案，以及有政治團體針對此議題推波助瀾而成。而這三股匯流的發展和運作大部分是互相獨立的，但有時也會互相影響。

在政策議程設定的階段，一個情況會不會被視為一個問題，除了要有客觀的證據，還要看社會大眾的感受與價值判斷，再透過有條理的陳述，才會引起政府部門的注意。例如二手菸的危害，在 1970 年代之前大家可能不會認為是個問題，直到相關的研究證據越來越明確，加上民間團體與學者的呼籲，民眾也感受到這是一個問題，政府才提出菸害防制的政策，並於 1997 年通過菸害防制法的立法。

在議程設定階段，政策分析的重點就是釐清問題或稱為問題界定，也就是將問題的前因後果進行細部解構，以瞭解問題的原因以及重要的相關因素，並提出政策目標。青少年藥物濫用（毒品）問題就是一個很好的例子，為什麼這些年輕人會染毒呢？是毒品管制問題？家庭問題？學校教育問題？還是休閒娛樂場所的管理問題呢？另一個例子就是國人晚婚又不想生小孩，臺灣的生育率快速下降已經成為國家安全問題，那為什麼上一代願意生小孩到這一代就不願意了呢？純粹是觀念的改變嗎？還是薪資過低擔心養不起小孩嗎？又如殘障人士出門交通不便是一個問題，如果定義成道路設施不足，則是改善道路與交通工具，如果定義成是「行的權利」問題，那麼提供專人或專車服務也都變成選項之一。我們可以想像許多公共問題都是很複雜的，一個問題如何被界定，也就決定後續的主要政策方向與解決方案了。

公共問題的界定也是一個政治的過程，問題的界定有助於確認適當的解決方案。問題的界定最主要的任務就是找出原因，有些問題的本質過於廣泛與無形而難以界定，有些問題則是相當複雜而不容易找出原因。一個公共問題可以是很單純的議題，也可以是非常複雜的問題，我們可以用問題的結構良好與否來做分類。判定問題結構的因素有：政策決策者多寡、政策方案多寡、效用或價值的共識、結果的不確定性、以及機率的可預測性等五個面向 [1]，將公共問題分為結構良好、結構中度良好、以及結構不良等三類。

例如食品包裝上的標示內容應該予以明確化，避免民眾買到名實不符或過期的食品，這是一個相當單純的議題，這是衛生福利部的食品藥物管理署的權責，在食品衛生管理法原有的授權之下，就可以用行政命令來執行此一政策。相對的，例如青少年吸食安非他命或使用毒品的問題，可以說是社會治安的問題，也是學校教育的問題，也是管制藥品管理的問題，那麼應該由哪一個部會來主導最適合呢？是警

政部門、教育部門、還是衛生部門呢？這可能是一個結構中度良好的問題。而人口老化、兩岸統獨、或是全球暖化等問題，牽涉到很多的政策決策者，各種方案很多元，而且價值與風險也缺乏共識，是典型的結構不良的問題。因此問題界定越精緻準確，之後所研擬的解決方案就更能有效果，因此在問題界定時，我們最擔心的是犯了「第三類錯誤」，就是把問題界定錯了，所擬的方案就很難有效了 [7]。

　　在公衛領域，我們常認為在問題界定階段最重要的工作是找出問題的原因，這部分可藉由證據資料的搜尋、重要相關人士訪談、專家腦力激盪等方式進行，甚至利用統計分析方式找出重要的影響因素。然而，在政策分析領域，除了資料蒐集外，比較完整的分析還包含下列幾項：挑選適合的政策分析理論架構當參考、釐清所有可能的利害關係人、以多元觀點分析問題、進行類比分析等，這些分析有利於對問題的瞭解，以及政策目標的確認。在這些過程裡面，要能夠從眾多代表事實的資料（data）裡面，篩選出具有意義的資料，稱之為資訊（information），將資訊做分析之後整理成證據（evidence），充足的證據加上合理的論述可以影響人們信念，有利於對問題原因的認定以及政策目標的擬訂。

　　在進行問題界定時，政策分析人員應注意下列幾點：盡可能以「不足」或「過量」等量性詞彙來表達問題，以科學基礎的「評估性」用詞來描述問題，避免在描述問題時暗示解決方法，或者將問題本身與情境混為一談。例如在描述民眾買不起住屋的問題時，可以呈現無殼蝸牛人數逐年上升的數據，說明該趨勢可能加劇貧富差距或引發社會不安。但不要有類似「平價房屋太少」的說法，因為這隱含解決方案在裡面，會限制我們研提更多面向解決方案的可能想像。

　　值得一提的是，當不同立場的利害關係人或是以不同觀點看一個問題時，面對同樣的事實卻可以有非常不同的認知，這種價值或道德性判斷，對於問題分析而言非常重要。例如面對核能電廠可能發生意外的機率到底多高，眾人引用的數據可以從千萬分之一到百分之 24，差距大到不合理，幾乎無法做理性的討論，即使面對同一個客觀的推估數據，反核團體可能認為完全不能接受，然而許多民眾卻完全不在乎；又如養豬飼料添加瘦肉精帶來的健康風險，我們應該採用歐盟的嚴格標準或美國較為寬鬆的標準認定，也是一種價值判斷，實際上很難以科學證據做討論。本章第五節介紹的規範型政策分析理論，即可應用於此類價值判斷之分析。

（二）政策形成（policy formation）

　　一旦政府決定要處理某個問題，接著就是要提出政策或是可能的解決方案

（alternatives），這就進入了政策形成的階段。在這個階段裡面，重要的政策分析工作包括下列五項：

1. 認定問題的原因：就是在上一個問題分析階段中，釐清某個公共問題的重要原因，如果存在著多個原因，就要選取重要的原因優先著手處理。

2. 確立政策目標：政策目標通常是要解決或改善目前的問題，或是要達到未來理想的境界，因此可能包含近期和長期可以達成的目標。

3. 認定目標群體：只要是跟目標有關的群體都應該列入考慮，尤其是針對原因複雜的公共問題，不同的原因可能牽涉到不同的目標群體，應該明確分列。

4. 提出政策備選方案：這大概是政策形成最重要的一項任務，針對一個問題提出數個可能的政策方案，而不是單一解決方案。

5. 預測各個方案可能帶來的影響，並排出這些方案的優先順序。接著在政策合法化的階段裡面，政策分析的重點就是對這些可行方案提出說明與推薦。

政策方案的研擬，多由過去文獻的檢視著手，蒐集該問題或議題在國內外有沒有相關的政策或解決方法，那些作為的效果如何；也可以針對某些特定的政策方案進行個案比較分析；再者可以蒐集本土的第一手資料，例如蒐集相關目標群體的經驗與意見做參考。在研擬可能的方案時，也可以透過腦力激盪等方法來集思廣益，或是召開專家會議或是利害關係人的座談會，讓政策方案可以兼顧各方意見。

多數公衛政策都是要透過改變人民的行為才能達成政策目標，而政策方案的本質可以分為提供誘因、訂定規則、提供事實資訊、給予人民權利（right）、賦予政府權力（power）五種 [8]。提供誘因是鼓勵目標群體多做有益的行為，國民健康署舉辦「戒菸就贏」比賽鼓勵戒菸，或是提高菸品健康捐，以減少民眾的菸品消費，就是一個好例子。訂定規則最主要是透過處罰來抑制不好的行為，多數的管制政策都屬於這一類，例如醫療廣告違規或是食品添加物違規等都訂有罰則。提供事實資訊是希望透過資訊溝通來引導行為改變，在臺灣從 2020 年初開始的 COVID-19 疫情期間，中央疫情指揮中心頻繁的媒體廣告，再三提醒民眾戴口罩、常洗手是有效的防疫手段，也在例行記者會上面提供最新的疫情說明，就是最好的例子。至於給予人民權利或是賦予政府權力的政策，是透過修法來擴張人民權利或政府權力，來達成特定的政策目標。

（三）政策合法化（policy legitimation）

在政策合法化的階段，就是要從數個備選方案中選取一個方案，或是經過修改

之後，讓某個政策方案取得合法位階，得到政策要付諸實行的人力與預算，才能進到政策執行的階段。當然也可能沒有任何一個方案被採納，又退回政策研擬的階段。所謂的取得合法位階，是指一個政策要取得法源依據，這可能需要透過立法或修法的程序，如果該政策已經有法源依據，那麼就只要發布行政命令或公布辦法就可以讓政策開始執行。另一方面，政策必須考量其正當性（legitimacy）而非只有合法性（legality），也就是社會大眾的可接受性、政策價值的適當程度、以及決策過程的程序正義等，才能確保後續的順利執行。

在政策合法化的階段，政策分析的主要任務就是比較與推薦適當的備選方案，而常見的分析理論包含理性選擇理論（Rational Choice Theory）或理性綜合理論（Rational Comprehensive Theory）、漸進理論（Incremental Theory）、以及綜合掃描理論（Mix-Scanning Theory）。這些理論與本章第三節前段所介紹的解釋型理論不同，他們並不是用來解釋政策成因或發展的理論，而是用來幫助我們在政策制定當下做出方案選擇的理論。理性選擇或理性綜合理論是指政策決策者會以理性的方式，考量各個方案的利弊得失，以執政者的立場來挑選最適當的政策方案；相對的，漸進理論則是認為決策者往往會以微幅漸進改革的方式，選取改變不大而各方都可以接受的方案來執行；而綜合掃描理論則是涵括上述兩種觀點，認為有些議題的政策方案適合用理性選擇理論作分析推薦，而有些議題方案則適合以漸進理論作分析與推薦。例如全民健保調漲費率對民眾影響很大，因此政府會同時考量健保財務永續與民眾可接受程度，多年來幾次調整費率都是以漸進增加的方式來調漲費率。

另一種方案推薦時的考量就是可行性分析（feasibility analysis），這是很常運用在不同領域的分析手法，在政策分析領域是指針對各個備選方案，依照數個常見的可行性面向進行分析，包括政治、法規、技術、經濟、行政、與時程的可行性等。面對位階較高的政策議題時，政治與法規的可行性具有決定性的影響，例如方案是否受到選民與政黨支持，符合當下民意所趨的政策方案可行性較高，而不需要立法或修法的方案可行性也比較高。例如 2011 年的二代健保修法，要把健保保費的費基從薪資所得擴大為家戶總所得，會提高單身和高所得民眾的保費金額，因此在立法院修法過程受到很大的挑戰，結果家戶總所得的方案被推翻，改為薪資為基礎外加 6 種補充保費的方案。另外，技術面指的是執行某方案所需的科學或工程技術是否有困難之處；經濟面指的是所需的資源是否充足或是具有成本效益；行政面指的是有無合適的預算科目或人力等來執行某一方案；而時程面指的是方案執行所需時間是否可被接受；這幾個面向相對是比較屬於執行面的考量重點。

（四）政策執行（policy implementation）

　　一個政策在取得合法位階之後，政府就可以開始編列預算與安排人力，著手執行已被採納的方案，這個階段因為還在執行過程，政策分析的重點就是依據可得的資料做執行面的政策監控（monitoring），這個時候大多是由執行政策的機關自行做監控。大部分的方案執行都是由行政單位負責，可以是中央或是地方的相關部門，例如 COVID-19 相關的檢疫措施與疫情調查，或是醫院評鑑新制上路，多是由行政部門或授權機構來執行；某些政策方案是由立法或司法機關執行，例如新增老人福利法的內容或執行消費者保護法，就有賴立法機關舉辦公聽會或由司法判決來執行；而某些政策方案則是委託社會／社區團體執行，例如社區大學或是社區健康營造計畫等。

　　一個政策方案被採納之後，能否順利執行受到許多政治因素的影響，除了政策議題與計畫本身的複雜性與共識程度之外，首先是政治體系內的影響，例如行政首長或政務官是否支持，民意機關與司法機關以及其他層級政府或行政部門是否支持；體制外的則包含政黨、壓力團體、大眾傳播媒體等是否支持。一個缺乏共識的政策方案可能會受到民意機關的多方詢問與批評，或是無法得到其他行政部門的合作支持，甚至在大眾媒體上受到壓力團體的各種指責，都會讓政策方案的執行變得相當困難。因此，政策方案的可行性評估是相當重要的一環，而該政策負責人的領導與溝通能力，也是政策能否成功執行的關鍵之一。

　　在政策執行階段，政策分析的重點是進行監測。在行政面常見的監測方式是先訂定標準作業流程或是進度表，然後依照時序進行財務、產出、或人力等面向的資料蒐集與比較，以瞭解計畫執行的情況；在管理面則可以用目標管理或例外管理的技巧進行管控。目前在政府各部門都有所謂滾動式檢討的機制，也就是在例行性的計畫執行監測中，一旦發現執行上遭遇困難，馬上可以檢討並改善計畫執行的內容，可以提高計畫執行的效率。

（五）政策評估（policy evaluation）

　　政策方案執行後是否有達成預期的目標、問題是否獲得解決或舒緩，這就必須進行政策評估才能回答。一般而言，政府的政策評估工作多由執行機關自行處理，或者由政府內部的研考單位來做，也有委託學術研究單位來做的；相對的，在企業界則多半會將重要的政策評估委託專業的顧問公司來做，不論在評估的嚴謹性、報

告的眞實性、對企業提出建議方案、以及評估報告受重視的程度上，可能都會有一定程度的差異。

政策評估是以系統性與客觀的方式去測量某一方案對社會產生的衝擊與達成目標的程度。政策分析所採用的觀點與包含的層面，通常會比方案評估來得廣，可以包含目標達成的程度、成本與效益、受影響的目標團體、以及執行過程是否恰當等。一個政策的實施是否達成其政策目標，問題是不是獲得解決或舒緩，這需要一個好的評估來回答；而政策目標是否達成，可以區分爲計畫產出（output）或是結果（outcome）兩種指標。計畫產出較容易測量，通常是用計畫投入經費與人力之後立即可觀察到的效果當做指標，例如一年舉辦多場的戒菸宣導活動，便是以參加活動的人數爲指標，或是以參加戒菸班或戒菸門診的人次爲指標，而類似的計畫眞正想達到的結果是目標族群的吸菸人數或吸菸量的減少，才能預期吸菸帶來的健康危害會降低。

此外，一個政策評估報告就像一份研究報告一樣，需要具有一定的科學嚴謹性。首先需要有一個想要回答的問題，這裡指的不是公共問題本身，而是一個研究問題，例如我們想知道臺灣的菸害防制法實施，是不是讓民眾的吸菸率有下降？這可以由歷年相關調查的統計得知；但是到底是哪一項政策方案的效果呢？是提高菸捐金額？還是限制吸菸場所？或是菸害教育的成效？這就需要更嚴謹的研究才能回答這些問題。如果我們問嬰幼兒 B 型肝炎疫苗接種政策有沒有效？那就要經過多年期的世代追蹤，才能確認一群小朋友接種疫苗到長大成人後，看疫苗接種是不是降低了他們 B 型肝炎的感染率。

在有明確的研究問題之後，政策評估就需要研擬一個合適的研究設計來回答該問題。一個典型的政策評估大多需要有前、後測的觀察資料，如果能夠找到合適的對照組進行實驗或準實驗設計，那就能排除其他相關因素的影響，更精確地驗證一個政策方案帶來的影響。至於研究變項的定義與測量、資料的蒐集與處理、統計分析、結果或證據的判讀等，都應該符合研究方法的客觀與嚴謹性。有些政策評估的問題不只是有沒有效果，而是包含花費的評估，想知道哪個政策方案比較省錢，或是該政策方案的效果是不是值得，這種評估就需要採用成本效益分析（cost benefit analysis）或成本效用分析（cost utility analysis）。鄭守夏與江東亮曾做過一個研究，藉著對照全民健保實施前後民眾醫療服務使用情形，來評估健保政策的介入，是否眞的能讓原本沒有參與任何社會保險的民眾得到所需要的醫療服務；結果發現，這些新納入健保的民眾，其急診就診次數有顯著提升，門診就診次數以及住院次數顯

著提升至兩倍以上，達到跟其他原本就有參與社會保險的民眾相同使用水準 [9]。透過此評估研究可得知，健保政策之實施，單以醫療使用而言，確實有立即 1 提升使用量的效果，也間接可推知其分散醫療財務風險、提升就醫財務可近性的目的有所實現。

就如同前面所述，很多政策評估都是由政府單位自行負責，除了在研究設計、資料蒐集與分析嚴謹度上的限制，很多時候基於自我立場與觀點，會著重於呈現方案有效果的部分，對於成效不佳的部分經常會輕描淡寫，錯失改善的機會。如果是委託外部單位進行評估，經常會遭遇到的困難是受評估單位的消極不配合，還有資料缺漏或取得不易，這些都會嚴重影響到政策評估的正確與嚴謹程度。

第四節　利害關係人分析

在政策流程的五個階段中，從問題的發生到議題進入政府，相對是比較會受到政治與環境因素的影響。而進入到政策形成與方案研擬階段時，可以有比較多技術面的作為，來提升政策方案在合法化階段被採納的機會，而利害關係人分析就是很常用的技術之一。所謂的利害關係人（stakeholder）就是對某個政策有興趣或是會受影響的個人與團體，可以包括官方與非官方的政策影響者，例如行政首長、行政機關、立法機關、政黨、利益團體、學術研究團體、大眾媒體、企業組織、公益團體、或個人等。

利害關係人分析（stakeholder analysis）是在研擬政策方案或特定方案實施前，以系統性的方式蒐集和分析相關資訊，瞭解相關團體組織立場與可能受到影響等。利害關係人分析的工作通常由政策研擬單位執行，也可以委託學術單位或顧問公司進行。政策決策者以及執行單位可以利用利害關係人分析來確認某政策方案的關鍵影響者，並評估他們對某方案的瞭解程度與立場，有利於決策者在政策實施前可以與主要利益相關者更有效地溝通，增加其對特定政策與方案的支持，或是防止其對政策或方案的誤解或反對，有利於該策略或方案的順利執行。

一個好的利害關係人分析可以確認對特定政策有興趣或將受影響的個人和組織，並獲得有用且準確的資訊，有利於政策方案被採納與順利執行。美國學者

---

1 此研究前測時間為 1994 年 10 至 12 月間，後測時間為 1995 年 12 月，作為介入的健保政策則於 1995 年 3 月 1 日實施。以政策實施一年以內造成的效果而言，說「立即」並不為過。

Schmeer 提出利害關係人分析的 8 個步驟供參考 [10]：

利害關係人分析步驟：

1. 規劃分析流程：包括確認這個利害關係人分析的目的與使用者、組成工作小組、擬定分析內容與時間表。

2. 選定要分析的政策：確定所要討論的策略或議題具有重要性，並確認政策的範圍（國家或地方）與面向（經濟與社會等）。

3. 確定主要利害關係人：這是一個分析能否成功的重要步驟。根據可得的資料，列出所有可能的利害關係人，透過專家的協助將這些利害關係人排出優先順序，以利後續在資源有限的情況下進行資料蒐集。

4. 發展工具：通常，與利害關係人相關的次級資料很有限，因此需要發展一套用來蒐集與分析利害關係人的組織特性的工具。主要蒐集的資訊項目包括利害關係人對政策的瞭解程度，包括知識、立場、利害關係、聯盟、可用資源、影響力以及領導力等，可以製作成（半開放式的）問卷，透過訪談來蒐集資料，再彙整成表格以利於討論與比較（如表 4-1）。

5. 蒐集和紀錄資料：在完成所有次級資料蒐集與整理之後，進行利害關係人的訪談與資料紀錄。

6. 填寫利害關係人資料表：將訪談中獲得詳細且冗長的答案，以簡潔和系統化的方式填入利害關係人資料表。

7. 分析利害關係人資料表：分析應著重於比較相關利害關係人的相對影響力、知識、立場、利害關係、以及可能盟友等，大多可以得出誰是最重要的利害關係人、對政策的立場為何、可能的結盟對象等。

8. 使用分析結果：可以依照不同項目做呈現，並對個別利害關係人提出溝通策略。

當我們選定一個要分析的政策之後，要先組成一個工作小組，列出利害關係人，並開發工具以利資料蒐集，之後根據所得資料進行分析，提報給決策者使用。在這個過程中，蒐集與分析資料的項目會因政策議題不同而有所差異，對一個牽扯廣泛而缺乏共識的政策，需要蒐集與分析的組織特性項目就會比較多，例如臺灣的能源政策議題；相對的，要分析一個影響規模較小的議題，所需要的項目就會比較少，例如修改菸害防制法或提高菸捐的議題。

表 4-1：利害關係人分析表範例

組織編號 與名稱	政策知識 1= 無 2= 一些 3= 很多	立場 1= 支持 2= 中立 3= 反對	利害關係	聯盟	可用資源 1= 很少 2= 普通 3= 很多	影響力 1= 很小 2= 普通 3= 很大	領導力 1= 有 2= 無
1　政府單位 A							
2　政府單位 B							
3　民間團體 C							
4　民間團體 D							
5　政黨團體 E							
6							
7							
8							
9							
10							

第五節　規範型政策分析理論

　　本章目前為止的介紹，政策分析者似乎都是站在某種旁觀、中立的角度在描述、解釋政策的各個階段、各種人、事、物以及成敗因素。政策分析者自己又在哪裡呢？從學術研究的角度出發，可能最接近中立分析者的角色，因為研究者的主要工作，可能就是去探究有關政策的科學知識；儘管如此，研究者必然也會基於所屬的社會文化脈絡，並因自身對社會問題的價值取向，而有不同的政策分析視野，政策分析必然帶有觀點，不可能全然客觀中立，即便是科學知識，也有其社會性。研究與關懷，時常難以二分。

　　若是從公共衛生從業人員的角度出發，這種關懷的價值判斷程度，可能就更強了。我們選擇去做某份工作，除了自身的溫飽、在人世間安身立命以外，很時常也是在實踐著我們認為善與美的事，追求著一些意義、關懷著我們自己以外的許多人。我們稱這些理想為「規範理念」（normative ideas），是一些我們各自因為不同的原因，而想要去追求的東西。在民主自由社會的好處是，我們不用所有人都必須去信奉某套理想，但儘管我們懷抱著不同理想，我們還是得一起經營生活（包括一起經營群體的健康），因此規範層面的考量對政策分析而言，也非常重要。

　　學者布宜諾迪麥斯奇塔（Bueno de Mesquita）就認為，運用「規範架構」

（normative frameworks）來分析政策，有助於我們釐清政策的目的，在絢麗的政策修辭和政治語言當中，辨別到底真正我們透過政策要追求的理想是什麼，還有真正必須做出的取捨（trade-offs）是什麼。至於實際上有哪些規範架構適用於政策分析？布宜諾迪麥斯奇塔提出常用的四者：（1）效益主義（utilitarianism）；（2）平等主義（egalitarianism）；（3）康德式義務論（Kantian deontology）；（4）自由至上主義（libertarianism）[11]。

效益主義重視的是後果（consequence），以後果而言能夠帶來最大化效益（utility）的政策選項，就是最好的政策選項，至於效益如何定義，則是視政策目標而定，可能是金錢、服務、財貨、人類福祉與健康，或是其他測量。效益主義常以成本效果（cost-effectiveness）的考量呈現，通常用最小的投入能換到最大的產出的那個選項，就被視為最好的選項，例如，政策最小程度的介入，要求機車騎士穿戴安全帽，就可大幅減少交通事故的頭部傷害。平等主義重視的是在所有平等的道德主體（equal moral agency，例如人類）之間的某種平等保障，可能是資源分配的平等、使用機會的平等，或是結果的平等。為了追求這些平等保障，某些時候可以犧牲效益，例如，特別投入資源將醫療服務輸送到偏遠地區。康德式義務論重視的是權利（rights）的保障以及義務（duty）的課予，主張權利義務除了修辭用途，也時常以法律訴訟的形式獲得彰顯，例如人民的基本權利，或是國際人權公約所要求的健康人權等。公衛政策時常是實現健康人權保障的工具，但也可能限制甚至侵害了某些權利，例如為了防疫目的而侵犯個人的隱私權或是自主意願。自由至上主義是一種義務論的分支，特別重視自願同意的契約和交易，除了經過個人同意以外，其他形式的強迫（coercion）皆屬不正當地限制個人自由，因此自由至上主義最傾向將政策問題交給市場機制來解決，國家政策的目的僅在確保市場的運行和契約的實現。雖然在公衛領域，正是因為市場時常失靈，才需要各種政策的介入，自由至上主義較少可運用來支持公衛政策之處，但很多時候它卻時常是廣大民間的某種共同信念和政策討論時的潛藏價值預設。

雖然在用詞上似乎看起來很像是某些西方脈絡的用語，但其實這些考量都不斷存在我們的政策辯論之中，我們並不一定要像是信仰那樣從一而終的選擇某個規範架構來相信，而是要借用這些架構所提出的洞察，來幫助我們釐清自己，也釐清不同政策立場人士心中的核心價值為何，從而知道在進行政策倡議、制定或其他階段時，需要考慮什麼，真正在爭論的、必須進行取捨的又是什麼。

總之，規範型政策分析的用處，是幫助我們釐清「誰的價值？」的問題，包括

是誰的價值正獲得政策支持而被當作政策目的在實踐著？誰的價值被用來衡量政策效果的良窳、成敗 [12] ？政策制定本來就是民主競技場中的理念鬥爭，「人們為了理念而爭執，為支持它而奮鬥，為反對它而奮鬥。政治衝突從來不只是為了物質條件和選擇，而是為了爭什麼是正當。」（頁 31）[8] 。在進行政策分析時，不論分析者自己是否要採取一個特定立場，或是否要當超然的旁觀者，都需將影響人們行為的規範面向列入考量。

第六節　健康問題與政策分析案例

本章最後以兩個健康照護體系的政策案例，來演示政策分析工具。第一個案例探討 1995 年全民健康保險政策之實施。第二個案例探討醫師人力問題，特別聚焦於 2011 年俗稱「四大皆空」的內、外、婦、兒四大科專科醫師人力不足問題。

一、財務公平可近的健康照護體系：1995 年全民健保實施之解釋因素分析

世界各國公衛體系要處理的一個根本議題，就是提供普及的醫療保健服務給全民。除了較早發展的高收入國家早有健康體系以外，世界衛生組織近年也大力倡議所有國家都應盡量確保財務上的「全民健康服務覆蓋」（universal health coverage）[13]，建立普及、效率、有品質且公平可近的健康體系，已經是普世價值。在服務提供方面，臺灣過去除了公有的公共衛生系統（如衛生所、保健站），以及公立醫院體系來提供服務，也有私人醫院與診所的經營，所呈現的是醫療資源明顯集中在都會地區。政府自 1986 年實施「醫療保健計畫：籌建醫療網計畫」（一般簡稱為醫療網計畫，至今已實施至第九期，2021-2024 年），將臺灣地區劃分為 17 個醫療區、63 個次區域，限制醫療資源豐富地區的病床增設，試圖均衡區域之間醫療人力與設備之差異；在健康服務品質方面，自 1978 年開始辦理教學醫院評鑑，醫療網計畫也有相關評鑑與品質確保規定，並開始系統性的收集醫療品質相關資料；1986 年《醫療法》制定，明定醫院評鑑與教學醫院評鑑要求，1999 年「財團法人醫院評鑑暨醫療品質策進會」（醫策會）成立，負責醫院評鑑業務 [14] ；在財務方面，主要以職業別為基礎的公、勞、農保等社會保險減輕財務負擔，但給付項目與

支付水準在各社會保險之間有所差異，至全民健保實施前一年的 1994 年，約有六成民眾享有某種形式的社會保險醫療給付 [9]。若以解釋型的政策分析目的而言，關心的旨趣是爲何全民健保政策在那個特定的時空形成。

以政策階段論而言，在健保實施之前，其實已經有不少政策分別就不同群體涵蓋其醫療財務負擔，但啓動健保的政策議程爲何在 1980 年代進入舞台，又爲何在 1990 年代中迅速立法通過（1994 年）、實施（1995 年 3 月 1 日），與當時的政治環境變遷很有關係。在衛生行政部門這端，原先搭配醫療網計畫、公立醫院改革措施與群醫中心試驗，就已有在研擬逐步實施普及全民的社會健康保險。自 1988 年起由行政院經濟建設委員會開始具體規劃第一期健保，原定實施時程設定於較遠程的 2000 年，相關方案、邀請國際專家學者之會議等亦同步進行，1990 年由行政院衛生署接手第二期規劃，臺灣的公衛學界亦有許多重要學者參與其中，Kingdon 之「政策流」已具備。在政治部門這端，威權政府已無力再維持其政治控制，來自民間與國際的政治民主化要求壓力日增，最終於 1987 年解除戒嚴，1991 年廢止動員戡亂時期臨時條款，同年進行國民大會代表全面改選、1992 年進行立法委員全面改選等政治改革。於此期間，福利擴張政策──包括儘速實施全民健保──也成爲不分黨派多數政治人物的政見主張，加上民眾普遍的支持，抑制可能的利益團體反對，如此，「政治流」亦已具備 [2]。至於，健保之「問題流」究竟爲何？公、勞、農保的（潛在）巨額虧損、醫療費用高漲、一人投保全家看病，以及社會最弱勢的老人與兒童反而未被涵蓋，造成未能被滿足的醫療需要，都是社會迫切的議題。僅有過半數多一些的民眾有財務保障，其餘者僅能憑一己、一家之力負擔醫療支出，此負擔之沉重、不忍與不義，可能是臺灣社會長久以來尚未能夠解決的問題，因此問題流可說一直存在。三者搭配起來，政治民主化的大背景之下促成政策視窗開啓，使全民健保能進入政策形成階段。

前述分析幫助我們瞭解，爲何是那個時空，我們還可以進一步探究，爲何是那種政策方案形式？健保的政策方案本身，若以政策類型來說，屬重分配政策；若以補救市場失靈的介入角度而言，屬社會保險類型的政策。雖然有許多國家的健康體

2　值得思考的是，雖然無法維持完全控制，但相對於完全民主化以後的政治環境，當年甫民主化後的執政黨中國國民黨，仍然保有一定政治權威，而黨國一體不太區分的行政體系亦保有其權威，才可在短時間內動員足夠政治力量立法與行政部門的配合。如健保局籌備處處長與第一任健保局經理葉金川先生所觀察，除整體社會經濟條件已成熟以外，「末代強勢執政黨」也是健保得以開辦的條件因素 [15]。健保以後的福利擴張政策，就再難出現這種全面改革程度，以及龐大規模的政治與行政動員。就政策分析而言，這也屬於「政治流」之考量條件。

系都是採取這種模式，但不代表所有國家都必定採取此模式；在採取此模式的國家中，仍有許多樣變化形式，而臺灣的健保採取的是強制納保的社會健康保險，在最初行政院指示經建會規劃健康體系時，就已直接指示採用社會保險形式來規劃 [16]。

對這個問題，「制度主義理論」或「路徑相依」是很可能的解釋方式。前文已略提及，在健保實施前，已經有多個以職業別為基礎的社會保險，包括醫療、生育、傷害、老年等相關給付皆以社會保險辦理，從最早於 1950 年實施的勞工保險，以及後來逐步開辦的公務人員保險、農民保險、低收入戶保險等，各保險歷年間亦有逐漸修正擴大適用，故健保整併了 13 個社會保險的醫療給付，以社會保險而非稅收開辦全民健保 [17]，可說符合路徑相依的原則。就行政技術而言，行政部門辦理社會保險業務的經驗充分³；就財源籌措而言，社會保險對於政府所產生的立即財務負擔，相對於直接由稅收支應公共服務供給較低的多，改革當下不會因為驟然提升的稅率而引起民間反彈 [18]，中長程而言也較不會陷入如同當時歐洲福利國家的財務困境 [16]；就風險重分配的效果而言，使用社會保險為政策工具，雖然也有採用「量能負擔」的原理，但其費基時常是以薪資收入為基礎（全民健保開辦時，就是以薪資收入為費基，直到 2013 年二代健保改革後，才開始計收其他類收入的補充保費），且採用一固定費率，並沒有隨著收入高低而累進費率，所得重分配效果較以普遍稅收（累進稅率）為財源的制度弱，但相對而言，也可能較容易為某些民眾接受；就資源配置效率而言，由社會保險提供財務，由公私立醫療院所接受單一保險人委託（健保特約）提供服務，提供效率亦可能較佳，而政府以保險人之身分，又可設定標準、適時介入私部門，兼顧到品質確保的管理者角色。

以上這些特性，符合臺灣政府衛生福利與勞動行政部門長年以來的定位，預算相當有限、在行政部門各部會中並非主導角色（通常為經濟、財稅部門為主導角色），卻又被賦予滿足各式民生需要的重要任務。在 1980 到 90 年代的時空，選擇繼續以社會保險的形式來確保全民普及可近的健康服務，似乎是經驗上最合理直觀，現實上又可行的選項，在政策方案形成和合法化過程中，遭遇到不同利害關係人的阻力也最小。

健康照護體系發展至此階段，政策影響評估是重要的政策流程。究竟全民健保政策實施近三十年至今，多大程度提供了公平可近的健康照護服務給民眾？醫療服

---

3 承辦健保業務的中央健康保險局成立之初，主要就是從行政院衛生署（現合併升格為衛生福利部）、行政院勞工委員會勞工保險局（現勞動部勞工保險局）以及中央信託局公務人員保險處（現已併入臺灣銀行）調派主要人員而來 [15]。

務是否眞的可負擔？因病而貧的家戶是否眞的減少 [19] ？服務的品質是否維持，甚至隨著整體醫療科技水準一起穩定提升？獲得醫療服務的品質，是否在不同階層、不同社會群體之間沒有差異？從健康體系的生態角度觀之，整個體系的效率與組成是否健全？人力與設備資源投入是否充足？體系是否永續？對於這些政策效果的評估，反映的是體系運作的績效，以及體系本身存在變動環境中的侷限，如此便會持續引發健保體系的新問題，待時機條件成熟，又重新開啓議程、進入新一波的改革 [20] 。

總之，自 1995 年以後，臺灣當代健康照護體系的基本結構已經確立。這個結構中短期看來，不太會有什麼根本變革發生的機會，健保並不會倒，會有的只是在遭遇越來越嚴峻的財務不平衡時，需要選擇哪些修正方案的考驗。最後，回到本案例開頭，我們探討的是「財務」公平可近的健康照護體系，全民健保最多能夠處理財務上的風險分攤，確保這種分攤公平、可負擔且又可取得有品質的醫療服務，但全民健保並不全然等於「健康照護體系」。誠然，由於財務因素是驅動醫藥衛生領域中各個行爲者採取因應行動的重要因素，因此常有健康照護體系相關政策，透過健保作爲手段來進行介入，又兼有高度行政效率，但這些只是健保附帶的間接工具性功能，並不是健保本身制度設計的目的。健康照護體系政策尙有整體的醫療機構與人力資源配置（如醫療網計畫、醫藥分業）、專業人力與組織發展（如醫學生人數管制、公費醫學生計畫、證照制度、公會協會治理）、醫療服務品質確保（如醫院評鑑、醫療機構設置標準）等諸多面向，都值得另外分析，健保所處理的財務層面只是其中之一。

二、健康照護體系人力：2011 年專科醫師「四大皆空」問題之解釋因素分析

除了前述處理醫療財務負擔的全民健康保險制度，健康照護體系還有其他重要層面，提供健康服務的人力即爲其一。醫師是提供醫療服務的核心專業人員，醫師人力的分布，也是醫療服務可近性的重要指標。由於涉及人的性命與高度醫療專業，各國對於醫師的教育訓練品質、證照、執業等，普遍皆有高強度的管制，在臺灣亦是如此。從醫師教育階段開始，其數量就受到教育部的限制，自 1980 年代起每年醫學生約 1,200 人 [21]，1998 年至今，每年招收的醫學生總數約爲 1,350 人 [22]。醫學生人數限制除了教學資源的考量，也是希望確保醫師人力教、考、用之

配合與有效運用 [22]；醫界人士也強調此限制可確保醫學教育品質、避免人力過剩與資源浪費，以及過度競爭 [23]；這種對於醫師人力的高度管制政策，從源頭端到最後的執業端與整體醫師分布，有全面而深遠的影響。在 2011 年，有所謂內外婦兒科四大科專科醫師匱乏，俗稱「四大皆空」的問題產生，本章以此為第二個案例來探討健康服務人力議題。

此問題得從醫師之專業養成討論起。醫學生們完成六年的醫學大學教育畢業後，多數可通過國家考試專門職業及技術人員高等考試（相比於入學醫學系的高度競爭篩選，在國家專業證照考試階段，僅須達到門檻即可，歷年來通過率高達九成[4]），取得醫師證照，正式開始成為執業醫師。此時新科醫師還不能獨當一面，尚必須進入指定醫院或診所，完成醫師畢業後一般醫學訓練（PGY），結束後，若有志自行經營者，才能出來開診所執業。若有志繼續鍛鍊專科知識技術，成為專科醫師，在 PGY 結束以後，醫師必須選擇專科，並且到指定的專科醫師訓練醫院成為該專科的住院醫師，繼續完成專科住院訓練。各專科訓練年數不等，衛福部並無特別規定，係交由專業學會依其專業所需自行訂定（自我管制政策）。衛生福利部自 2001 年起實施「專科醫師容額管制計畫」政策，每年核定各家教學醫院可訓練住院醫師科別與人數，則視其規模與教學人力而定，通常醫院越大，住院醫師人數越多。在過程中，住院醫師必須接受嚴格的知識與工作條件磨練。2011 年四大皆空之議，就是起源自傳統上被醫界認為是最為核心的內科、外科、婦產科與兒科四大科之住院醫師人數短缺[5]。

監察委員黃煌雄等人於 2011 年發表《全民健保總體檢》報告 [24]，內容提及四大科之專科醫師訓練容額核定，有出現落差之情形，亦即衛生福利部核定可招收訓練人數，多於實際上招收到住院醫師開始訓練的人數，且四大科落差之大，不足人數佔總容額人數 21% 至 37% 之譜。與之相比，其他傳統上較小的專科別，如眼科、耳鼻喉科等，則較無落差。從長期資料來看，1991 年至 2010 年的衛生統計資料顯示，專科證照之歷年領證人數，四大科之中，除了內科人數雖有浮動但無明顯消長趨勢外，其餘兒科、外科、婦產科，趨勢而言確實在微幅下降。雖然如此，由於專科醫師產生速度仍快於退休速度，故四大科的專科醫師執業人數仍是穩定上升。總之，此議題開始進入公共討論議程之中，電視新聞與雜誌媒體於當年大幅報

---

4 依考選統計顯示，專技人員高等考試醫師考試分階段考試（第二階段考試），自 2019 至 2021 年通過率分別為 92.97%、89.67%、91.33%。

5 之後又有一說是加入急診專科，稱為五大皆空。

導此現象，立法委員辦公室亦舉辦記者會，提出此現象應受重視。2012 年，「臺灣醫療勞動正義與病人安全促進聯盟」（醫勞盟）成立，開始有組織的倡議行動。

　　為何會有核定容額與實際訓練人數之落差？最直接因素是衛福部核定之住院醫師訓練容額總數（例如在 2012 年為 2,143 人 [25]），本來就遠超過一年平均產生的醫師人數（約為 1,350 人），專科訓練的申請與配對，並非一個蘿蔔一個坑，每年總會有獲得容額的醫院，沒有依該容額招滿新進住院醫師。因此重點不在有落差，而是在落差不均勻地分布在四大科之上，表示當有選擇空間的時候，四大科通常不是申請者們的優先選項。

　　然則，為何四大科吸引不到年輕醫師來投入住院訓練會是個公共問題？主流論述不外乎認為，四大科為醫學之核心專科，其服務提供攸關民眾就醫權益甚鉅，從民眾角度觀之，恐懼未來沒有醫生幫忙接生小孩、遭遇事故沒有外科醫生精熟手術救治等，以此點來訴諸民眾支持相當具有說服力。其次，在部分醫界人士心目中，由於四大科之傳統地位，其地位或人力之補足，不應落後於其他非核心、次要之科別。而就住院醫師短缺而言，最直接造成的衝擊，就是專科醫師訓練醫院會缺乏足夠的住院醫師來分攤值夜班，甚至有出現已經完成專科訓練的主治醫師，需要一起輪值夜班的情形，顯見醫療現場勞動條件的惡化。

　　四大科相比於其他科別，無法吸引到足夠新進醫師投入其專科訓練，原因為何？當時對此現象之普遍問題建構，公共討論似乎指向醫療場域之勞動條件惡化，尤其四大科更甚。至於勞動條件惡化之因，有各種說法，最主流自然是歸咎於全民健保之實施。由於健保之支付標準（單價）相當低，加以總額制度之壓抑，造成醫療體系長年處於經營壓力之下，醫療人員（包括醫師）被迫接受不甚滿意的待遇條件。另有一說，指向民眾自主意識、就醫權利之高漲，醫療不確定性與危險性較高的四大科，面臨較高醫療訴訟壓力。鄭守夏進行的調查研究發現，醫學生認為，造成醫師人力「四大皆空」最重要的原因，前三名為醫療糾紛頻傳、以刑法判醫療過失太嚴重、工作時間過長，健保支付太低則排在第四名；而未來專科選擇最重要的因素，前三名則為生活品質、臨床專業興趣、醫療糾紛之考量 [26]。除了以上醫界的內在條件，外在社會條件的變化，也可能影響專科選擇意願，例如，隨臺灣人口結構轉型，婦女生育率降低，新生兒人數減少，整體醫療市場對兒科與婦產科的需求量自然也會降低；相對的，人口高齡化所伴隨的慢性疾病與老化相關衰弱病痛盛行，對內科與家醫科的需求量應會增加。

　　以政策階段而言，四大皆空的問題在當時是一個新受到重視的政策問題，其政

策視窗之開啓，「問題流」於前段已討論。「政策流」並不困難，醫師人力的高度管制是長年以來都有在實施的政策，且其牽涉層面與部會相對單純，主要由衛福部醫事司主導，就行政技術而言，無過多困難之設計，亦不需要動員鉅額資源或經費。此議題之「政治流」，則是最值得探討之處。雖然此問題之提出，快速獲得媒體聲量與大眾關注，然則此問題之提出與倡議，源自何處？監察委員之健保總體檢報告，是 2011 年這波四大皆空議題的起始點，而又據學者所言，時任職於陽明衛福所的李玉春老師更早在規劃健保總額支付制度時即有此觀察 [27]。在監察委員調查時指出，除少子化、醫療風險壓力、自費可能性外，專科別支付的不平衡也是影響臨床科別選擇的因素之一；越來越多醫師寧選輕鬆的五官科、利潤高的科別，而不選外婦兒科。那爲什麼監察委員的報告會在此時提出呢？根據鄭守夏的調查報告 [26]，首先確認醫療服務市場並未出現所謂四大皆空的問題，也沒有民眾抱怨看這幾科有變得比較困難，因此這個問題僅限於醫療人力市場，而且是住院醫師招聘出現問題。資料顯示在過去一段時間，多家區域醫院新成立並取得教學醫院資格，因此住院醫師訓練容額逐漸增加，造成某些醫院無法招聘足額的住院醫師；隨著時間演進，四大科住院醫師招聘不足的問題，竟然影響到臺大醫院和臺北榮總等國家級醫學中心。尤其是 2011 年開始實施一年期的 PGY 計畫，讓住院醫師 (R1) 短缺的情形惡化，因此有醫界大老頻頻抱怨，也直接或間接促成了監察委員的調查行動，經過調查委員在臺灣各地與不同層級醫療院所人員舉辦上百場的會談，才讓所謂四大皆空的問題浮出檯面；而報告中的另外一個重點，則是較小型的地區醫院缺乏競爭力而家數逐年遞減，因此有醫界人士要求政府應該加以重視。

在內外婦兒四大皆空的議題被大肆報導之後，問題進入制度議程，政府便著手提出因應方案。由於這個議題的利害關係人相當明確且有限，是結構良好的公共問題，首先是衛福部直接縮減專科醫師訓練容額，選擇科別的空間減少了，招不滿人的狀況自然也會減少。衛福部自 2013 年將訓練容額調降爲 1,670 人，後續又再逐漸調降，接近醫學生人數 1,350 人 [25]，可說是近乎沒有成本，又立竿見影的介入方法。另一方面則是提高健保支付；健保署於 2009 至 2015 年間，數次調高四大科與急難重症科別之醫師診療與護理費等支付標準，並實施特別計畫補助，投入經費超過百億元以上 [28]。

醫療糾紛也是年輕醫師選擇專科訓練的主要因素之一。就婦產科而言，衛福部從生產事故的救濟措施著手，從 2012 年開始試辦「生育事故救濟試辦計畫」，嗣後，立法院於 2015 年通過制定《生產事故救濟條例》，要求醫院設置「生產事故

關懷小組」，建立相關制度，於相關事件發生時提供即時關懷、促進醫病溝通，協助解決可能的糾紛，並要求政府設置基金，於生產事故發生時提供相關救濟之財務給付。就醫療糾紛整體而言，立法院於 2017 年通過修正《醫療法》第 82 條，考量醫療之專業性與不確定性，明訂醫事人員刑、民事責任之過失「以故意或違反醫療上必要之注意義務且逾越合理臨床專業裁量所致」爲限，且明定醫療機構之責任 [29]。近期則是提出醫療糾紛預防的構想，2018 年行政院會通過「醫療事故預防及爭議處理法草案」[30]，惟未通過立法審議；2022 年，立法院三讀通過《醫療事故預防及爭議處理法》，要求醫療機構於醫療事故發生時主動溝通關懷，並建立不究責的內部病人安全管理制度，事前協助系統性偵錯、除錯，事後協助進行根本原因分析，進而改善；並在糾紛進入刑、民事司法程序之前，要求先經過縣市衛生局醫療爭議調解會之調解，優先促成和解 [31]。

　　應對內外婦兒四大皆空之議題，政府主要從「管制政策」（減少訓練容額）與「分配政策」（提高支付點數的誘因）著手，進行一連串的改革。大約在 2015 年以後，四大科專科醫師訓練容額與實際招募人數不再有巨大落差，除了內科以外常有 100% 招滿之情形，四大皆空之說自然消失於公共討論之中。近期醫師人力議題，轉而聚焦於偏鄉醫師不足的現象，包括重新續辦公費醫學生計畫，甚至於 2021 年同時允許新設立三個學士後醫學系招收公費醫學生，其後續影響值得長期觀察。

結　語

　　健康政策是用以解決公共衛生問題的政府作爲或不作爲。解釋型政策分析可幫助我們瞭解議題與問題的成因、政策形成的解釋因素、參與其中的利害關係人，並評估政策的成果。已經存在的政策解釋理論架構，可幫助我們快速掌握重要的行動者和內外在環境條件，不論是否採用理論架構，通常可使用政策流程模型，從議程設定、政策形成、政策合法化、政策執行、政策評估等五個基本階段來理解政策問題、現況與可能動向。而規範型政策分析則可幫助我們釐清政策行動的目的，以及眾多價值之間的競爭和取捨。整體而言，瞭解政策分析的基本知識，有助於我們對公衛問題與健康議題的討論、分析與解決。

關鍵名詞

建制政策（constituent policy）

分配政策（distributive policy）

管制政策（regulatory policy）

重分配政策（re-distributive policy）

自我管制政策（self-regulatory policy）

政治系統理論（Political System Theory）

團體理論（Group Theory）

菁英理論（Elite Theory）

制度主義理論（Institutionalism）

理性決策理論（Rational-Choice Theory）

議程設定（agenda setting）

政策形成（policy formation）

政策合法化（legislation）

政策執行（implementation）

政策評估（evaluation）

利害關係人分析（stakeholder analysis）

規範架構（normative frameworks）

複習問題

1. 政策分析常用的理論模型有哪些？請簡要敘述之。

2. 一個公共問題從發生到被處理或解決，有一定的發展流程，從這個觀點來看，政策分析常見的流程有哪幾個階段，請簡要說明之。

3. 在政策分析的過程中，一個方案的提出總會有人贊成有人反對，請簡要說明利害關係人分析的步驟與重點。

4. 臺灣近十多年來的菸害防制政策，主要是以限制吸菸場所和提高菸品價格為手段，整體國人的吸菸率似乎有受到控制，但是青少年的吸菸率卻有上升的現

象。請討論下列議題：（1）假設國民健康署要對菸害防制政策的形成與影響進行分析，你認為哪一個政策分析理論最適合？（2）青少年吸菸率會上升的主要原因為何？（3）針對青少年吸菸問題，請提出有效的政策方案建議。

5. 臺灣的癌症一直高居十大死因之首，政府推動癌症篩檢多年，尤其是針對大腸癌、口腔癌、乳癌、與子宮頸癌四項，更是積極推動預防篩檢。請討論：（1）民眾的篩檢率是否達到預期？如果沒有，那麼原因為何？有何改善之道？（2）整體而言，臺灣的癌症發生率是否有下降？除了預防篩檢之外，還有哪些新措施是值得嘗試或加強的？

引用文獻

1. Dunn WN. Public Policy Analysis: An Introduction. 5th ed. Abingdon, Oxon; New York, NY: Routledge, the Taylor & Francis Group, 2011.

2. Weimer DL, Vining AR. Policy Analysis: Concepts and Practice. New York, NY: Routledge, the Taylor & Francis Group, 2015.

3. WHO. The Helsinki Statement on Health in All Policies. Helsinki: The Eighth Global Conference on Health Promotion, 2013.

4. Elazar DJ. American Federalism: A View from the States. New York, NY: Crowell, 1966.

5. 蔣夢麟：讓我們面對日益迫切的臺灣人口問題。聯合報。1959。

6. Kingdon JW. Agendas, Alternatives, and Public Policies. Boston, MA: Little, Brown and Company, 1984.

7. Raiffa H. Decision Analysis: Introductory Lectures on Choices Under Uncertainty. Reading, MA: Addison-Wesley, 1968.

8. Stone D. Policy Paradox: The Art of Political Decision Making. Revised Edition. London and New York, NY: WW Norton and Company, 2002.

9. Cheng S-H, Chiang T-L. The Effect of Universal Health Insurance on Health Care Utilization in Taiwan: Results From a Natural Experiment. JAMA 1997;**278**:89-93. doi:10.1001/jama.1997.03550020017009.

10. Schmeer K. Stakeholder Analysis Guidelines. Policy Toolkit for Strengthening Health Sector Reform. Washington, D.C.: Latin America and Caribbean Regional Health Sector Reform Initiative and the U.S. Agency for International Development, 2000.

11. Bueno de Mesquita E. Political Economy for Public Policy. Princeton, NJ: Princeton University Press, 2016.

12. 蘇偉業譯（Smith KB, Larimer CW 著）：公共政策入門（The Public Policy Theory Primer）。第二版。臺北：五南，2016。

13. WHO. Making Fair Choices on the Path to Universal Health Coverage: Final report of the WHO Consultative Group on Equity and Universal Health Coverage. Geneva: World Health Organization Press, 2014.

14. 魏玉容、鍾國彪、鄭守夏：醫療品質評估的發展——從專業評鑑到報告卡系統。台灣公共衛生雜誌 2005；**24**：275-83。doi:10.6288/tjph2005-24-04-01.

15. 葉金川：全民健保傳奇。臺北：董氏基金會，2002。

16. 江東亮：全民健保是福利，也是保險。自編：社會與健康：超越全民健保。臺北：資誠教育基金會，2017；149-52。

17. 楊志良：健康照護體系再造的本土經驗。台灣公共衛生雜誌 2003；**22**：82-6.

18. 羅紀琼：健康保險財務制度。楊志良主編：健康保險。臺北：文華圖書，2019；55-84。

19. 江宛霖、江東亮：臺灣全民健康保險的減貧效果。台灣公共衛生雜誌 2016；**35**：164-71. doi:10.6288/tjph201635104082.

20. 黃煌雄、江東亮主編：第三波健保改革之路。臺北：天下文化，2020。

21. 江東亮：醫師人力政策。自編：醫療保健政策——臺灣經驗。第三版。臺北：巨流圖書，2007；45-62。

22. 葉大華、賴鼎銘：調查報告（110 教調 0012）。取自 https://www.cy.gov.tw/CyBsBoxContent.aspx?n=133&s=17540。引用 2022/04/02。

23. 中華民國醫師公會全國聯合會：為維護全民健康權益及維繫醫學教育品質，本會建議無論新設醫學系或公費生招生名額，皆需嚴格遵守醫師人力總量管制原則。取自 https://www.tma.tw/meeting/meeting_info.asp?/10666.html 。引用 2022/04/02。

24. 黃煌雄、沈美真、劉興善：全民健保總體檢。臺北：五南，2012。

25. 衛生福利部醫事司：實施專科醫師容額管制制度，保障民眾就醫無礙。取自 https://www.mohw.gov.tw/cp-2645-20453-1.html 。引用 2022/04/02。

26. 鄭守夏：醫療服務與管理之問題與分析。公共政策與法律研究中心 101 年度研究計畫案期末報告。2012。

27. 江東亮：內外婦兒醫療 為何四大皆空？取自 https://2100hfa.wordpress.com/2012/11/27/%e5%85%a7%e5%a4%96%e5%a9%a6%e5%85%92%e9%86%ab%e7%99%82%ef%bc%8c%e7%82%ba%e4%bd%95%e5%9b%9b%e5%a4%a7%e7%9a%86%e7%a9%ba%ef%bc%9f/ 。引用 2022/04/02。

28. 李玉春、黃昱瞳、黃光華、葉玲玲、陳珮青：全民健保支付制度改革之回顧與

展望。台灣醫學 2014；**18**：53-66。doi:10.6320/fjm.2014.18(1).07.

29. 衛生福利部醫事司：醫療法第 82 條修正營造醫病雙贏。取自 https://www.mohw.gov.tw/cp-3569-39064-1.html 。引用 2022/04/06。

30. 衛生福利部醫事司：行政院會通過「醫療事故預防及爭議處理法」草案。取自 https://www.mohw.gov.tw/cp-16-40687-1.html 。引用 2022/04/06。

31. 衛生福利部：立法院三讀通過「醫療事故預防及爭議處理法」營造醫病和諧關係。取自 https://www.mohw.gov.tw/cp-16-69786-1.html 。引用 2022/06/15。

第 5 章
健康指標

黃光華、黃昱瞳　撰

學習目標

一、瞭解健康指標之功能及重要性

二、瞭解各項國際常用健康指標之定義

三、瞭解臺灣健康指標之現況

前　言

　　國家健康政策之成效及重視程度，可由其整體國人健康及醫療品質略窺一二。各國皆致力於建構健康指標（Health indicators）及定期收集資料，期能完整且客觀地提供實證資料，作為政策制定或改善之依據。故健康指標不僅能代表各國國民的健康及醫療品質之現況，透過長期監測指標之變化趨勢，亦可作為各項公衛方案成效之關鍵績效指標（Key Performance Indicator, KPI），藉以推動及改善方案，進而達到全民健康之願景。目前多數國家政府之官方網站，皆設置查詢專區，主動公開各項資料供民眾查詢，相較過去便利許多。

　　我國公共衛生師法於 2020 年立法，其中有關公衛師之業務範疇廣泛，包含多項公衛方案之規劃、執行及評估。健康指標在臺灣應用範圍亦相當寬廣，為各項公衛方案推動與修正之基礎，因此有必要瞭解其現況。本章介紹健康指標之意涵及定義，並說明我國各項健康指標之統計單位、何處查詢、出版品等內容，期有助於理解各項健康指標之定義、現況及重要性。

第一節　健康指標之意義

　　健康指標係指可用以反映某族群在特定時間之健康及衛生狀況的評估指標。指標應具有易測量，可代表一個國家國民健康狀況與健康特徵，如發病率、死亡率、平均餘命、生育力及工作喪失天數等。另外也可由每萬人口擁有醫事人員數、病床數等間接指標，來瞭解醫藥衛生的概況 [1]。

　　指標的敘述基本包含三個部分，分別為時間、名稱及數值，例如 2019 年臺灣平均壽命為 81.3 歲。指標數據是根據指標內容所計算出的數值，因此，相同指標在不同的計算期間、地點等不同條件之下，會有不同數值。

　　另外，指標可以依據內容或功能進行分類。如依據指標內容分類，可分為總量指標、相對指標及平均指標三種。總量指標是呈現整體的統計指標，例如國內生產毛額（Gross Domestic Product，簡稱 GDP）、全國癌症死亡人口數等；相對指標為兩個數值之比率，例如 GDP 成長率、醫療照護人口涵蓋率；而平均指標則是呈現某一特定條件下之平均數值，例如平均每人每年醫療保健支出。若依據指標功能分類，則可分為描述指標、評價指標及預警指標。描述指標主要是反映現況，提供基

本訊息；評價指標是用於比較與評估；預警指標則是用以進行監測，對可能出現的異常情形作出警示。

世界各國健康政策之目標皆為促進國民健康，但由於各國社會文化、經濟體系、產業結構及政治背景等之差異，導致各國生活習慣、疾病型態、健康照護模式及醫療體制等亦不盡相同。故各個國家或國際組織皆會制定健康指標或健康體系指標，作為監測國民健康及制定衛生福利相關政策之參考。例如出生率及死亡率之變化趨勢，可作為評估未來勞動力人口、高齡人口照護需求，以及作為政府制定相關人口及健康政策之依據。同時，健康指標也可作為健康政策成效評估之客觀依據，例如追蹤增加孕婦產檢補助給付政策後，嬰兒死亡率是否下降。所以，健康指標可協助國民建立健康意識，推動衛生福利政策，以達到增進國民健康之目標。此外，健康指標也可與其他國家進行國際比較，他山之石可以攻錯，可作為各國健康政策改革及精進之參考，也能協助提升國家之國際能見度。

由上述可見，建立符合自己國家民情，而且國際通用的健康指標之重要性。國際已有很多組織建立明確的健康指標及統計數據，其中以國際經濟合作暨發展組織（Organization for Economic Cooperation and Development，簡稱 OECD）所發展之 OECD Health Statistics，提供 OECD 國家最完整且最具系統性之健康與健康體系指標，除納入 OECD 本身會員國家外，亦包含非成員關係國家之數據（包含入會候選成員國及強化合作夥伴國家等）[2]。

故本章主要以 OECD 健康指標系統為架構，將健康指標區分為六大構面進行介紹，分別為健康狀態、健康風險因子、醫療可近性、醫療照護品質、醫療保健支出及醫療人力等構面，各構面指標如表 5-1 所示。

表 5-1：健康指標之構面

構面	指標	
1. 健康狀態	1.1 平均餘命	1.6 癌症發生率及死亡率
	1.2 超額死亡	1.7 慢性病統計
	1.3 主要死因	1.8 新生兒死亡率
	1.4 可避免死亡率	1.9 自殺死亡率
	1.5 循環系統疾病死亡率	1.10 自評健康狀況
2. 健康風險因子	2.1 抽菸人口比率	
	2.2 飲酒人口比率	
	2.3 飲食及運動情形	
	2.4 過重與肥胖情形	
3. 醫療可近性	3.1 醫療照護人口涵蓋率	
	3.2 全民健康覆蓋率	
	3.3 門診次數	
	3.4 醫院病床數與占床率	
	3.5 平均住院天數	
4. 醫療照護品質	4.1 疫苗接種率	4.6 精神疾病照護情形
	4.2 可避免住院情形	4.7 乳癌照護情形
	4.3 糖尿病照護情形	4.8 癌症存活率
	4.4 急性心肌梗塞死亡率	
	4.5 腦中風死亡率	
5. 醫療保健支出	5.1 醫療保健支出占 GDP 之比率	
	5.2 平均每人每年醫療保健支出	
	5.3 醫療保健支出中來自政府支出比率	
	5.4 醫療保健支出之配置情形	
6. 醫療人力	6.1 執業醫事人員數	
	6.2 醫師人數及分佈情形	
	6.3 護理人員數	

第二節　各構面健康指標之定義、重要性及現況

　　本節內容將針對健康狀態、健康風險因子、醫療可近性、醫療照護品質、醫療保健支出、醫療人力等六大構面之各項健康指標進行詳細說明，包含指標定義、重要性及現況等內容。

一、健康狀態（Health status）

（一）平均餘命（Life expectancy）

定義

最常見是自出生起算，稱為「出生時平均餘命」或「零歲平均餘命」（Life expectancy at birth），內政部稱平均壽命；計算公式是假設某一年出生的嬰兒，其往後每一年齡所經驗的死亡風險與當年各年齡性別組的死亡率相同，計算出平均所能存活的年數即稱為零歲平均餘命。同理亦可計算 X 歲的人，平均尚可期待生存的年數，稱為 X 歲的平均餘命。

重要性及現況

平均餘命是評估國民整體健康的常用關鍵指標，隨著國家醫療水準進步及衛生環境改善，會使得國人平均餘命逐年增加。另外，除出生時平均餘命外，亦會針對性別、城鄉或族群等進行統計，如計算男性與女性、城市與鄉村、原住民與一般民眾之間平均餘命的差異，藉以擬訂相關健康政策。

以 2019 年為例，OECD 國家零歲平均餘命為 81.0 歲，其中日本為 84.4 歲、韓國為 83.3 歲、中國為 77.0 歲 [3]。而我國同年為 80.86 歲，較 2009 年增加 1.85 歲，其中男性為 77.69 歲，女性為 84.23 歲，男、女性分別增加 1.66 歲及 1.90 歲 [4]。相較於 OECD 國家，我國排名第 26 名。

（二）超額死亡（Excess mortality）

定義

係指暴露在特定事件下的死亡人數與在一般背景下死亡人數之間的差額（超過預期之死亡人數），可作為評估該事件對於人體健康影響的一項重要指標。

公式：（特定期間內全死因死亡人數）－（同一期間預期死亡人數）

重要性及現況

本指標可反映各國或地區醫療照護能力的不同，藉由超額死亡率可瞭解各國因為該事件所增加的死亡人數，因此相較於一般死亡率，較為可信。

以 2020 年全球大流行之新型冠狀肺炎（COVID-19）為例，根據世界衛生組

織（World Health Organization，簡稱 WHO）統計，2020 年全球 COVID-19 確診死
亡人數約 180 萬，而 WHO 估計 COVID-19 所造成之全球超額死亡人數至少為 300
萬人 [5,6]。由各國 COVID-19 確診死亡人數與 WHO 超額死亡人數的差異，可以
說明各國醫療系統對於傳染病危機的應變能力之差異。若醫療系統對於 COVID-19
之檢測及診斷能力較低，則可能出現 COVID-19 死亡人數低報情形，導致超額死亡
人數超過 COVID-19 確診人數之現象。同理，COVID-19 疫情期間整體死亡率下降
的國家，則可說明該國家之醫療系統對於 COVID-19 具有相當優異之檢測及應變能
力。義大利學者 Sanmarchi 等人一篇發表於 *Jama Network Open* 之研究，分析 67 個
國家於 COVID-19 期間的 COVID-19 死亡率與超額死亡率之間的差距（圖 5-1），
研究結果指出大多數國家死亡率都在增加，僅有少數國家的 COVID-19 死亡率低於
預期，而我國正是其中之一 [7]。

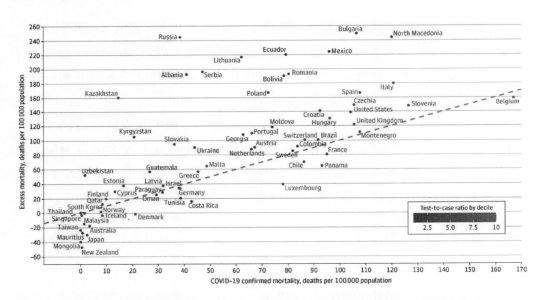

圖 5-1：各國 2020 年 COVID-19 確診死亡率與超額死亡率之差異 [7]

（三）主要死因別死亡率（Main causes of mortality）

定義

我國死因分類與其他國家相同，採國際疾病分類標準（International Classification
of Disease，簡稱 ICD）作爲分類標準，我國於 1971-1980 年採 ICD-8 版本、1981-
2007 年改以 ICD-9 版本、2008 年以後改採用 ICD-10 版本，作爲死因分類標準，
2022 年 WHO 已發布 ICD-11。

主要死因之死亡率計算公式：

分子：當年該死因之死亡人數

分母：當年年中人口數（每 100,000 人口）

重要性及現況

藉由死因變化數據資料，可以反映出該國家疾病型態的流行病學之趨勢轉變。許多高收入國家之死因，已從傳染性疾病轉變為非傳染性疾病，大多以循環系統疾病（circulatory system disease）及癌症（cancer）為各國家之主要死因，而此種疾病型態的轉變，在許多中等收入國家也正在發生 [8]。

癌症一直為我國十大死因之首，由表 5-2 得知 2020 年我國癌症死亡人數為 50,161 人，占整體死亡人數之 29.0%，其次依序為心臟疾病、肺炎、腦血管疾病、糖尿病、事故傷害、高血壓性疾病、慢性下呼吸道疾病、腎炎腎病症候群及腎病變、慢性肝病及肝硬化 [9]，絕大部分是慢性病。

表 5-2：我國 2020 年十大死因與死亡人數 [9]

死因	死亡人數	占整體死亡人數比例（%）
惡性腫瘤	50,161	29.00
心臟疾病（高血壓性疾病除外）	20,457	11.83
肺炎	13,736	7.94
腦血管疾病	11,821	6.83
糖尿病	10,311	5.96
事故傷害	6,767	3.91
高血壓性疾病	6,706	3.88
慢性下呼吸道疾病	5,657	3.27
腎炎、腎病症候群及腎病變	5,096	2.95
慢性肝病及肝硬化	3,964	2.29

（四）可避免死亡率（Avoidable mortality）

定義

依據 OECD 及歐盟（European Union，簡稱 EU）指出 75 歲以下人口之可避免死亡原因，可分為兩類，（1）可預防之死亡（Preventable mortality），即在疾病或傷害發生之前，可以透過有效的公共衛生或初級預防保健介入，以減少之死亡，例如很多傳染病，包括 COVID-19，都可透過疫苗加以預防；交通事故可透過立法強制

繫安全帶、戴安全帽等政策加以預防，減少菸酒檳可預防很多癌症等；（2）可治療之可避免死亡（Treatable mortality），即對已發生的疾病，透過即時而有效的醫療照護（早期診斷、治療），可避免之死亡，例如癌症、B/C 肝、周產期併發症，當然也有 (1),(2) 兼具者如糖尿病、氣喘、心血管疾病等 [3,10]。

重要性及現況

可避免死亡率可用於比較各國、各地區、各體系公共衛生政策或健康照護體系之成效，反映政府預防保健政策或醫療措施之良窳，作為持續精進之參考，以減少各種疾病或傷害所造成之死亡。

由圖 5-2 得知，2019 年 OECD 國家可避免死亡人數超過 300 萬人，此人數相當於所有死亡人數的四分之一。可預防之死亡人數約有 190 萬人，其中以癌症為最多（31%），其次為事故傷害（21%）、循環系統疾病（19%）；可治療之可避免死亡人數則是超過 100 萬人，其中以循環系統疾病（36%）為最多，其次為癌症（27%）[3]。然而我國各政府統計單位目前尚無針對可避免死亡率進行相關統計，僅有少數學者之相關研究探討。

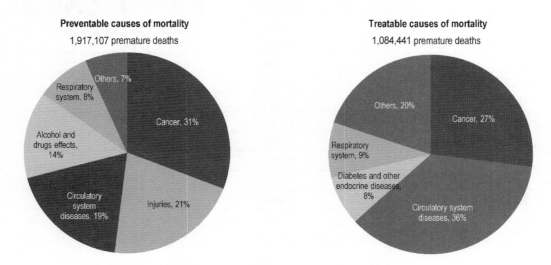

圖 5-2：OECD 國家 2019 年可預防與可治療的可避免死因之分布 [3]

（五）循環系統疾病死亡率（Mortality from circulatory diseases）

定義

分子：當年循環系統疾病之死亡人數

分母：當年年中人口數（每 100,000 人口）

循環系統係指人體內運送血液的器官及組織，主要為心臟與血管。循環系統疾病，又稱心血管疾病，包含心臟病、高血壓、腦中風、心房顫動、心肌梗塞、週邊動脈阻塞等疾病。

重要性及現況

循環系統疾病中的心臟疾病及腦血管疾病為 OECD 國家之主要死因，已占將近三分之一的死亡人數 [11]。而心臟疾病及腦血管疾病亦為我國主要死因，目前分別位居十大死因之第二及第四位 [9]。另外，循環系統疾病死亡率與變化趨勢，可作為評估醫療照護及醫療科技進步之參考。

（六）癌症發生率及死亡率（Cancer incidence and mortality）

定義

癌症發生率

分子：當年癌症之新發生個案數

分母：當年年中人口數（每 100,000 人口）

癌症死亡率

分子：當年癌症之死亡人數

分母：當年年中人口數（每 100,000 人口）

重要性及現況

癌症發生率及死亡率可作為評估預防保健政策與醫療科技進步之參考指標。如我國 2019 年癌症新發生個案數為 121,254 人，平均每 4 分 20 秒就有一人罹患癌症，年齡標準化發生率為每十萬人口 315.86 人，較 OECD 國家（每十萬人口 294 人）為高，年齡標準化死亡率為每十萬人口 119.69 人 [12] 較 OECD 國家（每十萬人口 191 人）[3] 為低，可見我國在癌症預防相關工作上，尚有加強努力的空間。

(七) 慢性病統計（Chronic conditions）

定義

慢性病廣義之定義為持續一年以上的病症，或者因疾病或先天因素所造成的不可復原之傷害，且需要持續性地接受治療的疾病 [13]。常見慢性病包括癌症、心臟病、糖尿病、慢性肝病、慢性呼吸道疾病、慢性腎臟病、高血壓等疾病。

- 慢性病發生率
  分子：當年慢性疾病之新確診個案數
  分母：當年年中人口數（每 100,000 人口）
- 慢性病盛行率
  分子：當年慢性疾病之總個案數
  分母：當年年中人口數（每 100,000 人口）

重要性及現況

隨著醫療科技發展、人口結構及社會型態之轉變，主要疾病型態已從傳染性疾病轉變為慢性病。慢性病不僅是國民健康的重要危險因子，亦為各國健康照護體系帶來極為沈重的負擔。根據 WHO 統計報告指出，1980 年全球糖尿病人口為 1.08 億，而 2014 年增為 4.22 億，可見糖尿病人口之成長快速 [14]；又國際糖尿病聯盟（International Diabetes Federation）調查 2017 年全世界 20-79 歲糖尿病病人為 4.15 億人，而其利用醫療照護資源卻占全球醫療保健支出的 12% [15]；此外，許多慢性病可以透過戒菸酒、適當飲食、運動等生活型態的改變來預防。因此，慢性病發生率為慢性病防制成效之重要指標，而慢性病盛行率則為醫療資源配置之參考指標。

(八) 嬰兒死亡率（Infant mortality）

定義

係指每一千個活產新生兒中未滿一歲即死亡之人數。
分子：當年未滿一歲死亡之人數
分母：當年活產新生兒人數（每 1,000 人）

重要性及現況

　　新生兒死亡率爲評估國家兒童健康水準之重要指標。根據統計 [8]，我國 2019 年新生兒死亡率爲 3.8‰（相當於 OECD 國家 27-28 名），鄰近國家日本爲 1.9‰，韓國爲 2.7‰，而 OECD 國家新生兒死亡率平均爲 4.2‰。雖然我國之新生兒死亡率優於 OECD 國家之平均，但高於鄰近國家 [3,8]。可見我國兒童醫療之照護品質，尚有諸多改善的空間。

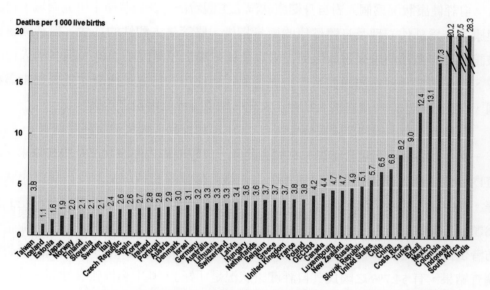

圖 5-3：我國與 OECD 各國 2019 年之新生兒死亡率 [3,8]

（九）自殺死亡率（Suicide rate）

定義

係指每十萬人口自殺死亡人數。

分子：當年自殺死亡之人數

分母：當年年中人口數（每 100,000 人口）

重要性及現況

　　自殺行爲之成因相當複雜，包含社會文化、經濟、生理及心理等因素，亦非單一因素所造成，而自殺死亡率仍爲目前評估各國家國民心理健康之重要指標之一。

　　自殺自 1997 年起，即爲我國十大死因之一。我國於 2005 年開始推動自殺防治工作，自殺死亡率自 2007 年開始下降。2020 年自殺死亡率爲每十萬人口 11.8 人，

排名第十一，退出十大死因之列；每十萬人口自殺死亡率男性爲 20.6 人，女性爲 10.5 人，男性爲女性之近兩倍 [16]；與日本相近（2019 年爲 12.2 人）但遠低於韓國（21.2 人）[17]，可見我國自殺防治工作之成效。

（十）自評健康狀況（Self-rated health）

重要性及現況

自評健康狀況爲個人對自身健康狀況之主觀看法。在公共衛生研究領域，自評健康常作爲評估心理及身體健康的衡量指標。儘管是主觀性的評估，自評健康已被證明可作爲預測未來醫療保健需求以及死亡率之預測因子 [18]。但各國人口組成、疾病型態及健康照護體系等特性各異，所使用的自覺健康評估量表也未盡相同，在比較時也需考量經濟、社會、文化、環境等脈絡因素之差異。

在臺灣，衛生福利部國民健康署自 2001 年起推動「國民健康訪問調查」，每四年一次，以各縣市（包含澎湖）爲調查範圍，以瞭解國人健康狀況及服務需求。調查內容包含個人健康狀態、疾病預防之知識、醫療服務利用情形及自覺健康狀態等。其中自評健康狀況之調查，係以「一般來說，您認爲您目前的健康狀況是」作爲題目，提供受訪者「很好、好、普通、不好、很不好」五種程度的選項，並請受訪者依據自我感覺來回答最符合目前健康狀況的答案。依據 2017 年國民健康訪問調查結果，有 54.7% 之國民其自評健康狀況是「好」，其中男性較女性高，且不分性別，會隨著年齡增加而下降，而依教育程度增加而增加，並隨著家戶平均月收入增加而增加 [19]。

二、健康風險因子（Risk factors for health）

（一）吸菸率（Smoking rate）

定義

係指每日吸菸之人口占率。而各國「調查對象」及「每日吸菸」之定義不盡相同。

分子：受訪者每日吸菸人口數

分母：完成訪問人數

重要性及現況

吸菸是許多疾病的主要危險因子，包括癌症、心臟病、腦血管疾病及呼吸系統疾病等疾病。對於孕婦來說，吸菸會增加新生兒低出生體重與早產之風險。2020年 WHO 報告指出，全球每年有 800 萬人死亡與吸菸有關，其中有超過 120 萬人是由於二手菸的傷害 [20]。在過去 30 年中，全球吸菸人口比率已下降，但是吸菸人口總數卻越來越多，從 1990 年的 9.9 億人，增加至 2019 年 11.4 億人 [21]。

吸菸率的改變，可作為菸害防制政策推動成效評估之指標。我國衛生福利部國民健康署定期舉辦「國人吸菸行為調查」，利用電訪收集民眾吸菸相關資料，我國每日吸菸定義為「以前到現在吸菸超過 100 支，且最近 30 天內曾經使用菸品」，在各項菸害防治相關策略的推動下，我國 18 歲以上吸菸率由 2008 年 21.9%，下降至 2020 年的 13.1% [22]，顯示我國菸害防制工作之優異成效。

（二）飲酒（Alcohol consumption）

定義

飲酒人口之比率，多以問卷或電訪等方式進行調查。而各國統計飲酒之定義不同，以 OECD 國家為例，飲酒之統計為計算 15 歲以上人口之平均每人酒精消費量（以公升為單位）。我國之飲酒率調查則是針對 18 歲以上人口之飲酒習慣進行調查。我國 18 歲以上人口飲酒率從 2009 年的 46.2%，降至 2017 年的 43%，推估約有 843 萬的飲酒人口 [19]。

重要性及現況

飲酒是導致死亡及失能的主要危險因子。過量飲酒會大幅增加發生心臟疾病、腦血管疾病、肝硬化等疾病之風險，即使適度飲酒也可能會增加此些疾病之長期風險。此外，飲酒也與車禍事故、傷害事件、自殺及心理疾病等具有相關性，尤其更可能發生在年輕族群之中 [23]。因此飲酒率可作為酒害防制之重要成效指標。

（三）飲食及運動情形（Diet and physical activity）

定義

OECD 評估飲食情形為統計蔬菜消費量，計算每天至少吃一種蔬菜的成年人口比率；評估運動情形為計算每週運動不足之成年人口比例，而運動不足之定義為每週中等強度運動少於 150 分鐘，或者高強度體力活動少於 75 分鐘 [3]。

在飲食情形評估部分，我國計算符合「天天五蔬果」之人口比例，即每天至少要吃三份蔬菜及兩份水果 [24]；而運動情形評估方面，則是計算我國每週規律運動人口比率，每週規律運動之定義為每週 3 次、每次 30 分鐘、會喘且流汗 [25]。

重要性及現況

健康的飲食與好的健康結果具有高度相關性。健康的飲食可以減少肥胖的可能性，也會降低心血管疾病的發生風險 [26]。根據衛生福利部國民健康署調查結果顯示，我國 18 歲以上人口符合飲食建議之比率僅 12.9%，其中男性為 9.4%，女性為 16.3% [24]。又根據教育部體育署之統計，2020 年我國規律運動人口比率男性為 35.7%，女性為 30.4% [25]，可見我國國人的飲食、運動習慣與目標，仍有非常大的努力空間。

（四）過重與肥胖情形（Overweight and obesity）

定義

此一指標係指過重人口之比率。最常使用的衡量指標為身體質量指數（Body Mass Index，簡稱 BMI），即評估個人體重與身高的關係。BMI 之計算公式為「體重（公斤）除以身高（公尺）的平方」，以公斤／平方公尺為單位表示之。根據 WHO 定義 18 歲以上成年人 BMI 25 以上為肥胖前期，BMI 30 以上即為肥胖。然依據種族、性別、年齡層差異，各國家之 BMI 標準定義不盡相同 [3]。

依據國民健康署所定義之成人健康體位標準分類，我國 18 歲以上成人體位分為過輕（BMI<18.5）、健康（18.5≦BMI<24）、過重（24≦BMI<27）及肥胖（BMI≧27）等四類，另外，兒童及青少年的 BMI 標準係依據衛生福利部「兒童及青少年生長身體質量指數（BMI）建議值」，不同性別及不同年齡之兒童青少年的 BMI 標準皆不相同。

重要性及現況

異常或過度脂肪堆積之過重或肥胖情形，實為健康之一大威脅，罹患包括糖尿病、代謝症候群、心血管疾病、退化性關節炎、癌症、睡眠呼吸中止症、憂鬱症、非酒精性脂肪肝等之風險較高 [27]。飲食與生活習慣的改變，大量高熱量食物及久坐的生活方式等，使各國肥胖人口比率快速增加。WHO 統計指出，2016 年全球成年人口中體重過重之人數超過 19 億人，其中超過 6.5 億人為肥胖；又相較於

1975 年，2016 年之肥胖人口成長近 3 倍 [28]。

　　2019 年 OECD 國家 18 歲以上人口體重過重（包含肥胖）者為 59.6%，如圖 5-4 所示。衛生福利部國民健康署調查報告指出我國 45 歲以上之人口，有超過一半都有體重過重問題 [24]。2020 年我國十大死因中即有 8 項與體重過重有關，包括癌症、心臟疾病、腦血管疾病、糖尿病、高血壓性疾病、慢性下呼吸道疾病、腎炎腎病症候群及腎病變、慢性肝病及肝硬化等疾病死因 [9]，可見體重過重實為當今重要之健康問題。

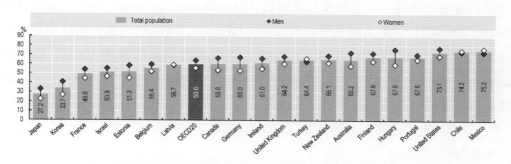

圖 5-4：OECD 統計各國家 2019 年 18 歲以上體重過重人口比率 [3]

三、醫療可近性（Access to care）

（一）醫療照護人口涵蓋率（Population coverage for health care）

定義

係指參與健康保險人口之比率（即納保率）。

分子：參與健康保險之人數

分母：全體國民總人數

重要性及現況

　　醫療照護人口涵蓋率為評估國家健保制度是否完善的重要指標。另外，也要考量服務範圍涵蓋率、財務負擔、醫療品質等，以保障所有國民均享有平等就醫的權利，降低民眾就醫障礙。

　　我國之全民健保屬於社會保險，只要符合投保資格者皆應強制投保，故我國之全民健保覆蓋率理論上應為 100%，而我國衛生福利部全民健康保險署之統計為實

際納保人數，其中未納保人數可能是因爲投保時間差或無法聯繫人口所造成 [29]。

（二）全民健康覆蓋（Universal health coverage）

定義

全民健康覆蓋（Universal health coverage，簡稱 UHC）指所有國民皆能獲得所需要的健康服務，而且無就醫之經濟障礙。UHC 之內容包含兩項指標，第一項指標爲服務涵蓋指數（Service Coverage Index，簡稱 SCI），此一指標又分爲四類，第一類爲生產、孕婦、新生兒及兒童照護（Reproductive, maternal, newborn and child health, RMNCH）、第二類爲傳染病控制（Infectious diseases）、第三類爲非傳染性疾病（Non-communicable diseases, NCDs）、第四類爲服務能量與可近性（Service capacity and access）；第二項指標爲財務保障指標，即家庭自付醫療保健支出占家庭總支出超過 10% 的人口比例 [30]。

重要性及現況

依據衛生福利部統計處《2019 年全民健康覆蓋指標分析》之報告指出，我國於 2019 年服務涵蓋指標（Service coverage index, SCI）爲 89.2，其中第一類至第四類指標分數，依序爲 91.1、92.8、75.0 及 99.9，可見我國健康服務涵蓋之高；若與國際比較，我國各類指標分數皆領先群倫，屬健康服務涵蓋高之國家。但我國第三類指標分數尚低於加拿大，可見我國於非傳染性疾病之健康服務方面，尚有努力進步空間。而在財務保障指標部分，我國財務保障指標爲 6.0%（數字越低越好），遠低於全球平均之 13.2%，較中國、南韓、日本及菲律賓等國來得低，但較美國、加拿大、澳洲、英國等先進國家來得高，仍屬於財務負擔較低之國家 [31]。綜合兩項指數可知，我國全民健康保險制度表現優異，但在非傳染病防治以及財務負擔部分仍有努力空間。

NO	指標名稱	臺灣	日本	南韓	新加坡	中國	泰國	馬來西亞	菲律賓	美國	加拿大	英國	德國	澳洲
	服務涵蓋指標	89	≥80	≥80	≥80	≥80	≥80	76	55	≥80	≥80	≥80	≥80	≥80
I	生產、孕婦、新生兒與兒童照護	91	≥80	≥80	≥80	≥80	≥80	≥80	71	≥80	≥80	≥80	≥80	≥80
1	15-49歲育齡婦女使用現代方法避孕率	75	57	≥80	77	≥80	≥80	55	57	≥80	≥80	≥80	≥80	≥80
2	孕婦產檢4次或以上之覆蓋率	98	≥80	≥80	≥80	77	≥80	≥80	≥80	≥80	≥80	≥80	≥80	≥80
3	1歲兒童疫苗接種率(含白喉、破傷風及百日咳)	98	≥80	≥80	≥80	≥80	≥80	≥80	77	≥80	≥80	≥80	≥80	≥80
4	兒童疑似肺炎之就醫行為覆蓋率	95	≥80	≥80	≥80	≥80	≥80	≥80	66	≥80	≥80	≥80	≥80	≥80
II	傳染性疾病	93	≥80	≥80	≥80	≥80	≥80	76	62	≥80	≥80	≥80	≥80	≥80
5	結核病治療率	94	≥80	75	76	75	75	50	43	≥80	75	≥80	≥80	≥80
6	HIV感染者接受抗愛滋病毒治療比率	85	≥80	≥80	≥80	≥80	≥80	68	≥80	≥80	≥80	≥80	≥80	≥80
8	家庭基本衛生覆蓋率	100	≥80	≥80	≥80	≥80	≥80	≥80	≥80	≥80	≥80	≥80	≥80	≥80
III	非傳染性疾病	75	69	70	71	63	70	55	66	61	≥80	72	68	73
9	非高血壓之盛行率	60	48	56	48	55	52	32	44	47	63	56	51	51
10	空腹血糖值	87	≥80	≥80	≥80	72	≥80	76	≥80	≥80	73	≥80	≥80	≥80
11	15歲以上人口無使用菸品率	81	70	69	74	63	67	67	66	66	≥80	77	68	≥80
IV	服務能量與可近性	100	≥80	≥80	≥80	≥80	≥80	≥80	32	≥80	≥80	≥80	≥80	≥80
12	每萬人醫院病床數	100	≥80	≥80	≥80	≥80	≥80	56	≥80	≥80	≥80	≥80	≥80	≥80
13	醫師、精神科醫師及外科醫師數	100	≥80	≥80	≥80	≥80	≥80	12	≥80	≥80	≥80	≥80	≥80	≥80
14	國際衛生條例核心能力指數	100	≥80	≥80	≥80	≥80	≥80	≥80	51	≥80	≥80	≥80	≥80	≥80

圖 5-5：主要國家之服務涵蓋指數 [31]

（三）門診次數（Consultations with doctors）

定義

係指平均每人之門診就醫次數。

分子：當年全民健保之門診件數

分母：當年全民健保之納保人數

重要性及現況

平均門診次數可作為評估醫療可近性之參考指標，門診次數越高代表就醫障礙越低。圖 5-6 為 2019 年 OECD 各國之平均門診次數分布情形，OECD 國家之門診次數平均為 6.8 次（不含中醫與牙醫），其中墨西哥、哥斯達黎加、瑞典、哥倫比亞及智利等國家之平均門診次數皆不到 3 次；鄰近國家日本為 12.5 次，韓國為 17.2 次 [3]。而 2019 年我國平均門診就醫次數為 12.2 次（不含中醫與牙醫）[32]，除低於韓國且與日本相近之外，高於所有 OECD 國家，由此可見我國就醫之方便、自由，以及就醫障礙極低，但此一現象是否為全民健保的道德危害所致之醫療資源濫用，尚待後續資料確認驗證。

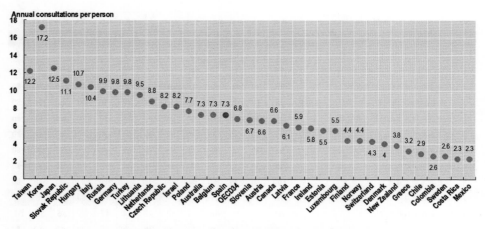

圖 5-6：我國與 OECD 各國每人每年平均門診次數 [3,32]

（四）醫院病床數與占床率（Hospital beds and occupancy rate）

定義

- 病床數常見以「每萬人口急性一般病床數」作爲評估指標。

  分子：年底所有醫院之急性一般病床數

  分母：年底人口數（每 10,000 人口）

- 急性一般病床占床率係指在當年所有急性一般病人住院人日占所有可用病床的比率。

  分子：急性一般病床之總住院人日數

  分母：急性一般病床數 ×365

重要性及現況

　　醫院病床的數量爲評估該國家或地區醫療資源是否充足之重要指標，我國 2020 年每萬人口急性一般病床數爲 42.34 床，每萬人口特殊病床數爲 15.82 床 [33]。

　　病床占床率則可作爲評估醫院效率與量能（Hospital capacity）的參考指標。占床率越高，代表醫院病床使用效率越高，但承受的照護負擔也越大，醫療院所必須有備用床位作爲特殊事件之應變，若占床率過高，可能面臨病床短缺之風險；但占床率過低，可能造成病床閒置，醫院可能無力承擔病床沈重之固定成本，可能影響醫院之營運。目前對於占床率多少爲宜，國際間尚無統一標準，但通常認爲 85%

爲最佳，若超過了則會增加病床短缺之風險 [34]。而 2020 年底我國病床占床率爲 82.6%，若按照醫事服務機構特約類別區分，醫學中心之占床率爲 74.5%，區域醫院爲 78.2%，地區醫院爲 87.1% [35]。

（五）平均住院天數（Average length of stay）

定義

係指住院病人的平均住院天數。病人至少要於醫院住一個晚上，方定義爲住院。

分子：該類病床之住院總人日
分母：該類病床之住院總人次

重要性及現況

平均住院天數之監測，主要用於瞭解病床使用情形，可作爲評估醫療院所營運效率的指標之一，於相同條件下，平均住院天數越短，代表效率越高，同時也可作爲醫療品質評估之參考指標。

我國 2019 年之急性病床平均住院天數爲 7.4 天，按照醫事服務機構特約類別區分，醫學中心爲 7.33 天，區域醫院爲 7.12 天，地區醫院爲 8.17 天 [36]。相較於鄰近國家，韓國爲 7.3 天，日本爲 16.0 天；相較於西方國家，法國與瑞典皆爲 5.4 天，挪威爲 5.9 天、英國爲 6.2 天。可見我國急性病床平均住院天數低於日本，與韓國相近，但高於西方國家 [36]。

四、醫療照護品質（Quality of care）

（一）疫苗接種率（Routine vaccinations）

定義

係指已完成疫苗接種之人口數，占所有符合疫苗接種資格人口數之比率。

分子：已完成疫苗接種之人口數
分母：符合疫苗接種資格之人口數

重要性及現況

傳染病對於國家健康及經濟影響甚鉅，預防傳染病發生最有效的作法就是接種疫苗，不僅可降低傳染病之發生率，亦可降低死亡率。疫苗接種率不僅可作為傳染病防治工作成效之指標，亦可作為評估群體免疫程度之指標。

對於有效的疫苗，如果沒有接種禁忌症，建議所有人都應接種疫苗。但在資源有限之情形下，必須排定接種優先順序，才能在最短時間內，達到防疫之最大效益。各國家之疫苗接種計畫，皆是針對高風險族群提供疫苗接種，例如嬰幼兒、老年人、重大傷病患者等，以降低罹病風險。目前我國常規接種之疫苗，包含白喉、破傷風、百日咳、B 型肝炎、日本腦炎、水痘、德國麻疹及季節性流感疫苗等，而各項疫苗接種資格及施打時間等相關資訊，皆可於衛生福利部疾病管制署官方網站查詢 [37]。

以流行性感冒而言，流感是一種急性呼吸道傳染病，全球每年有 300-500 萬名流感重症病人，更造成約 65 萬人死亡，其中老年人即為流感之高風險族群 [38]。根據我國流感疫苗接種計畫成果報告指出，2015 年 65 歲以上老年人流感疫苗接種率為 39.7%，至 2019 年增加至 51.3%，且相較於 OECD 國家之平均接種率（46.0%）來得高 [3,39]。

（二）可避免住院情形（Avoidable hospital admissions）

定義

可避免住院事件之定義為該次住院原因，若經由基層醫療之適當照護，即可不必住院之疾病，再以國際疾病分類代碼判斷住院原因，若該次住院主診斷為該項疾病，即定義為可避免住院。

分子：可避免住院案件數

分母：年底 15 歲以上人口數（每 100,000 人口）

重要性及現況

可避免住院率之監測，除有助於降低住院率、節省醫療費用外，亦可提升基層醫療之照護品質。目前最常使用之可避免住院標準為美國 The Agency for Healthcare Research and Quality（AHRQ）所提出的品質照護指標，針對成人（Prevention Quality Indicators）與兒童（Pediatric Quality Indicators）分別建立可避免住院之品質指標 [40]。然各國監測之住院案件不盡相同，以 OECD 國家而言，主要監測氣

喘、慢性阻塞性肺病、充血性心衰竭等三項疾病 [3]，而目前我國尚無政府機關之可避免住院相關統計數據資料。

（三）糖尿病照護情形（Diabetes care）

定義

- 糖尿病病人之住院率
  分子：15 歲以上主診斷爲糖尿病之住院案件
  分母：年底 15 歲以上人口數（每 100,000 人口）
- 糖尿病病人之下肢截肢率
  分子：15 歲以上診斷爲糖尿病之下肢截肢住院案件數
  分母：年底 15 歲以上人口數（每 100,000 人口）*

*說明：若有各年齡層糖尿病人口數之統計數據，亦可以糖尿病人口數作爲分母進行計算。然而各國健康資訊統計系統歧異，並非所有國家都有各年齡層糖尿病人口資料，又或者統計年齡級距不同，因此各國資料常無法以一致的年齡層糖尿病人口數爲分母之指標比較。故國際間糖尿病照護情形之比較，大多選擇以全人口數作爲分母，方具可比較性 [3,29]。

重要性及現況

糖尿病爲需透過長期血糖控制之慢性疾病，若血糖不佳則可能引起住院、糖尿病病變等併發症。在多數國家糖尿病之照護主要依賴基層醫療照護，若糖尿病人於基層醫療中，已獲得適當醫療照護，即可避免發生住院。另外，糖尿病病人若長期血糖控制不佳，則有很高的風險發生下肢病變，其中更有約一半病患會因感染而需要截肢 [29]。

我國 2019 年糖尿病病人住院率隨著年齡層增加而增加，整體糖尿病住院情形爲每十萬人口 140 人 [36]，相較於 OECD 國家平均值來得高（每十萬人口 127 人）[3]。再者，在糖尿病病人下肢截肢率部分，我國 2015 年爲每十萬人口 7.2 人，若與 OECD 國家每十萬人口 6.4 人相比，我國位於中後段 [29]，可見我國糖尿病病人之照護品質，仍有改善之空間。

（四）急性心肌梗塞死亡率（Mortality following acute myocardial infarction）

定義

係指 45 歲以上住院主診斷爲急性心肌梗塞之病人於住院後 30 日內死亡率。

分子：45 歲以上急性心肌梗塞住院之病人，且住院日 30 日內死亡之人數

分母：45 歲以上急性心肌梗塞住院之病人數

重要性及現況

　　心臟疾病爲我國十大死因之第二位，而其中急性心肌梗塞爲主要死因之一。急性心肌梗塞爲心臟血管突發性阻塞，使得血流中斷，因此，急性心肌梗塞死亡與轉送照護之及時性、醫療可近性、住院照護品質等因素有直接相關。故急性心肌梗塞死亡率，不僅可作爲反映醫療轉送及時性之指標，亦爲住院醫療照護品質的重要參考指標之一 [41]。

（五）腦中風死亡率（Mortality following stroke）

定義

- 缺血性腦中風住院病人住院後 30 日內死亡率

  係指 45 歲以上住院主診斷爲缺血性腦中風之病人，於住院後 30 日內之死亡率。

  分子：45 歲以上缺血性腦中風住院之病人，且住院日 30 日內死亡之人數

  分母：45 歲以上缺血性腦中風住院之病人數

- 出血性腦中風住院病人住院後 30 日內死亡率

  係指 45 歲以上住院主診斷爲出血性腦中風之病人，於住院後 30 日內之死亡率。

  分子：45 歲以上出血性腦中風住院之病人，且住院日 30 日內死亡之人數

  分母：45 歲以上出血性腦中風住院之病人數

重要性及現況

　　每年腦中風死亡之人口佔全球死亡人口 7%，其中 85% 爲缺血性腦中風，OECD 國家於 2015 年開始，將腦中風住院後 30 日內死亡率，作爲緊急醫療品質指標 [3]。而腦中風爲我國十大死因第四位，其中缺血性腦中風亦爲我國常見之腦中風型態。依據衛生福利部品質報告指出，我國於 2015 年缺血性腦中風死亡率僅爲 3.6%，相較於其他國家來得低，可見我國預防腦中風死亡之醫療服務可近性及

品質，實頗具成效。

（六）精神疾病照護情形（Care for people with mental health disorders）

定義

- 精神疾病住院病人因自殺而死亡之比率
  分子：精神疾病之住院病人因自殺而死亡之人數
  分母：精神疾病之住院病人總人數
- 精神疾病出院後一年內病人因自殺而死亡之比率
  分子：精神疾病之住院病人在出院後一年內因自殺而死亡之人數
  分母：精神疾病出院總人數
- 精神疾病出院後 30 日內病人因自殺而死亡之比率
  分子：精神疾病之住院病人在出院後 30 日內因自殺而死亡之人數
  分母：精神疾病出院總人數
- 思覺失調症病人之超額死亡率
  分子：15-74 歲思覺失調症病人之全死因死亡率
  分母：15-74 歲全人口之全死因死亡率
- 躁鬱症病人之超額死亡率
  分子：15-74 歲躁鬱症病人之全死因死亡率
  分母：15-74 歲全人口之全死因死亡率

重要性及現況

　　精神疾病爲各國面臨之重大健康問題。精神疾病成因有很多，往往不是單一因素所造成。精神疾病發生於各個年齡層，罹病人數逐年成長。精神疾病病程長，且疾病本身對於個人活動力有極大影響，因此，精神疾病所引發的社會經濟成本十分可觀。依據 OECD 報告指出，精神疾病所導致的經濟成本，相當於國內生產總值的 4.2%，其中包括治療的直接成本，以及與就業率及生產力下降相關的間接成本[42]。

　　精神疾病照護的及時性、連續性及醫療品質等，爲影響精神疾病病人預後之重要因素。精神疾病病人爲自殺高風險族群，故精神疾病住院病人於住院期間之自殺率，確實需要密切監測，以確保醫療院所有能力給予病人一個安全的住院環境，能夠避免精神疾病病人於住院期間受到傷害；而精神疾病病人出院後需回到原本生

活環境，將會面臨原本壓力困境，所以精神疾病病人出院後之追蹤關懷相當重要 [43,44]，而精神疾病病人出院後的自殺率監測，則可作為醫療院所與社區醫療間的連接性及協調性之評估指標；思覺失調症與躁鬱症病人之超額死亡率，則可說明該國家之精神疾病病人，相較於一般人群，是否面臨較高之死亡風險。

（七）乳癌照護情形（Breast cancer care）

定義

- 乳房攝影篩檢率
  分子：50-69 歲女性過去二年曾接受乳癌篩檢的人口數
  分母：50-69 歲女性人口
- 乳癌五年相對存活率
  分子：乳癌五年觀察存活率
  分母：乳癌五年期望存活率

重要性及現況

乳癌為我國女性最常見之癌症。乳癌篩檢為癌症預防的一項重要指標，透過乳房攝影篩檢可以早期發現乳癌，提早開始治療，我國於 2004 年起提供 50-69 歲女性每兩年一次的乳房攝影篩檢，於 2009 年擴大篩檢對象至 45-69 歲，2010 年起又將 40-44 歲二等親內曾罹患乳癌之女性，納入乳癌攝影篩檢範圍。2019 年我國乳房攝影篩檢率為 40% [45]。圖 5-7 為 OECD 國家之乳癌篩檢率，2019 年 OECD 國家平均乳房篩檢率為 62%，而鄰近國家韓國 2019 年乳房攝影篩檢率為 70%，日本則為 45%，可見我國乳癌攝影篩檢率偏低。

乳癌的治療方式包含手術、放射療法、化學療法、標靶治療及賀爾蒙療法等。另外，乳癌存活率可以反映乳癌照護品質之高低，為國家乳癌醫療品質之重要指標。目前我國 2015-2019 年之乳癌五年相對存活率為 88.7% [46]。

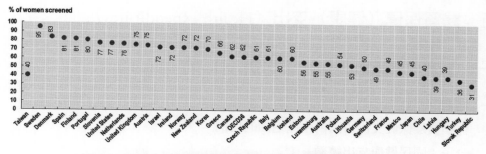

圖 **5-7**：**OECD** 統計各國家 **2019** 年之乳房攝影篩檢率 **[3]**

（八）癌症存活率（Cancer survival rate）

定義

係指該項癌症之五年相對存活率。

分子：該項癌症五年觀察存活率

分母：該項癌症五年期望存活率

重要性及現況

癌症為許多國家之十大死因之首，而癌症存活率可呈現各國家於癌症控制方面的成效，藉以作為評估各國癌症醫療照護品質之重要指標。我國各項癌症存活率可於「臺灣癌症登記中心」網頁查詢 [46]。目前我國 2015-2019 年所有癌症病人整體五年相對存活率為 54.8%，意為相對於無癌症之一般族群，有 54.8% 的癌症病人可以存活超過 5 年 [46]。

表 **5-3**：我國癌症存活率 **[46]**

癌症別	相對存活率				
	一年	二年	三年	四年	五年
全癌症	79.4	71.0	66.2	63.0	60.6
女性乳癌	97.6	95.1	92.8	90.5	88.7
結直腸癌	84.8	76.5	71.1	67.4	64.7
肺癌	64.9	51.0	43.0	38.5	35.4
攝護腺癌	97.3	94.5	91.7	89.7	87.4
肝癌	61.0	50.1	43.5	38.5	34.6
口腔癌	81.5	69.1	63.5	59.9	56.8
子宮體癌	93.4	89.1	86.1	84.2	83.2
甲狀腺癌	98.6	98.2	98.1	98.1	98.2
皮膚癌	96.6	94.1	92.2	91.0	90.0
卵巢癌	88.5	80.2	73.4	68.5	65.7

五、醫療保健（健康）支出（Health expenditures）

（一）醫療保健支出占 GDP 之比例（Health expenditure in GDP）

定義

係指醫療保健支出占國內生產毛額的比例。

分子：國民健康支出總額

分母：國內生產毛額

重要性及現況

　　由於各國人口及經濟規模皆不同，若要衡量健康支出對於各國之重要性，或者其所造成之負擔時，可計算健康支出占國內生產毛額的比例，作爲各國相互比較之指標。2019 年我國醫療保健支出占 GDP 之比例爲 6.54% [47]。圖 5-8 爲我國與 OECD 國家醫療保健支出占 GDP 之比例，2019 年平均爲 8.8%，韓國 2019 年爲 8.2%，日本爲 11.0% [3]，由此可見，我國於醫療保健支出占 GDP 之比例，相較於其他國家來得低。

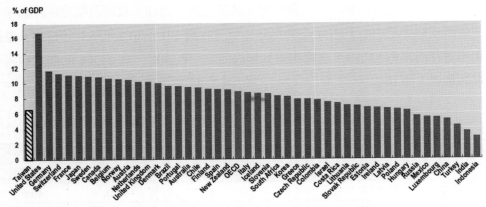

圖 5-8：我國與 OECD 各國家 2019 年醫療保健支出占 GDP 之比例 [3,47]

（二）平均每人每年健康支出（Health expenditure per capita）

定義

係指國民平均每人每年健康支出金額。

分子：健康支出總額

分母：年中人口數

重要性

　　我國在全民健保制度的規範框架下，醫療費用相較多數歐美國家為低。根據 OECD 統計，以購買力平價指數（Purchasing power parity）進行校正，平均每人每年醫療保健支出金額，全世界最高為美國（10,948 美元），其次依序為瑞士（7,138 美元）、挪威（6,745 美元）、德國（6,518 美元）；與我國鄰近的日本為 4,691 美元，韓國為 3,406 美元 [3]。而根據衛生福利部統計處報告指出，2019 年我國平均每人的健康支出金額每年花費為 1,693 美元 [47]，經購買力平價指數校正後，我國平均每人健康支出金額每年為 3,466 美元，與韓國接近，但低於 OECD 國家水準。

（三）健康支出中來自政府支出比例（Public funding of health spending）

定義

係指健康支出中來自政府支出的比例。

分子：政府醫療保健支出總額

分母：健康支出總額

重要性及現況

　　健康支出主要可分成「公部門」與「私部門」兩部分，公部門即是指政府所直接支出，如健康保險、傳染病防治或其他公衛政策之支出皆屬之，因此民眾或私人企業所繳交之健保費，亦是屬於公部門支出；而私部門則是民眾或私人企業所直接支出。我國 2010 年健康支出來自政府支出之比例為 58.09%，2020 年增加為 60.46%（表 5-4）。然而 OECD 國家健康支出來自政府支出之比例平均為 76% [3]，可見我國政府支出占健康支出之比例，明顯低於其他國家許多。

表 5-4：我國歷年健康支出來自政府支出之比例 [47]

健康支出	2000 年	2005 年	2010 年	2015 年	2020 年
公部門比重（%）	62.00	57.39	58.09	58.97	60.46

（四）醫療保健支出之配置情形（Health expenditure by type of service）

　　係指各國每年醫療保健支出之配置與運用情形。醫療體系是否擁有足夠的資源為評估醫療體系之重要因素，而醫療資源運用的有效性亦相當值得重視。

　　我國之醫療資源配置分為四大類，分別為（1）一般行政；（2）公共衛生；（3）

個人醫療保健支出（包含醫院、診所、其他專業機構、藥物、醫療設備及健保境外給付等）；（4）資本形成。在醫療資源有限之下，透過醫療保健支出配置變化，搭配相關健康指標，可分析政府於醫療資源之運用，有無過度配置或配置不足之情形。由表 5-5 可知，我國於醫療資源之分配著重於個人醫療保健支出，每年醫療保健支出皆超過 85% 運用於個人醫療保健支出（包含醫院、診所、其他專業機構、醫藥及保健用品支出、醫療設備及器材支出等），其中又以醫院配置為最多，其次為診所 [47]。

表 5-5：我國醫療保健支出之配置與運用情形（單位：%）[47]

資金配置	2000 年	2005 年	2010 年	2015 年	2020 年
1. 一般行政	2.48	2.27	2.15	2.27	2.11
2. 公共衛生	3.25	3.08	4.74	4.75	4.21
3. 個人醫療保健	88.90	90.75	86.47	86.75	85.96
4. 資本形成	5.36	3.90	6.64	6.22	7.71

六、醫療人力（Health workforce）

醫療人力是國家醫療體系中非常重要的一環，因此醫事人力的規劃及培育，為醫療系統中一項重點工作。醫療人力常見之統計指標包含執業醫師人數、每萬人口醫師人數、每萬人口護理人員數，以及相關科系畢業學生等。醫療人力除注重供需平衡外，醫療人力的均衡更是重要。因此特殊地理位置或交通不便等偏遠地區之醫療人力，亦為各國政府評估醫療人力之重要指標。

（一）執業醫事人數（Medical staff）

定義

係指醫療院所每萬人口執業醫事人員數。醫事人員包含醫師（西醫、中醫、牙醫）、藥師、檢驗師、放射師、護理師等所有醫事專業人員。

分子：年底醫療院所執業醫事人員數

分母：年底總人口數（每 10,000 人）

重要性

醫療產業是人力高度密集的產業。OECD 國家 2000-2019 年間醫療產業之勞

動力，人數增加了 49%，高於其他產業 [3]。WHO 更預估 2030 年全球將會有嚴重護理人員短缺問題，預估將不足 1,800 萬名 [48]。我國 2000 年醫療保健及社會工作服務業之受僱員工人數為 180,989 人，2020 年為增加至 448,500 人，成長 147.81%，換算年成長率為 7.04%。相較於我國工業之受僱員工人數 2000-2020 年間成長 114.51%，換算年增長率為 5.45% [49]。可見我國醫療人力成長快速，且高於我國其他產業。

（二）醫師人數及分布情形（Doctors）

定義

係指每萬人口執業醫師數，包含西醫師、中醫師及牙醫師。

分子：年底執業醫師人數

分母：年底總人口數（每 10,000 人）

重要性

2020 年我國執業醫師人數共 73,776 人，其中西醫師 51,045 人（69.2%）、中醫師 7,302 人（9.9%）、牙醫師 15,429 人（20.9%），換算每萬人口醫師數整體為 31.3 位，其中西醫師為 21.7 位、中醫師為 3.1 位、牙醫師為 6.6 位 [50]。OECD 之統計則以每千人口為單位，若以每萬人口為單位進行換算，OECD 國家平均為每萬人口醫師數為 35.6 位，高於我國。我國醫師人力面臨更大的問題是分配不均，2020 年我國醫師數普遍集中於西部地區，每萬人口西醫數最多的地區是臺北市 43.5 位，最少的地區是金門縣僅 6.3 位，甚至尚未符合 WHO 之最低標準（每萬人口醫師數 10 位）[50]。

（三）護理人員數（Nurses）

定義

係指每萬人口執業護理人員數，包含護理師及護士。

分子：年底執業護理人員數

分母：年底總人口數（每 10,000 人）

重要性

護理人員是醫療體系中陣容最為龐大的醫事人員，對於民眾醫護成效之影響

力，並不亞於醫師，而長期以來，護理人員的招募困難、離職率、空缺率等問題，實爲我國醫療體系面臨的一大困境。

2020 年我國執業護理人員數（包含護理師及護士）共 178,498 人，換算每萬人口爲 75.8 位 [50]，而 OECD 國家平均爲 88.3 位 [3]，相較之下，仍可見我國護理人力不足之問題。護理人力短缺的問題，使得現行執業護理人員工作負荷過重，不僅可能影響醫療品質，更可能會危及整體醫療體系之運作。

第三節　我國健康指標之統計單位

本節介紹我國各項健康指標之統計單位、何處查詢、出版品等內容。在現今大數據資料分析的背景時代之下，政府資訊公開已爲各民主國家政府開放民眾參與政策的第一步，而大多數的健康指標已是政府常規蒐集之統計數據，且開放民眾自行查詢或下載。然而健康指標範圍相當廣泛不及備載，亦有少數統計指標尚未被相關單位列爲常規蒐集指標，或者尚未開放民眾查詢。

我國健康指標統計單位主要爲衛生福利部及其下設置統計處等輔助單位，以及中央健康保險署等 5 個所屬機關。此外，包括臺灣癌症登記中心、行政院主計總處、國家發展委員會及行政院性別平等會等部會單位，也負責部分與國民健康相關之統計指標。以下針對我國主要健康指標統計單位進行介紹及說明。

一、衛生福利部

衛生福利部（原行政院衛生署）是我國衛生行政與社會福利之最高權責單位，以增進全民健康與福祉爲願景，打造以人爲中心的衛生福利網，提升國民的健康與幸福。目前底下設置 9 司之業務單位、6 處室之輔助單位，以及 5 個所屬三級機關，包括疾病管制署、食品藥物管理署、中央健康保險署、國民健康署、社會及家庭署等。

（一）統計處

統計處主管我國衛生及社會福利統計之規劃與推展事項，業務內容包括統計計畫研擬、公務統計方案之建立、統計調查之管理與推動、統計資料庫及加值應用平

台之維護、應用統計分析及統計資訊供應服務等，爲我國最主要之健康指標統計單位。統計處有公告各項統計資料發布時間，透過點選各項目名稱後，頁面會跳轉至該項目詳細介紹，包含資料範圍、週期、時效、定義、單位等資訊。目前統計處主要統計資料有死因統計、國民醫療保健支出、衛生福利統計指標、衛生福利公務統計、衛生福利統計調查。每年定期會出版統計書刊及電子書，各項統計指標資料及出版物，皆可供民眾下載，更多相關資訊可於統計處網站查詢（https://dep.mohw.gov.tw/dos/mp-113.html）。

（二）中央健康保險署

中央健康保險署主管我國全民健康保險業務，業務內容包含全民健康保險承保、財務、醫療給付、醫務管理、資訊業務、醫療品質提升等業務。中央健康保險署網站（www.nhi.gov.tw）有設置「健保資料站」專區，提供與全民健保相關資料供民眾查詢。除全民健康保險相關業務統計資料外，中央健康保險署有設置「全民健康保險醫療品質資訊公開網」，依據醫院、診所及疾病別等，設置多項醫療品質指標，提供民眾參考，藉以提升醫療品質 [52]。另外中央健康保險署亦與衛生福利部全民健康保險會，共同出版全民健康保險醫療給付費用總額協商參考指標要覽，提供全民健保與各部門總額之醫療利用、醫療費用、醫療品質與民眾滿意度等相關統計資料供總額協商與政策制定參考 [51]。

（三）國民健康署

國民健康署主要負責婦幼衛生、慢性病防治、推動預防醫學與社區健康，業務內容包含規劃及推動生育健康、婦幼健康、兒童及青少年健康、中老年健康、菸品及檳榔等健康危害防制、癌症、糖尿病、心血管疾病及其他主要非傳染病防治、國民健康監測與研究發展及特殊健康議題等健康促進業務。國民健康署定期舉辦各項調查，以監測我國健康行爲與生活型態，目前定期舉辦調查項目有國民營養健康調查、國民健康訪問調查、中老年身心社會生活狀況長期追蹤調查、家庭與生育調查、臺灣出生世代研究長期追蹤調查、健康促進業務推動現況與成果調查、吸菸行爲調查、學生健康行爲調查等調查。

國民健康署網站（www.hpa.gov.tw）有設置「統計專區」，提供各項調查報告及統計年報供民眾查詢，目前提供的資訊包含臺灣健康不平等報告、人工生殖施行結果報告、子宮頸癌篩檢登記報告、癌症登記報告、健康促進統計年報、出生通報統

計年報等報告。

（四）疾病管制署

疾病管制署負責我國傳染病之預防、管制、監測及檢驗，主要工作內容為傳染病防制、推動各項疫苗預防接種，以及提供國際旅遊健康資訊等。疾病管制署網頁（www.cdc.gov.tw）有設置「統計專區」，提供各項傳染病與疫苗接種統計資料供民眾查詢。另外，有設置「疾病管制署資料開放平台」與「傳染病統計資料查詢系統」兩大系統。「疾病管制署資料開放平台」透過互動式圖表、地圖與儀表板，使國人可以快速瞭解疾病管制署目前各項傳染病之防疫現況 [53]；「傳染病統計資料查詢系統」則是提供如登革熱、流行性感冒、腸病毒、腹瀉、COVID-19 等各項傳染病監測之現況 [54]。

二、臺灣癌症登記中心

行政院衛生福利部（原行政院衛生署）早期為規劃癌症防治工作，針對 50 床以上醫院建立癌症登記系統，要求申報新發癌症個案的流行病學及診斷治療摘要資料，以建立臺灣癌症登記短表資料庫。1996 年起委託成立「癌症登記工作小組」進行癌症資料收集、監測、統計分析及年報出版等。2003 年我國公布《癌症防治法》，確立我國癌症防治的法源依據，法規內容明確規範所有癌症防治醫療機構需定期提報癌症個案相關診斷及治療資料，以期建立長期完整且正確的癌症資料庫，提供衛生主管機構及國內外學術機構的施政與研究參考，促進癌症預防與診治之進步，增進人類健康福祉。同年癌症登記工作小組，正式更名為「臺灣癌症登記中心」[55]。該中心網站（www.tcr.cph.ntu.edu.31app.tw/）有設置「統計分析」專區，提供各項癌症長期趨勢與存活情形等資訊，提供民眾查詢。中心每年彙整各項癌症相關診斷及治療資料，並由衛生福利部國民健康署定期出版《癌症登記年度報告》，內容有癌症發生率、癌症治療品質指標及各式圖表，使民眾可瞭解我國目前癌症防治工作之現況，以及用於國際比較 [56]。

三、行政院主計總處

　　行政院主計總處負責我國政府歲計、會計、統計工作，提供統計資料作爲政府編製施政計畫與預算之參考依據。行政院主計總處有設置「中華民國統計資訊網」，提供民眾查詢，資料內容包括：國民所得與經濟成長、消費者物價指數、就業與失業統計、薪資及生產力以及家庭收支調查等調查資料 [57]。

四、國家發展委員會

　　國家發展委員會是行政院爲辦理國家發展之規劃、協調、審議、資源分配業務所特別設置之單位。國家發展委員會每月統計各項國家發展相關資料，並公告於網站供民眾查詢，資料內容包含總體經濟與國民所得、產業發展與民營化、對外貿易、國內金融與財政、社會人力資源與老年經濟安全、國家重大建設，以及國際比較等資訊 [58]。

　　政府施政透明與提升民眾參與公共政策議題，是世界各國政府推動的趨勢，國家發展委員會設置「政府資料開放平臺」（www.data.gov.tw），便利民眾共享及應用政府資料，同時促進及活化政府資料應用。

五、行政院性別平等會

　　行政院爲強化我國推動性別平等工作，呼應國際性別平等議題之潮流，特別成立行政院性別平等會，並於 2011 年訂定《性別平等政策綱領》，內容涵蓋六大領域政策，分別爲（1）權力、決策與影響力；（2）就業、經濟與福利；（3）教育、文化與媒體；（4）人身安全與司法；（5）健康、醫療與照顧；（6）環境、能源與科技。性別平等會工作內容主要負責統合跨部會各項性別平等政策，使政府整體施政能落實性別平等，爲我國推動性別平等工作重要的里程碑 [59]。

　　行政院性別平等會爲提升性別統計資料之應用與流通，自 2015 年建置「重要性別統計資料庫」，提供查詢服務，讓民眾瞭解我國性別平等發展現況及長期趨勢 [60]。然而性別平等會本身並非資料蒐集單位，故其資料庫內之各項資料，皆同步於我國其他資料蒐集單位，例如衛生福利部統計處、衛生福利部國民健康署等單位。資料庫內主要分爲五項專區，如表 5-6 所示。

表 5-6：行政院性別平等會重要性別統計資料庫之五大資料專區 **[60]**

資料專區	內容
1. 國內指標專區	以《性別平等政策綱領》6大政策領域為主架構，提供各機關重要性別統計資料之查詢服務。
2. 國際指標專區	以「國際性別平權綜合指數」及「國際性別指標」兩類為主架構，呈現本資料庫已收錄之統計資料，提供使用者查閱。
3. 性別分析專區	以《性別平等政策綱領》6大政策領域及部會別為主架構，提供各機關重要性別分析報告之查詢服務。
4. 統計圖表專區	以《性別平等政策綱領》6大政策領域及部會別為主架構，使用者可與系統互動，選擇常用分類變項（性別、地區別、教育程度別、年齡組等），呈現資料視覺化簡單圖形。
5. 參考資料專區	提供參考資料檔案下載。

結　語

　　國民的健康是國家進步的基礎，WHO 對於健康之完整定義為「生理、心理、社會的完好狀態，不僅是沒有疾病或不虛弱」。因此健康指標範圍甚廣，舉凡可以反映民眾生理健康、心理健康，或是社會醫療體系網絡之統計數值，皆可納為健康指標之列。然而各國家或各單位的健康指標之定義及範圍不盡相同，又篇幅限囿，實難逐一完整臚列說明，故本章僅能選取目前國際間常見之健康指標進行介紹。

　　綜合本章各節內容，健康指標主要功能有三項：（1）監測國民健康；（2）評估健康政策成效；（3）提供健康政策制定之參考依據。指標依據內容分類，可分為總量指標、相對指標及平均指標三種；而依據功能分類，則可分為描述指標、評價指標及預警指標。

　　在現今大數據分析時代背景之下，各單位所屬業務資料多數已經電子化，資料蒐集及彙整統計相較於過去，來得快速及正確。另外，各國政府鼓勵資訊公開之推波助瀾，大多數政府單位皆有設置資料查詢專區，主動公開各項資料供民眾查詢，相較過去便利許多。吾人可藉由各項健康指標針對現況進行剖析，進而找出不足或需加強的地方。猶如身體健康檢查時，我們可以透過血壓、血糖、身體質量指數、肝指數等生理檢驗數值，來評估個人的健康情形，以及針對超出標準值之項目，進行改善或持續監測。健康指標之概念亦相同，可藉由各項健康指標資料，來瞭解該國家或該地區人口之健康情形，以及需要改善之處。例如我國整體醫療保健支出占

GDP 比例將近 7%，每萬人口醫師數約 31 位，相較先進國家皆來得低，然而我國之平均餘命卻與先進國家相差不遠，而且癌症死亡率亦較低，可見儘管我國於醫療保健支出比例較低，但整體健康情形並不差，或可謂我國醫療資源配置及運作之效率良好。

　　健康指標之應用相當多元，惟吾人在引用或使用各項健康指標時，務必詳細標示數據資料來源，在進行不同時間、地區或國家等比較時，更需注意指標定義、計算公式及數值單位等是否相同，唯有在相同標準之下的健康指標，方具有可比較性。健康指標應用範圍廣泛，透過定期監測健康指標變化趨勢及統計資料，可以適時反映出我國國人健康現況，俾利迅速妥適地規劃及執行相關改善政策，以達到全民健康之目的。

關鍵名詞

健康指標（Health indicators）

國內生產毛額（Gross Domestic Product）

國際經濟合作暨發展組織（Organization for Economic Co-operation and Development）

健康狀態（Health status）

平均餘命（Life expectancy）

零歲平均餘命（Life expectancy at birth）

超額死亡（Excess mortality）

世界衛生組織（World Health Organization）

死亡率（Mortality rate）

可避免死亡率（Avoidable mortality）

可治療之可避免死亡（Treatable mortality）

循環系統疾病死亡率（Mortality from circulatory diseases）

癌症發生率（Cancer incidence）

慢性病統計（Chronic conditions）

新生兒死亡率（Infant mortality）

自殺死亡率（Suicide rate）

自評健康狀況（Self-rated health）

健康風險因子（Risk factors for health）

抽菸（Smoking）

過重（Overweight）

肥胖（Obesity）

醫療可近性（Access to care）

醫療照護人口涵蓋率（Population coverage for health care）

全民健康覆蓋（Universal health coverage）

門診次數（Consultations with doctors）

病床占床率（Beds occupancy rate）

平均住院天數（Average length of stay）

醫療照護品質（Quality of care）

疫苗接種率（Routine vaccinations）

可避免住院情形（Avoidable hospital admissions）

國際疾病分類代碼（International Classification of Disease）

急性心肌梗塞（Acute myocardial infarction）

腦中風（Stroke）

精神疾病（Mental disorders）

乳癌（Breast cancer）

存活率（Survival rate）

醫療保健支出（Health expenditures）

平均每人每年醫療保健支出（Health expenditure per capita）

醫療人力（Health workforce）

醫事人員（Medical staff）

複習問題

選擇題：

1. 各國家或國際組織皆有建立明確的健康指標及統計數據，請問目前下列哪一國家或國際組織，其所建構之健康指標系統最為完善？
   (A) 世界貿易組織 (B) 瑞典 (C) 義大利 (D) 國際經濟合作暨發展組織

2. 健康指標依據內容分類，不包含下列哪項？
   (A) 評價指標 (B) 總量指標 (C) 相對指標 (D) 平均指標

3. 下列何項屬於相對指標？
   (A) 國內生產毛額 (B) 全民健康覆蓋 (C) 平均每人每年醫療保健支出
   (D) 全國新冠肺炎死亡人口數

4. 下列敘述何者錯誤？
   (A) 健康指標依據功能分類，可分為描述指標、評價指標及預警指標
   (B) 衛生福利部為我國衛生行政與社會福利之最高權責單位
   (C) 醫院病床數為評估醫院量能之參考指標
   (D) 主管我國全民健康保險業務之單位為中央健康保險署

5. 下列何項不屬於健康指標之主要功能？
   (A) 國際比較 (B) 監測健康 (C) 評估成效 (D) 政策制定

6. 我國國民醫療保健支出（National Health Expenditure, NHE）占國內生產毛額（GDP）之比率，近年來多維持在：(A) 4%-5% (B) 5%-6% (C) 6%-7% (D) 7%-8%

簡答題：

1. 各國政府皆透過健康指標作為國人健康之評估，以及政策制定及執行優先順序之參考。請由健康狀態、健康風險因子、醫療可近性、醫療照護品質、醫療保健支出、醫療人力等六大構面，各列舉一項健康指標，並說明定義與重要性。

2. 試列舉五個我國健康指標之統計單位，並簡要說明其統計資料內容。

引用文獻

1. 國家教育研究院：衛生指標釋義。2002。雙語詞彙、學術名詞暨辭書資訊網，http://terms.naer.edu.tw/detail/1320431/。

2. Organization for Economic Co-operation and Development. OECD Data, https://data.oecd.org/health.htm.

3. Organization for Economic Co-operation and Development. Health at a Glance 2021: OECD INDICATORS. 2021. https://www.oecd.org/health/health-at-a-glance/.

4. 內政部統計處：內政部統計年報——簡易生命表。https://ws.moi.gov.tw/001/Upload/400/relfile/0/4405/48349492-6f8c-453b-a9d1-4a8f0593b979/year/year.html。

5. World Health Organization. Global excess deaths associated with the COVID-19 pandemic. https://www.who.int/news-room/questions-and-answers/item/global-excess-deaths-associated-with-the-COVID-19-pandemic.

6. World Health Organization. The true death toll of COVID-19: estimating global excess mortality. https://www.who.int/data/stories/the-true-death-toll-of-covid-19-estimating-global-excess-mortality.

7. Sanmarchi F, Golinelli D, Lenzi J, et al. Exploring the Gap Between Excess Mortality and COVID-19 Deaths in 67 Countries. JAMA Netw Open 2021;**4(7)**:e2117359. doi:10.1001/jamanetworkopen.2021.17359.

8. Roth G, et al. Global, regional, and national age-sex-specific mortality for 282 causes of death in 195 countries and territories, 1980-2017: a systematic analysis for the Global Burden of Disease Study 2017. The Lancet 2018;**392(10159)**:1736-1788. https://doi.org/10.1016/S0140-6736(18)32203-7.

9. 衛生福利部：死因統計。https://dep.mohw.gov.tw/dos/lp-5069-113.html。

10. Eurostat Statistics Explained. Preventable and treatable mortality statistics. https://ec.europa.eu/eurostat/statistics-explained/index.php?title=Preventable_and_treatable_mortality_statistics.

11. Organization for Economic Co-operation and Development. Cardiovascular Disease and Diabetes: Policies for Better Health and Quality of Care. Paris: OECD Publishing, 2015. http://dx.doi.org/10.1787/9789264233010-en.

12. 衛生福利部國民健康署：108 年癌症登記報告。2021。https://www.hpa.gov.tw/Pages/Detail.aspx?nodeid=269&pid=14913。

13. Centers for Disease Control and Prevention, USA. About Chronic Diseases. 2021. https://www.cdc.gov/chronicdisease/about/index.htm.

14. World Health Organization. Global report on diabetes. 2016. http://www.who.int/diabetes/global-report/en/.

15. International Diabetes Federation. IDF Diabetes Atlas 7th Edition. 2015. https://www.idf.org/e-library/epidemiology-research/diabetes-atlas.html.

16. 衛生福利部心理及口腔健康司：自殺死亡及自殺通報統計。2021。https://dep.mohw.gov.tw/domhaoh/cp-4904-8883-107.html 。

17. World Health Organization. Age-standardized suicide rates (per 100 000 population). https://www.who.int/data/gho/data/themes/mental-health/suicide-rates.

18. Palladino R, Tayu Lee J, Ashworth M, Triassi M, Millett C. Associations between multimorbidity, healthcare utilisation and health status: evidence from 16 European countries. Age and ageing 2016;**45(3)**:431-435. https://doi.org/10.1093/ageing/afw044.

19. 衛生福利部國民健康署：國民健康訪問調查。https://www.hpa.gov.tw/Pages/List.aspx?nodeid=106 。

20. WHO. Tobacco－Fact sheets. 2020. https://www.who.int/news-room/fact-sheets/detail/tobacco.

21. GBD 2019 Chewing Tobacco Collaborators. Spatial, temporal, and demographic patterns in prevalence of chewing tobacco use in 204 countries and territories, 1990-2019: a systematic analysis from the Global Burden of Disease Study 2019. The Lancet, Public health 2021;**6(7)**:e482-e499. https://doi.org/10.1016/S2468-2667(21)00065-7.

22. 衛生福利部國民健康署：國人吸菸行為調查結果。https://www.hpa.gov.tw/Pages/Detail.aspx?nodeid=1718&pid=9913 。

23. Organization for Economic Co-operation and Development. Preventing Harmful Alcohol Use. OECD Health Policy Studies. Paris: OECD Publishing, 2021. https://dx.doi.org/10.1787/6e4b4ffb-en.

24. 衛生福利部國民健康署：國民營養健康調查。https://www.hpa.gov.tw/Pages/List.aspx?nodeid=3998 。

25. 行政院性別平等會：重要性別統計資料庫──國內指標：國人規律運動人口比率。https://www.gender.ey.gov.tw/gecdb/Stat_Statistics_DetailData.aspx?sn=lE9!VKlq9nql0ld4b!5R4w%40%40 。

26. Institute for Health Metrics and Evaluation. Diet low in Fruit, Vegetable and Legumes. 2020. http://www.healthdata.org/results/gbd_summaries/2019/diet-low-in-legumes-level-3-risk.

27. OECD. The Heavy Burden of Obesity: The Economics of Prevention. OECD Health Policy Studies. Paris: OECD Publishing, 2019. https://dx.doi.org/10.1787/67450d67-en.

28. World Health Organization. Obesity and overweight. https://www.who.int/news-room/fact-sheets/detail/obesity-and-overweight.

29. 衛生福利部國民健康署：2017 年群體健康福利品質指標報告。2019。https://www.mohw.gov.tw/cp-3232-18296-1.html 。

30. World Health Organization. Universal health coverage (UHC). 2021. https://www.who.int/news-room/fact-sheets/detail/universal-health-coverage-(uhc).

31. 衛生福利部統計處：2019 年全民健康覆蓋（UHC）指標。2022。https://dep.mohw.gov.tw/DOS/cp-5081-55399-113.html 。

32. 衛生福利部全民健康保險會：110 年全民健康保險醫療給付費用總額協商參考指標要覽。2021。https://dep.mohw.gov.tw/nhic/lp-1665-116.html 。

33. 行政院性別平等會：重要性別統計資料庫──國內指標：每萬人口病床數。https://www.gender.ey.gov.tw/GecDB/Stat_Statistics_DetailData.aspx?sn=fmQ4XxGZTwYyepRPI5!U1w%40%40 。

34. NICE. Bed Occupancy. 2018. https://www.nice.org.uk/guidance/ng94/evidence/39.bed-occupancy-pdf-172397464704.

35. 衛生福利部中央健康保險署：109 年全民健康保險統計。2021。https://www.nhi.gov.tw/Content_List.aspx?n=86ACD5A48FA3B1A1&topn=23C660CAACAA159D 。

36. 衛生福利部全民健康保險會：109 年全民健康保險監測結果報告。2021。https://dep.mohw.gov.tw/nhic/lp-3531-116.html 。

37. 衛生福利部疾病管制署：公費疫苗。https://www.cdc.gov.tw/Category/List/36CyzXLRsuWLN_Txows9nA 。

38. World Health Organization. Global Influenza Strategy 2019-2030. World Health Organization, 2019. https://apps.who.int/iris/handle/10665/311184.

39. 衛生福利部疾病管制署：年度流感疫苗接種計畫。https://www.cdc.gov.tw/Category/MPage/JNTC9qza3F_rgt9sRHqV2Q 。

40. The Agency for Healthcare Research and Quality. Quality Indicators. https://qualityindicators.ahrq.gov/.

41. OECD, The King's Fund. Is Cardiovascular Disease Slowing Improvements in Life Expectancy? OECD and The King's Fund Workshop Proceedings. Paris: OECD Publishing, 2020. https://dx.doi.org/10.1787/47a04a11-en.

42. OECD. A New Benchmark for Mental Health Systems: Tackling the Social and Economic Costs of Mental Ill-Health. OECD Health Policy Studies. Paris: OECD Publishing, 2021. https://dx.doi.org/10.1787/4ed890f6-en.

43. Crawford, M. Suicide following discharge from in-patient psychiatric care. Advances in Psychiatric Treatment 2004;**10(6)**:434-438. doi:10.1192/apt.10.6.434.

44. Pompili M, Baldessarini RJ. Risk of suicide and all-cause mortality after self-harm. The lancet, Psychiatry 2015;**2(9)**:769-770. https://doi.org/10.1016/S2215-0366(15)00212-6.

45. 行政院性別平等會：重要性別統計資料庫——國內指標：婦女乳房攝影檢查服務利用率。https://www.gender.ey.gov.tw/gecdb/Stat_Statistics_DetailData.aspx?sn=OR0v3mpqY4w1FJ99vq3ytw%40%40。

46. 臺灣癌症登記中心：癌症五年相對存活率（僅含侵襲癌）。https://twcr.tw/?page_id=1804。

47. 衛生福利部統計處：國民醫療保健支出（NHE）。2022。https://dep.mohw.gov.tw/DOS/lp-5071-113.html。

48. World Health Organization. Health workforce. https://www.who.int/health-topics/health-workforce#tab=tab_1.

49. 中華民國統計資訊網：主計總處統計專區：就業、失業統計。https://www.stat.gov.tw/np.asp?ctNode=514。

50. 衛生福利部統計處：衛生公務統計一覽表：機構執業醫事人員數及每萬人口執業醫事人員數。https://dep.mohw.gov.tw/dos/cp-5301-62356-113.html#_1.%E9%86%AB%E4%BA%8B%E6%A9%9F%E6%A7%8B%E5%8F%8A%E4%BA%BA%E5%93%A1。

51. 衛生福利部全民健康保險會：全民健康保險醫療給付費用總額協商參考指標要覽。https://dep.mohw.gov.tw/nhic/lp-1665-116.html。

52. 全民健康保險醫療品質資訊公開網。https://www.nhi.gov.tw/AmountInfoWeb/index.html。

53. 疾病管制署資料開放平台。https://data.cdc.gov.tw/。

54. 傳染病統計資料查詢系統。https://nidss.cdc.gov.tw/。

55. 臺灣癌症登記中心：臺灣癌症登記中心 / 資料庫簡介。2020。http://tcr.cph.ntu.edu.tw/uploadimages/Introduction%20of%20Taiwan%20Cancer%20Registry%20Database.pdf。

56. 衛生福利部國民健康署：癌症登記報告。https://www.hpa.gov.tw/Pages/List.aspx?nodeid=269。

57. 行政院主計總處：中華民國統計資訊網。https://www.stat.gov.tw/mp.asp?mp=4。

58. 國家發展委員會：重要統計資料。https://www.ndc.gov.tw/Content_List.aspx?n=507E4787819DDCE6。

59. 行政院性別平等會：關於我們：成立緣起。https://gec.ey.gov.tw/Page/7DF8BED6934CC797。

60. 行政院性別平等會：重要性別統計資料庫。https://www.gender.ey.gov.tw/gecdb/Stat_Statistics_Field.aspx。

第二篇
健康照護體系

第 6 章
預防保健服務

胡淑貞　撰

學習目標

一、瞭解預防保健服務之目的與內容

二、區辨各類公費預防保健之對象與項目

三、探究現階段預防保健服務之成效

引 言

　　良好的預防保健服務，能提醒民眾平時養成良好的生活習慣，按時接受預防接種，並定期參加健康檢查和疾病篩檢，以利早期發現身體異狀，早期治療，達到促進身心健康和節省醫療成本之目標。目前政府已規劃多種免費的預防保健服務，提供給不同年齡層的國人使用，本章主要介紹幾種常見的預防保健服務項目和內容，以及相關的執行成效作爲參考。

第一節　預防保健服務的目的與內容

一、預防保健服務的目的

　　公共衛生強調「預防重於治療」，其中，提供國人預防保健服務是極重要的策略。所謂預防保健服務，其目的主要在於：（1）沒有臨床症狀前，透過衛教讓民眾瞭解疾病的危險因子，以避免有害健康的生活型態；（2）參加定期健康篩檢，可早期發現異狀，早期治療；（3）進行預防接種，可減少罹病機率或降低重症情形；（4）若確定罹病者，則協助其接受完整的治療，以延緩疾病的發展或進行有效的控制 [1]。

二、預防保健服務的內容

　　預防保健服務的內容至少可包括四大部分：篩檢（screening）、衛教／諮詢（health education and counseling）、預防接種（immunization）、和健康促進（health promotion）。（1）所謂篩檢是指利用可迅速操作的檢查，在未曾發病的人群中，找出疑似病例。篩檢並非診斷，篩檢結果如爲陽性，應落實轉診到醫療院所，再做進一步的檢查，以求得正確的診斷與必要的後續追蹤與治療。（2）衛教／諮詢是藉由改變民眾的知識、態度和技能，以影響其採行、維持或促進健康的行爲。（3）預防接種則依照疫苗種類與對象有不同的接種時程，接種對象包括育齡婦女、新生兒、兒童與青少年、成人與老人等預防接種，以及特定族群之預防接種。（4）健康促進則是進一步往更前端的影響個人行爲或生活型態之社會與環境因子進行改善，例如

高齡友善城市／社區之推動、致胖環境因子之改善等。

此外，為推動正確的衛教諮詢，衛生福利部國民健康署建置了《健康 99》網站，提供許多正確的健康知識與訊息，釐清民眾常被誤導的錯誤資訊，破除網路不實謠言。根據國民健康署新聞稿，109 年 1 月至 10 月《健康 99》網站之瀏覽量近四百萬次，教材資訊瀏覽量也突破兩百五十萬次，可說是全民健康知識傳播及衛教宣導非常重要的資訊來源。因此，本文第二節將針對一般預防保健服務內容（包括篩檢、衛教／諮詢及健康促進）加以說明，而第三節則針對預防接種進行闡述。

三、預防保健服務與公共衛生的疾病預防策略之關係

傳統的公共衛生最常使用三段五級之預防策略，然而近年研究發現，個人行為常受社會與環境因子之影響，因此許多學者建議應新增一個更前端的根源預防（Primordial prevention）策略，協助改善影響健康之社會與環境因子，稱為第 0 級，並建議將第 0 級併入第一段預防，因此新的公共衛生預防策略至少可分為三段六級（第 0~5 級，如表 6-1）。相關說明請參考本套書《健康社會行為學》之第三篇「健康促進與衛生教育：概念、原理與研究」的第 14 章「健康促進的理念、發展與宣言」。

表 6-1：預防保健服務與公共衛生預防策略之關係

根源預防	初段預防		次段預防	末段預防	
第 0 級	第 1 級	第 2 級	第 3 級	第 4 級	第 5 級
社會及環境因子改善	健康生活型態	特殊保護	早期診斷	避免殘障或失能	復健／長照
健康促進計畫	衛教／諮詢	預防接種	篩檢／健檢	適當治療	復健／長照

本章所謂預防保健服務的四大內容（篩檢、衛教／諮詢、預防接種、健康促進）恰好分屬在四個不同層級之策略，例如，健康促進計畫屬於第 0 級，藉社會與環境因子改造，以減少風險因子的發生；透過衛教，強化健康行為屬於第 1 級；進行預防接種為第 2 級；而參加篩檢則為第 3 級，整理如表 6-1 所示。舉例來說，近年來政府積極推動之活躍老化與預防延緩失能相關計畫，可歸屬為第 0 級健康促進計畫；參加個人心理健康課程，推動正向思考、心理韌性、預防不適等計畫，可歸屬為第 1 級衛教／諮詢。若針對長者進行整合性健康評估與介入計畫，則可能會包

括多個層級之策略，例如為長者健康進行整合性評估（第 3 級早期診斷），若長者有運動、營養、肌力等問題，則需要特殊介入或改善營養（第 4 級避免失能）；給予老人流感疫苗注射屬第 2 級特殊保護；長者參加社區關懷據點或健身俱樂部可提升心理健康（第 1 級衛生／諮詢）；參加社區營養課程減少不健康飲食（第 1 級衛生／諮詢）等，皆可協助長者達到健康老化之目標。若以老人衰弱預防為例，詳細策略之運用，如表 6-2。

表 6-2：預防保健與公共衛生預防策略之關係──以老人衰弱預防為例

根源預防	初段預防		次段預防	末段預防	
第 0 級	第 1 級	第 2 級	第 3 級	第 4 級	第 5 級
高齡友善 環境建置	社區老人 衛教諮詢	高危險群 之保護	早期診斷 早期治療	老人衰弱症 臨床指引照護	長期照顧與 末期照護
高齡友善城市 活躍老化 社區關懷據點 健身俱樂部	健康飲食 適當運動 遵從醫囑 心情愉快	接種疫苗 預防意外傷害 減少多重用藥 避免過敏原	健康篩檢 長者健康整合性 評估（ICOPE） 適時介入	適當治療 避免併發症 提供完善設施 預防失能	居家照護 機構式照護 安寧／緩和醫療 哀傷輔導

第二節　預防保健服務的種類與對象

我國預防保健服務的種類，根據不同的服務對象，可分為下列幾類：（1）孕婦產前檢查、（2）兒童預防保健、（3）青少年預防保健、（4）成人及老人預防保健、（5）癌症篩檢、（6）勞工健檢、以及（7）預防接種。相關主管機關包括：衛生福利部國民健康署、教育部、勞動部、和衛生福利部疾病管制署等單位，詳細補助對象與實施時程，整理如表 6-3。

一、孕婦產前檢查

孕婦產前檢查之目的為降低妊娠與生產併發症，減少孕婦及新生兒死亡，並減輕家庭經濟負擔。依據服務的類別及項目分成四大項，包括一般服務項目（孕婦產檢）、篩檢服務（孕婦乙型鏈球菌篩檢）、特殊服務項目（高危險群孕婦接受產前遺傳診斷）及衛教指導服務（孕婦產前健康照護衛教指導），詳細服務對象與項目如表 6-4 所示。

表 6-3：預防保健服務的補助對象及實施時程

服務種類	補助對象及實施時程		中央主管機關
孕婦產前檢查（新制）	1. 妊娠第一期（未滿十七週）：補助 3 次。 2. 妊娠第二期（十七週至未滿二十九週）：補助 3 次。 3. 妊娠第三期（二十九週以後）：補助 8 次。		衛生福利部國民健康署
兒童預防保健	1. 未滿一歲六個月：補助 4 次。 2. 一歲六個月以上至未滿二歲：補助 1 次。 3. 二歲以上至未滿三歲：補助 1 次。 4. 三歲以上至未滿七歲：補助 1 次。		衛生福利部國民健康署
青少年預防保健	學生健康檢查： 一年級、四年級、七年級、高中職一年級，以及大專校院新生。		教育部
成人及老人預防保健：加值方案	1. 四十歲以上未滿六十五歲者，每三年補助 1 次。 2. 六十五歲以上者，每年補助 1 次。 3. 罹患小兒麻痺且年齡在三十五歲以上者，每年補助 1 次。 4. 五十五歲以上原住民，每年補助 1 次。		衛生福利部國民健康署
癌症篩檢	婦女子宮頸抹片	三十歲以上，每年補助 1 次。	衛生福利部國民健康署
	婦女乳房 X 光攝影檢查	(1) 四十五歲以上至未滿七十歲，每二年補助 1 次。 (2) 四十歲以上至未滿四十五歲且其母親、女兒、姊妹、祖母或外祖母曾患有乳癌之婦女，每二年補助 1 次。	
	定量免疫法糞便潛血檢查	五十歲以上至未滿七十五歲者，每二年補助 1 次。	
	口腔黏膜檢查	(1) 三十歲以上有嚼檳榔（含已戒）或吸菸習慣者，每二年補助 1 次。 (2) 十八歲以上至未滿三十歲有嚼檳榔（含已戒）習慣之原住民，每二年補助 1 次。	
勞工健檢	一般健康檢查	(1) 年滿六十五歲者，每年檢查 1 次。 (2) 四十歲以上未滿六十五歲者，每三年檢查 1 次。 (3) 未滿四十歲者，每五年檢查 1 次。	勞動部
預防接種	兒童預防接種 青少年預防接種 成人及老人預防接種	隨著年齡層的不同，安排各種預防接種。 （詳見第三節）	衛生福利部疾病管制署、國民健康署

表 6-4：孕婦產前檢查之服務對象與項目

服務項目	服務對象	補助內容	補助時程
一般服務項目	1. 中華民國有健保之孕婦。 2. 配偶為中華民國國民之新住民懷孕婦女。	孕婦產檢。	全孕期
篩檢服務		孕婦乙型鏈球菌篩檢。	妊娠滿 35 週至未達 38 週前
特殊服務項目	年齡在 34 歲以上、經診斷或證明曾生育過異常兒、本人或配偶家族有遺傳性疾病史、或其他可能生育先天異常兒（如：經超音波或孕婦血清篩檢胎兒可能有異常者）等高危險孕婦。	高危險群孕婦接受產前遺傳診斷（羊膜穿刺）。	妊娠 16 至 18 週
衛教指導服務	1. 中華民國有健保之孕婦。 2. 配偶為中華民國國民之新住民懷孕婦女。	孕婦產前健康照護衛教指導：維持母胎安全、孕期營養、兩性平權等衛教指導。	妊娠第一期（經醫師診斷、確認懷孕後至妊娠未滿 17 週前）
		孕婦產前健康照護衛教指導：維持母胎安全、孕期營養、孕期心理適應、生產準備計畫、母乳哺育等衛教指導。	妊娠第三期（妊娠第 29 週以上）

資料來源：衛生福利部國民健康署，2021 [2,4,5]。

（一）一般服務項目

孕婦產檢自 110 年 7 月 1 日起，國民健康署將 10 次產前檢查增加至 14 次（詳見表 6-5），並新增妊娠糖尿病篩檢、貧血檢驗和兩次一般超音波檢查，以降低妊娠與生產併發症，減少孕婦及新生兒死亡。孕婦一般產檢包括例行檢查項目、流產徵兆、以及孕期營養衛教指導等 [2]。

（二）篩檢服務

孕婦乙型鏈球菌篩檢之目的旨在健全孕期健康照護，增進母嬰健康，預防早發型新生兒乙型鏈球菌感染，及傷殘後遺症或死亡之發生，故於妊娠滿 35 週至未達 38 週前進行孕婦乙型鏈球菌培養篩檢 [2]。

表 6-5：孕婦產檢一般服務項目之補助時程與內容

次數	補助時程	內容
第 1 次	第 8 週	例行檢查項目（註）。 流產徵兆、高危險妊娠及孕期營養衛教指導。
第 2 次	第 12 週	一、於妊娠第 8 週以後或第 2 次檢查，須包括下列檢查項目： 問診：家庭疾病史、過去疾病史、過去孕產史、本胎不適症狀、成癮習慣查詢。 身體檢查：體重、身高、血壓、甲狀腺、乳房、骨盆腔檢查、胸部及腹部檢查。 實驗室檢驗：血液常規項目，包括白血球 (WBC)、紅血球 (RBC)、血小板 (Plt)、血球容積比 (Hct)、血色素 (Hb)、平均紅血球體積 (MCV)、血型、Rh 因子、德國麻疹抗體 Rubella IgG 及 B 型肝炎血清標誌檢驗 HBsAg、HBeAg(僅因特殊情況無法於本次檢查者，可於第 8 次孕婦產前檢查時接受本項檢查)、VDRL 或 RPR(梅毒檢查)、及尿液常規。 二、例行檢查項目。(註) 三、德國麻疹抗體檢查呈陰性之孕婦，應在產後儘速注射 1 劑麻疹腮腺炎德國麻疹混合疫苗，該劑疫苗免費。
第 3 次	第 16 週	例行檢查項目、早產防治衛教指導。
第 4 次	第 20 週	例行檢查項目、早產防治衛教指導。
第 5 次	第 24 週	例行檢查項目、早產徵兆及孕期營養衛教指導。
第 6 次	第 28 週	例行檢查項目。
第 7 次	第 30 週	例行檢查項目。
第 8 次	第 32 週	例行檢查項目、於妊娠 32 週前後提供 VDRL 等實驗室檢驗。
第 9-14	第 34-40 週	例行檢查項目。

資料來源：衛生福利部國民健康署，2021 [2]。
註：例行產前檢查內容包括：
1. 問診內容：本胎不適症狀如出血、腹痛、頭痛、痙攣等。
2. 身體檢查：體重、血壓、胎心音、胎位、水腫、靜脈曲張。
3. 實驗室檢查：尿蛋白、尿糖。

（三）特殊服務項目

　　依據醫學研究統計，35 歲以上高齡婦女發生不孕、流產、早產、死產、高血壓、妊娠糖尿病等高危險妊娠合併症的風險顯著增加，且隨著準媽媽年齡升高，胎兒低出生體重、染色體異常或發生其他先天缺陷的機率也隨之提升，因此高危險群孕婦接受產前遺傳診斷之目的主要是及早診斷與治療。

(四) 衛教指導服務

孕婦產前健康照護衛教指導的目的為了避免危險因子對母嬰健康的影響，降低相關合併症或慢性病之發生，以保障母嬰健康。依照補助時程分成兩次衛教指導，在妊娠第一期（經醫師診斷、確認懷孕後至妊娠未滿 17 週前）時提供維持母胎安全、孕期營養、兩性平權等衛教指導；在妊娠第三期（妊娠第 29 週以上）提供維持母胎安全、孕期營養、孕期心理適應、生產準備計畫、母乳哺育等衛教指導 [3]。

二、兒童預防保健

兒童預防保健之目的旨在早期發現疾病與適時介入治療，依據服務時程及類別分為四大項，包括：一般服務項目（兒童預防保健服務）、特殊服務項目（新生兒先天代謝異常疾病篩檢、新生兒聽力篩檢）、以及衛教指導服務（7 歲以下兒童衛教指導服務）。相關服務對象與項目如表 6-6 所示。

(一) 一般服務項目

兒童預防保健服務的一般服務項目，主要服務對象是出生至 7 歲以下兒童，共提供 7 次服務，包括（1）身體檢查，包括家族史、身高、體重、生長發育評估等；（2）發展診察，針對粗、細動作、語言溝通、語言認知、及自閉症篩檢等；（3）衛教指導，包括母乳哺育、營養、口腔保健、發展狀況等 [6]。

(二) 特殊服務項目

特殊服務項目主要是（1）新生兒先天代謝異常疾病篩檢及（2）新生兒聽力篩檢，目的是早期發現症狀不明顯的先天性代謝異常疾病。目前政府提供補助之新生兒先天代謝異常疾病篩檢檢查項目，包括葡萄糖 -6- 磷酸鹽去氫酶缺乏症（G6PD 缺乏症，俗稱蠶豆症）、和先天性腎上腺增生症（CHT）等 21 項 [7]。而新生兒聽力篩檢之目的在及早期發現聽損兒，使其能早期進入療育，讓聽損兒未來也有機會進入主流教育與正常兒童學習 [8]。

(三) 衛教指導服務

從出生至 7 歲以下兒童衛教指導服務，依據出生時程提供不同的服務 [9]，詳細補助時程與服務項目如表 6-6。

表 6-6：兒童預防保健之服務項目與補助時程

服務項目	補助時程	補助內容
一般服務項目 （7 次）	未滿 1 歲 6 個月： 4 次	■ 身體檢查：個人及家族病史查詢、身高、體重、聽力、眼睛、口腔檢查、生長發育評估等。 ■ 發展診察：針對粗、細動作、語言溝通、語言認知、身邊處理及社會性發展、兒童聽語及自閉症篩檢。 ■ 衛教指導：母乳哺育、營養、發展狀況、口腔保健、視力保健、事故傷害預防等。
	1 歲 6 個月至未滿 2 歲：1 次	
	2 歲至未滿 3 歲： 1 次	
	3 歲至未滿 7 歲： 1 次	
特殊服務項目	出生後 48 小時之 新生兒	■ 新生兒先天代謝異常疾病篩檢： 葡萄糖 - 六 - 磷酸鹽去氫酶缺乏症（G-6-PD 缺乏症，俗稱蠶豆症）、先天性甲狀腺低能症、先天性腎上腺增生症、中鏈醯輔酶 A 去氫酶缺乏症、戊二酸血症第一型、苯酮尿症、異戊酸血症、甲基丙二酸血症、高胱胺酸尿症、楓漿尿症、半乳糖血症、瓜胺酸血症第 I 型、瓜胺酸血症第 II 型、三羥基三甲基戊二酸尿症、全羧化酶合成酶缺乏、丙酸血症、原發性肉鹼缺乏症、肉鹼棕櫚醯基轉移酶缺乏症第 I 型、肉鹼棕櫚醯基轉移酶缺乏症第 II 型、極長鏈醯輔酶 A 去氫酶缺乏症、早發型戊二酸血症第 II 型。
	3 個月以下之新生 兒	■ 新生兒聽力篩檢：自動聽性腦幹反應 出生後 24-60 小時即可做聽力初篩；若初篩未通過，應在出院前（36-60 小時）或是滿月前做複篩。
衛教指導服務 （7 次）	出生至 2 個月	嬰兒哺餵、嬰幼兒猝死症候群預防、事故傷害預防等衛教指導。
	2-4 個月	嬰兒餵食與口腔清潔、嬰幼兒猝死症候群預防、事故傷害預防等衛教指導。
	4-10 個月	哺餵及營養指導、副食品添加、口腔清潔與乳牙照護、事故傷害預防等衛教指導。
	10 個月至 1 歲半	幼兒哺餵、副食品添加、餵食習慣、口腔與視力保健、事故傷害預防等衛教指導。
	1 歲半至 2 歲	幼兒飲食習慣、口腔與視力保健、事故傷害預防等衛教指導。
	2 至 3 歲	幼兒飲食習慣、用餐環境、口腔與視力保健、事故傷害預防等衛教指導。
	3 歲至未滿 7 歲	兒童習慣養成、口腔與視力保健、事故傷害預防等衛教指導。

資料來源：衛生福利部國民健康署，2017-2019, 2021 [6-10]。

三、青少年預防保健

自民國 91 年公布《學校衛生法》以來，教育部依據第 8 條第 2 項規定訂定《學生健康檢查實施辦法》，明訂檢查對象、項目及間隔時間，並將國中、高中、大專校院皆納入實施對象，且學生健康檢查項目皆須遵循健康檢查基準表之規定辦理。爲長期監測青少年的健康，教育部又於民國 99 年修正《學校健康檢查實施辦法》第 2 條之附表，明訂學生健康檢查的時程分別在一年級、四年級、七年級、高中職一年級，以及大專校院入學時。

因此，青少年預防保健服務主要是學校的定期健康檢查，目的是早期發現體格缺點和疾病、早期予以治療，同時亦可增進家長與教師對學生健康的關注，根據檢查的結果，判斷學生生活的適應能力，以便參與各式學習活動。詳細之服務項目包括身體檢查、實驗室檢查與 X 光影像檢查 [11]。

（一）身體診察

根據教育部 109 年高級中等以下學校學生健康檢查工作手冊說明，診察項目包括體格生長、血壓脈搏測量、眼睛檢查、耳鼻喉檢查、頭頸部檢查、胸部（胸腔及外觀）檢查、脊柱與四肢檢查、腹部檢查、泌尿生殖器官檢查（僅適用男生）、皮膚檢查以及口腔檢查，對象與服務項目如表 6-7。

（二）實驗室檢查

根據 109 年高級中等以下學校學生健康檢查工作手冊說明，診察項目包括寄生蟲檢查、尿液檢查、血液常規檢查、及肝腎功能檢查，對象與服務項目如表 6-7。

（三）X 光影像檢查

X 光檢查對象主要爲高級中等學校及其他階段視情況需要之學生，透過胸部 X 光攝影檢查，由專科醫師判讀是否有肺結核、脊柱側彎、胸廓異常、心臟擴大、支氣管擴張、肺部纖維化、鈣化、腫瘤或其他異常、疑似病徵等，以作爲進一步追蹤治療的參考。

表 6-7：身體診察之對象與服務項目

服務項目	對象	服務內容
身體診察	國小至高中以下學生	體格生長：身高、體重。
		血壓脈搏測量：血壓。
		眼睛檢查：視力、立體感、辨色力、斜視、弱視、睫毛倒插、眼球震顫、眼瞼下垂、結膜炎。
		耳鼻喉檢查：聽力、耳道畸型、唇顎裂、構音異常、耳前瘻管、中耳炎、扁桃腺腫大、耳垢栓塞、過敏性鼻炎、慢性鼻炎及其他。
		頭頸部檢查：斜頸、甲狀腺腫、淋巴腺腫及其他。
		胸部（胸腔及外觀）檢查：胸廓異常、心雜音、心律不整、呼吸聲異常及其他。
		脊柱與四肢檢查：脊柱側彎、多併指（趾）、蹲踞困難、關節變形、水腫及其他異常。
		腹部檢查：異常腫大及其他異常。
		泌尿生殖器官檢查（僅適用男生）：隱睪、陰囊腫大、精索靜脈曲張、尿道出口異常、包皮異常及其他，必要時可一併檢查是否有腹股溝異常。
		皮膚檢查：癬、疣、紫斑、疥瘡、溼疹、異位性皮膚炎或其他異常，如頭蝨（視需要而辦理）。
		口腔檢查：未治療齲齒、已治療齲齒、恆牙第一大臼齒齲齒經驗、恆牙臼齒之窩溝封填以及口腔黏膜異常等。
實驗室檢查	國小 1、4 年級及其他有必要者	寄生蟲檢查：一般腸內寄生蟲（視需要而辦理）及蟯蟲檢查。
	國民中小學及高級中等學校學生	尿液檢查：尿蛋白（Protein）、尿糖（Glucose）、潛血檢查（Occult Blood）、酸鹼值（pH）。若初驗發現任一項呈陽性，應複驗確認。
	高級中等學生、高危險群學生及其他階段視情況需要之學生	血液檢查：血液常規檢查、肝功能檢查、腎功能檢查、血脂肪檢查及血清免疫學。
X 光影像檢查	高級中等學校及其他階段視情況需要之學生	X 光攝影檢查：肺結核、脊柱側彎、胸廓異常、心臟擴大、支氣管擴張、肺部纖維化、鈣化、腫瘤或其他異常、疑似病徵等。

資料來源：教育部，2020 [11]。

四、成人及老人預防保健

自民國 84 年開辦全民健保起，當時的衛生署中央健康保險局（現為衛生福利部中央健康保險署）即開始提供孕婦產前檢查、兒童預防保健、子宮頸抹片檢查及成人預防保健等四項預防保健服務。於 96 年起由中央健康保險署移至國民健康署辦理，100 年 8 月改稱為成人預防保健服務「健康加值」方案，主要是調整成人預防保健服務內容，新增較具醫學實證依據之服務項目，刪除健康效益較不明確的項目、並新增民國 55 年以後（含 55 年）出生，終身補助乙次 B、C 型肝炎篩檢服務。詳細補助對象和補助內容，如表 6-8。

表 6-8：成人預防保健「健康加值」方案之服務對象與內容

服務對象	次數	服務內容
(1) 40 歲以上，未滿 65 歲	每三年 1 次	➤ 基本資料：問卷（疾病史、家族史、服藥史、健康行為、憂鬱檢測等）。 ➤ 身體檢查：一般理學檢查、身高、體重、血壓、身體質量指數 (BMI)、腰圍。
(2) 55 歲以上原住民 (3) 罹患小兒麻痺且年齡在 35 歲以上者 (4) 65 歲以上民眾	每年 1 次	➤ 實驗室檢查： • 尿液檢查：蛋白質。 • 腎絲球過濾率（eGFR）計算。 • 血液生化檢查：GOT、GPT、肌酸酐、血糖、血脂（總膽固醇、三酸甘油酯、高密度脂蛋白膽固醇、低密度脂蛋白膽固醇計算）。 • B 型肝炎表面抗原（HBsAg）及 C 型肝炎抗體（anti-HCV）：民國 55 年或以後出生且滿 45 歲，可搭配成人預防保健服務終身接受 1 次檢查。 ➤ 健康諮詢：戒菸、節酒、戒檳榔、規律運動、維持正常體重、健康飲食、事故傷害預防、口腔保健。

資料來源：衛生福利部國民健康署，2021 [12]。

（一）服務對象與內容

成人預防保健服務「健康加值」方案，服務對象主要為：（1）40 歲以上，未滿 65 歲民眾，每 3 年 1 次；（2）55 歲以上原住民、罹患小兒麻痺且年在 35 歲以上者、以及 65 歲以上民眾，則為每年 1 次成人健康檢查。服務項目包括身體檢查、血液生化檢查、腎功能檢查及健康諮詢等項目 [12]。

（二）兩階段服務內容

　　成人預防保健服務「健康加值」方案採兩階段方式實施，第一階段主要是填寫基本資料、健康行為問卷及進行各項生化檢查，第二階段則是身體檢查、健康諮詢、和檢驗結果判讀與建議，詳細的服務項目如表 6-9 所示 [13]。

表 6-9：第一階段與第二階段成人預防保健之服務項目

階段	服務內容
第一階段	➤ 受檢者應先填寫「成人預防保健『健康加值』方案服務檢查單」之基本資料、個人及家族疾病史、長期服藥。 ➤ 健康行為及憂鬱症檢測。 ➤ 生化檢查：血糖、總膽固醇、三酸甘油酯、高密度脂蛋白膽固醇、GOT、GPT、肌酸酐。 ➤ 尿液檢查：蛋白質。【採定性方式即可】 ➤ 腎絲球過濾率計算。 ➤ 低密度脂蛋白膽固醇計算。
第二階段	(1) 第一階段之檢驗結果判讀與建議。 (2) 身體檢查：身高、體重、血壓、脈搏、腰圍、身體質量指數、視力檢查、耳鼻喉及口腔檢查、頸部檢查、胸部檢查、心臟聽診、呼吸聽診、腹部檢查、四肢檢查。 (3) 健康諮詢：戒菸、節酒、戒檳榔、規律運動、維持正常體重、健康飲食、事故傷害預防、口腔保健。

資料來源：衛生福利部中央健康保險署，2020 [13]。

（三）健康諮詢與服務

　　上述成人預防保健服務項目中，除了理學檢查和生化檢驗外，另一項很重要的工作即是根據篩檢結果提供健康諮詢，包括不健康行為之戒除（例如戒菸、戒酒、戒檳榔）以及健康行為的促進（例如：健康飲食、規律運動、健康減重、傷害預防等）。

　　在菸酒檳榔防制部分，政府多年來不餘遺力推動各項防制工作與法案，同時也提供多種戒菸、戒酒與戒檳榔之服務。例如在菸害防制部分，除了制定菸害防制法、提高菸捐和菸稅、限制菸商廣告、推動無菸環境外，針對吸菸者亦提供許多戒菸服務和補貼，包括戒菸班、戒菸門診、電話戒菸等大型介入計畫。在檳榔防制部分，除了強化口腔癌篩檢外，更全面推動無檳職場，針對有意戒嚼者，亦可到合約

醫院進行戒檳服務。在酒害防制部分，除了制定酒後駕車之嚴重罰鍰外，也推動各種節酒宣導，包括不敬酒、不勸酒、開車不喝酒、喝酒不開車、適量飲酒等，同時針對酒癮者更提供戒酒服務與治療。因此，對於上述不健康行為，若無法自行戒斷，建議應尋求專業人員的協助，比較容易成功。

在健康行為之促進部分，政府除了結合各部門推動健康的場域（包括健康城市／社區、健康職場、健康促進學校、健康促進醫院、健康市場等），也積極營造健康的支持性環境、倡議健康的生活型態。針對篩檢結果有異常者，更提供各種介入服務與措施，包括：三高的控制、體適能檢測、減重班、健康飲食課程、個人化運動處方、運動團體、運動健身俱樂部等，這些服務項目和社區資源遍佈於各縣市，有意者應好好善用這些服務。

五、癌症篩檢

關於癌症篩檢，政府最早推動的癌症篩檢是子宮頸癌，自民國 84 年全民健保開辦即開始推動子宮頸抹片檢查，且自 93 年 7 月起增加乳房攝影檢查，99 年再增加定量免疫法糞便潛血檢查和口腔黏膜檢查二項預防保健服務，並於 111 年 7 月開辦肺癌篩檢。因此，目前政府共補助五種癌症篩檢服務，包括乳癌之乳房 X 光攝影篩檢、子宮頸癌之子宮頸抹片篩檢、大腸癌之糞便潛血檢查、口腔癌之口腔黏膜檢查、及肺癌之低劑量電腦斷層檢查。五種免費癌症篩檢之適用對象與篩檢方法，如表 6-10 所示 [14]。

表 6-10：五種癌症篩檢之適用對象與篩檢方法

癌症名稱	服務對象	篩檢方法
乳癌	45-69 歲婦女、40-44 歲二等血親內曾罹患乳癌之婦女，每 2 年 1 次。	乳房 X 光攝影檢查
子宮頸癌	30 歲以上婦女，建議每 3 年 1 次。	子宮頸抹片篩檢
大腸癌	50 至未滿 75 歲民眾，每 2 年 1 次。	糞便潛血檢查
口腔癌	30 歲以上有嚼檳榔（含已戒檳榔）或吸菸者、18 歲以上有嚼檳榔（含已戒檳榔）原住民，每 2 年 1 次。	口腔黏膜檢查
肺癌	(1) 具肺癌家族史：50 至 74 歲男性或 45 至 74 歲女性，且其父母、子女或兄弟姊妹經診斷為肺癌之民眾。 (2) 重度吸菸史：50 至 74 歲吸菸史達 30 包 - 年以上，有意願戒菸或戒菸 15 年內之重度吸菸者，每 2 年 1 次。	低劑量電腦斷層檢查 (LDCT)

資料來源：衛生福利部國民健康署，2023 [14]。

六、勞工健檢

　　根據《職業安全衛生法》第 20 條，雇主於僱用勞工時，應施行體格檢查；對在職勞工應施行一般健康檢查，而從事特別危害健康作業者，則應實施特殊健康檢查。其中，《勞工健康保護規則》第 17 條規定，雇主對在職勞工，應定期實施一般健康檢查，包括（1）年滿六十五歲者，每年檢查一次；（2）四十歲以上未滿六十五歲者，每三年檢查一次；（3）未滿四十歲者，每五年檢查一次。前項所定的一般體格檢查與健康檢查之項目，應依據《勞工健康保護規則》附表九辦理 [15]，而從事高溫作業、噪音作業、游離輻射作業等 12 項特別危害健康作業者，應依附表十進行特殊健康檢查 [16]。本文僅摘錄一般體格檢查與健康檢查之項目，如表 6-11。

表 6-11：勞工健檢之服務項目與服務內容

服務項目	服務內容
體格檢查	1. 作業經歷、既往病史、生活習慣及自覺症狀之調查。 2. 身高、體重、腰圍、視力、辨色力、聽力、血壓與身體各系統或部位之身體檢查及問診。 3. 胸部 X 光（大片）攝影檢查。 4. 尿蛋白及尿潛血之檢查。 5. 血色素及白血球數檢查。 6. 血糖、血清丙胺酸轉胺酶（ALT）、肌酸酐（creatinine）、膽固醇、三酸甘油酯、高密度脂蛋白膽固醇之檢查。 7. 其他經中央主管機關指定之檢查。
健康檢查（定期實施）	1. 作業經歷、既往病史、生活習慣及自覺症狀之調查。 2. 身高、體重、腰圍、視力、辨色力、聽力、血壓與身體各系統或部位之身體檢查及問診。 3. 胸部 X 光（大片）攝影檢查。 4. 尿蛋白及尿潛血之檢查。 5. 血色素及白血球數檢查。 6. 血糖、血清丙胺酸轉胺酶（ALT）、肌酸酐（creatinine）、膽固醇、三酸甘油酯、高密度脂蛋白膽固醇、低密度脂蛋白膽固醇之檢查。 7. 其他經中央主管機關指定之檢查。

資料來源：勞動部，2015 [15]。

第三節　預防接種

除了第二節的健康篩檢與衛教諮詢外，預防接種也是預防保健重要的服務項目，主要是針對不同對象，在不同的時間點，提供不同的疫苗進行預防接種，協助民眾增強免疫力，避免傳染病的侵襲或引發重症。預防接種依據不同年齡，可分為三類：（1）兒童預防接種、（2）青少年預防接種、和（3）成人及老人預防接種。分別說明如下：

一、兒童預防接種

兒童預防接種服務根據年齡的成長，從出生至國小入學前，提供各種不同的疫苗，給予不同年齡的兒童施打，目的是保護我國的兒童，避免遭受相關傳染病之侵襲。接種項目包括一般兒童預防接種以及流感疫苗接種 [17]。

（一）一般接種

依據出生時程提供不同的疫苗接種服務，疫苗施打的項目包括：B 型肝炎疫苗、卡介苗、白喉破傷風非細胞性百日咳、b 型嗜血桿菌及不活化小兒麻痺五合一疫苗（DTaP-Hib-IPV）、13 價結合型肺炎鏈球菌疫苗、水痘疫苗、麻疹腮腺炎德國麻疹混合疫苗（MMR）、日本腦炎疫苗、季節性流感疫苗、A 型肝炎疫苗、破傷風、減量白喉混合疫苗（Td）、減量破傷風白喉非細胞性百日咳混合疫苗（Tdap）、減量破傷風白喉非細胞性百日咳及不活化小兒麻痺混合疫苗（Tdap-IPV）、白喉破傷風非細胞性百日咳及不活化小兒麻痺混合疫苗（DTaP-IPV）等，其補助時程與服務項目如表 6-12 所示，也可根據年齡成長的時程，進行相關疫苗之接種，如圖 6-1。

（二）流感疫苗接種

對象為滿 6 個月以上至國小入學前幼兒（若幼兒及其父母均為外國人，且均無加入健保及無居留證之幼兒需自費接種）。針對在臺無國籍之弱勢幼兒，將請主管機關或收容機關洽地方政府衛生局（所）協助辦理。

表 6-12：兒童預防接種之補助時程與接種項目

補助時程	接種項目	備註
出生 24 小時內	B 型肝炎疫苗	
滿 1 個月	B 型肝炎疫苗	
滿 2 個月	五合一疫苗	白喉破傷風非細胞性百日咳、b 型嗜血桿菌及不活化小兒麻痺混合疫苗
	13 價結合型肺炎鏈球菌疫苗	
滿 4 個月	五合一疫苗	白喉破傷風非細胞性百日咳、b 型嗜血桿菌及不活化小兒麻痺混合疫苗
	13 價結合型肺炎鏈球菌疫苗	
滿 5 個月	卡介苗	建議接種時間為出生滿 5-8 個月
滿 6 個月	五合一疫苗	白喉破傷風非細胞性百日咳、b 型嗜血桿菌及不活化小兒麻痺混合疫苗
	B 型肝炎疫苗	
滿 12 個月	水痘疫苗	
	麻疹腮腺炎德國麻疹混合疫苗	
滿 12-15 個月	13 價結合型肺炎鏈球菌疫苗	
	A 型肝炎疫苗	
滿 15 個月	日本腦炎疫苗	
滿 18 個月	五合一疫苗	白喉破傷風非細胞性百日咳、b 型嗜血桿菌及不活化小兒麻痺混合疫苗
滿 18-21 個月	A 型肝炎疫苗	與第一劑至少間隔 6 個月
滿 27 個月	日本腦炎疫苗	與第一劑至少間隔 12 個月
滿 6 個月至入小學前	流感疫苗	每年一次
滿 5 歲至入小學前	麻疹腮腺炎德國麻疹混合疫苗	
	日本腦炎疫苗	提供已完成 3 劑不活化疫苗之幼童接種
	白喉破傷風非細胞性百日咳及不活化小兒麻痺混合疫苗	

資料來源：衛生福利部疾病管制署，2019 [17]。

我國現行兒童預防接種時程

108.05 版

接種年齡 疫苗	24hr內 儘速	1 month	2 months	4 months	5 months	6 months	12 months	15 months	18 months	21 months	24 months	27 months	滿5歲至 入國小前	國小 學童
B型肝炎疫苗 (Hepatitis B vaccine)	第一劑	第二劑				第三劑								
卡介苗 (BCG vaccine)1					一劑									
白喉破傷風非細胞性百日咳、b型嗜血桿菌及不活化小兒麻痺五合一疫苗 (DTaP-Hib-IPV)			第一劑	第二劑		第三劑			第四劑					
13價結合型肺炎鏈球菌疫苗 (PCV13)			第一劑	第二劑			第三劑							
水痘疫苗 (Varicella vaccine)							一劑							
麻疹腮腺炎德國麻疹混合疫苗 (MMR vaccine)							第一劑						第二劑	
活性減毒嵌合型日本腦炎疫苗 (Japanese encephalitis live chimeric vaccine)2								第一劑				第二劑	一劑*	
流感疫苗 (Influenza vaccine)3						←──── 初次接種二劑，之後每年一劑 ────→								
A型肝炎疫苗 (Hepatitis A vaccine)4							第一劑		第二劑					
白喉破傷風非細胞性百日咳及不活化小兒麻痺混合疫苗 (DTaP-IPV)													一劑	

1.105年起，卡介苗接種時程由出生滿24小時後，調整為出生滿5個月(建議接種時間為出生滿5-8個月)。

2.106年5月22日起，改採用細胞培養之日本腦炎活性減毒疫苗，接種時程為出生滿15個月接種第1劑，間隔12個月接種第2劑。
 *針對完成3劑不活化疫苗之幼童，於滿5歲至入國小前再接種1劑，與前一劑疫苗間隔至少12個月。

3.8歲(含)以下兒童，初次接種流感疫苗應接種2劑，2劑間隔4週。9歲(含)以上兒童初次接種只需要一劑。目前政策規定國小學童於校園集中接種時，全面施打1劑公費疫苗，對於8歲(含)以下初次接種的兒童，若家長覺需要，可於學校接種第一劑間隔4週後，自費接種第二劑。

4.A型肝炎疫苗107年1月起之實施對象為民106年1月1日(含)以後出生，年滿12個月以上的幼兒。另包括設籍於30個山地鄉、9個鄰近山地鄉之平地鄉鎮及金門連江兩縣等原公費A肝疫苗實施地區補接種之學齡前幼兒。另自108年4月8日起，擴及國小六年級(含)以下之低收入戶及中低收入戶兒童。

圖 6-1：現行兒童預防接種時程表

二、青少年預防接種

青少年預防接種服務，目前僅包括 HPV 疫苗及流感疫苗等二項之預防接種，詳細的補助對象，如表 6-13。

（一）HPV 疫苗接種

自 107 年起，國民健康署開始提供國中女生公費 HPV 疫苗接種，對象為國中一年級女生，目的為了子宮頸癌防治，希望降低女性罹患子宮頸癌前病變及癌症的風險。為避免學生權益損失並增加學生接種疫苗可近性，國一女生 HPV 疫苗接種採用入校施打為主，合約院所補接種為輔，以提升施打效率 [18]。

（二）流感疫苗接種

為維護國人健康，避免其因罹患流感導致嚴重併發症或死亡，衛生福利部疾病管制署除了提供國小學童施打流感疫苗外，並於 105 年度起新增國中學生、高中／

職及五專 1-3 年級學生施打公費流感疫苗，目的為降低各級學生罹病率及疾病擴散率，進而間接保護高危險族群 [19]。

表 6-13：青少年預防接種之對象與地點

項目	對象	地點
HPV 疫苗接種	未曾接種過 HPV 疫苗且經瞭解相關資訊後，家長及學童皆同意，並繳交同意書者之下述對象（含自學）： 1. 目標對象：國一女生。 2. 補接種對象：我國國籍並就讀於國中（或學齡符合現階段國中生）之青少女可申請補接種，並依仿單期程完成接種。 3. 於當年度接種過本署公費 HPV 疫苗，但尚未完成所有劑次者。	接種地點－校園接種。 補接種地點－符合規定之醫療院所（含衛生所）。
流感疫苗接種	1. 當年度第一學期註冊為我國國小學生（含境外臺校，但不含附設補習學校）。 2. 當年度第一學期註冊為我國國中學生（含境外臺校，但不含附設補習學校）。 3. 當學年度第一學期註冊為我國高中、高職或五專 1-3 年級學生（含進修部學生與境外臺校）。 4. 少年矯正學校及輔育院學生，以及「中途學校──在園教育」性質之兒童及少年安置（教養）機構學生。 5. 依據 107 年 1 月 31 日公布《高級中等以下教育階段非學校型態實驗教育實施條例》所稱之自學學生。	接種地點－校園接種。 補接種地點－符合規定之醫療合約院所（含衛生所）。

資料來源：衛生福利部國民健康署，2021 [18]。

三、成人及老人預防接種

在成人及老人預防接種項目中，除了流感疫苗外，現行政府政策還有提供育齡婦女（15-49 歲）公費麻疹、腮腺炎、和德國麻疹混合疫苗（MMR），以及 75 歲以上長者肺炎鏈球菌多醣體疫苗接種，詳細適用對象與條件如表 6-14。

（一）育齡婦女 MMR 疫苗接種

主要提供符合條件之育齡婦女（15-49 歲）公費麻疹、腮腺炎、和德國麻疹混合疫苗（MMR）疫苗，包括本國籍育齡婦女及外籍配偶育齡婦女，目的為預防婦

女懷孕期間受感染，導致胎兒先天性畸形 [20]。

（二）中老年流感疫苗接種

主要提供 50 歲以上成人，免費接種流感疫苗，目的為降低中老年人及具重大或慢性潛在疾病者，因罹患流感導致嚴重的併發症或死亡，積極維護高危險群健康，其適用對象與接種地點如表 6-14 所示。

（三）75 歲以上長者肺炎鏈球菌多醣體疫苗接種（PPV）

主要是提供中華民國國民身分之 75 歲以上長者，免費接受肺炎鏈球菌多醣體疫苗接種，適用條件包括從未接種肺炎鏈球菌疫苗之 75 歲以上長者，將公費提供 1 劑 PPV。目的是降低 75 歲以上長者因感染肺炎鏈球菌導致嚴重的併發症或死亡，積極維護老人健康，減少醫療費用支出 [22]。

表 6-14：成人及老人預防接種項目與內容

項目	對象	說明
MMR 疫苗	本國籍育齡婦女	經檢驗德國麻疹抗體呈陰性或未確定者，提供 1 劑。
	外籍配偶育齡婦女	1. 無德國麻疹相關疫苗接種證明者，提供 1 劑。 2. 經檢驗德國麻疹抗體為陰性者，提供 1 劑。
流感疫苗	本國籍 50 歲以上成人	施打地點： 1. 全國各縣市鄉鎮市區衛生所。 2. 各縣市之流感疫苗接種合約院所。 3. 65 歲以上長者無健保身分者，可至全國各鄉鎮市區衛生所接種，免收掛號及接種處置費。
肺炎鏈球菌多醣體疫苗接種	中華民國國民身分之 75 歲以上長者 (如為外籍人士，需具健保身分或持有居留證)	1. 從未接種肺炎鏈球菌疫苗之 75 歲以上長者，公費提供 1 劑 PPV。 2. 曾經接種肺炎鏈球菌疫苗之 75 歲以上長者，依下列原則接種： (1) 65 歲以後曾接種 PPV 者，無需再接種 PPV。 (2) 65 歲以前曾接種 PPV 者，經醫師評估可再接種 1 劑 PPV。 (3) 曾接種 13 價結合型肺炎鏈球菌疫苗（PCV13）且 65 歲以後從未接種 PPV 者，間隔 1 年以上，可經醫師評估再接種 1 劑 PPV。

資料來源：衛生福利部疾病管制署 [20-22]。

第四節　預防保健服務的實施地點及執行依據

　　爲推動預防保健服務，衛生福利部及地方衛生單位規劃了許多實施地點，讓民眾容易利用預防保健，其中最常見的地點包括醫療院所和社區，尤其是在區里設站篩檢。此外，爲促進特殊族群善用預防保健服務，衛生單位也會結合事業單位在適當地點設置篩檢站，例如職場、學校、議會、政府機構、監獄、軍隊、市場、廟宇、公園、活動中心或購物中心等，充分運用相關資源來推動預防保健服務。上述多元地點中，其中又以（1）醫療院所、（2）社區、（3）職場、及（4）學校爲最大宗之族群參與預防保健服務，因此本節根據此四大地點，進一步說明不同場所之執行依據及執行策略，詳細如下：

一、醫療院所

　　醫療院所包括醫院、診所及衛生所。衛福部國民健康署依院所之等級、分科、及設備設施，給予服務資格之認定，因此各醫療院所可根據其核定資格，執行相關的預防保健項目，包括（1）孕婦產前檢查、（2）兒童預防保健、（3）青少年預防保健、（4）成人及老人預防保健、癌症篩檢、（5）勞工健檢、以及（6）預防接種。

（一）執行依據

1. 優生保健法第 6 條
　　主管機關於必要時，得施行人民健康或婚前檢查。前項檢查除一般健康檢查外，並包括下列檢查：
- 有關遺傳性疾病檢查。
- 有關傳染性疾病檢查。
- 有關精神疾病檢查。

前項檢查項目，由中央主管機關定之。

2. 優生保健法第 7 條
　　主管機關應實施下列事項：

- 生育調節服務及指導。
- 孕前、產前、產期、產後衛生保健服務及指導。
- 嬰、幼兒健康服務及親職教育。

3. 癌症防治法第 4 條

本法所稱癌症防治包括下列事項：

- 推動防癌宣導教育與預防措施。
- 提供符合經濟效益之癌症篩檢。
- 提供以癌症病人為中心之正確醫療、適切照護，以及後續追蹤計畫。
- 提供癌症末期病人安寧療護。
- 辦理癌症防治相關研究。
- 建立癌症相關資料庫。
- 癌症防治醫事人員之教育訓練。
- 其他有關癌症之預防、診斷、治療、照護事項。

4. 癌症防治法第 9 條

中央主管機關得整合癌症篩檢及診斷治療機構，建立完整之區域癌症篩檢及治療服務網，並得視需要獎助設立癌症防治中心及獎助醫療機構辦理癌症防治有關服務措施。

5. 傳染病防治法第 29 條

- 醫療機構應配合中央主管機關訂定之預防接種政策。
- 醫療機構對於主管機關進行之輔導及查核，不得拒絕、規避或妨礙。

6. 職業安全衛生法第 20 條

雇主於僱用勞工時，應施行體格檢查；對在職勞工應施行下列健康檢查：

- 一般健康檢查。
- 從事特別危害健康作業者之特殊健康檢查。
- 經中央主管機關指定為特定對象及特定項目之健康檢查。

（二）執行策略

　　醫療院所是預防保健主要實施場所，它可以進行院內員工、家屬和病人的各項預防保健服務工作，包括篩檢、衛教諮詢、和接種服務，也可以到院外和不同場所合作，包括學校、社區、職場、組織、監獄等進行服務提供。因此，醫療院所的相關執行策略可分為三類：（1）院內員工及家屬之服務；（2）來院病人及家屬之服務；（3）院外服務。其中，前兩項應該是醫療院所提供預防保健服務之主力，因為相對於院外服務，院內服務比較省時省力，又可以照顧到自己的員工、家屬和病人，可說是一舉兩得之事，這也是推動健康促進醫院的精神之一。

　　推動健康促進醫院（Health-Promoting Hospital, HPH）的主要目的是讓醫院進行組織調整，主動、看重並落實每一位病人與員工的健康促進及疾病預防。健康醫院不僅提供診斷與治療，也應思考人口結構的改變，慢性病病人與年長者不斷增加，促進相關民眾之身、心、社會各方面的健康更顯重要，同時也需照顧暴露於身心壓力的醫院員工，以滿足大眾與環境的需要 [23]。

二、社區

　　社區是實施預防保健服務極佳的地方，尤其是社區可與地方衛生所或醫療院所合作，深入社區設站，進行整合性篩檢服務。自 107 年起，全國已有 21 個縣市參與整合性篩檢，以善用相關資源，整合篩檢項目及服務，來早期發現疾病，及時提供必要轉介照護。此外，更可藉由此項服務作為媒介，建立起社區健康平台，作為溝通管道。

（一）執行依據

1. 醫事服務機構辦理預防保健服務注意事項第 2 條

- 全民健康保險特約醫事服務機構（以下稱醫事服務機構）提供第三點所定對象預防保健服務，應向健保署提出服務項目之申請；有關補助醫療費用之申報與核付作業，依本注意事項及全民健康保險相關規定辦理。

2. 醫事服務機構辦理預防保健服務注意事項第 3 條

- 醫事服務機構執行各項預防保健服務之項目、機構資格、執行人員資格、服

務對象、時程、服務內容、補助金額、服務對象資格查核、表單填寫與保存及相關作業流程、申請書、檢查紀錄結果表單、申報格式等規定。

3. 醫事服務機構辦理預防保健服務注意事項第 5 條

- 醫事服務機構申請辦理預防保健社區巡迴服務，應先報經當地衛生局同意；申請兒童預防保健服務或成人預防保健服務，並應另依第三點第一款附表 1.1 及第三款附表 3.1 規定辦理。未依前項規定辦理者，本部不予核付費用。

（二）執行策略

在社區執行預防保健服務主要是和地方醫療院所或衛生所合作，深入社區設站進行整合性篩檢，也就是執行以族群為主之大規模篩檢（mass screening），以利建立有效之社區疾病篩檢服務。所謂整合性篩檢是參照 Morrison 所設計的篩檢標準，在考慮疾病的重要性、疾病治療的可行性、疾病的嚴重程度、合適的篩檢工具、長時間的疾病自然史、以及成本效益等方面來規劃，並透過相關文獻的回顧與分析，提出合適的篩檢項目與轉介建議（衛生福利部國民健康署，2003）。

通常大規模篩檢的執行，一般會以某一社區作為篩檢族群。社區篩檢首先要找出社區中最需要篩檢的疾病，可根據疾病罹患率、致死率、及社區可用資源來考量；其次是評估所選擇的篩檢族群，其特性和過去已被證明有效的篩檢族群是否相同；最後是有關執行單位，可以分為政府（Government）及非政府（Non-government）組織，通常前者是依地理行政區域來定義社區，後者通常是較有彈性，例如民間團體針對其特殊族群進行大規模篩檢。一般來說，在社區執行大規模篩檢可透過社區組織之動員，鼓勵居民參與篩檢，以利找出較多無症狀個案，而整合性篩檢之運用則可有效整合資源，節約社會成本 [24]。

三、職場

職場是另一個有效實施預防保健服務之場所，因為全國工作人口主要集中在職場，在工作場所提供預防保健服務有其方便性和友善性。但是，職場的預防保健服務並非由職場自己施作，而是由職場與醫療院所或衛生局（所）合作進行，通常篩檢地點會直接在職場設站，執行健檢服務，以提升參與率，達到早期發現早期治療之成效。

（一）執行依據

1. 職業安全衛生法第 20 條

- 雇主於僱用勞工時，應施行體格檢查；對在職勞工應施行下列健康檢查：一般健康檢查。從事特別危害健康作業者之特殊健康檢查。經中央主管機關指定為特定對象及特定項目之健康檢查。

2. 勞工健康保護規則第 16 條

- 雇主僱用勞工時，除應依附表九所定之檢查項目實施一般體格檢查外，另應按其作業類別，依附表十（如高溫作業、噪音作業、游離輻射作業等 12 項特別危害健康作業）所定之檢查項目實施特殊體格檢查。

3. 勞工健康保護規則第 17 條

- 雇主對在職勞工，應依下列規定，定期實施一般健康檢查：年滿六十五歲者，每年檢查一次。四十歲以上未滿六十五歲者，每三年檢查一次。未滿四十歲者，每五年檢查一次。前項所定一般健康檢查之項目與檢查紀錄，應依前條附表九及附表十一規定辦理。但經檢查為先天性辨色力異常者，得免再實施辨色力檢查。

（二）執行策略

職場是青壯年和中老年人主要工作的地方，除了周休的時間外，每日至少需留在職場 8 小時，因此職場是一個人口聚集場所，很適合進行預防保健服務之大量篩檢。目前預防保健服務之篩檢地點，除了會在醫療院所與社區設站外，法規也容許直接在職場設篩檢站，協助執行職場員工之篩檢服務，尤其是免費五癌篩檢，非常適合在職場設站，方便員工抽空參加，以提升篩檢參與率，這也是職場健康促進的推動目標之一。

在實務上，在職場推動預防保健工作，首先需要獲得管理階層之支持，讓員工的健康促進與健康維護納入職場經營管理之重要項目。職場透過周全性健康促進之推動模式，確實可協助達到下列目標：(1) 創造一個健康的、支持性及安全的工作環境；(2) 鼓勵員工擁有健康的工作型態與生活型態；(3) 確保企業組織與員工所有人皆參與；(4) 企業組織的正面影響能擴展至地方與周圍之社區及環境，可說是

一舉多得之策略 [25]。

四、學校

學校是兒童及青少年集中學習的地方，也是辦理學生健康檢查的最佳場所，除了可早期發現相關疾病，早期予以治療外，亦可增進家長與教師對學生健康的關注。根據檢查的結果，判斷學生生活的適應能力，俾益參與各式學習活動。

（一）執行依據

1. 學校衛生法第 8 條
- 學校應建立學生健康管理制度，定期辦理學生健康檢查；必要時，得辦理學生及教職員工臨時健康檢查或特定疾病檢查。
- 前項學生健康檢查之對象、項目、方法及其他相關事項之實施辦法，由中央主管機關會同中央衛生主管機關訂定之。

2. 學生健康檢查實施辦法第 3 條
- 學校實施學生健康檢查應委託醫院、診所或所在地醫師公會承辦。但學生身高、體重、視力檢查，得由學校護理人員為之，並由教師協助實施。
- 前項學生健康檢查業務，應由合格且完成執業登記之醫事人員為之。

3. 傳染病防治法第 27 條
- 兒童之法定代理人，應使兒童按期接受常規預防接種，並於兒童入學時提出該紀錄。
- 國民小學及學前教（托）育機構對於未接種之新生，應輔導其補行接種。

4. 傳染病防治法第 28 條第 2 項
- 預防接種施行之條件、限制與前條預防接種紀錄檢查、補行接種及其他相關事項之辦法，由中央主管機關訂定之。

5. 兒童預防接種紀錄檢查及補種辦法第 3 條
- 兒童未依中央主管機關規定完成預防接種者，國民小學及園、所應通知並配

合當地衛生機關輔導其補種。

（二）執行策略

學校是兒童和青少年主要學習和成長的地方，學校有責任保護和增進學生的健康。我國學生健康檢查的實施方式與原則主要依據《學校衛生法》第 8 條規定辦理，亦即學校應定期辦理學生健康檢查，而學生健康檢查之對象、項目、方法及其他相關事項，由中央主管機關會同中央衛生主管機關訂定之。依據《學生健康檢查實施辦法》第 3 條規定，學校實施學生健康檢查應委託醫院、診所或所在地醫師公會承辦，而承辦之醫療機構應指派合格醫事人員執行學生健康檢查工作。因此，學校有責任挑選和委託有信譽的醫療院所，為學生進行有品質的健康檢查服務。

學生健康檢查之目的，包括（1）測知學生的健康狀況及生長發育情形；（2）早期發現相關疾病，早期予以治療；（3）教導個人重視身心健康的觀念、態度和行為；（4）增進家長與教師對學生健康的關注；（5）透過學生健康指標，提供政府瞭解國民健康狀況；（6）根據檢查的結果，判斷學生生活的適應能力，以便參與各式學習活動。因此，學生健康檢查的辦理方式可以視實際狀況彈性調整，主要以大規模健康篩檢的方式進行，檢查方法以迅速、價廉、簡便易行為原則，但其品質仍須符合篩檢效度、信度、及可預測性等要求 [11]。

第五節　預防保健服務成效評估

瞭解預防保健服務的成效，是評估公共衛生執行疾病預防策略之基本工作。評估一個大型計畫之成效，首先需要設定評估指標，並針對相關指標收集可信賴之資料來進行評估。本節主要介紹預防保健常用之評估指標，並收集政府相關報告資料，來呈現現階段執行預防保健服務之成效。

一、常用的評估指標

一般來說，預防保健服務常用的評估指標，至少可分為三大類：（1）以目標族群為基礎之指標，包括利用率、篩檢率、接種率；（2）以篩檢個案為基礎之指標，包括異常率、陽性率、陽性追蹤率；（3）以疾病分期來呈現，亦即個案經過確診

後，根據嚴重度加以分期，例如：癌症分期、腎臟病分期等。以下針對這三類指標
分別說明之。

（一）以目標族群為基礎之指標

1. 利用率

主要是用在一般預防保健服務項目之利用，例如：孕婦產前檢查利用率、兒童
預防保健利用率、成人預防保健利用率等。分母通常是符合該項服務之人口，分子
則是有使用該項服務之人數。

2. 篩檢率

比較常用在疾病的篩檢，例如癌症篩檢或慢性病篩檢。分母是符合該項服務之
人口，分子是有參加該項篩檢服務之人數。在實務上，篩檢率和利用率常常會互
用，因為兩者的定義很類似。

3. 接種率

主要用於疫苗的接種，以反映出民眾接種疫苗的比例。分母通常是符合接種資
格之人口，分子則是有完成接種之人數。

（二）以篩檢個案為基礎之指標

1. 異常率

大多用於慢性病之篩檢，例如血壓、血糖、血液或尿液之檢查結果偏離正常
值，稱為異常。異常率的分母通常為參與該項檢查之人數，分子則是篩檢結果判定
為異常之人數。

2. 陽性率

通常用於癌症篩檢或傳染病的檢查，篩檢結果為陽性，稱為陽性率。分母通常
為參與該項檢查之人數，分子則是篩檢結果判定為陽性之人數。在實務上，前述異
常率和陽性率常常會互用，因為兩者的定義很類似。

3. 陽性追蹤率

主要用在當個案被判定為異常或陽性時，需要進一步去醫院做進階檢查，確定

是否眞的是陽性。但有些民眾會拖延或諱忌就醫，因此需要追蹤他們是否有去醫院進行確診動作，稱爲陽性追蹤率（簡稱陽追率）。通常分母爲參與該項檢查初步顯示爲陽性之人數，分子則是有進一步去醫院確診的個案數。

（三）以疾病分期來呈現

根據篩檢結果，不同疾病可訂定不同期別，來呈現疾病的嚴重度。在此以癌症和腎臟病二個疾病分期爲例。

1. 癌症分期

根據國民健康署之資訊，每種癌症都會有不同的病程階段，因此不同的癌症的分期並不相等，但是依照特徵大致可分爲 0-4 期。

期別	狀態
第 0 期	又稱原位癌，變異細胞尚未擴散到附近組織也不具侵略性。
第 1 期	表示腫瘤較小且尚未擴散或轉移。
第 2 期	腫瘤較大，有些癌症類型此期已擴散至附近淋巴結，但尚未開始擴散到周圍組織。
第 3 期	癌細胞不斷增生腫瘤較大，可能已經深入附近組織或淋巴結，但尚未擴散至其他器官。
第 4 期	代表癌細胞藉由循環流竄全身，已經擴散到身體的遠處器官。

資料來源：衛生福利部國民健康署，2022 [26]。

2. 腎臟病分期

慢性腎臟病可分爲五期，是以年齡、性別、血清肌酸酐，綜合計算出腎絲球過濾率【GFR(ml/min/1.73m2)】來判斷腎功能 [27]。

期別	類型	腎絲球過濾率	腎臟功能
第一期	腎功能正常，但併有蛋白尿、血尿等腎臟損傷狀況	90~100	腎臟功能仍有正常人的 60% 以上，且有出現血尿、尿蛋白或水腫等症狀。
第二期	輕度慢性腎衰竭，但併有蛋白尿、血尿等	60~89	
第三期	中度慢性腎衰竭	30~59	腎臟功能僅有正常人的 15~59%，會有水腫、高血壓、貧血和倦怠等症狀。
第四期	重度慢性腎衰竭	15~29	
第五期	末期腎臟病變	<15	腎臟功能剩下正常人的 15% 以下，無法排除體內代謝廢物和水分。

資料來源：衛生福利部國民健康署，2018 [27]。

二、現階段預防保健服務之成效

由於預防保健的種類及項目眾多，無法一一收集其成果，本文僅以國民健康署常見的預防保健項目來呈現，包括：孕婦產前檢查、兒童預防保健、成人及老人預防保健、及癌症篩檢等四項來呈現其成果。

（一）孕婦產檢

依據 108 年健康促進統計年報顯示，孕婦產檢利用率如表 6-15 所示。在 106 至 108 年間，孕婦產檢平均利用率無太大變動（95.8%~95.7%）；孕婦乙型鏈球菌篩檢率略為下降（87.5% vs. 87.1%）；而孕婦產前健康照護衛教指導利用率（70.6% vs. 72.7%）和產前遺傳診斷（65.9% vs. 66.2%）則持續上升，顯示此兩項服務獲得不錯的成果。

表 6-15：孕婦產前檢查利用率（%）

項目	106 年	107 年	108 年
孕婦 10 次產檢平均利用率 [a]	95.8	95.7	95.7
孕婦產前衛教指導利用率 [b]	70.6	71.9	72.7
孕婦乙型鏈球菌篩檢率 [c]	87.5	87.2	87.1
孕婦接受產前遺傳診斷利用率 [d]	65.9	62.4	66.2

資料來源：衛生福利部國民健康署，2019 [28]。
計算公式：
[a] 分子為該年活產孕婦接受孕婦產前檢查人次，分母為當年度活產孕婦人數 ×10 次孕婦產前檢查。
[b] 該年接受衛教指導人數 ÷ 該年於第一孕期或第三孕期有接受產檢人數 ×100%。
[c] 該年接受乙型鏈球篩檢人數 ÷ 該年有接受 7-9 次產檢人數 ×100%。
[d] 完成後續追蹤之異常個案數 ÷ 產前遺傳診斷結果異常個案數 ×100%。

（二）兒童預防保健服務

根據 108 年健康促進統計年報顯示，新生兒與兒童健康檢查利用率如表 6-16 所示。在 106 至 108 年間，新生兒先天代謝異常疾病的篩檢率（99.9% vs. 99.4%）維持高水準，新生兒聽力篩檢率也維持高水平 98.9%，而 7 歲以下兒童衛教指導服務 7 次的平均利用率有持續提升（65.9% vs. 69.9%），但仍具增加空間，可探討哪幾次的服務較為低落，以便思考如何改善和吸引客群，給予有效之服務。

表 6-16：兒童預防保健服務利用率（%）

項目	106 年	107 年	108 年
兒童預防保健服務 (7 次) 平均利用率 [a]	77.7	78.4	80.3
兒童衛教指導服務平均利用率 [b]	65.9	67.6	69.9
新生兒聽力篩檢率 [c]	98.9	98.8	98.9
新生兒先天代謝異常疾病篩檢率 [d]	99.9	99.7	99.7

資料來源：衛生福利部國民健康署，2019 [28]。
計算公式：
[a] 分子為 7 歲以下兒童接受預防保健服務受檢人次，分母為當年度 7 歲以下兒童年中人口數〔0 歲人口數 ×3 次＋ 1 歲人口數 ×2 次＋ 2 歲人口數 ×1 次＋（3 歲＋ 4 歲＋ 5 歲＋ 6 歲）人口數 ÷4×1 次〕。
[b] 7 歲以下 7 次兒童衛教指導服務平均利用百分比，公式同上。
[c] 3 個月內新生兒接受聽力篩檢人數 ÷ 出生數 ×100%。
[d] 新生兒實際接受篩檢數 ÷ 出生數 ×100%。

（三）成人及老人預防保健服務

　　成人及老人預防保健健康檢查服務利用率如表 6-17 所示。根據國民健康署 106-108 年成人預防保健服務資料顯示，健康檢查利用率大約在 29.7~30.2% 之間，其中女性的利用率高於男性，顯示男性較容易輕忽健康檢查的重要。以年齡層來分，40-64 歲族群為 30.1~30.8%，而 65 歲以上的利用率較低，三年皆未達 30%。由於 65 歲以上老人是慢性病的高風險族群，但只有不到 3 成的民眾有使用老人預防保健服務，顯示在老人族群的預防保健推動情形還需加強。

表 6-17：成人及老人預防保健服務利用率（%）

項目	106 年	107 年	108 年
整體 [a]	30.2	29.7	30.1
男	27.0	26.5	27.0
女	33.0	32.5	33.0
40-64 歲 [b]	30.7	30.1	30.8
65 歲以上 [c]	29.7	29.3	29.6

資料來源：衛生福利部國民健康署，2019 [28]。
計算公式：
[a] 整體：40 歲以上人口過去三年內有利用健康檢查（含政府提供的健康檢查）之百分比（當年度有利用健康檢查之人數 ÷ 當年度完訪樣本數 ×100%）。
[b] 40-64 歲人口過去三年內有利用健康檢查（含政府提供的健康檢查）之百分比（當年度有利用健康檢查之人數 ÷ 當年度完訪樣本數 ×100%）。
[c] 65 歲以上人口過去一年內有利用健康檢查（含政府提供的健康檢查）之百分比（當年度有利用健康檢查之人數 ÷ 當年度完訪樣本數 ×100%）。

（四）癌症篩檢

四癌篩檢之篩檢率，包括整體篩檢率與性別篩檢率如表 6-18 所示，而各年齡層之篩檢率則如表 6-19 所示。近三年之推動成效分別描述之下：

1. 子宮頸抹片篩檢率

根據 108 年健康促進統計年報顯示，30-69 歲婦女最近三年內曾經接受過子宮頸抹片的篩檢率，106 年與 108 年的篩檢率略為下降（54.9% vs. 54.3%），可探討其下降之原因。而在各年齡層間，108 年篩檢率以 45-49 歲族群（57.5%）最高，40-44 歲族群（56.9%）次高，30-34 歲族群（45.9%）最低。子宮頸抹片檢查已實施多年，在降低子宮頸癌之死亡率成效非常顯著，因此，如何鼓勵年輕婦女持續參與篩檢是未來的重點方向。

表 6-18：癌症整體篩檢率（%）

項目	106 年	107 年	108 年
子宮頸抹片檢查（30-69 歲，最近三年）[a]	54.9	54.5	54.3
乳房 X 光攝影檢查（45-69 歲，最近二年）[b]	39.7	39.9	40.0
大腸癌篩檢（50-69 歲，最近二年）[c]	41.0	40.5	40.6
男	33.6	35.8	35.7
女	43.6	45.1	45.2
口腔黏膜檢查（30-69 歲，最近二年）[d]	46.1	53.1	47.2
男	42.7	50.1	44.8
女	73.4	70.6	60.6

資料來源：衛生福利部國民健康署，2019 [28]。
計算公式：
[a] 30-69 歲婦女最近 3 年曾接受子宮頸抹片檢查人數 ÷ 三年中第 2 年底臺灣 30-69 歲婦女人口數。
[b] 45-69 歲婦女最近 2 年內曾接受過乳房 X 光攝影人數 ÷ 前一年度 6 月底 45-69 歲婦女人口數 ×100%。
[c] 50-69 歲人口最近 2 年內曾接受大腸癌篩檢人數 ÷ 前一年度 6 月底 50-69 歲年中人口數 ×100%。
[d] 30-69 歲嚼檳榔或吸菸者最近 2 年內接受過符合預防保健資格之口腔癌篩檢人數（不含自費）÷ 前一年度 6 月底 30-69 歲人口數 × 各年齡層人口有嚼檳榔或吸菸之百分比）×100%。

表 6-19：年齡別癌症篩檢率（以 108 年為例）

年齡別	30-34	35-39	40-44	45-49	50-54	55-59	60-64	65-69
子宮頸抹片檢查	45.9	55.0	56.9	57.5	56.5	54.4	53.4	53.3
乳房 X 光攝影檢查	-	-	-	39.2	38.5	40.0	41.4	41.4
大腸癌篩檢	-	-	-	-	34.0	36.5	41.5	54.8
口腔黏膜檢查	35.1		37.8		46.8		67.0	

資料來源：衛生福利部國民健康署，2019 [28]。

2. 乳房 X 光攝影篩檢率

根據 108 年健康促進統計年報顯示，在 45-69 歲婦女最近兩年內接受乳房 X 光攝影的篩檢率，106 年與 108 年的篩檢率有起伏但無太大改變（39.7% vs. 40.0%），而在各年齡層間，108 年篩檢率以 60-64 歲與 65-69 歲兩個族群之篩檢率最高（41.4%），50-54 歲族群之篩檢率較低（38.5%），但分布還算平均，在年齡間無太大差異。因為乳房攝影過程會板緊壓迫乳房，會有疼痛感，故篩檢率一直偏低，如何增加篩檢的舒適度，並提供誘因鼓勵婦女進行篩檢是未來研究方向。

3. 大腸癌篩檢服務利用率

根據 108 年健康促進統計年報顯示，50-69 歲最近兩年接受大腸癌篩檢服務，106 年至 108 年間利用率大約在 40.5~41.0% 之間，變動不大，女性的利用率遠高於男性（大約高出 10%），顯示男性進行檢查之意願較低。而在各年齡層間，以 65-69 歲族群最高（54.8%），50-54 歲族群最低（34.0%），顯示 50-54 歲族群之自覺健康較好，較不重視此項檢查所致。因此如何針對男性、年輕族群進行說服、制定誘因，是未來的發展方向。

4. 口腔黏膜檢查服務利用率

根據 108 年健康促進統計年報顯示，30-69 歲人口最近兩年接受口腔黏膜檢查服務，在 106 至 108 年間的利用率分別為 46.1%、53.1% 與 47.2%；其中，女性的利用率顯著高於男性。而在各年齡層間，仍然以 60-69 歲族群利用率最高（67.0%），30-39 歲族群最低（35.1%）。顯示出男性、年輕族群使用口腔癌篩檢的意願較低，因此未來仍需持續大力推動。

5. 癌症篩檢陽追率

根據 108 年健康促進統計年報顯示，在 106 至 108 年間，子宮頸癌篩檢陽性個案追蹤完成率無太大改變；乳癌篩檢陽性個案追蹤完成率略為上升（91.9% vs. 92.4%）；此兩項婦女癌症之陽性追蹤率皆已高達 90% 以上。雖然大腸癌篩檢陽性個案追蹤完成率也略為上升（75.2% vs. 76.1%），但仍有很大的進步空間；而口腔癌篩檢陽性個案追蹤完成率則稍微下降（84.0% vs. 82.1%），可探討其下降原因，以利做出適當之調整，來加強陽追率。

表 6-20：癌症篩檢陽追率

陽性追蹤率	106 年	107 年	108 年
子宮頸癌篩檢	92.0	92.3	91.7
乳癌篩檢	91.9	92.2	92.4
大腸癌篩檢	75.2	75.6	76.1
口腔癌篩檢	84.0	82.7	82.1

資料來源：衛生福利部國民健康署，2019 [28]。
計算公式皆相同：（陽性個案已追蹤完成數 ÷ 陽性個案數）×100%。

三、目標達成率

　　預防保健的服務成效，除了可根據前述的利用率、篩檢率、陽追率等客觀指標來分析其成效，也可採用自訂工作目標來評估工作達成情形，亦即目標達成率評估方法。以下根據國民健康署 109 年年報所列出之業務目標（如表 6-21），來評估其實際達成情形。

表 6-21：國民健康署 109 年預防保健業務目標及達成率

項目	109 年業務目標	實際執行成果
孕婦產前檢查	(1) 孕婦 10 次產前檢查平均利用率達 90% 以上。	109 年孕婦 10 次產前檢查平均利用率達 96.1%，近十年平均利用率達 90% 以上。
	(2) 高危險群孕婦接受產前遺傳診斷之異常追蹤率達 99% 以上。	109 年高危險群孕婦接受產前遺傳診斷之異常個案完成追蹤率達 99% 以上，近 3 年平均利用率均亦達 90% 以上。
兒童預防保健	(3) 新生兒先天性代謝異常疾病之年篩檢率達99%以上。	109 年新生兒先天性代謝異常疾病之篩檢率達 99.6%，近十年篩檢率均達 99% 以上。
	(4) 兒童預防保健之平均利用率達 80% 以上。	109 年 7 次平均利用率為 79.4%，未達成目標，需持續努力推動。
老人預防保健	(5) 65 歲以上長者成人預防保健服務利用人數達 100 萬人以上。	108 年共計 106.6 萬長者接受該服務，達成目標。但沒有 109 年之數量。
癌症篩檢	(6) 30 至 69 歲婦女近 3 年內接受子宮頸癌篩檢達 53.2%。	109 年 30-69 歲婦女近三年內接受子宮頸抹片篩檢達 53.2%，有達標。
	(7) 45 至 69 歲婦女近 2 年內接受乳房 X 光攝影篩檢達 38%。	109 年 45-69 歲婦女接受乳房 X 光攝影篩檢為 38.0%，有達標，但 109 年篩檢率較低，可能因Covid-19 疫情導致篩檢量減少。
	(8) 50 至 69 歲民眾近 2 年內接受大腸癌篩檢達 37.7%。	109 年 50-69 歲民眾接受大腸癌篩檢為 37.7%，有達標，但 109 年篩檢率較低，可能也是受到 Covid-19 疫情影響。

第六節　預防保健服務的未來發展

　　我國的預防保健服務工作，經過多年的努力，有實質的成長，不僅增加服務對象和服務內容，其篩檢結果對疾病的預防也有顯著的成效。對於預防保健未來的發展，本節將針對三個重點進行討論，一是針對死亡率已蟬連第一名 30 多年之癌症篩檢防治；二是因應高齡社會的來臨，有關老人的健康篩檢服務；三是如何進行預防保健服務利用之相關研究。

一、癌症篩檢

　　自民國 71 年起，癌症即高居國人十大死因首位，第一期國家癌症防治計畫於民國 94 年提出，開始展開癌症防治工作之全面規劃，包括：初段健康生活、次段癌症篩檢、三段癌症治療等。研究顯示，次段癌症篩檢確實可有效降低癌症死亡率，故於 99 年再推動第二期國家癌症防治計畫，擴大提供癌症篩檢服務。接著，103 年開始推動第三期國家癌症防治計畫，焦點將從過去的治療、早期發現，向上溯源至癌症危險因子之預防，目前則進入第四期（108-112 年）國家癌症防治計畫。回顧過去，歷經多期的計畫推動，國人整體癌症死亡率自 99 年起開始下降，但每年仍有高達 4 萬多人死於癌症，佔總死亡人數的 1/4 以上。其中，前三名癌症死因為肺癌、肝癌、和大腸直腸癌。由於政府已提供有效的大腸直腸癌篩檢服務，目前僅剩下肺癌和肝癌兩項，以下分別說明之。

　　首先，肺癌為我國死亡率第一名癌症，各界人士希望政府提供肺癌篩檢，部分縣市也開始提供低劑量電腦斷層檢查（Low-Dose Computed Tomography, LDCT）肺癌篩檢。雖然 LDCT 篩檢所需經費龐大，且其成本效益仍需更多的實證研究 [29]，但經國民健康署於 103 年試辦肺癌篩檢後，發現成效顯著，故已於 111 年 7 月開始提供國人免費的低劑量電腦斷層檢查，主要服務對象為具有肺癌家族史和重度吸菸者（請參閱前述表 6-10），期盼能協助更多的民眾早期發現肺癌前期，以便能早期治療，是為幸甚。

　　關於肝癌，依據癌症登記資料顯示，肝癌個案中約有 8 成為 B、C 型肝炎個案，經過多年來努力，國人慢性肝病及肝硬化標準化死亡率由民國 87 年每十萬人口 23.2 人降至 107 年 11.6 人，降幅達 50%。為配合國家消除 C 肝政策，政府也調整成人預防保健服務 B、C 型肝炎之檢查年齡為 45 歲至 79 歲終身一次，以早期發

現，早期適當治療。此外，爲呼應世界衛生組織在 2030 年前消除病毒性肝炎之目標，政府已擬定「國家消除 C 肝政策綱領」，推動以治療引領預防、以篩檢支持治療，希望在 2018 年至 2025 年間以 C 肝口服新藥治療 25 萬人，來徹底根除 C 型肝炎。因此，預期未來 C 型肝炎將不再成爲具威脅性的疾病，但目前仍需大家共同努力協助 C 肝根除計畫之執行，特別是鼓勵民眾參與篩檢 [30]。

二、高齡社會下的老人健康評估

根據統計，臺灣 65 歲以上老年人口於 2018 年達 14.1%，進入世界衛生組織定義之高齡社會（aged society），預計 8 年後，於 2026 年老年人口將高達 20%，變成超高齡社會（super-aged society）。隨著人口的高齡化，慢性病與失能勢必將增加社會的照顧負擔以及醫療費用支出，連帶對於全民健保制度的永續以及健康照護體系運作造成負面衝擊，因此老人的健康照護與衰弱預防是公共衛生重要且優先的課題。

關於老年人的健康評估，政府已提供每年一次的預防保健服務，但其主要服務項目是針對三高（高血壓、高血糖、高血脂）和腎臟病等慢性病，比較少提供有關老化之健康評估，包括身體功能、衰弱、心理健康、失能及失智等評估。因此，建議未來可往 4 個 D（Disease, Disability, Depression, Dementia）的方向來思考和規劃相關評估服務，例如：（1）Disease 疾病，除了三高外，可納入感官相關疾病；（2）Disability 失能，包括日常生活活動量表（ADL）、工具性日常生活活動量表（IADL）、身體功能（例如：Mobility, Muscle strength）之評估；（3）Depression 憂鬱，常用的評估量表包括 GDS、CES-D 等；（4）Dementia 失智，失智症的量表有許多，目前尚未有一致的定論，有些適合臨床病人，有些適合社區老人，建議未來可進行比較研究或召開專家會議慎選之。

爲達到健康老化的目標，世界衛生組織於 2019 年公布了新版高齡整合照護指南（Integrated Care for Older People Guidelines, ICOPE），提出「長者健康整合式評估」，以利早期發現長者功能衰退，延緩衰弱與失能。長者健康整合式評估包含認知功能、行動能力、營養、視力、聽力、憂鬱等 6 大項目。很高興衛福部國民健康署積極採用此評估量表，根據國健署新聞稿，臺灣地區 2019 年共完成 20 萬名 65 歲以上社區長者之評估，結果顯示年齡越高，衰弱比率越高，而且有衰弱狀態的長者，更容易因爲視力、聽力、和肌力衰退，使得平衡感變差；或服用鎮定藥物、多

種藥物，而增加跌倒的機會，以致於造成骨折、失能、和住院 [31]。因此，建議未來可將此項「長者健康整合式評估」納入例行性的老人預防保健服務項目中。

三、預防保健服務利用之相關研究

流行病學研究指出，預防保健服務確實可協助民眾早期診斷、早期治療，降低相關疾病的併發症和死亡率。然而，不同的預防保健項目，其使用率不一，有的項目利用率高（例如孕婦產檢），有的項目利用率低（例如成人預防保健服務）。以四癌篩檢來說，有的族群使用率高（例如女性），有的族群使用率低（例如男性、年輕族群）。因此，進一步探究相關因素有其必要性，以協助研擬一個適切的介入計畫，提升國人（或該族群）之預防保健服務利用率。相關研究方法和策略可取自健康行為與健康促進領域，以下分成四部分來說明：

（一）影響預防保健利用之相關因子探討

首先，應進行預防保健利用率之二手資料分析，找出目標族群，瞭解哪個族群的利用率較低，然後進行質性訪談和量性調查研究。在探究影響因子時，建議應善用相關理論作為調查研究之基礎，才能有系統地得到相關資訊。一般常用的健康行為理論包括：健康信念模式（Health Belief Model, HBM）、理性行動理論（Theory of Planned Behavior, TPB）、社會認知理論（Social Cognitive Theory, SCT）、以及社會生態模式（Social Ecological Model, SEM），這些理論都有良好的架構，可以協助研究人員有系統的分析相關影響因子。

（二）預防保健服務計畫之規劃（含評價）

在規劃預防保健服務介入計畫時，除了可參考第一篇「健康行政與政策」之第 2 章〈公共衛生方案之規劃、推動與評估〉外，還可參考本套書《健康社會行為學》之第四篇「健康促進與衛生教育：介入方案之規劃、策略與評價」中第 18~20 章相關內容。在此建議應思考採用有效的規劃理論架構，有系統地來設計介入活動並進行成效評價工作。一般來說，常用的計畫與評價模式有二個，一是 PRECEDE-PROCEED Model，另一個是邏輯模式（Logic Model）。前者提出影響健康行為的因素有三，包括：素質要因（predisposing factors）、輔強要因（reinforcing factors）、和使能要因（enabling factors），在規劃介入計畫時，除了衛生教育（Health education）

外，尚要考慮健康促進策略之運用，包括：政策（policy）、規章（regulation）、和組織（organization）。而後者（邏輯模式）則提出在研擬計畫和評價工作時，可往四個面向來思考，包括資源投入（input）、相關活動（activities）、結果產出（output）、和總結成效（outcome）。此二模式之詳細內容，讀者可自行參閱相關書籍或文獻。

（三）推動策略之運用

在預防保健推動策略方面，建議可採用渥太華憲章五大行動綱領來規劃與推動，也可運用一些有效的理論或模式來強化，例如：社會行銷（social marketing）、創新傳播（diffusion of innovations）、說服理論（persuasion）、以及健康傳播（health communication）等策略來推動。若是在社區推動預防保健工作，最好還要加上社區組織（community organization）、社區營造（community building）、和社區結盟（community coalition）等理論來推動，將會達到事半功倍之效。

（四）預防保健服務之影響力評價

過去在探討公共衛生計畫之介入成效時，常用的評估指標是效果（Effectiveness）、效率（Efficiency）、及公平（Equity）。（1）效果，主要在評估計畫是否達成預期的目標，例如減少不健康行為。（2）效率，政府基於預算有限，必須於計畫推動前與推動後，進行成本效益評估，考量是否值得（持續）補助該計畫。（3）公平，公共衛生服務強調公平與公正，因此必須評估預防保健計畫之涵蓋率和使用率，瞭解哪些目標族群的涵蓋率太低或哪些服務項目的使用率太低，藉以研擬改善計畫。除此，未來亦可運用 RE-AIM 模式，進行預防保健服務之影響力（impact）研究。所謂 RE-AIM 模式包括五個面向：涵蓋率（Reach）、有效性（Effectiveness）、參與率（Adoption）、執行率（Implementation）、以及持續率（Maintenance）。其中 R×E 可算出個人層級之影響力，而 A×I 可顯示出機構層級之影響力。因此，善用 RE-AIM 五個面向之測量，將可反映出預防保健計畫之社會影響力。

總　結

　　預防保健服務隨著社會的發展而益形重要，然而在不同場域有各自不同的實踐難題，若未來能落實結合各場域及組織（如醫院、學校、職場、區公所、衛生所等）來推動預防保健工作，在互相溝通與配合任務執行的協作下，必可達更佳的預防保健效果。此外，本文也闡述了預防保健服務之發展建議，提供給未來研究和政策研擬之參考。

關鍵名詞

預防保健（Preventive health services）

篩檢（Screening）

孕婦產前檢查（Prenatal care for pregnant women）

兒童預防保健（Preventive care for children）

成人預防保健（Preventive care for adults）

癌症篩檢（Cancer screening）

學生健康檢查（Preventive care for adolescents）

勞工健檢（Labor health check-up）

預防接種（Immunization）

複習問題

1. 請闡述預防保健之目的與內容，並說明其與新公共衛生三段六級預防策略之關係為何？

2. 我國的預防保健服務包括哪些類別？其主要負責機關為何？

3. 目前政府提供免費的五癌篩檢，請問是哪五種癌症？其適用之對象為何？

4. 預防保健之實施地點包括哪些？各實施地點之優缺點為何？

5. 面臨高齡社會的來臨，你會建議政府新增哪些老年人的健康評估項目？為什麼？

引用文獻

1. 您的健康我在乎！善用成人健康檢查 費用政府幫您付。https://www.hpa.gov.tw/Pages/Detail.aspx?nodeid=3804&pid=10606。引用 2022/02/20。

2. 孕婦產前檢查項目及補助金額。https://www.hpa.gov.tw/Pages/List.aspx?nodeid=194。引用 2022/02/20。

3. 孕婦產前健康照護衛教指導服務。https://www.hpa.gov.tw/Pages/List.aspx?nodeid=195。引用 2022/02/20。

4. 衛生福利部疾病管制署：流感疫苗接種通知說明及意願書。2021。

5. 新住民懷孕婦女未納健保產前檢查補助計畫。https://www.hpa.gov.tw/Pages/Detail.aspx?nodeid=498&pid=391。引用 2022/02/20。

6. 兒童免費健康檢查。https://www.hpa.gov.tw/Pages/List.aspx?nodeid=202。引用 2022/02/20。

7. 新生兒先天性代謝異常疾病篩檢有哪些？ https://www.hpa.gov.tw/Pages/Detail.aspx?nodeid=1140&pid=6577。引用 2022/02/20。

8. 衛生福利部國民健康署：新生兒聽力篩檢補助服務方案。2018。

9. 兒童衛教指導服務之服務對象及內容。https://www.hpa.gov.tw/Pages/Detail.aspx?nodeid=608&pid=1074。引用 2022/02/20。

10. 衛生福利部國民健康署：兒童衛教手冊。2018。

11. 教育部：109 年高級中等以下學校學生健康檢查工作手冊。2020。

12. 成人預防保健。https://www.hpa.gov.tw/Pages/List.aspx?nodeid=189。引用 2022/02/20。

13. 衛生福利部中央健康保險署：醫事服務機構辦理預防保健服務注意事項。2020。

14. 癌症篩檢介紹 https://www.hpa.gov.tw/Pages/List.aspx?nodeid=211。肺癌篩檢 https://health99.hpa.gov.tw/news/19004。引用 2023/05/23。

15. 勞動部：一般體格檢查、健康檢查項目表。2021。

16. 勞動部：特殊體格檢查、健康檢查項目表。2021。

17. 衛生福利部疾病管制署：我國現行兒童預防接種時程。2019。

18. 衛生福利部國民健康署：110 年 HPV 疫苗接種服務工作手冊。2021。

19. 衛生福利部疾病管制署：110 年度流感疫苗接種計畫。2021。

20. 衛生福利部疾病管制署：現行公費 MMR 疫苗提供育齡婦女接種適用對象參照表。2019。

21. 育齡婦女 MMR 疫苗實施對象及接種建議。https://www.cdc.gov.tw/Category/Page/OnPyMiYwouZrYhY7noxjKQ 。引用 2022/02/20。

22. 衛生福利部疾病管制署：75 歲以上長者肺炎鏈球菌多醣體疫苗接種作業。2019。

23. Groene O, Garcia-Barbero M. eds. Health Promotion in Hospitals: Evidence and Quality Management. Copenhagen: WHO Regional Office for Europe, 2005.

24. 衛生福利部國民健康署：整合性篩檢服務工作指引。2003。

25. 健康促進推動方法。https://health.hpa.gov.tw/hpa/info/healty_push.aspx 。引用 2022/02/20。

26. 癌症期別這樣分。https://www.facebook.com/hpagov/posts/5476431465718914。引用 2022/02/20。

27. 衛生福利部國民健康署：慢性腎臟病健康管理手冊。2018。

28. 衛生福利部國民健康署：108 年健康促進統計年報。2019。

29. 衛生福利部國民健康署：第四期國家癌症防治計畫（108-112 年）。2019。

30. 衛生福利部國家消除 C 肝辦公室：2018-2025 國家消除 C 肝政策綱領。2019。

31. 衛生福利部國民健康署：世界衛生組織新版——長者健康整合式評估。2021。

第7章
健康照護服務體系

董鈺琪 撰

學習目標

一、瞭解健康照護體系的目標與評估架構

二、瞭解健康照護體系財源籌措之功能與績效決定因素

三、瞭解健康照護體系的資源創造及提供

四、瞭解健康照護體系的服務提供

五、瞭解健康照護體系的改革

第一節　健康照護體系的目標與評估架構

一、健康照護體系的定義與目標

　　何謂健康照護體系（health system），依據世界衛生組織（World Health Organization, WHO）之定義，健康照護體系是包含以促進、恢復或維持健康爲主要目的所有活動，健康照護體系之責任不但要改善群體（民眾）健康，而且要保護民眾免於因病而造成經濟損失（因病而貧或甚至破產），以及有尊嚴地對待民眾。因此，健康照護體系有三項基本目標，包含改善所服務民眾的健康、回應民眾的期望，以及提供財務保護以抵禦疾病造成的損失 [1]。

二、健康照護體系的評估架構

　　健康照護體系的評估有多種架構，常使用之評估係根據 WHO 或經濟合作暨發展組織（Organization for Economic Co-operation and Development, OECD），茲分述如下：

（一）世界衛生組織

　　世界衛生組織於 2000 年提出健康照護體系的評估架構（包含功能及目標）如圖 7-1，完善的健康照護體系，透過四大功能監管（stewardship）、財源籌措（financing）〔含收取資金、風險分攤（pooling）、策略性購買或稱支付〕、創造資源（投資與訓練）及提供（delivering）資源，以達成三大重要目標，依序爲較佳的健康、財務貢獻公平及回應民眾對於與健康無關的期望（responsiveness to people's expectations in regard to non-health matters）（圖 7-1）。

1. 較佳的健康——整體水準及分布的平等：不僅改善群體健康的平均水準，也要改善各次群體間健康分布的公平性，如種族、性別、城鄉間的健康水準接近相同。評估指標應考慮早逝與失能，故測量經失能調整後平均餘命（disability-adjusted life expectancy, DALE），之後稱爲健康平均餘命（healthy life expectancy, HALE）。

2. 財務貢獻公平：強調社會公平，收入較高之民眾貢獻較多保費與稅收於健康照護體系，使健康照護體系的財務維持穩健，進而達成改善群體健康。若家

庭非食品支出中，有 50% 以上是醫療保健支出（健康支出），可能會導致家庭變為貧窮。

3. 回應民眾對於與健康無關的期望：不僅改善回應民眾期望的平均水準，也要改善回應各次群體間期望水準的公平性。民眾的期望包含兩大類，第一大類為對個人的尊重，包括尊嚴、隱私權及自主權；第二大類以顧客為導向，包括及時的照護、有品質的設施（整潔、空間、膳食）、社會支持網絡（家人和朋友）之可近性及就醫選擇的自由度 [1]。

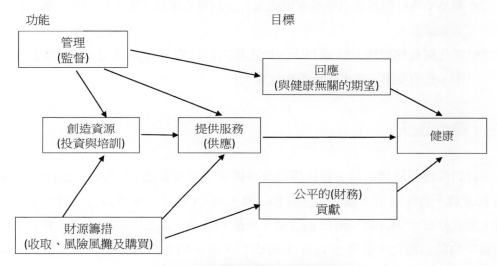

圖 7-1：健康照護體系功能及目標

資料來源：World Health Organization [1]。

（二）經濟合作暨發展組織

為比較 OECD 國家之群體健康及健康照護體系績效，評估面向及其指標如以下所示：

1. 健康狀態：如平均餘命、主要死因、嬰兒死亡率。

2. 健康風險因子：如 15 歲以上人口每日吸菸率、18 歲以上人口身體活動量不足率（每週未達 150 分鐘中度身體活動或是 75 分鐘費力身體活動）、過重與肥胖率。

3. 照護可近性：如納保率（有健康照護保障之人口涵蓋率）、健康照護涵蓋程度（由稅收及強制保險支出占總醫療保健支出之比重）、選擇性手術之等候

　　時間等。

4. 照護品質與結果：如可避免住院率、缺血性中風30天死亡率、疫苗接種率。

5. 健康支出：如平均每人經常性醫療保健支出、經常性醫療保健支出占國內生產毛額比重、公部門（包括稅收與社會健康保險）占醫療保健支出比重。

6. 健康人力：如平均每千人口執業醫師數、平均每千人口執業護理人員數、平均每十萬人口醫學系畢業生。

7. 健康照護活動：如平均每千人口醫院病床數、占床率、平均住院天數。

8. 藥品：各財源籌措占藥品支出比重、平均每人藥品支出、平均每十萬人口執業藥師數。

9. 老化與長期照護：65歲以上人口占總人口比率、65歲以上人口接受長照比率、長照支出占國內生產毛額比重 [2]。

三、臺灣現況

　　針對健康照護體系最主要目標為改善健康，臺灣零歲平均餘命，2019年全體為80.9歲，男性為77.7歲、女性為84.2歲，與OCED之38會員國全體81.0歲接近，但低於日本84.4歲、南韓83.3歲、英國81.4歲，高於美國78.9歲。再以零歲健康平均餘命觀之，臺灣2019年全體為72.4歲，男性為70.1歲、女性為74.8歲[2,3]，因罹病失能年數全體為8.5年，男性為7.6年、女性為9.4年。

　　針對嬰兒死亡率，臺灣2019年為每千名活產3.8位嬰兒死亡，低於OCED之38會員國每千名活產4.2位嬰兒死亡，但高於日本每千名活產1.9位嬰兒死亡、南韓每千名活產2.7位嬰兒死亡、英國每千名活產3.7位嬰兒死亡，低於美國每千名活產5.7位嬰兒死亡 [2,3]。

　　此外，針對健康風險因子，臺灣15歲以上人口每日吸菸率，2018年（最新統計年份）全體為11.5%（男性為20.7%、女性為2.0%），低於OCED之37會員國2019年全體為16.5%（男性為20.6%，女性為12.8%），其中日本全體為16.7%（男性為27.1%、女性為7.6%）、南韓全體為16.4%（男性為28.5%、女性為4.4%）、英國全體為15.8%（男性為17.7%、女性為13.8%），但高於美國全體為10.9%（男性為11.7%、女性為10.1%）[2,3]。吸菸率可能與禁菸年齡有關，臺灣菸害防制法禁菸年齡為未滿18歲，美國2019年12月20日起將供應菸品最小年齡從18歲調高至21歲 [4]。

　　臺灣 18 歲以上人口身體活動量不足率，2017 年（最新統計年份）全體爲 47.3%（男性爲 39.0%、女性爲 55.2%），高於 OCED 之 36 會員國 2016 年全體爲 34.7%（男性爲 30.5%，女性爲 38.6%），其中日本全體爲 38.1%（男性爲 36.2%、女性爲 39.8%）、南韓全體爲 37.1%（男性爲 31.1%、女性爲 42.9%）、英國全體爲 38.4%（男性爲 33.9%、女性爲 42.7%）、美國全體爲 42.5%（男性爲 33.7%、女性爲 51.0%）[2,5]。

第二節　健康照護體系財源籌措之功能與績效決定因素

　　爲維持健康照護體系的運作，以達成較佳健康，需要財務支持，因此健康照護體系第二個目標爲財務貢獻公平。茲針對健康照護體系財源籌措（financing）之功能與績效決定因素，進行說明。

一、健康照護體系財源籌措之功能

　　健康照護體系財源籌措之功能包含財源、風險共同承 / 分擔（risk pooling）及支付給提供者三種功能，茲分述如下：

（一）健康照護體系的財源

　　健康照護體系的資金，主要來自家戶、組織或公司及捐贈者，依財源分成一般方式及新興方式。

1. 一般方式
（1）一般稅收：來自於政府稅收，政府稅收來自於家戶及組織或公司。
（2）社會健康保險保費：屬於強制性，財源主要爲保險費收入，以個人薪資爲基礎計算保險費，而非以罹病風險計算保險費，保費收入可由個人（被保險者）、雇主（組織或公司）、政府分攤預付。
（3）商業保險保費：大多爲自願性投保，以罹病風險計算保費，保費收入可由個人、雇主分攤預付。
（4）民眾自付金額〔out-of-pocket (OOP) payments〕：包含民眾需全額自費金額

及第三付費者（如保險人、政府）給付／補助項目費用之部分負擔（cost-sharing）金額等。部分負擔設計主要是減少不必要的給付／補助項目之利用，可分為直接部分負擔與間接部分負擔，茲分述如下：

i. 直接部分負擔

（i）定額部分負擔（copayment）：負擔給付／補助服務之固定金額。

（ii）定率部分負擔（coinsurance）：負擔給付／補助服務金額的固定比例。

（iii）自付額（deductible）：民眾先自行支付，累計到一定金額後，通常是年度累計，超過部分之金額，第三付費者才予以支付。

ii. 間接部分負擔

（i）差額負擔（extra billing）：健康照護提供者收取的費用高於第三付費者所訂定的最大支付／補助水準，民眾需自行負擔差額。

（ii）參考訂價／價格（reference pricing/price）：第三付費者針對給付同性質同效果的服務（如藥品）訂定支付的最高價格，即為參考價格，若實際價格高於參考價格，民眾需自行負擔差額。

（iii）自付上限（OOP payments maximum）：民眾或家戶於一定期間（如年度）自付金額總計達到一定值，之後發生的費用均由第三付費者支付。

（iv）給付上限（benefit maximum）：在規定的期間內（如年度），第三付費者達到給付總金額上限，之後發生的費用均由民眾自行支付 [6]。

（5）捐贈：透過捐贈收入，捐贈收入來自於家戶及組織或公司。

大部分高收入國家健康照護體系之財源收取主要透過一般稅收或強制性社會健康保險保費 [1]。

2. 新興方式

鑒於經濟成長趨緩、人口老化、所得來源多元非以薪資為主，以及為改善健康，故之後新增新興方式，包括開徵新稅，例如菸酒稅、糖稅、旅遊稅等 [7]。針對糖稅，因有越來越多的研究證實，徵收糖稅可減少糖的消費，以降低肥胖，故WHO 又再公開呼籲可徵收糖稅 [8]。

（二）風險共同承擔

風險意謂罹病之機率，由於罹病不可預測，且若未預防或及早發現，成為重病

時，所產生的醫療費用，非個人或家庭所能承擔支付。因此，希望透過風險共同承擔，亦即確保支付健康照護的風險，是由風險庫（所有保險對象群體）共同承擔支付，而非個人或家庭自行承擔支付，以達成分擔與健康照護／顧有關的財務風險，因健康照護／顧需要（need）是存有不確定性。

所以健康照護財務風險之轉移是透過保險機制，達成風險共同承擔，從健康是基本人權著眼，強調社會公平，收入高者分擔較多保費，低收入者透過稅收補助繳交保費，因此有些高收入國家透過強制性社會健康保險達成全民納保。另一方面，有些高收入國家透過政府稅收達成全民納保，因也具有風險共同承擔功能，故也可謂內隱之保險。當民眾是全額自付，亦即不存在風險共同承擔功能 [1]。

（三）健康照護體系的支付制度

健康照護體系的支付制度，第三付費者（保險人）或政府依照支付單位／基準（units of payment），可由最小單位到最大彙總單位，計算總金額支付給健康照護提供者，依是否有設計獎勵，分成一般方式及新興方式。

1. 一般方式

（1）論量計酬（fee-for-service payment）：支付單位為每項服務，例如醫師診察、藥師調劑、糖化血色素檢驗、胸部 X 光檢查。支付總金額是根據所提供各項服務之加總予以計算。其他支付單位則是彙總數項服務為一支付單位。

（2）論病例計酬支付（case/episode-based payment）：支付一段時間的疾病照護（如住院期間、急性後期照護期間）或手術處置，以固定／單一金額涵蓋此期間所有照護服務費用稱之。如美國前瞻性以疾病診斷關聯群為基礎的支付制度（Prospective Payment System based on Diagnosis-Related Groups, PPS/DRG；但主要支付醫院費用，醫師費另外以論量計酬支付）。

（3）論日計酬支付（per diem payment）：針對住院，以日為支付單位，每天支付金額為固定，涵蓋住院 1 天所有照護服務，乘以住院天數，即為總支付金額。

（4）論人計酬支付（capitation payment）：以人為支付單位，支付每人為固定金額，涵蓋照護此人於一個月或一年的所有照護服務。

（5）支付所有照護病人於特定期間之所有服務：

i. 總額預算支付（global budget payment）：如個別醫院之總額預算支付。

ii. 薪水支付（salaried payment）：針對醫師，支付固定薪水 [1,9]。

2. 新興方式

鑒於傳統支付單位，未能鼓勵健康照護提供者提供有價值（value，在合理成本下之高品質）的照護，因此新興方式朝向獎勵價值照護提供的支付方式，稱為價值為基礎的支付（value-based payment），包含以下 4 種方式 [9-12]：

（1）論質計酬（pay-for-performance）：在以上述一般支付單位計酬下，再加上論質計酬，亦即獎勵支付（bonus payment），獎勵特定指標達到特定水準，如預防保健照護服務品質指標、糖尿病照護品質指標、病人就醫經驗指標及成本減少指標。

（2）照護協調支付（care coordination payments）：獎勵提升病人照護協調性。例如病人為中心的醫療之家（patient-centered medical homes, PCMH）針對初級照護（primary care），支付初級照護醫師之混合模式，在論量計酬支付下加入論人計酬支付或論質計酬，以提供資源和激勵措施，提升所照顧群體之健康。論人計酬係支付個案管理費，每病人每月或年定額之個案管理費，以聘用照護協調師／個案管理師，故稱為照護協調支付；除支付每月或年定額之個案管理費，再加上論質計酬，若達成特定品質指標，再給予績效獎勵費用，稱為病人為中心的醫療之家 [9,13]。

（3）包裹支付（bundled payments）：支付一疾病照護或手術處置之急性住院期間之醫院費（如前述 DRG 論病例計酬）及醫師費，或也將急性後期照護費包裹進來為固定／單一金額，涵蓋此期間所有照護（醫院及醫師，或醫院、醫師及急性後期照護機構）服務，若達成特定品質指標，因照護成本降低所盈餘的金額，可一起共享，稱為盈餘分享（gainsharing）[14]。

透過包裹支付，以提供誘因給醫院、醫師及所有照護相關人員共同協調合作，以減少照護成本及改善照護結果。以美國老人醫療保險（Medicare）為例，目前住院病人之住院照護，是以論病例計酬支付給醫院、以論量計酬支付給醫師，透過包裹支付，整合醫院及醫師，以鼓勵共同照護，若達成特定品質指標，因照護成本降低所盈餘的金額，可一起共享。再者，也可將急性後期照護包裹進來成一固定支付金額，可包括急性出院後 30 天、60 天或 90 天 [9,15]。

（4）全部或部分群體為基礎支付（full or partial population-based payment）：如
美國的盡責照護組織（accountable care organizations, ACOs）將醫院、醫師
及其他健康照護提供者透過較像總額預算支付模式，使健康照護提供者彼
此間協調合作，若達成特定品質指標，因照護成本降低所節流的金額，可
一起共享，稱為節流分享（shared saving）[9]。

二、健康照護體系財源籌措績效之決定因素

健康照護體系財源籌措績效之決定因素包括預付水準、風險分散程度、補助窮
人的程度及策略性支付，茲分述如下：

（一）預付水準

預付水準為財務貢獻與健康照護費用關係間之分離程度，如罹病時健康照護費
用難以預估，故希望透過預付機制，保障未來健康照護所需之費用，以健康照護體
系的財源收取方式，稅收是最具有最大分離程度，民眾自付是不具分離程度。然若
賦稅負擔率（不含社會安全捐〔Social security contributions〕，社會安全捐包含社會
保險財源）不高之國家及考慮政府治理能力，有的國家會採社會保險進行主要預付
方式。

（二）風險分散程度

風險分散程度取決於保險／障對象人數，愈多人納保，風險分散程度愈大，以
社會保險之連帶原則（solidarity principle），連帶原則為低風險或高收入個人補貼高
風險或低收入個人，以達成可負擔之健康照護涵蓋範圍 [16]，故罹病低風險所繳交
之保費，可補貼罹病高風險之健康照護費用，除此，在精算費率也具有大數法則，
行政管理上具規模經濟，以及足夠資金支付較多與較好的健康照護服務。因此，以
單一保險人是最具有效率。

（三）補貼收入較低者的程度

補貼收入較低者的程度也與連帶原則有關，亦即收入較高者繳交較多稅收或社
會健康保險保費，以補貼收入較低者之健康照護費用。

（四）策略性支付

策略性支付希望朝向價值爲基礎的支付，因健康照護體系之主要目標爲改善健康，從公共衛生三段五級概念，預防勝於治療，也最具有成本效果，然一般支付方式，尤其論量計酬支付方式，較難以激勵健康照護提供者提供有價值的照護 [1,7]。

三、臺灣現況

臺灣健康照護體系經常性醫療保健支出占國內生產毛額比重，2019 年爲 6.1%，低於 OCED 之 38 會員國 8.8%，其中美國爲 16.8%、日本爲 11.0%、英國爲 10.2%、南韓爲 8.2%。臺灣健康照護體系財源收取主要以強制性社會健康保險——全民健康保險進行收取，由單一保險人中央健康保險署進行醫療服務與藥品之給付，部分負擔類型，包括定額、定率、定率與定額之混合、差額負擔、部分負擔上限，預防保健、長期照顧之財源是採稅收方式，疾病管制署補助之疫苗接種與國民健康署補助之預防保健服務均不需部分負擔，長照司所補助之長照服務，部分負擔類型爲定率，2019 年全民健康保險占經常性醫療保健支出比重爲 57.3%，公部門加強制性健康保險占經常性醫療保健支出比重爲 63.5%，低於 OCED 之 38 會員國 74%，其中日本爲 84%、美國爲 83%（含強制性商業健康保險）、英國爲 79%，但高於南韓 61%[2,3]。

臺灣健康照護體系支付單位，一般方式主要採論量計酬支付方式，在新興方式（價值爲基礎支付），包括論質計酬、照護協調支付及包裹支付。在論質計酬支付，如國民健康署兒童篩檢轉介確診費、高風險孕產婦健康管理試辦計畫。中央健康保險署特定慢性病門診照護之品質支付（或稱醫療給付改善方案），包括糖尿病、初期慢性腎臟病、氣喘等。在急重症住院照護，有急診品質提升方案，如急性心肌梗塞。照護協調支付，如家庭醫師整合性照護計畫 [17,18]。包裹支付爲臺灣診斷關聯群（Taiwan Diagnosis-Related Groups, Tw-DRGs）支付 [14,19]。

第三節　健康照護體系的資源創造及提供

健康照護體系所籌措之財源，用以投資健康照護體系所需資源及服務提供，

進而改善群體健康，健康照護體系所需資源，包含硬體設施、人力資源及藥品醫材等。本節針對有形資本（physical resources）及人力資本（human resources）進行說明：

一、有形資本

健康照護體系的資本投資，包含有形資本與人力資本。有形資本為硬體設施，包含醫院、診所、長照機構、其他健康照護機構、病床、醫療儀器設備，以及其他固定資產，使用年限超過 1 年，有短則 1-2 年之設備，至長至 25-30 年或更長年數之建築物。有形資本使用年限，會受科技進步、維修保養而影響。

為確保照護品質及資源配置效率，因機構照護及昂貴醫療儀器設備投入資本較高，故針對醫院等健康照護機構有評鑑、認證等措施，醫院床數及昂貴醫療儀器設備之投資，需經政府核准通過，因需考慮整體資源數與區域分布均衡。隨著科技進步、效率提升及病人為中心照護，如過去需住院治療，改成門診或居家治療等等，高收入國家之病床數呈現逐年減少之趨勢。

二、人力資本

健康照護體系是勞力密集且需要有品質及有經驗的專業人力，才能運作良好，因此人力資本投入益顯重要。人力資本為所培訓的健康照護人力，包含醫師、護理人員、藥師、社會工作師等，透過教育與訓練，以獲得專業知識與技術，並透過繼續教育與在職訓練，以跟上科技進步與學習新的知識。專業人力的養成需要多年時間，如專科醫師養成可能要花 10 年時間，從醫學教育至取得專科醫師證書。

為確保照護人力品質及人力配置效率，尤其專科醫師培訓時間較長且人力成本較高，故透過執照、專科證書、教學醫院評鑑、繼續教育及執照更新等確保培訓及人力品質，及為均衡各專科醫師人力發展，政府會有訓練容額數控管 [1]。

三、臺灣現況

臺灣醫院病床數之申請核准係根據醫院設立或擴充許可辦法，如規定急性一般病床及慢性一般病床數應予限制，針對急性一般病床數，於次醫療區域每萬人不得

逾 50 床；於一級醫療區域，急性一般病床達 500 床以上醫院，其病床數，每萬人不得逾 6 床，針對慢性一般病床數，於 2000 年以後，不得再增設 [20]。臺灣 2019 年每千人口醫院總床數為 5.7 床，高於 OCED 之 38 會員國每千人口 4.4 床，其中美國每千人口 2.8 床、英國每千人口 2.5 床，但遠低於日本每千人口 12.8 床、南韓每千人口 12.4 床，此兩國慢性病床較多。針對昂貴醫療儀器設備，2019 年每百萬人口電腦斷層掃描儀數及磁振造影機數分別為 18 台、11 台，低於 OCED 之 37 會員國平均 26 台、17 台，更遠低於日本 112 台、55 台，美國 45 台、40 台，南韓 40 台、32 台，但英國僅為 9 台、7 台。

臺灣西醫師之養成訓練，包含醫學系及學士後醫學系，修業年限分別為 6 年、4 年，有關醫師執照取得，分成兩階段國考，通過後取得醫師執照，於各縣市醫師公會辦理執業登記，並可申請專科醫師訓練醫院之各專科住院醫師，進行專科醫師訓練，首先接受 2 年一般醫學訓練，之後再接受 2 至 4.5 年專科醫師訓練課程，經各專科醫學會甄審通過，可取得專科醫師證書，進而可申請醫院之主治醫師職缺，之後需接受繼續教育，每 6 年更新醫師執業執照及專科醫師證書。臺灣 2019 年每千人口執業醫師數為 2.1 人，低於 OCED 之 38 會員國每千人口 3.6 位醫師，其中英國為每千人口 3.0 位醫師、美國為每千人口 2.6 位醫師、日本為每千人口 2.5 位醫師、南韓為每千人口 2.5 位醫師。再以護理人力觀之，臺灣 2019 年每千人口執業護理人員數為 6.1 人，低於 OCED 之 38 會員國每千人口 8.8 人，其中美國為 12.0 人、日本為 11.8 人、英國為 8.2 人、南韓為 7.9 人 [2,3]。

第四節　健康照護體系的服務提供

針對健康照護體系的服務提供，首先先介紹健康照護體系的服務類型，再介紹健康照護的提供模式。

一、健康照護體系之服務類型

健康照護體系所提供的服務包括公共衛生、醫療照護、長期照顧及緩和照護，針對所提供服務之組織類型及服務範疇，茲分述如下：

（一）公共衛生

公共衛生係透過健康促進、疾病預防及其他介入措施如法規實施，以改善群體健康、延長群體壽命及改善群體生活品質。

1. 組織類型

提供公共衛生服務之中央與地方層級機（關）構（包括營利或非營利組織），以及涵蓋公共衛生服務範疇的機構。

2. 服務範疇

公共衛生所提供服務之範疇，包括以下服務：

（1）預防保健服務。

（2）健康風險因子（如吸菸、飲酒、不健康飲食、缺乏運動）降低之介入措施，透過法規實施或健康促進與教育。

（3）國家篩檢計畫，針對所有或部分之群體。

（4）環境與傳染性疾病之控制運作。

（5）疾病爆發的通報、監測與控制機制。

（6）職業健康服務。

（二）初級照護

初級／基層照護（primary care）為民眾首次與健康照護體系之接觸，初級照護包括因常見健康問題（例如：喉嚨痛、糖尿病、關節炎、憂鬱症或高血壓）與受傷之一般醫療照護及執行預防保健服務（如疫苗接種、篩檢），佔門診就醫人次的80％至90％ [9]。

1. 組織類型

初級照護提供之場所包括單獨執業之診所、聯合執業診所、健康中心、社區藥局、醫事檢驗所。

2. 服務範疇

初級照護所提供服務之範疇，可包括以下服務：一般醫療、診斷服務、小手

術、復健、優生保健、產科照護、周產期照護、初步急救、藥品調劑、開立證明、24 小時服務、到宅醫療、急性與慢性病之護理照護、緩和照護、精神疾病特殊照護、預防保健服務及健康促進服務（如健康教育）等。

（三）專科照護

專科照護（specialized care）包括專科門診照護與住院照護，也可分成次級照護（secondary care）與三級照護（tertiary care），次級照護為專科門診照護與典型住院照護，三級照護為高複雜度，且通常是高成本之次專科照護（如心臟外科、小兒血液腫瘤科）。

1. 組織類型

專科門診照護提供之場所，二級照護包括專科單獨執業診所、專科聯合診所、醫院；三級照護包括大學附設／三級照護醫學中心。

2. 服務範疇

專科照護所提供服務之範疇，可包括以下服務：

（1）專科門診照護。

（2）日間照護：提供較長時間照護但不需於醫院過夜，當天可以返家。

（3）住院照護：提供病床，以利病人需於醫院過夜接受照護，通常會住院數天。

（四）緊急與急診照護

緊急照護（urgent care）或稱下班後（after-hours）之照護，針對下班後或假日，病人病情雖未危及生命，但須醫療專業人員提供諮詢與治療之照護，故有電話諮詢、夜間門診、假日門診等服務 [21]；急診照護係針對民眾於遇病情有生命威脅時所提供之緊急治療，因時間拖延會危及生命，故包含到院前救護，與消防機構的相關部門合作，以及早將病人送至醫院急診部門接受治療，或經醫師評估需收治住院 [6]。

（五）急性後期照護／中期照護

急性後期照護（post-acute care，美國稱之）／中期照護（intermediate care，英國稱之）是介於急性照護與長期照顧之間的照護，係針對病情急性發作穩定，從急

性醫院出院後之照護，著重預防、復健（rehabilitation）、復能（reablement）及康復（recovery），以預防延遲出院、出院後再住院及過早進入長期照顧。病人接受急性後期照護期間會比急性照護期間長，但會有結束時間，且因復能及康復，故不需接受長期照顧。急性後期照護提供之場所包括醫院病房、護理之家、門診、日間型機構及病人家中 [22,23]。

（六）長期照顧

長期照顧（long-term care）是包含健康照護與社會照顧，以幫助無法獨立執行日常生活活動的個人盡可能獨立且安全地生活。日常生活活動包括洗澡、穿脫衣服、個人衛生（梳洗）、如廁、進食及移位（輪椅與床位間的移動）。因此，除機構住宿服務，長期照顧也包含居家及社區服務，如營養餐飲服務、交通接送服務、日間照顧。長期照顧對象包括老人、身心失能者，因老化、身心障礙及慢性病致失能需要長期持續照顧者 [22-24]。

（七）緩和照護

緩和照護（palliative care）係針對生命末期病人及其家庭，提供最佳生活品質之照護，藉由管理／緩解病人的疼痛與其他不適症狀，及提供心理社會與精神的支持。緩和照護可以於末期疾病被診斷出，與治療性治療同時提供，若治療對病情沒有助益，醫師評估病人可能於 6 個月內死亡，緩和照護可以轉銜至安寧照護（hospice care），仍然提供全面性舒適照護與對家庭的支持，但停止治療病人的嘗試。以緩和照護而言，安寧照護是具有成本效果的選項。緩和安寧照護提供之場所包括病人家中、醫院、護理之家、照顧住宅（assisted living facility）[22,23,25]。

（八）精神醫療照顧

精神醫療照顧（mental health care）包含住院照護及社區照顧，精神照護社區化是先進國家精神照護體系的發展趨勢，透過強化社區照護資源，以有效降低住院天數及減少慢性精神病床數，達到精神照護去機構化的目標。WHO 建議理想之社區精神服務包含：急診、門診、社區中心、外展服務、家居住宅（residential homes）、家屬及照護者喘息服務、職業及復健支持等，推動精神病照護去機構化時，應注意社區是否有可替代醫療機構功能之資源，若社區尚未具有足夠的資源，不宜急著關閉精神科醫院住院服務，應同時進行關閉精神科醫院及發展可替代之資

源 [26]。

二、健康照護體系的提供模式

健康照護的提供模式可分成兩大模式，分別爲區域化（regionalized）模式──傳統英國國民健康服務（National Health Service, NHS）及分散（dispersed）模式──傳統美國健康照護組織 [9]。

（一）區域化模式──傳統英國國民健康服務

英國 NHS 傳統上將照護層級分成初級－次級－三級照護結構，類似金字塔結構，金字塔底層爲初級照護，頂層爲三級照護，以進行分級醫療與轉診制度。

1. 初級照護：是由初級照護醫師／基層醫師（primary care physicians, PCPs；英國稱爲 general practitioners, GPs）負責，開業診所單獨執業或於聯合診所聯合執業，約四成執業醫師爲初級照護醫師 [21]，民眾需登記在某診所，診所之醫師作爲次級照護的守門人（gatekeepers），亦即需經所負責的初級照護醫師評估病情及治療，以決定是否需進一步轉診至專科醫師。

2. 次級照護：是由專科醫師（specialists）如內外婦兒科負責，於地區醫院（district hospitals）執業，治療經初級照護醫師轉診上來（上轉）之病人，之後再轉回（下轉）給初級照護醫師，以進行持續性的照護需要。次級照護醫師也提供住院照護。

3. 三級照護：是由次專科醫師（subspecialists）如心臟外科負責，於區域三級照護醫學中心（regional tertiary care medical centers）執業，以治療高度專科化的住院照護需要。

醫師與醫院之醫療資源係根據區域人口數進行規劃，當地每 5 千至 5 萬人口需有一家診所負責初級照護，地區醫院於服務地區（catchment area）中負責 5 萬至 50 萬人口之次級照護，區域三級照護醫學中心於醫療區域中負責 50 萬至 5 百萬人口之三級照護 [27]。

（二）分散模式──傳統美國健康照護組織

美國健康照護體系相較英國 NHS 之模式，較不具有分級醫療與轉診制度，較像鑽石結構，而非金字塔結構，看病未必需要透過初級照護醫師轉診。專科醫師可

於診所及醫院執業，專科醫師於醫院執業之人數呈現增加。美國現今也希望增加初級照護醫師之提供，故將家庭醫學科、內科、兒科等列為初級照護醫師人力，約佔執業醫師人力的三分之一 [21]。

美國醫院未嚴格區分次級照護與三級照護，所以每家醫院均希望提供最新的專科照護，例如，在大多數城市區域，數家醫院相互競爭執行開心手術、器官移植等高度專科化手術。大部分醫院提供廣泛的次級與三級照護服務 [9]。

三、臺灣現況

（一）健康照護體系提供之服務

臺灣健康照護體系所提供的服務，茲分述如下：

1. 公共衛生

公共衛生政策之制定由中央主管機關衛生福利部及所屬機關，以及相關部會機關負責，政策之執行由各縣市衛生局、環境保護局、勞動（工）局負責，也有非營利的民間組織參與。此外，為建立公共衛生專業服務體系，於 2020 年 6 月 3 日通過公共衛生師法。

（1）衛生福利部國民健康署：負責預防保健服務、健康風險因子降低之介入措施、國家篩檢計畫。國民健康署所補助之預防保健服務包括未滿 7 歲兒童之兒童預防保健服務依時程共 7 次、孕婦產前檢查依時程共 14 次、30 歲以上婦女子宮頸抹片檢查每年 1 次、40-44 歲且二親等以內血親曾患乳癌之婦女或 45-69 歲婦女乳癌篩檢（乳房 X 光攝影檢查）每 2 年 1 次、40 歲以上未滿 65 歲成人預防保健每 3 年 1 次、65 歲以上民眾預防保健每年 1 次、50-74 歲民眾大腸癌篩檢（定量免疫法糞便潛血檢查）每 2 年 1 次等等，由健保特約診所及醫院提供 [28]。

（2）衛生福利部疾病管制署：負責傳染性疾病之控制與監測。疾病管制署所補助之疫苗接種包括兒童預防接種、特定對象流感疫苗等等，亦是由健保特約診所及醫院提供 [29]。

（3）行政院環境保護署：負責環境衛生及環境監測。

（4）勞動部職業安全衛生署：負責職業安全及職業衛生。

（5）非營利組織：例如董氏基金會，致力推動菸害防制、營養與衛生、心理衛
生等工作，癌症基金會推廣全民防癌教育等。

2. 初級照護

依據醫療法之規定，劃分醫療區域，建立分級醫療制度，初級照護由初級／基
層照護醫師提供，初級照護提供之場所包括單獨執業之診所、聯合執業診所、衛
生所。

3. 專科照護

專科照護包括專科門診照護、日間照護及住院照護，由醫院提供，包括地區醫
院、區域醫院及醫學中心。

針對住院照護之效率，以急性一般病床占床率觀之，臺灣 2019 年為 70.2%，
地區醫院、區域醫院及醫學中心分別為 53.5%-63.8%、66.9%-84.3%、85.7%，整體
低於 OCED 之 27 會員國 76.2%，其中日本為 76.1%，但高於美國 64.3%。占床率
低表示資源利用率低，太高可能造成床數不足與較高感染率，英國國家健康與照顧
卓越研究院（National Institute for Health and Care Excellence, NICE）建議占床率不
要超過 90% [30]。

醫院平均住院日數（length of satay）常被視為健康服務提供（health service
delivery）的效率指標，因住院照護成本較昂貴，臺灣 2019 年為 8.4 日，地區醫
院、區域醫院及醫學中心分別為 8.4-10.4 日、6.0-7.8 日、6.6 日，整體高於 OCED
之 38 會員國平均 7.6 日，其中南韓為 18.0 日、日本為 16.0 日、英國為 6.9 日、美
國為 6.1 日。較長的醫院住院日數可能表示照護協調不佳，導致病人需等至有合適
的急性後期照護或長期照顧場所，才能出院 [2]。

4. 緊急與急診照護

緊急照護／下班後之照護透過夜間門診、假日門診予以提供；急診照護針對急
重症照護，為使病人獲得即時且適當之醫療服務，自 2009 年 7 月公告施行醫院緊
急醫療能力分級標準，針對急性腦中風、急性冠心症、重大外傷、高危險妊娠孕產
婦及新生兒（含早產兒）有相關責任醫院認證，依其提供之緊急醫療種類、人力設
施、作業量能，評定為重度級、中度級責任醫院，主要差異在於重度級責任醫院須
有相關醫療人員可以全天候處置，醫學中心須通過重度級責任醫院評定，區域醫院

須通過中度級責任醫院評定，以利緊急救護人員即時將相關急重症病人送至最近之合適醫院，以即時接受治療 [31,32]。

5. 急性後期照護／中期照護

急性後期照護／中期照護由於健保給付範疇之原因，主要是由各層級醫院住院、門診進行提供，也有居家（在宅及機構）照護（包括居家護理及醫師訪視，但不含居家復健，每一個案收案期限以 4 個月為限），只有針對精神疾病，全民健保有支付日間留院、住宿型復健機構、日間型復健機構及居家治療費用。因此，為鼓勵醫學中心將病人下轉至區域醫院、地區醫院接受急性後期照護，中央健康保險署自 2014 年分階段試辦急性後期整合照護計畫，包括腦中風、燒燙傷、創傷性神經損傷、脆弱性骨折、心臟衰竭、衰弱高齡等，支付住院模式、日間照護模式及居家模式，腦中風、創傷性神經損傷以支付 3-6 週費用為原則，至多支付到 12 週費用，支付方式採論日計酬加論質計酬支付 [33]。鑒於護理之家急性後期照護，主要為病人自費，故衛福部護理及健康照護司 2020 年試辦一般護理之家急性後期復健照護試辦計畫。

6. 長期照顧

長期照顧服務自長期照顧服務法於 2015 年 6 月 3 日公布後二年施行，針對身心失能持續已達或預期達六個月以上者，朝向長期照顧制度化，於 2017 年實施「長期照顧十年計畫 2.0」（以下稱長照 2.0），補助對象包括（1）65 歲以上老人、（2）55 歲以上山地原住民、（3）50 歲以上身心障礙者、（4）65 歲以上僅工具性日常生活功能（instrumental activities of daily living, IADL）需協助之獨居老人、（5）50 歲以上失智症患者、（6）55-64 歲失能平地原住民、（7）49 歲以下失能身心障礙者及（8）65 歲以上輕度失能之衰弱（frailty）老人。補助項目包括（1）照顧服務（居家服務、日間照顧及家庭托顧）、（2）交通接送、（3）餐飲服務、（4）輔具購買、租借及居家無障礙環境改善、（5）居家護理、（6）居家及社區復健、（7）喘息服務、（8）長期照顧機構服務、（9）失智症照顧服務、（10）原住民族地區社區整合型服務、（11）小規模多機能服務、（12）家庭照顧者支持服務據點、（13）成立社區整合型服務中心、複合型日間、服務中心與巷弄長照站、（14）社區預防性照顧、（15）預防或延緩失能之服務（如肌力強化運動、生活功能重建訓練、吞嚥訓練、膳食營養、口腔保健、認知促進）、（16）延伸至出院準備服務及（17）居家

醫療。

　　為建構社區整體照顧服務體系，於各鄉鎮設立「社區整合型服務中心（A）」─「複合型服務中心（B）」─「巷弄長照站（C）」的社區整體照顧模式，先由縣市照顧管理中心照管專員使用照顧管理評估量表，核定長照需要等級及服務給付額度，派案給 A 單位個案管理人員，以落實個案管理、協助服務連結與追蹤，由 A 個管派案給 B 單位，提供居家服務、日間照顧、家庭托顧、復能、交通接送、輔具與無障礙環境、喘息等服務，以及藉由 C 單位，結合社區基層組織辦理社會參與、健康促進、共餐服務、預防及延緩失能服務，具有量能者可再增加提供喘息服務。

7. 緩和照護

　　緩和照護自安寧緩和醫療條例於 2000 年 6 月 7 日公布日起施行，朝向制度化，保障生命末期病人在末期階段時，可以透過預立安寧緩和醫療暨維生醫療抉擇意願書，包括選擇接受安寧緩和醫療（以減輕或免除末期病人之生理、心理及靈性痛苦，施予緩解性、支持性之醫療照護，以增進其生活品質）、不施行心肺復甦術（do-not-resuscitate, DNR，對臨終、瀕死或無生命徵象之病人，不施予氣管內插管、體外心臟按壓、急救藥物注射、心臟電擊、心臟人工調頻、人工呼吸等標準急救程序或其他緊急救治行為）、不施行維生醫療（指末期病人不施行用以維持生命徵象及延長其瀕死過程的醫療措施，例如氣管切開術、呼吸器、血液透析等）。進一步，為尊重病人醫療自主、保障其善終權益，促進醫病關係，於 2016 年 1 月 6 日公布後三年施行《病人自主權利法》，強調病情告知本人、意願人具有選擇與決定權，以及透過預立醫療決定書保障末期病人、處於不可逆轉之昏迷狀況、永久植物人狀態、極重度失智及其他經中央主管機關公告之疾病，予以善終。

　　全民健保給付住院安寧療護與居家（在宅及機構）安寧療護（醫師及護理訪視），以及安寧共同照護試辦。中央健康保險署自 1996 年起給付癌症與漸凍人安寧居家療護，2009 年起新增住院安寧療護給付，自 2009 年 9 月起，亦將八大類非癌症末期病人，納入全民健保給付，包括老年期及初老期器質性精神病態、其他大腦變質、心臟衰竭、慢性氣道阻塞、肺部其他疾病、慢性肝病及肝硬化、急性腎衰竭、慢性腎衰竭及腎衰竭，使更多末期病人得以接受妥善的臨終照護，增進末期照護品質 [34]。為讓更多病人有機會接受全民健保安寧療護服務，自 2001 年 4 月起實施安寧共同照護試辦計畫。該計畫係針對住院重症末期有安寧療護服務需求，但無法入住安寧病床之病人，由原醫療團隊之醫護人員照會同院之安寧共同照護醫療

團隊提供安寧療護服務。自 2022 年 6 月起，又新增末期衰弱老人、末期骨髓增生不良症候群病人、符合《病人自主權利法》第 14 條第 1 項第 2 至 5 款所列臨床條件者、罕見疾病或其他預估生命受限者 [35]。

8. 精神醫療照顧

為保障精神病人權益，在相關法令規章上，於 2007 年修訂精神衛生法，增加精神疾病嚴重病人強制鑑定與強制社區治療審查會的機制，2012 年開始實施身心障礙鑑定與需求評估新制──國際健康功能與身心障礙分類系統（International Classification of Functioning, Disability and Health, ICF），在政府組織監管上，2013 年成立心理及口腔衛生司，於 2022 年 5 月 4 日改制成專責單位為心理健康司。

精神醫療照顧依《精神衛生法》第 35 條規定，精神醫療照護，可採取門診、急診、全日住院、日間留院、社區精神復健、居家治療及其他照護方式，目前臺灣精神醫療之服務項目包含門診、急診、全日住院、日間留院、強制住院、強制社區治療、居家治療、精神復健機構（日間型及住宿型）及精神護理之家。門診、急診、全日住院、日間留院、強制社區治療、居家治療、精神復健機構（日間型及住宿型）費用由全民健保支付，強制住院費用則由公務預算支應，精神護理之家則為自費或由各縣市政府依家戶經濟狀況予以補助。

對照 WHO 所述之社區精神服務，我國社區精神醫療服務可區分為兩類，在醫療 / 醫事機構內執行之項目包含門診、急診、日間留院、精神復健機構（日間型及住宿型）、精神護理之家；未在醫療 / 醫事機構內執行之項目，包含強制社區治療、居家治療及庇護工場。近年我國社區精神照護資源，也增聘了社區關懷訪視員，並在各縣市設立社區心理衛生中心，使精神病人出院後能有後續社區的追蹤關懷服務。

（二）健康照護的提供模式

我國雖參考區域化模式──傳統英國國民健康服務，目前分成 6 大一級醫療區域、17 個二級醫療區域及 50 個次醫療區域 [20]，建構初級照護、次級照護及三級照護，但民眾可自由選擇就醫層級，直接看醫院門診，不像英國，規定民眾須登記在一家診所，若有需要先至所登記之診所就醫，由初級照護醫師評估是否需轉診專科醫師或至醫院接受次級照護。因此，為達到分級醫療，我國主要是藉由部分負擔設計，一般民眾未經轉診，直接至醫院門診，支付門診基本部分負擔金額會較經

轉診者高，地區醫院、區域醫院、醫學中心各高出 30 元（經轉診：50 元、未經轉診：80 元）、140 元（經轉診：100 元、未經轉診：240 元）及 250 元（經轉診：170 元、未經轉診：420 元）。

《醫療法》於 1986 年 11 月 24 日公布，醫療網及醫療區域之依據分別為，第 88 條「為促進醫療資源均衡發展，統籌規劃現有公私立醫療機構及人力合理分布，得劃分醫療區域，建立分級醫療制度，訂定醫療網計畫」，第 89 條「醫療區域之劃分，應考慮區域內醫療資源及人口分布，得超越行政區域之界限」，針對我國分級醫療推動重點分述如下：

1. 醫療網計畫

均衡醫療資源分布及提升醫療品質，為政府達到健康永續發展的重要關鍵；我國自 1985 年起分期推動醫療網計畫，迄今已推動到第九期；醫療網計畫前三期主要達成醫療區域內醫師數及病床數之均衡發展，第一期醫療網（1985-1990 年）為解決醫療資源不足及分布不均問題，根據行政院經濟建設委員會之「臺灣地區綜合開發計畫」將臺灣劃分為 17 個醫療區，期每個醫療區皆有區域醫院，衡量指標及目標數，包括每位醫師服務人數 1,000 人（每萬人口醫師數 10 人）、每萬人口急性病床數 31.6 床、每萬人口精神病床數 7.5 床、每萬人口慢性病床數 2.5 床；第二期醫療網（1991-1996 年）為擴張醫療資源及解決不均，使民眾能就近獲得適當醫療保健服務及一般性門診、急診及住院醫療服務，於 1993 年將全國劃分為 63 個醫療次區域（不含金馬），期每個次醫療區皆有地區醫院。列出每 10 萬人口要有一個地區醫院，每 40 萬人要有一個區域醫院，每 200 萬人要有一個醫學中心之目標，第三期（1997-2000 年）目標值分別為每位醫師服務人數 750 人（每萬人口醫師數 13.3 人）、每萬人口急性病床數 40 床、每萬人口精神病床數 10 床、每萬人口慢性病床數 5 床。

17 個醫療區域之醫療資源規劃原則如下：

（1）初級照護：通常居民在 10 分鐘以內，最長 20 分鐘以內，可以至診所就醫，服務人口 2,000 人以上有一家診所或衛生所，服務人口 2,000 人以下，偏遠社區設衛生室或基層保健服務中心。

（2）次級照護：可以在半小時內至地區醫院就醫，服務人口 10 萬人有一家地區醫院。

（3）三級照護：可以一小時內至區域醫院或醫學中心就醫，最偏遠的社區也可以在 1 小時的車程至區域醫院就醫，每區域至少一家區域醫院，服務人口 40-100 萬人有一家區域醫院，服務人口 200 萬人有一家醫學中心 [36,37]。

1998 年大園空難（桃園醫療區），1999 年 921 大地震（南投醫療區），都不是單一個醫療區可以自給自足，必須仰賴其他鄰近縣市的協助；加上健保總額預算的地區預算分配以大區爲分配單位，因此第四期醫療網——新世紀健康照護計畫（2001-2004 年）：將全國依據健保分區分成六大區，臺北區包括宜蘭縣、基隆縣、臺北市、新北市、金門與馬祖；北區包括桃竹苗縣市，中區包括中彰投縣市，南區包括雲嘉南縣市，高屏區包括高雄市、屏東市與澎湖縣；東區包括花蓮縣與臺東縣；期區域內資源整合及互相支援，促使醫療專業同儕自律與醫療照護品質之良性競爭、落實各類醫事人力專業教育、關懷醫療弱勢族群之特殊照護需求、強化既有醫療照護體系；有鑑於 2003 年發生 SARS 流行，因此第五期醫療網——全人健康照護計畫（2005-2008 年）：重點爲著重病人安全，提升醫療照護品質與人力素質、強化基層醫療服務、建立全人健康照護體系；第六期醫療網——新世代健康領航計畫（2009-2012 年）循全人健康照護計畫的基礎，促進醫療資源合理分布、建構整合性社區健康照護網絡、落實長照十年及身障醫療復健網絡，另考量醫療環境改變、縣市合併、新興市鎮快速發展等，爰於 2011 年公告修訂《醫院設立或擴充許可辦法》第 5 條，將次醫療區域重新劃分爲 50 個次醫療區域；至第七期醫療網——開創全民均等健康照護計畫（2013-2016 年）因應行政院組織改造，將心理健康業務獨立於「國民心理健康促進計畫」規劃辦理，並爲實現「落實品質、提升效率、關懷弱勢、均衡資源」之施政願景，於該期計畫中以完備健康照護體系、健全急重症照護網絡、建構弱勢族群照護網、強化偏遠地區醫療網、建置管理資訊系統、培育醫事人力及確保醫療照護品質等爲重點。

第八期醫療網（2017-2020 年），承續前期計畫，以「精進醫療照護體系，保障民眾就醫權益」爲使命，以建立社區爲中心的整合性居家醫療照護、建立與推廣分級醫療、推廣安寧緩和醫療、普及友善健康照護環境、提供 24 小時兒科急診醫療服務、推廣自動體外心臟電擊去顫器（automated external defibrillator, AED）之設置與運用、改善醫師執業環境、改善護理人力及勞動條件、推廣器官捐贈及移植、促進生物醫療科技發展爲目標。

第九期醫療網——建構敏捷韌性醫療服務體系計畫（2021-2024 年），因適逢 2019 年末嚴重特殊傳染性肺炎（COVID-19）所引發的全球大流行疫情，故第九期

醫療網計畫整體目標，包括提升醫療資源之運用效能及合理分配、建構以人口群為中心之整合照護網絡、強化醫療應變能力及偏鄉離島照護、持續改善醫事執業環境、創造具韌性且智能的醫療照護體系。執行策略包括以價值為基礎之醫療服務體系、完善全人全社區醫療照護網絡、建構更具韌性之急重難症照護體系、充實醫事人員量能改善執業環境、運用生物醫學科技強化醫療照護效能、加速法規調適與國際合作。第九期醫療網也強調跨部門之合作，包括醫事司、護理及健康照護司、資訊處、中央健康保險署、國民健康署等，以達成以人為中心的整合性照護，包括長期照顧、健康促進（含心理健康）及社會福利（圖 7-2）[38,39]。

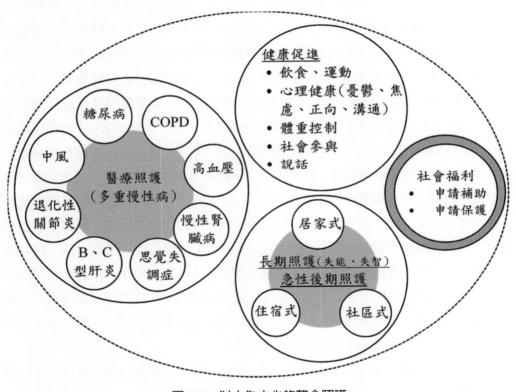

圖 7-2：以人為中心的整合照護

資料來源：衛生福利部 [39]。

為精進健康照護體系，以提升群體健康，不僅是健康照護提供者的協調合作，相關政府單位的協調合作也非常重要，包括管理監督、財源籌措、創造資源、提供服務之相關主管單位，例如健保自 2001 年 7 月實施西醫基層總額支付制度，自 2002 年 7 月實施醫院總額支付制後，健保特約西醫診所家數從 2001 年至 2012

年，增加速度較快（圖7-3），除健保制度影響外，可能與醫院逐漸飽和，病床數增加率減少有關。此外，醫院總額下，論量計酬支付與支付點值調整，醫院爲控制費用，尤其是人力成本控制，可能影響急重症照護結果 [40]。因此健康照護服務之提供需要相關資源挹注，須同時考量法規管理及財源籌措，以促進以人爲中心的整合性照護。

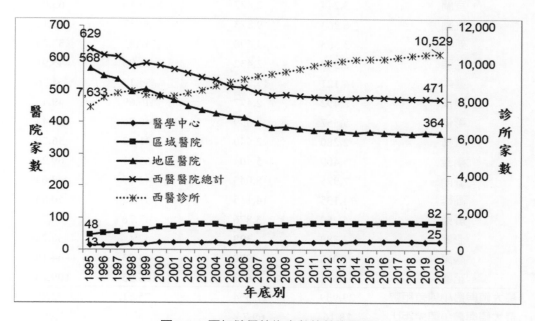

圖 7-3：歷年健保特約家數依特約層級

資料來源：中央健康保險署 [41]。

縮小城鄉的差距是醫療網努力的目標，縣市每萬人口病床數的差距有趨縮小：第一期醫療網各醫療區每萬人口病床數最大值與最小值的比值爲 3.14 倍，至 1997 年增爲 10.23 倍，至 2017 年已經降爲 2.98 倍（表 7-1）。但醫學中心與區域醫院病床的占率過高，區域級以上醫院 2000-2011 年病床占率增加 5%，住院日數及住院費用持續增加，2017 年區域級以上醫院占整體的病床數達 60.02 %、住院日數占 70.36 %、住院費用占 83.62 %（表 7-2）[42]。

表 7-1：2007、2017 年 17 個醫療區之每萬人口急性病床數之分布

17 個醫療區	急性病床數		每萬人口急性病床數	
	2007 年	2017 年	2007 年	2017 年
合計	108,494	111,072	47.45	47.42
基隆	1,840	2,041	47.13	54.95
臺北	30,327	**27,752**	47.18	41.61
宜蘭	3,244	2,877	70.46	63.01
桃園	6,263	9,873	32.37	45.12
新竹	3,383	3,698	37.8	37.23
苗栗	2,349	2,432	41.93	43.91
臺中	14,121	15,262	54.17	54.76
南投	2,492	2,477	46.69	49.44
彰化	5,357	5,699	40.76	44.44
雲林	2,280	2,540	**31.42**	**36.79**
嘉義	5,409	5,404	65.61	69.23
臺南	7,975	8,045	42.65	42.64
高雄	14,135	14,115	51.12	50.83
屏東	4,250	3,876	47.78	46.7
澎湖	388	**398**	42	38.24
臺東	1,010	970	43.23	44.18
花蓮	3,671	3,613	**106.93**	**109.74**
最大值與最小值差距數	29,939	27,354	75.51	72.95
最大值與最小值差距比	78.16	69.73	3.4	2.98

資料來源：引用自吳肖琪 [42]：醫療網計畫的檢視與前瞻計畫。衛福部委託計畫（獲作者同意引用）。

表 7-2：不同特約類別醫療院所之病床數及住院申報情形

	醫療院所病床數 [a]			住院醫療利用申報 [b]	
	合計	一般病床 [c]	特殊病床	住院日數（單位：千日）	住院費用（單位：百萬）
2000 年					
合計	113,821	83,636	30,185	23,478.70	98,155.63
醫學中心	26,763	20,397	6,366	7,229.99	43,622.90
區域醫院	35,939	27,599	8,340	7,989.75	31,933.86
地區醫院	43,702	35,640	8,062	7,903.70	20,528.78
基層院所	7,417	0	7,417	355.26	2,070.10
區域級以上醫院所占比例 (%)	55.09	57.39	48.72	64.82	76.98

表 7-2：不同特約類別醫療院所之病床數及住院申報情形（續）

| | 醫療院所病床數 [a] | | | 住院醫療利用申報 [b] | |
	合計	一般病床 [c]	特殊病床	住院日數（單位：千日）	住院費用（單位：百萬）
2011 年					
合計	146,377	95,413	50,964	33,370.01	169,792.32
醫學中心	31,961	23,301	8,660	9,100.29	71,976.36
區域醫院	55,906	40,939	14,967	13,874.01	67,506.91
地區醫院	43,742	31,122	12,620	10,186.81	28,580.18
基層院所	14,768	51	14,717	208.90	1,728.87
區域級以上醫院所占比例 (%)	**60.03**	**67.33**	**46.36**	**68.85**	**82.15**
2017 年					
合計	146,742	96,778	49,964	31,736.32	212,579.07
醫學中心	32,219	23,589	8,630	9,090.47	91,425.59
區域醫院	55,850	42,071	13,779	13,239.57	86,322.60
地區醫院	43,057	31,118	11,939	9,218.68	33,105.52
基層院所	15,616	0	15,616	187.60	1,725.35
區域級以上醫院所占比例 (%)	**60.02**	**67.85**	**44.85**	**70.36**	**83.62**

資料來源：引用自吳肖琪 [42]：醫療網計畫的檢視與前瞻計畫。衛福部委託計畫（獲作者同意引用）。
註 a：資料來源為中央健康保險署，2019，89 年、100 年、106 年全民健康保險統計「特約醫事服務機構及管理」——特約醫事服務機構病床數——按病床功能及特約類別分。
註 b：資料來源為中央健康保險署，2019，89 年、100 年、106 年全民健康保險統計「醫療給付」——門住診醫療費用申報狀況——按特約類別分。
註 c：包含急性一般、急性精神、慢性一般、慢性精神、慢性結核病、及漢生病病床。

2. 醫院評鑑

　　醫院一向重視醫院評鑑，除攸關醫院聲譽與競爭力外，中央健康保險署醫療服務給付項目及支付標準依醫院特約層級而有所不同，直接影響醫院生計也有很大關係。醫院評鑑制度，係為確保醫院照護及教學品質，依據《醫療法》第 28 條「中央主管機關應辦理醫院評鑑」，因此初期是由衛生福利部負責辦理醫院評鑑與教學醫院評鑑，針對醫院評鑑等級分為醫學中心、區域醫院、地區醫院，評鑑重點著重在結構面品質。為改善評鑑品質，從結構面評估，強調過程面與結果面之品質評估，因此衛生福利部醫事司委託財團法人醫院評鑑暨醫療品質策進會進行醫院評鑑改革規劃，並於 2007 年起全面執行新制醫院評鑑及新制教學醫院評鑑。

　　新制醫院評鑑重點係朝向「以病人為中心」的評鑑制度，重視病人的醫療服務

品質、醫療團隊的整體合作，及以病人爲中心規劃醫院經營策略及制度；新制教學醫院評鑑之重點在於醫院的教學任務與教學品質。根據 2019 年醫院評鑑及教學醫院評鑑作業程序，醫院評鑑分爲醫學中心、區域醫院、地區醫院等三類評鑑；教學醫院評鑑分爲醫師及醫事人員類教學醫院、醫事人員類（非醫師）教學醫院等二類評鑑 [43]。目前醫院評鑑依合格基準符合率及達優良率，分爲合格與優等，醫學中心者須通過評鑑爲醫師及醫事人員類教學醫院評鑑合格，區域醫院及地區醫院可爲醫師及醫事人員類教學醫院評鑑合格、醫事人員類（非醫師）教學醫院評鑑合格，或非教學 [44]。

3. 偏鄉醫療

衛生福利部爲改善偏鄉醫療已推行多項方案，包括建立群體醫療執業中心計畫、培養公費醫師服務偏鄉、全民健保山地離島地區醫療給付效益提昇計畫（integrated delivery system, IDS）、全民健保醫療資源不足地區之醫療服務提升計畫方案、強化山地離島在地醫療設施及人力、醫學中心支援計畫、偏鄉緊急醫療照護獎勵計畫等，以提升資源不足地區之健康服務量能及品質，也期望透過強化在地衛生所（室）及公立醫院之角色及照護量能，以肩負偏鄉之社區健康照護任務 [38]。

針對遠距醫療改善偏鄉醫療，中央健康保險署 2020 年 12 月 29 日公告全民健康保險遠距醫療給付計畫，給付山地離島、偏僻地區之眼科、耳鼻喉科、皮膚科門診之遠距會診。期望未來也可擴大至住院會診，針對急重症照護如中風、心臟衰竭住院，也有研究建議可採遠距醫療（telemedicine），以改善偏鄉住院照護結果 [45,46]。此外，醫院緊急醫療能力分級評定基準，已有包括急性腦中風神內／外醫師遠距會診評量，未來醫事司也可與中央健康保險署協調包含此相關給付。

第五節　健康照護體系的改革

一、監測及改善健康平均餘命，強調預防保健及健康促進

爲了減少死亡率與罹病失能年數，可以健康老化，及瞭解社會、經濟及公共衛生對於健康之影響，WHO 與相關計畫監測各國健康平均餘命之數據 [47]。除此，有研究探討影響健康之因素發現，最重要之決定因素固然爲社會行爲因素，但在擬

定改善健康之政策，應以實證介入措施為依據 [48]。從社會因素，強調預防保健及健康促進，不僅能改善群體健康，也能改善健康不平等。

已有研究預估至 2030 年，在 35 個工業化國家中，南韓女性的零歲平均餘命有 90% 的機率將高於 86.7 歲，為最長壽，且超過 90 歲的機率則為 57%，原因可能包括經濟狀況和社會資本（教育）的廣泛改善，改善兒童和青少年的營養，擴大初級和次級健康照護可近性，加速增加新的醫療科技，維持較低的身體質量指數和血壓及女性吸菸率，以及也有較低的健康不平等 [49]。

二、支付制度設計朝向價值為基礎的設計

支付制度設計朝向透過誘因設計改革，從論量計酬導致提供者多提供可增加收益的照護服務，至鼓勵提供者可多提供預防保健與實證指引建議的照護服務，進一步獎勵指標包含臨床與病人報告（patient-reported）之結果指標的論質計酬，再進一步係鼓勵提供者間協調合作／整合，整合急性後期照護、長期照顧，提供具有成本效果的照護服務之包裹支付或盡責照護組織。

國內已有研究證實，在總額預算下，折扣論量計酬支付，也許能確保醫院會提供可獲利的服務項目（檢查、藥品）給病人，但折扣支付也可能給醫院帶來營運壓力，進而減少非獲利服務項目（高成本服務），而這些因素可能與急重症死亡率未改善有關 [40]。針對論質計酬試辦方案，如有研究證實糖尿病醫療給付改善方案，可助於提升醫療品質，並減少醫療費用 [50]。針對包裹支付，也有研究證實推行之後，髖部骨折照護效率及品質有改善，住院天數下降及出院後 30 日內非計畫性再住院率呈下降趨勢 [14]，及醫師未分擔短絀相較未受包裹支付影響之醫師，有較少的醫師過勞 [19]。

三、減少低效益照護，將資源移至高效益照護

在最適化健康照護服務提供，國際間也倡議增加高效益照護（high-value care），及減少低效益照護（low-value care）[51,52]。低效益照護或稱過度使用（overuse），被定義為健康照護服務的提供對於民眾幾乎或沒有助益，但增加健康照護支出，如使用腰椎磁振造影於下背痛病人、在生命末期 30 天內病人使用急診一次以上 [53-55]。

美國、加拿大及國內均有相關研究發現，區域之間存在有低效益照護使用之差異，相關因素包括區域基層照護醫師人力與收入，基層照護醫師比例高之區域有較少低效益照護使用，可能原因為初級照護醫師作為首次接觸民眾之提供者，透過增進照護協調和著重預防保健照護，可以減少低效益照護使用；收入較高之區域有較多低效益照護使用，可能原因為生活在收入較高區域之民眾，因較有經濟能力，故較可能期望接受低效益照護，有豐富的補充保險，以及有能力負擔部分負擔費用，故較易使用低效益照護 [56-59]。

關鍵名詞

健康照護體系（health system）

財源籌措（health financing）

民眾自付金額（out-of-pocket [OOP] payments）

差額負擔（extra billing）

參考訂價 / 價格（reference pricing/price）

照護協調支付（care coordination payments）

病人為中心的醫療之家（patient-centered medical homes, PCMH）

包裹支付（bundled payments）

盡責照護組織（accountable care organizations, ACOs）

有形資本（physical resources）

人力資本（human resources）

初級 / 基層照護（primary care）

專科照護（specialized care）

次級照護（secondary care）

三級照護（tertiary care）

緊急照護（urgent care）

下班後（after-hours）照護

急性後期照護（post-acute care）

中期照護（intermediate care）

長期照顧（long-term care）

緩和照護（palliative care）

精神照顧（mental health care）

區域化（regionalized）模式

分散（dispersed）模型

價值／效益（value）

高效益照護（high-value care）

低效益照護（low-value care）

複習問題

1. 何謂健康照護體系的目標與評估架構？

2. 何謂健康照護體系財源籌措之功能與績效決定因素？

3. 健康照護體系的資源創造及提供為何？

4. 健康照護體系的服務提供組織包括哪些？

5. 健康照護體系改革趨勢為何？

引用文獻

1. World Health Organization. Health systems: improving performance. Geneva: World Health Organization, 2000.

2. Organisation for Economic Co-operation and Development. Health at a Glance 2021. 2021. Available from: https://www.oecd-ilibrary.org/content/publication/4dd50c09-en. Accessed Jul 6, 2021.

3. 衛生福利部：衛生福利統計專區。取自 https://dep.mohw.gov.tw/dos/np-1714-113.html。引用 2022/07/20。

4. U.S. Food & Drug Administration. Tobacco 21. 2019. Available from: https://www.fda.gov/tobacco-products/retail-sales-tobacco-products/tobacco-21. Accessed Jul 20, 2022.

5. 國民健康署：108 年健康促進統計年報。2021。取自 https://www.hpa.gov.tw/Pages/List.aspx?nodeid=268。引用 2022/07/20。

6. World Health Organization. Health Systems in Transition: template for authors 2019. Copenhagen: World Health Organization, Regional Office for Europe, 2019.

7. World Health Organization. Health systems financing: the path to universal coverage. Geneva: World Health Organization, 2010.

8. World Health Organization. Fiscal policies for diet and the prevention of noncommunicable diseases. Geneva: World Health Organization, 2016.

9. Bodenheimer T, Grumbach K. Understanding Health Policy: A Clinical Approach. 8th ed. New York, NY: McGraw-Hill, 2020.

10. Conrad DA, et al. Implementing value-based payment reform: A conceptual framework and case examples. Med Care Res Rev 2016;**73(4)**:437-57.

11. Blumenthal D, Abrams M. The Affordable Care Act at 10 years—payment and delivery system reforms. New England Journal of Medicine 2020;**382(11)**:1057-1063.

12. Milad MA, et al. Value-based payment models In the commercial insurance sector: A systematic review. Health Affairs 2022;**41(4)**:540-548.

13. 董鈺琪、周盈邑：主要國家健康照護體系與其總體改革方向。楊志良主編：健康保險。臺北：文華，2019。

14. Tung YC, Chang HY, Chang GM. Impact of bundled payments on hip fracture outcomes: a nationwide population-based study. Int J Qual Health Care 2018;**30(1)**:23-31.

15. Centers for Medicare and Medicaid Services. Bundled Payments for Care Improvement (BPCI) initiative: general information [Internet]. 2015. Available from: http://innovation.cms.gov/initiatives/bundled-payments/index.html. Accessed Aug 6, 2020.

16. Paolucci F. Health care financing and insurance: options for design. Berlin, Heidelberg: Springer-Verlag, 2011.

17. 董鈺琪、鍾國彪、賴美淑：建立兒童預防保健之品質指標與支付誘因模式先趨研究計畫。臺中：國民健康局，2010。

18. 李果鴻、董鈺琪：高風險孕產婦健康管理試辦計畫對照護利用及結果之初步影響。台灣公共衛生雜誌 2021；**40（2）**：166-175。

19. Tung YC, et al. Association of intrinsic and extrinsic motivating factors with physician burnout and job satisfaction: a nationwide cross-sectional survey in Taiwan. BMJ Open 2020;**10(3)**:e035948.

20. 衛生福利部：醫院設立或擴充許可辦法。2021。取自 https://law.moj.gov.tw/LawClass/LawAll.aspx?pcode=L0020163。引用 2022/07/20。

21. Commonwealth Fund. International Health Care System Profiles. 2020. Available

from: https://www.commonwealthfund.org/international-health-policy-center/system-profiles. Accessed Aug 6, 2020.

22. Rice T, et al. United States of America: Health system review. In: Health Systems in Transition. 2013.

23. Cylus J, et al. United Kingdom: Health system review. In: Health Systems in Transition. 2015.

24. National Institute on Aging. What is long-term care?. 2017. Available from: https://www.nia.nih.gov/health/what-long-term-care. Accessed Aug 6, 2020.

25. National Institute on Aging. What are palliative care and hospice care?. 2017. Available from: https://www.nia.nih.gov/health/what-are-palliative-care-and-hospice-care. Accessed Aug 6, 2020.

26. World Health Organization. The world health report 2001－Mental Health: New Understanding, New Hope. 2001. Available from: http://www.who.int/whr/2001/en/. Accessed Mar 1, 2017.

27. Fry J. Primary care. In: Fry J ed. Primary Care. London, England: William Heinemann, 1980.

28. 國民健康署：公費健檢。2022。取自 https://www.hpa.gov.tw/Pages/List.aspx?nodeid=198 公費疫苗項目與接種時程。引用 2022/07/20。

29. 疾病管制署：公費疫苗項目與接種時程。2022。取自 https://www.cdc.gov.tw/Category/List/_MJYeQXoPjzYik1sYwTj6Q 。引用 2022/07/20。

30. National Institute for Health and Care Excellence. Bed occupancy. 2018. Available from: https://www.nice.org.uk/guidance/ng94/evidence/39.bed-occupancy-pdf-172397464704. Accessed Aug 6, 2020.

31. 醫院評鑑暨醫療品質策進會：醫院緊急醫療能力分級評定。2022。取自 https://www.jct.org.tw/np-143-1.html 。引用 2022/07/20。

32. Tung YC, et al. Processes and outcomes of ischemic stroke care: the influence of hospital level of care. Int J Qual Health Care 2015;**27(4)**:260-6.

33. 中央健康保險署：急性後期整合照護計畫。2022。取自 https://www.nhi.gov.tw/Content_List.aspx?n=5A0BB383D955741C&topn=5FE8C9FEAE863B46。引用 2022/07/20。

34. 萬宣慶等人：癌症與非癌生命末期病人使用安寧療護對照護利用及費用的影響。台灣公共衛生雜誌 2020；**39（2）**：187-201。

35. 中央健康保險署：安寧療護（住院、居家、共照）網路查詢服務。2022。取自 https://www.nhi.gov.tw/Content_List.aspx?n=BC4B6B42238D5D7A&topn=5FE8C9FEAE863B46。引用 2022/07/20。

36. 葉金川：我國健康照護體系。楊志良主編：健康保險。臺北：文華，2019。

37. 衛生福利部：107 年度醫院評鑑及教學醫院評鑑作業程序。2018。取自 https://dep.mohw.gov.tw/doma/cp-946-40870-106.html 。引用 2022/07/20。

38. 衛生福利部：醫療網計畫。2021。取自 https://dep.mohw.gov.tw/doma/cp-2709-62811-106.html 。引用 2022/07/20。

39. 衛生福利部：建構敏捷韌性醫療照護體計畫。臺北：衛生福利部，2021。

40. Tung YC, Chang GM, Cheng SH. Long-term effect of fee-for-service-based reimbursement cuts on processes and outcomes of care for stroke: interrupted time-series study from Taiwan. Circ Cardiovasc Qual Outcomes 2015;**8(1)**:30-7.

41. 中央健康保險署：全民健康保險統計。2022。取自 https://www.nhi.gov.tw/Content_List.aspx?n=82B811CDE03526FB&topn=23C660CAACAA159D 。引用 2022/07/20。

42. 吳肖琪：醫療網計畫的檢視與前瞻計畫。臺北：衛生福利部，2019。

43. 衛生福利部：108 年度醫院評鑑及教學醫院評鑑作業程序。2022。取自 https://dep.mohw.gov.tw/doma/cp-946-47266-106.html 。引用 2022/07/20。

44. 醫院評鑑暨醫療品質策進會：醫院評鑑及教學醫院評鑑。2022。取自 https://www.jct.org.tw/np-37-1.html 。引用 2022/07/20。

45. Chou YY, Yu TH, Tung YC. Do hospital and physician volume thresholds for the volume-outcome relationship in heart failure exist? Med Care 2019;**57(1)**:54-62.

46. Wagner TH, et al. One-year costs associated with the Veterans Affairs National TeleStroke Program. Value in Health 2022;**25(6)**:937-943.

47. Wang H, et al. Global age-sex-specific fertility, mortality, healthy life expectancy (HALE), and population estimates in 204 countries and territories, 1950-2019: a comprehensive demographic analysis for the Global Burden of Disease Study 2019. Lancet 2020;**396(10258)**:1160-1203.

48. Frakt AB, Jha AK, Glied S. Pivoting from decomposing correlates to developing solutions: An evidence-based agenda to address drivers of health. Health Serv Res 2020;**55(Suppl 2)**:781-786.

49. Kontis V, et al. Future life expectancy in 35 industrialised countries: projections with a Bayesian model ensemble. The Lancet 2017;**389(10076)**:1323-1335.

50. Cheng SH, Lee TT, Chen CC. A longitudinal examination of a pay-for-performance program for diabetes care: evidence from a natural experiment. Med Care 2012;**50(2)**:109-16.

51. Porter ME. What Is Value in Health Care? New England Journal of Medicine 2010;**363(26)**:2477-2481.

52. Elshaug AG, et al. Levers for addressing medical underuse and overuse: achieving high-value health care. Lancet 2017;**390(10090)**:191-202.

53. Segal JB, et al. An index for measuring overuse of health care resources with Medicare claims. Med Care 2015;**53(3)**:230-6.

54. Brownlee S, et al. Evidence for overuse of medical services around the world. Lancet 2017;**390(10090)**:156-168.

55. Koehlmoos TP, et al. Assessing low-value health care services in the military health system. Health Aff (Millwood) 2019;**38(8)**:1351-1357.

56. Colla CH, et al. Choosing Wisely: prevalence and correlates of low-value health care services in the United States. J Gen Intern Med 2015;**30(2)**:221-8.

57. Colla CH, et al. Payer type and low-value care: comparing Choosing Wisely services across commercial and Medicare populations. Health Serv Res 2018;**53(2)**:730-746.

58. Zhou M, et al. Regional supply of medical resources and systemic overuse of health care among medicare beneficiaries. J Gen Intern Med 2018;**33(12)**:2127-2131.

59. Tung YC, Li GH, Chang HY. External validation of and factors associated with the overuse index: A nationwide population-based study from Taiwan. J Gen Intern Med 2021;**36(2)**:438-446.

第 8 章
健康照護財務與支付制度

李玉春、陳珮青、郭年眞　撰

學習目標

一、瞭解健康財務制度改革之重點與為何要推動全民健康覆蓋

二、洞悉健康照護財務、給付與支付制度規劃之原理原則

三、理解臺灣全民健保體制與財務制度之規劃與改革

四、清楚臺灣全民健保給付與部分負擔制度及其改革

五、瞭解臺灣全民健保支付制度及其改革

六、明瞭臺灣全民健保的優缺點以及未來改革方向

前　言

　　為提升國民健康、回應民眾需要與保障財務風險，世界衛生組織建議各國應改革健康體系，包括健康財務體系，以達成全民健康覆蓋。臺灣在 1995 年以強制性的社會保險模式開辦全民健康保險（簡稱全民健保），初步達成全民涵蓋的目標。本章首先將先介紹健康財務制度的設計，包括體系、財務、給付與支付等制度設計之原理原則，及各國改革經驗。其次將介紹臺灣全民健保體制、財務、給付與支付制度之規劃與改革。最後將評估臺灣健保制度的成就與問題，並對未來改革提出建議。

第一節　體制與財源籌措制度設計之原理原則

　　健康是國民的基本權利，維護與促進國民健康與福祉，並降低其不平等，為公共衛生之重要目標。健康照護（health care）是影響民眾健康的重要因素之一，世界衛生組織（World Health Organization, WHO）在其 2000 年的年度報告 [1] 指出，少數每年健康照護支出不到 10 美元的國家，其國民平均餘命常不到其可達成的 75%；而大多數支出超過 1,000 美元的國家至少能達到國民平均餘命的 75%。2021 年則指出：全球有超過五億人因醫療支出導致貧窮 [2]，可見健康照護對國計民生有深遠的影響。

　　因此 WHO 在 2000 年的報告中即呼籲各國推動全民健康覆蓋（Universal Health Coverage, UHC），藉由四項功能（functions），包括發展資源、建立服務體系、改革健康財務制度以及改善管理制度，以達成健康財務制度改革（Health financing system reform）的目標（包括：提升資源分布與利用之公平性、品質、效率、透明與盡責度）進而實現健康體系改革之終極目標（包括：提升國民健康、保障財務風險，降低其不平等並回應民眾的期待）[1]。2005 年聯合國會員國達成協議，正式承諾以全民健康覆蓋為宗旨，目的在確保全民能以負擔得起的費用，公平的獲得需要的有品質的健康照護（健康促進、預防、醫療、復健與安寧等），避免家庭因支付醫療費用而陷入財務困境或貧窮 [3]。

　　全民健康覆蓋可分為三個面向：多少人被涵蓋（人口涵蓋率，X 軸）？多少服務被涵蓋（服務或給付涵蓋，Y 軸）？多少費用被涵蓋（費用涵蓋或稱財務保障，Z

軸）？ [4] 人口涵蓋為納保人口占率（納保率）；因此全民健康覆蓋過去也稱為全民納保。除了服務的發展與提供，財務的保障為其中最重要的策略。本章的重點即在介紹設計健康財務制度之原理、原則及我國實現全民健康覆蓋的全民健康保險制度（簡稱全民健保）。

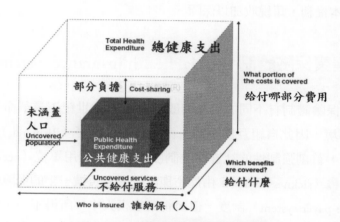

圖 8-1：全民健康覆蓋的三個層面

資料來源：引自 Winkelmann et al, 2018。

　　健康財務制度之規劃設計一般包含「體制」、「收入」和「支出」三個層面。本節將由體制面介紹健康財務保障制度之發展，並介紹「收入」面財源籌措的方法；至於「支出」面，包括「給付制度」、「部分負擔」與「支付制度」將在第二、三節探討。

一、健康財務制度之體制分類

　　為保障國民公平的就醫機會，使其免於因過度的財務負擔造成貧窮、影響健康，很多國家很早就建立社會性的健康財務制度以減少國民就醫障礙。德國在 1883 年即創立世界第一個社會保險制度；瑞典等北歐國家以及英國等大英國協國家則建立以稅收為基礎的財務制度。多數先進國家除美國外，在二次世界大戰後陸續完成全民健康覆蓋 [5]。

　　健康財務制度之設計與各國之福利意識型態（ideology of welfare state）有關，依據 Gøsta Esping-Andersen 將福利資本主義國家分為三類 [6]：

　　1. 自由主義國家（liberal regimes）：如美國，視健康照護為個人責任，政府只

補助弱勢族群，提供殘補式福利，因此常保障不足。

2. 保守主義國家（conservative regimes）：如法國、德國，實施強制性社會保險，基於社會團結的精神（social solidarity）藉社會互助以保障就醫可近性。

3. 社會民主國家（social democracy state）：如北歐等福利國家，視健康照護爲人民基本權利，藉稅收加以保障。

二、社會健康保險體制（social health insurance system）之發展

各國社會保險體制有不同的發展與改革方向，19世紀工業革命，工人常因受傷導致財務困境，因此自組互助團體。德國首相俾斯麥（Bismarck）在1883年頒布疾病保險法，首創強制性的社會保險制度，成立以僱用單位（occupation）爲基礎的疾病基金會（sickness fund），由雇主與受僱者各負擔一半的保險費，形成多元保險（multiple-payer system）制度。但因企業規模大小、所得不一，各保險給付內容雖大同小異，但費率則差異很大，對納保人口中，退休族群、健康較差或所得較低的保險對象比率較高的保險公司很不公平。因此德國政府鼓勵打破僱用爲基礎的保險藩籬，讓民眾可自由選擇保險公司，透過保險公司合併，可提升經濟規模，降低行政成本，因此保險公司數量大幅減少[5]。跟德國一樣採多元保險但可自由選擇保險人的國家如荷蘭、瑞士、美國。臺灣在規劃全民健保時學習到單一保險人制度（single-payer system）的好處，因此將13種社會健康保險合併爲單一保險人制度；希臘、匈牙利也是單一制度。另外有些國家學習德國採多元保險，但仍爲強制加入，無法自由選擇，例如法國、日本。韓國原爲多元保險，但已學習臺灣整合成單一保險制度[7]大幅降低其行政成本。各國健康財務制度之體制分類，詳見表8-1 [8]。

表 8-1：OECD 彙整各國健康財務制度之體制分類

健康財務制度體制		國家
稅收制	全民健康服務體系	澳洲、加拿大、丹麥、芬蘭、冰島、愛爾蘭、義大利、紐西蘭、挪威、葡萄牙、西班牙、瑞典、英國
保險制	單一保險人	臺灣、希臘、匈牙利、韓國、盧森堡、波蘭、斯洛維尼亞、土耳其
	多元保險——強制加入	奧地利、比利時、法國、日本
	多元保險——自由選擇（競爭式）	智利、捷克；德國、以色列、墨西哥、荷蘭；斯洛維克、瑞士、美國

資料來源：http://www.oecd.org/health/measuring-health-coverage.htm [8]。

根據過去研究，採單一保險人制度有下列優點：[9-13]

1. 降低行政成本，包括行銷費用與因單一保險與支付制度對醫療院所減少之行政管理成本。

2. 易達成風險分擔與經濟規模。一般保險基於大數法則，投保人數越多，越容易準確預測費用，分擔風險能力越高，保費越低。

3. 較多元保險公平。避免多元保險產生逆選擇（挑選健康之病人，adverse selection），造成負擔不公的現象。

4. 協商與控制價格的能力最強，藉由近乎獨買的力量，可協商壓低支付價格。

5. 單一制度下，服務提供者較易配合支付制度改革來改變行為，不像多元保險，若保險政策不一，服務提供者可能無所適從或不願意改變。

6. 若搭配總額支付制度，其控制費用的效果最大。

單一保險制度也並非無缺點，例如：

1. 若保險人為政府或公營機構，調整費率時可能承受較高政治壓力。

2. 在醫療供給者政治影響力較大的國家，支付制度改革較不容易。

3. 較不易（但非不能）實施擇優特約。

競爭式的多元保險原意在藉由管理式的競爭（managed competition），以提升品質、降低保費。但因這些國家，不同保險的給付差異不大，為提升保費負擔公平性，近年來很多國家建立跨保險的（保費）風險分擔機制，各保險可額外收取保費的空間有限，加上保險給付與醫療服務的複雜性，在資訊不對等的限制下，要仰賴保險對象的選擇，促進保險公司的競爭，整體而言效果不彰。且以市場為導向的競爭式多元保險，常耗費高額之行銷與行政成本（如美國占 15-30%），造成行政的無效率與浪費。

三、財源籌措制度（財務制度）設計之原理原則

（一）財務籌措原則（principles of revenues collection）

參考世界先進國家健康照護制度，財源籌措之原則如下 [14]：

1. 公平性

保費的負擔方式影響財務負擔的公平性；量能負擔原則（income-related

contribution），是依保險對象經濟負擔能力決定保費負擔多寡，社會保險常以單一費率達到量能負擔的目的。受益原則（benefits-related contribution），通常要求保費負擔與需求成正比，例如年長者要繳交較高的保費，常為商業保險所採用。此外多數國家社會保險採論被保險人計費（有工作者須獨立當被保險人加保，符合條件之眷屬跟著被保險人加保，不需另繳保險費），較論口計費（每位保險對象都要繳費）為公平。財務負擔公平性亦可區分為垂直公平與水平公平。垂直公平指不同所得（能力）者負擔不同，而水平公平為相同所得者負擔相同。

2. 效率性

效率是投入（input）與產出（output）的比值，在產出不變下，投入成本與效率成反比，即投入成本愈低其效率愈高。保險行政成本包含保險人的經營與管理之成本、投保單位徵收保險費成本、民眾申報與繳費之時間成本，以及其他可能的政治、社會成本都包含在內，保險行政成本占保險總支出（含保險給付在內）越低，效率越高。如單一保險人比多元保險行政成本低；團體加保比個別加保行政成本低；透過金融機構定期扣款成本也比每月開單繳款成本低。

3. 充足性與穩定性

財務自給自足是保險財務規劃的重要目標，即保險費收入足夠支應醫療費用支出，故充足性取決於財源能否與醫療支出同步成長，以及費基彈性大小。費基係指保費的計算基礎，如薪資，薪資加其他工作總所得，工作總所得加其他所得，費基越大，公平性越高；另因擴大費基後，保費成長率較薪資成長率為高，財務充足性也因此提升。

在穩定方面，會盡量避免選擇因景氣波動而嚴重影響收入的財源，如證交稅，其稅收多寡明顯受股市熱絡程度的影響，故波動過大的財源不適宜作為健康照護體制的主要財源，但可作為次要財源。

4. 中立性

中立性是指財源對總體經濟的不良影響能降至最低。在財源籌措過程，應避免扭曲生產因素（如資本、勞力）的相對價格，避免資源錯誤配置，造成無謂的損失。

（二）主要財源

各國常見的財源如下 [9,15]：

1. 保險費

保險費是指保險對象每期應交付保險人的金額。多從工作薪資或總所得兩種方式來徵收。

（1）工作薪資

以薪資計算保險費是強制性社會保險國家的主要財源，採用國家有德國、荷蘭、奧地利、日本、韓國、臺灣等。

（2）總所得

以總所得為徵收基礎，有其優點：（a）真實反映保險對象的經濟能力，較以薪資所得課徵保費，更符合量能原則。（b）費基較大，以總所得計算保費，費基較工作薪資為大，可使保險財務更充足；但執行面較為困難。

2. 一般稅收

政府統籌運用稅收作為主要財源，提供健康服務給民眾，民眾不須另外繳交保險費，或僅繳交極少部分的保險費。其優點為涵蓋全體國民，不需納保也不需繳納保險費，簡化行政且較為公平。但可能會有下問題：需與其他政府部門競爭財源，預算易被排擠，不易滿足健康照護之需要；對低稅率的國家，可能負擔不起且易受景氣影響；產業外移可能影響稅收充足性；若加稅跟社會保險調升費率一樣，仍會造成民怨。

3. 醫療儲蓄帳戶

以國民醫療儲蓄帳戶（Medical Savings Account, MSA）作為健康照護財源的主要代表國家為新加坡，中國大陸社會保險與美國商業保險亦採修正的制度。

（1）新加坡

在 1955 年開辦公基金建立其社會安全制度，公基金制度提供三層醫療財務保障，簡稱三大保健計畫：國民醫療儲蓄帳戶（MediSave）、重大傷病社會保險（MediShield）、貧戶醫療基金（MediFund）。國民醫療儲蓄帳戶，為 1984 年開辦，係為醫療設置的強制儲蓄制度，政府強制民眾每月提撥一定比例的薪資所得存入個

人專屬帳戶，用以支付昂貴門診、住院等醫療費用。醫療儲蓄帳戶視為個人財產的一部分，其帳戶存款享有市場利率，並可在一等親屬間（父母、配偶、子女）相互流用，若持有人死亡，可贈與指定繼承人。重大傷病保險為自願性保險，保險費低廉，可支付醫療費用超過 MSA 帳戶餘額時之費用。貧戶醫療基金為救濟性，提供低收入民眾醫療救助，可支付低收入者之住院費用。

醫療儲蓄帳戶的優點為：（a）強化個人對醫療費用的責任，民眾使用醫療資源時有較高成本意識，會謹慎使用醫療資源。（b）不會造成債留子孫。（c）醫療利用可兼顧經濟負擔能力與個人選擇偏好，民眾有充分的就醫自由。（d）節制醫療費用的成長，紓解政府過重的財政負擔。

醫療儲蓄帳戶的缺點為：（a）個人醫療費用強調仰賴個人儲蓄的醫療帳戶制，沒有社會保險風險分擔和社會互助的機制。（b）醫療帳戶制僅從醫療需求者著手，無法約束醫療提供者的行為。（c）擴大健康照護財務負擔的不公平性，即富者越富，窮者越窮。（d）以個人為單位成立帳戶，會增加行政成本支出。

（2）其他國家

中國大陸在 1990 年代改革城鎮職工醫療保險制度，亦採修正式的儲蓄帳戶模式，為發揮保險功能，除強制儲蓄外，亦扣除固定比例的薪資當做統籌的保險費，以發揮風險分擔之保險效果。在美國亦有雇主或保險公司採用醫療儲蓄帳戶以協助無力購買保險者，紓解部分就醫障礙。

4. 補充性財源

補充性財源來自如菸酒健康捐和公益彩券盈餘分配等。「菸（酒）健康捐」部分或全部專款專用於預防保健服務或全民健保，已成為美國、法國、韓國及我國等國健康照護次要財源。主要針對「有害健康物質」課徵罪惡稅，期能降低菸酒消費量，提升民眾健康，同時也彌補健保之收入 [16,17]。

5. 自付費用（out-of-pocket payment）與部分負擔（cost sharing）

即使已有社會保險制度或稅收補助，仍然有其不支付而須由民眾自行負擔的醫療費用，亦是財源之一。另外，為控制醫療費用，有些國家要求病人就醫時要分擔部分之費用稱為部分負擔，將在第三節詳細說明。

四、財務精算模型（actuarial models）

健康保險費率的計算，一般會依據影響財務收支的因素，推計一段時間（如 25 年）健保保費收入與醫療費用支出的成長率，計算能達成財務平衡的保險費率。精算的前提會涉及以下三種財務精算模型的基礎假設：

1. 完全提存準備制：指對未來風險需要給付的費用，在事前完全予以提存準備金，以確保保險人具清償能力，通常用於老年給付或年金制度，較少用於健保。

2. 隨收隨付制：不預先針對風險提存給付所需費用，以當期收入與支出為基準，只要當期保險費收入足夠支付當期給付支出即可。各國健保大多採用隨收隨付制，但為穩定保險財務以及緩和實際費率的變動，通常會計算一段時間（如五年）之平衡費率並設置安全準備金。

3. 部分提存準備制：介於完全提存準備制與隨收隨付制兩者之間，同時兼具提存準備與世代間財務移轉的作用。以完全提存準備制為前提來處理保險財務，保有一定水準的責任準備金，但所需費用也不必百分百完全提存準備，其部分費用透過世代互助，由低風險者補貼高風險者。

第二節　給付與部分負擔制度設計之原理原則

一、保險給付與範圍

（一）保險給付設計（benefit package design）

保險給付是指投保人繳交保險費後，可以得到的利益、好處或補償；一般可分為現金給付（benefit in cash）及實物給付（benefit in kind）兩種。商業健康保險之給付多為現金給付；而社會性健康保險之給付多數採實物給付為主，現金給付為輔（如境外就醫可申請核退費用）。實物給付可減少行政成本，並藉與醫療院所特約、訂定支付標準或審查以控制費用，故多數國家在社會健康保險主要採實物給付。現金給付仰賴保險對象自行選擇醫療院所，保險人除訂定給付或核退標準外，對醫療院所的管理密度較低，故較少國家社會健康保險採用。

（二）保險給付範圍

保險給付範圍英文為 "benefit package/basket"，為保險可提供的實物或現金給付的內容與條件。健康保險給付範圍一般包括：門診、住院、分娩、居家照護、精神社區復健等服務。多數國家給付門診、住院與醫師處方藥；但門診多半涵蓋西醫，牙醫、中醫（傳統醫療）則不一定都給付。另因新藥、新科技的發展突飛猛進，可能需要自費一段時間之後才會納入給付。

在全民健康覆蓋中，保險給付涵蓋指的是所有服務〔含藥品與特殊材料（簡稱特材）〕中，保險給付範圍涵蓋的比率。保險不涵蓋的範圍就是不給付項目，如特別看護費。另外保險給付範圍的費用中，可能規定要由使用者負擔一部分之費用，稱為部分負擔（cost sharing）。而保險給付項目中，可能規定有些可由使用者自付差額，以換取療效或功能較好（如特材或原廠藥品），或更舒適的空間或服務（如病房差額）稱為差額負擔。

二、保險給付改革國際經驗

（一）保險給付改革（benefit package design reform）與資源配置優先順序設定（priority setting）

因應醫療科技之快速創新，各國普遍面臨保險給付範圍易放難收的挑戰，造成醫療費用高漲之壓力。WHO 在 2000 年倡導新全民主義（New Universalism），建議各國改革其社會保險或政府給付範圍，主張應提供全民（不只是針對弱勢者）好品質、有效率、具成本效益之服務，而非所有服務（coverage for everyone not everything）[1]。該報告指出 20-40% 的醫療是浪費或無效率，因此呼籲各國應注重保險給付效益，避免造成浪費。晚近則將「無助於健康改善或改善有限的健康服務」稱為低價值醫療（low value care）。

（二）健康科技評估

為提升給付之效益，目前很多國家已建立健康科技評估制度（Health Technology Assessment, HTA）配合醫療資源配置優先順序設定機制（priority setting）之建立，對新科技、新藥、新醫材之安全性、有效性、經濟效益進行科學評估，作為保險審議是否納入給付、限制給付、刪除給付或調整支付標準優先順序之參考。

　　依據國際健康科技評估網絡（The International Network of Agencies for Health Technology Assessment, INAHTA）的定義，健康科技評估是跨領域的過程（multidisciplinary process），利用明確方法（explicit methods），評估醫療科技在其生命週期不同時間點的價值，以提供決策的實證依據，促進公平、有效與高品質之健康照護體系 [18]。廣義的 HTA 包括五個範疇：健康科技、臨床介入、公共衛生介入、組織介入以及健康體系介入 [19]。

　　OECD 已有超過 70% 國家依據 HTA 的結果來決定藥品是否給付，超過一半國家依據 HTA 結果訂定診療指引，有近一半國家依據 HTA 結果來決定新科技（醫療處置或手術）是否給付 [20]。其中以澳洲、加拿大、英國最為積極，很早即依據經濟與臨床成效評估結果是否具成本效益，決定新藥或新科技是否納入保險或政府給付。英國之國家健康與照護卓越研究所（National Institute for Health and Care Excellence, NICE），除執行健康科技評估外亦發展診療指引，以引導醫師醫療服務之提供。因應保險有很多療效不明或低價值服務，晚近越來越多國家運用生命週期評估框架，除評估新科技外，也借助健康科技再評估（Health Technology Reassessment, HTR），作為保險刪除、限制低價值給付項目，或調整其支付標準之參考 [21]。

三、部分負擔（cost-sharing）

（一）設計與目的

　　部分負擔制度是指保險對象使用保險給付的醫療服務時，需自行負擔部分的醫療費用。由於保險介入使醫療價格降低，易降低保險對象預防疾病發生或惡化與監督醫療服務提供者行為的誘因，增加醫療資源利用之道德風險。部分負擔制度的設計即在提高利用服務的價格，以對抗道德風險。

　　實施部分負擔制度的目的有四：

1. 個人需為自身健康承擔部分責任。如疾病或傷害有可能是因為個人不良行為，如酗酒、吸毒，或者是疏於預防保健所致。

2. 藉由「以價制量」來提升成本意識。提高保險對象就醫之成本，減少道德風險，改善保險對象過度使用醫療資源的現象。

3. 提升醫療資源利用效率，部分負擔搭配轉診制度，期落實分級醫療。

4. 挹注健保財務收入：財務挹注原非部分負擔的首要訴求，但晚近有些國家因財務壓力較大，除調整費率外，也藉調高部分負擔增加使用者付費，以分擔財務壓力，如日本。

（二）部分負擔類型（cost-sharing types）及相關制度 [22]

1. **定額部分負擔**（co-payment）：指每次就醫時不管實際醫療費用高低，均需自行負擔固定額度的費用（例如每次門診 100 元）。

2. **定率部分負擔**（co-insurance）：指每次就醫時必須負擔醫療費用的一定比率（如 10%）。

3. **自負額制**（deductible），**或稱爲起付線**：在一段時間內累積的醫療費用在某金額以下時，由保險對象自付，直到超過該金額後，才由保險支付部分或全部費用，多數用在商業保險。

4. **差額負擔**（extra-billing）：針對保險有給付的特殊材料或藥品，病人可選擇費用較高、品質或功能較好的類似品（或原開發廠產品）或保險尚未給付者，並自付超過保險給付金額的費用（即中間的差額）。有些國家藥品制定參考價格，保險只支付參考價，超過部分由保險對象自付。

5. **部分負擔上限**（copayment ceiling）：爲避免常就醫或醫療費用較高的民眾，繳交太高的部分負擔，影響生計或必要的醫療，保險人通常會訂定需要自行負擔費用的最高金額（如每次住院或每年住院部分負擔上限），超過部分即不需再繳納部分負擔。

上述定額部分負擔，讓民眾就醫時比較容易預期，例如若依據是否轉診收取不同額度的定額部分負擔，民眾就醫前會先考量是否選取較低層級（部分負擔較低）的醫療院所就醫；但因其額度固定，一旦就醫，醫療提供者與病人都無誘因節用資源。而定率部分負擔，因負擔金額與實際醫療費用成正比，因此較能影響醫療服務（含藥品、特材）提供或使用。

（三）部分負擔之影響

部分負擔主要目的雖在對抗道德風險，並爲健保財務挹注財源，然仍有下列問題：

1. 負擔標準很難訂定：部分負擔制度設計需在「風險保障」與「節制濫用」兩個目標間做權衡，不易訂定合宜的負擔標準，訂得太低，失去節制濫用資源

的功能；若訂得太高，則加大健康風險的缺口，喪失保險減輕就醫者財務障礙的功能。更何況有些緊急或救命的醫療服務是完全不受部分負擔高低影響的。

2. 就醫不公平：部分負擔制度對低所得者的財務負擔遠重於高所得者，甚至可能成為低所得者醫療利用的財務障礙，會產生就醫機會不公平的問題 [23]。

3. 抑制浪費效果有限：部分負擔係由民眾需求面控制成本，對抑制醫療浪費和落實轉診的成效可能有限，過去研究發現部分負擔雖可減少醫療利用 [24]，但無法區分是有效或無效的醫療。另外，部分負擔只能影響民眾決定是否就醫，一旦就醫，醫療服務提供主要由醫師而非病人所決定，在醫療資訊不對等情形下，醫師可能增加醫療服務提供以為因應；因此仍須靠供給面的支付制度改革，讓醫療提供者分擔財務風險，較能達到減少浪費的效果。

4. 影響部分病人健康：部分負擔可能影響低所得者、弱勢族群與具有某些疾病病人的健康。

第三節　支付制度設計之原理原則

醫療服務的提供與醫療費用的償付，在沒有健康保險制度前僅是醫療服務提供者與病患雙方的行為，然而當健康保險介入後，保險人（如中央健康保險署）與醫療服務提供者簽訂合約，保險對象繳納保險費給保險人並在就醫時支付部分負擔，醫療服務提供者在提供服務給保險對象後向保險人申報費用，保險人經過審查後，支付費用給服務提供者；至於主管機關（如衛生福利部）則負責法規、制度與政策並督導保險人。故保險人又稱為「第三方付費者」（third party payer），而保險人對服務提供者所提供服務的酬償方式，則稱為支付制度（payment system），多用在社會保險或稅收制。在商業保險，因較多提供現金給付，保險對象就醫時需先繳納醫療費用，再跟保險人申請理賠，因此亦稱為償付制或核退制（reimbursement）。

支付制度設計的理論依據，可追溯自健康經濟學文獻中提到的「代理理論」（Agency Theory）[25,26]，此理論主張「誘因契約」（incentive contracting）的機制，發生於某一個人或組織去誘發（induce）或獎勵（reward）另一個人或機構特定的行為。基於代理理論，服務提供者既提供服務也協助（代理）保險對象做醫療服務決定，難免會有利益衝突的問題。因此支付制度的設計必須考量如何避免醫療服務

提供者利益衝突，因此既要維護醫療品質與就醫公平性，但也須兼顧效率與醫療費用之控制。

　　支付制度之設計，在微觀層面涉及「支付基準」（unit of payment，如論項、論日、論病例、論人計酬、薪水制、預算制等）與「支付標準」（level of payment，付多少錢）；在宏觀層面涉及「總體費用支出與控制機制」（如是否有總額支付制度）直接影響該國總體醫療支出。

一、支付基準

　　支付基準係指保險人（如臺灣的中央健康保險署）或政府（如英國以政府預算提供醫療照護）支付費用給醫療服務提供者時使用的支付「單位」，如水果論個、論斤、論箱銷售一樣。支付基準係針對個別服務提供者之機制，故一般視為微觀層次的支付制度。以下介紹常見之支付基準。

（一）論量計酬制度

　　「論量計酬」（Fee-for-Service, FFS）是一種依據服務提供者所提供的健康照護服務之「種類」與「數量」來逐項付費的制度，又稱為「論項計酬」（Itemized Fee-for-Services, FFS），廣泛用於門診、住診的費用支付。其優點是支付多寡直接反應提供的服務（或藥品），醫療服務提供者較不會減少必要的服務項目，且醫師有較高的臨床自主權。此外，為申報費用，醫療服務提供者必須提供詳細的疾病診斷與醫療服務與利用資料，能使醫療利用資料透明化，有助於保險人對醫療服務提供者的比較與管理。

　　然而「論量計酬」也容易出現以下缺點：由於支付金額是依據醫療服務提供的多寡計算，因此財務風險完全由保險人承受，醫療服務提供者缺少節約資源的誘因，常選擇提供利潤較高的醫療項目，或藉「供給者誘發需求」（Supplier-induced Demand, SID）提供保險對象未必需要的服務，以創造收入。此外，在「論量計酬」制度下需要制定「支付標準表」（fee schedules），作為支付費用的依據。由於醫療與藥品項目繁多，逐一訂價與調整不易，常被抱怨支付標準太低或不公平；也因申報費用手續繁雜，導致行政成本增加，或因保險人審查，影響專業自主性；而且「論量計酬」支付標準未必能反應照護品質或照護結果，易出現醫療品質不佳者反而耗用較多醫療資源的不合理現象。

（二）論日計酬

「論日計酬」（per diem）適用於某些住院病患之收費，根據病人住院天數多寡，每日支付固定之金額，商業保險最常採用。實務上「論日計酬」可能包括全部住院期間的支出（全包制），或僅支付基本住院醫療服務（例如僅涵蓋住院費、護理費及藥品），而將其它項目（例如手術、處置費）排除另計。

「論日計酬」支付制度的優點是計算相對簡單，且由於每一日的支付金額是固定的，鼓勵醫院控制醫療成本、節約醫療資源。但論日計酬通常未能反應病人疾病嚴重度的差異，意即在相同住院天數下，治療不同疾病所需耗用之醫療資源可能差距甚大，導致醫院排拒病情嚴重的病患，或者爲賺取更高利潤，延長住院天數。如此將導致平均住院日數增加，病床周轉率下降，容易有病人等候之問題，因此論日計酬本質仍屬論量計酬（支付與量有關）。

（三）論病例計酬制度

論病例計酬（case payment system）係針對醫療服務提供者對某類病人在一段時間所提供的所有醫療照護，以療程爲基礎加以支付的制度稱之。可能涵蓋一次住院、門診手術等。上述病人的分類，通常依照某些特質（例如年齡、性別、疾病診斷、併發症、共病症、處置、功能⋯⋯等）分類爲同質性的群組，即所謂的「病例組合系統」（Case-mix System, CMS），使群組內病人資源耗用（成本、住院日或費用）之變異極小化，群組間變異極大化，而達到資源耗用量相似或成本類似之目的 [27,28]。病例組合（case-mix）反映不同病患群體在「疾病嚴重程度」（severity of illness）、死亡風險、預後（prognosis）、治療難度（treatment difficulty）、或資源耗用強度（resource intensity）等面向上的差異 [29]，病例組合除可作爲服務提供者定價或保險訂定支付標準外，亦可用於同類病人品質或成本的比較，以提升醫療品質、管控成本。

病例組合的分類方法有很多，常見的如：疾病分期（Disease Staging）、急性病人生理與慢性病人健康評估指標（Acute Physiology and Chronic Health Evaluation, APCHE）、臨床風險校正系統（Adjusted Clinical Group, ACG）[30] 以及疾病診斷關聯群（Diagnosis Related Groups, DRGs）等 [28]。

DRGs 是目前最常用的住院病例組合分類系統，由美國耶魯大學 Robert Fetter 與 John Thompson 教授所發展，原始目的在定義醫院產品（products）作爲醫療利

用審查，而非作爲住院支付制度。爾後因美國聯邦老人醫療保險（Medicare）的費用高漲，美國國會於 1983 年立法通過採用 DRGs 爲基礎的前瞻性支付制度（Prospective Payment System based on DRGs, PPS/DRGs）取代回溯性以成本爲基礎的支付。在此制度下每一 DRG 的支付標準都是預先設定，希望讓醫院承擔部分財務責任，醫院提供服務之實際成本若超出支付標準，需自行承擔超出之成本，反之醫院可保留盈餘，藉此激勵醫療院所在合理支付範圍內提升照護品質與效率。醫院因此多會透過發展臨床路徑、將治療標準化等因應策略，以控制住院日進而控制住院費用 [31]。

　　DRGs 基於以下原則進行住院病例分類：（1）將所有病例分類成合理的組數〔最早爲 476 組，太多不易管理或易高報（up-coding）〕，（2）同一 DRG 組內病患耗用的醫療資源之類別與數量相近，（3）利用既有資料庫來進行分析，（4）分類結果必須在臨床上有意義（clinically meaningful）[32]。DRGs 的分類主要是依據疾病診斷、手術／處置、年齡、性別、共病與併發症（Comorbidity/Complication, C.C.）等，依據病人住院日（醫療費用）高低，分類住院病人。首先，將器官移植等複雜手術、重大外傷治療、早產等無法歸入單一診斷類別者，先被歸類到主要診斷類別前期分類〔Pre-MDC（Major Diagnostic Categories）〕，剩餘之病例則依據主要診斷類別（MDC）分類，並進一步依有、無手術處置以及組織原則（包含解剖學、手術方法、診斷方法、病理、病因、治療過程）分類；不正確或無法歸類的病例歸入「行政 DRGs」，最終產生 DRGs 分組，每一個住院病例只會被分配到唯一的一個DRG 組別（稱爲周延互斥）特性，不會重覆 [27]。

　　由於美國實施以 DRGs 爲基礎的前瞻性支付制度之成功經驗，許多 OECD 國家也導入 DRGs 用於論病例計酬（case payment system），支付單次住院費用（例如臺灣、英國、法國、德國、荷蘭、瑞典、日本、韓國）或醫院總體預算分配（case-mix based budgeting，例如加拿大、澳洲、奧地利、愛爾蘭、葡萄牙、西班牙）[33]。DRG 支付制度的支付標準，主要由 DRG 權重（weight）與標準支付額（base rate）相乘，加上其他校正因素決定（如教學成本或特殊個案校正）。DRG 權重是某 DRG 平均醫療費用除以全國平均醫療費用值，反映各 DRG 醫療資源耗用情形的差異，另外可計算各醫院病例組合指數（Case-mix Index, CMI）以反映各醫院治療病人嚴重度之差異，公式如下：

$$CMIa = sum(RWi \times Qia)/Qa$$

CMIa 為 a 醫院之病例組合指數，RWi 為第 i 個 DRG 之相對權重，Qia 為 a 醫院第 i 個 DRG 全年的出院病人數，Qa 為 a 醫院全年出院病人數。

近年來因疾病療程的複雜程度有增加，新的醫療設備、藥物的導入與醫學知識的更新，以及診斷和處置碼的更新等原因，歐洲國家 DRG 的分類組數有逐年增加的現象 [34]。

美國實施以 DRGs 為基礎的前瞻性住院支付制度後，發現醫院平均住院日、每人次住院成本與住院人次皆降低，但病例複雜度、每日住院成本、移轉門診與急性後期服務都顯著增加 [31,35]。無論美國或歐洲都發現醫院因透過臨床路徑（clinical pathway）將醫療照護標準化，使得住院醫療品質提升，但也發現病人有提早出院的現象 [33]。綜合來說，實施以 DRGs 為基礎的住院前瞻性支付制度有以下優點 [27]：（1）DRGs 分類，可以定義醫院的產品（product），作為支付費用、行政管理、醫療服務審核及品質改善的依據。（2）相較於論日計酬，DRGs 可反應不同住院病人嚴重度之差異，提升支付公平性。（3）支付單位較論量計酬大，可使醫療服務供給者有較高的財務誘因選擇更具成本效益之診療方式。然而 DRGs 支付制度也有以下缺點：（1）分類過程複雜，分組過多則容易出現取巧（code creep）行為，分類太少無法靈敏反應個案差異，則容易遭致臨床醫師的反對。（2）在同一 DRG 組內之病患嚴重度仍有差異，醫院仍可能選擇病情較輕的病人。（3）醫院可能為控制費用、增加利潤，而減少病人需要的醫療服務或藥物。（4）醫院可能藉申報取巧（DRGs creep）或作假以獲得更高收入。

（四）機構總額預算

總額預算制可分為兩大類 [14]：（1）以組織為單位之機構總額預算，如常見的個別醫院總額預算（hospital global budget）。（2）以服務類別採全包方式訂定總額預算，又稱總額支付制度，如加拿大、德國、荷蘭之醫師年度總額預算；前者屬於支付基準的一種，而後者屬宏觀的費用控制，將於後續再加以說明。

機構總額預算係由政府（或保險人）與醫療供給者就特定範圍的服務〔個別醫院總體服務，或醫院某部門服務（腦神經外科部門）〕，預先協定下年度之年度預算及其超支之處理方式，以促使醫院自行控制費用，亦屬於前瞻性支付制度之一 [14]。

個別醫院總額預算制度之優點如下：[36]

1. 易控制醫療費用，因年度預算已知，醫院會主動控制醫療費用。
2. 提高醫院經營的自主性與彈性，不需逐項審查預算與醫療服務，可提高醫院經營的自主與彈性。
3. 醫院財務受保障，經營風險較低，亦不需與其他醫院競爭。
4. 醫院可配合地方政策需要，發展特殊醫療服務，如偏鄉整合照護計畫，或弱勢照顧計畫。

個別醫院總額預算制度之缺點如下：

1. 醫院效率不彰：因預算固定，且與實際照顧病人數無關，醫院可能經營效率不彰、延長病人住院日，造成嚴重等候問題，降低就醫可近性。
2. 挑選病人：若未搭配 DRG，醫院可能挑選病人，重症病人易受排擠。
3. 醫療品質可能受影響：預算若控制太嚴格，可能影響必要服務（藥物）的提供，降低醫療品質。

（五）論人計酬制度

論人計酬（Capitation）係根據保險對象一段時間（如一年），一定範圍之醫療服務，以每人定額方式（與實際服務量無關）支付給醫療提供者的制度稱之。該額度通常於年度開始前預先決定，故亦稱預付制度（prepayment）或包醫制度。上述醫療服務範圍，可能適用於開業的一般科醫師、專科醫師或包括門住診所有醫療服務。為反映照護對象醫療需要（need）的差異，論人計酬支付標準，通常會依據保險對象風險高低加以校正，例如年齡、性別、罹患疾病種類、有無重大傷病、失能狀況等。論人計酬將照顧病患的財務風險責任完全轉移到醫療服務提供者。過去常被用在「健康維護組織」（Health Maintenance Organizations, HMOs）或「管理式照護組織」（Managed Care Organizations, MCOs）。HMO 透過論人計酬，提供財務誘因，鼓勵預防保健提供、選擇費用較低的照護項目，並透過住院事前審查、住院天數管制、以門診手術取代住院、對高醫療利用個案進行個案管理等措施，來減少非必要的醫療支出，藉以控制費用，這些措施後來被通稱為「管理式照護」（managed care）。Medicare 對於選擇 HMOs 的保險對象係以論人計酬支付費用（稱為 Medicare Part C 或 Medicare Advantage 方案）。另外英國、義大利、西班牙則使用論人計酬作為支付基層照護醫師的制度 [37]。

論人計酬的優點是相較於論量或論病例計酬，行政作業簡化，且保險人可以有效控制預算，並讓供給者承擔財務責任，鼓勵提高效率、減少浪費，降低「供給誘

導需求」的情形。但論人計酬制度也被批評鼓勵減少必要服務以提高利潤，難以判定病患是否接受到適當的醫療。由於論人計酬制度下並無申報實際醫療服務內容的必要，保險人缺乏資訊，不易判斷支付標準之合理性也難以監控品質。另外，HMOs 常限制病患就醫選擇權，且可能會透過各種策略選擇醫療風險較低的保險對象加入。此外，若服務提供者適用論人計酬的保險對象人數過少、醫療服務涵蓋範圍又過大，論人計酬風險校正公式又不完善，醫療服務提供者可能承擔過高之財務風險。

（六）論質計酬制度

論量計酬制度有使醫療服務提供者增加服務量與醫療資源耗用的誘因，而實施論人計酬則可能有誘因減少必要的服務 [38]。因此美國國家醫學研究院（Institute of Medicine, IOM）（現稱美國國家醫學院 National Academy of Medicine, NAM）呼籲藉由改革支付制度以改善醫療品質 [39]。論質計酬（Pay for Performance, P4P）係以財務誘因，鼓勵服務提供者依據一套完整的證據醫學為基礎的品質指標提供服務，以提升醫療品質或療效的制度。美國很多保險公司試辦論質計酬，通常針對品質差異大，高風險或高醫療費用、具有有效介入方法的重要疾病試辦論質計酬。英國於 2004 年起實施開業醫論質計酬（Quality and Outcome Framework, QOF），針對 146 個指標的達標程度計算品質點數，每點有固定額度的獎勵金 [40]。澳洲則於 2001 年提出 Medicare 的基層醫療財務誘因計畫（Practice Incentives Program, PIP）及基層預防接種誘因計畫（General Practice Immunization Incentives, GPII）[41]。此外臺灣、紐西蘭、哥斯大黎加、海地、尼加拉瓜等國亦實施論質計酬或相關之支付制度 [42]。

論質計酬常用的財務誘因如「品質獎金」、「品質補助計畫」，非財物誘因包括「成效檔案分析與比較」、「成效資訊公開」、「提供品質改善技術協助」等 [43]。不同的誘因設計有不同程度影響，對個別醫師之績效獎勵，對品質的影響力較大；若獎勵對象為機構則對醫師影響較小，但可能較易帶來系統層次的變革 [44]。除獎勵提升品質計畫，英國、澳洲、美國等國的 P4P 也有獎勵改善資通科技或獎勵申報品質資料者 [45]。

（七）論價值支付或以價值為基礎的購買

美國在 2010 年推動平價醫療法案（Affordable Care Act, ACA，俗稱 Obamacare）

後，爲達到提升群體健康、改善病人經驗與控制費用的三大目標（triple aims），積極改革支付制度，希望能將「以服務量爲導向」的論量計酬，引導向「以價值爲基礎」的論價值支付（Value-based Payment, VBP），又稱價值購買。價值指的是「每花費一塊錢所能換得的健康改善」[46]，論價值支付期望讓服務提供者同時爲品質與費用控制盡責，以財務誘因鼓勵供給者運用有限的資源，依據實證醫學提供服務，以改善臨床照護結果，提升病人的經驗與滿意度，達到 triple aims。例如 Medicare 住院論價值支付（inpatient VBP）預先由住院 DRG 的支付費用中，先保留一定百分比（如 2%）的費用作爲論價值支付的獎勵金，再依據個別醫院整體績效分數（Total Performance Scores, TPS）決定其 DRG 的校正支付金額。TPS 依據臨床結果指標、病人經驗與感受、病人安全、效率及醫療費用控制狀況各 25% 加權計算之，TPS 最高或進步最多的一定百分比的醫院，其 DRG 可獲加成支付之獎勵。

整體而言，支付基準由論量到論日、論病例、到論人計酬，支付單位越來越大〔越朝向包裹支付（bundled payment）〕，醫療供給者需負擔的財務風險也越來越高，但若能考量醫療成本效益提供服務，節省之費用歸醫療供給者所有，因此有越高的財務誘因提升效率、控制費用。但相對的，支付單位越擴大，減少必要服務，降低醫療品質甚至就醫可近性的誘因也越來越高；因此沒有絕對完美的支付制度。晚近的趨勢是各國皆在原有支付制度基礎（無論是論量、論病例或論人計酬）上，以論質支付的精神，鼓勵醫療院所提升服務品質與療效，甚至更積極朝向論價值支付，將成本控制與照護結果同時納入考量。

二、支付標準

（一）訂定時序

依支付標準（或預算）訂定時程，支付制度可分爲前瞻性支付制度（Prospective Payment System, PPS）及回溯性支付制度（Retrospective Payment System, RPS），前者在醫療服務發生前，預先針對服務項目或 DRG（或年度預算），訂定支付標準（或設定總額預算），而不管醫療院所實際之成本或診療模式爲何，因預知支付標準，故服務提供者有誘因減少不必要的服務，控制成本。後者依據醫療院所實際發生之成本支付費用 [47]，醫療服務提供者有誘因增加成本以增加收入，無法有效控制費用，美國在 1983 年前住院支付制度即有此問題。前瞻性支付制度若支付標準太低，

也可能影響病人醫療可近性或品質，也可能導致再住院、再急診、轉院增加 [48]。

（二）支付標準訂定機制（institutional arrangement）

大部分國家對醫療費用之支付皆訂有正式之支付標準表。支付標準表制定的機制有三：政府裁定、醫療團體自訂、以及由保險人／政府與醫事團體集體共同協商 [49]。支付標準表多數以相對點數反映各項服務間之相對成本，每點之點值則另行公告，如日本為每點十元，美國由國會決定，實施總額支付制度國家則另訂遊戲規則，容後說明。支付標準在訂定時可能參考市場價格、醫療院所成本、資源耗用相對值表、公式、服務風險或混合法。支付標準可能依據服務品質、數量、照護結果、院所層級、教學醫院、疾病嚴重度、病人風險、轉診與否、地理區域、偏鄉、公私立、專利保護、服務價值等因素做調整 [33,49]。

美國為解決不同專科、不同醫師間支付標準差異非常大，造成不公平的現象，讓支付標準合理反應各科別醫師服務時實際投入資源的差異，哈佛大學蕭慶倫教授發展以資源耗用為基準之相對值表（Resource-based Relative Value Scale, RBRVS）[50]。

每項服務之相對值＝醫師總投入（total work）× 執業成本 × 醫師專業訓練之機會成本。

其中醫師總投入包括執行該服務前中後所耗費之時間、心智投入與判斷、技術與體力、壓力四個面向；執業成本包括雇用人力成本、醫療設備、水電、執業空間、醫療糾紛保險費 [50]。RBRVS 的發展係由各專科醫學會推派資深醫師組成技術諮詢小組，訂出各專科基準服務項目，然後由各專科醫師以基準項目為「100」，評量其他服務項目相對於基準項「醫師總投入」的「相對值」。之後透過跨專科小組找出各專科間時間及工作強度相當的「串聯項目」，串聯各專科之相對值，獲得最終串連各專科服務項目的相對值。Medicare 在 1992 年逐步導入 RBRVS 以支付醫師費用，但相對值的公式改為醫師總投入＋執業成本＋醫療糾紛保險成本，後兩者並依據地區校正物價指數。其中醫療糾紛保險費因各專科差異很大，故獨立為另一項，專科訓練機會成本則因爭議大，予以刪除。實施後造成原先執行手術、處置多的專科（如外科、眼科）所得相對降低，但以醫師評估與心智判斷為基礎的家醫、內科則收入增加，可提升專科別支付的公平性。

三、總額支付制度（宏觀層次）

　　各國的支付制度中，除非以論人計酬支付醫師費或在醫院推動機構總額預算，可合理控制費用外，基於供給者有誘發需求的可能，凡在醫師費與藥品採論量計酬或在住院採論日、論病例計酬者，因支付仍與服務有關（services-based payment），仍可能提供經濟誘因鼓勵增加服務（藥品）用量或服務病人數，即便保險人（政府）努力控制或凍結支付標準（P），因無法控制服務（病人）量（Q），整體醫療支出仍無法控制在社會可承擔的範圍內，這種控制價格而導致量增加的現象俗稱氣球效應（balloon effect）。因此有些國家開始在宏觀層次，推動醫療費用總額支付制度（global budgeting），藉以控制醫療費用，避免氣球效應。

　　有別於微觀層次的機構總額預算係針對單一機構訂定之預算，宏觀層次的總額支付制度，通常針對提供某特定範圍服務所有醫療院所（如西醫門診所有的服務、醫院所有的服務、所有藥品等）的年度總支出，由付費者（政府）與醫療供給者與學者專家在年度開始前，透過集體協商（collective bargaining）協定下年度的總額預算，再由相關醫療院所在該預算範圍內提供服務，以達合理控制費用之目的，因此也屬前瞻性支付制度 [47]。由於預知總預算，醫療院所較缺乏誘因以量（Q）制價（P），再加上同儕制約與審核制度之規範，可使醫療服務漸趨於合理。上述預算通常只涵蓋營運成本，資本成本另行規範，另外對不可預期的支出如因戰爭、重大疫情或重大天然災害所致之醫療費用也通常除外。

　　為維護健康照護財務收支之平衡，總額支付制度預算之處理可分為支出目標與支出上限兩種類型 [47,51]。

1. 支出目標（expenditure target）：預先設定支出目標，並公告支付標準點值（點值固定），當醫療服務利用量低於預估之目標時，將會有盈餘，但超過預估目標時，可能支付標準將在次季或次年打折支付，故實際支出可能超出原先設定的支出目標。

2. 支出上限（expenditure cap）：預先設定醫療支出之年度預算，支付標準表之點值（conversion factor）採浮動，通常分四季，每季採回溯計算，由季總預算除以季實際總服務量（總點數），當服務量超出原先估算時，點值將低於1，反之則高於1，由於固定預算而不固定點值，故可精確控制預算。

總額支付制度有以下優點：

1. 較易控制醫療費用的成長。

2. 可讓醫療提供者更有機會集體參與保險相關制度的運作，包括訂定支付標準、專業審查等，提升專業自主性，減少保險人之介入。

3. 因支付仍與服務有關，較無誘因減少病人門診或住院量（是優點也是缺點），病人就醫可近性較不像個別醫院總額易受影響。

4. 藉由專業團體參與共同管理，支付標準、審查制度等較易為服務提供者所接受。

5. 透過協商與自主管理，服務提供者有責任配合改善民眾滿意度、推動弱勢照顧、提升品質與改革支付制度之相關計畫。

總額支付制度可能有下列缺點：

1. 個別院所分擔財務責任誘因低：因點值適用所有醫師或醫院，集體吃大鍋飯，個別醫師或醫院仍有誘因藉增加門診或住院量增加收入，除非訂定高額折付制度，讓服務量高的醫療院所分擔較多財務責任。

2. 若未搭配 DRG 等支付基準改革，缺乏誘因降低服務密集度，僅能依賴審查，效果有限，點值可能逐漸下降。

3. 若未妥善控制供給量，可能造成供給者誘發需求，導致點值越來越低，造成供給者的反彈。

4. 若預算控制太嚴格，可能影響必要醫療服務之提供，影響醫療品質與就醫可近性。

第四節　臺灣全民健保體制與財務制度及改革

一、全民健康保險（簡稱全民健保，National Health Insurance, NHI）體制與改革

（一）全民健保體制（system design of NHI）

全民健保在 1995 年 3 月整併原公、勞、農等 13 種社會保險的健康保險部門，開辦全民強制性的社會保險，凡符合投保資格的保險對象，都應依健保法規定之投保身分持續投保及繳納保險費。全民健康保險的保險對象分為本國籍與非本國籍兩種。具有中華民國國籍者或在臺灣地區領有居留證明文件，包括在臺居留滿六個

月、有一定雇主之受僱者或在臺灣地區出生之新生嬰兒,皆應參加全民健保為保險對象。

全民健保主要目的在提供國民適當的醫療保健服務、減少民眾就醫經濟障礙、合理控制醫療費用並提升民眾健康。其主要特性如下:(1)體制採單一保險人制度,由衛生福利部(簡稱衛福部)中央健康保險署(簡稱健保署)擔任保險人;(2)採公共特約模式,即強制性保險並特約醫療服務提供者;(3)提供廣泛醫療給付;(4)實施財務責任制度,自負盈虧;(5)保險主要財源來自保險費,保費以量能負擔的原則,由雇主(無雇主或無固定雇主者則由政府補助)、本人與政府分攤;(6)採多元支付制度,但主要為論量計酬,醫療費用受年度總額預算限制;(7)民眾就醫原則應支付部分負擔;(8)民眾可自由就醫,但未經轉診需支付較高的部分負擔費用。

全民健保開辦時之主管機關為行政院衛生署,署內由全民健康保險小組負責政策,保險人為中央健康保險局。2013 年衛生署改制為衛生福利部,部內由社會保險司負責政策,保險人則改制為中央健康保險署,且由金融機構,改制為行政機關。

由於保險政策涉及政府(保險人)、付費者與醫療供給者,為促進各方之參與,因此開辦時在衛生署設有獨立的全民健康保險監理委員會(監理會)負責監督與提供保險政策建議,衛生署有關保險費率或部分負擔之調整,會先諮詢監理會,但監理會無實質決定權;另為協定年度總額預算及其分配,衛生署另成立獨立的全民健康保險醫療費用協定委員會(費協會),無法達成協議時由衛生署裁定。這樣的設計使健保收入面與支出面之討論或協定各自為政,無法收支連動將健保整體的財務收支一併考量,也影響健保的運作,故二代健保才會合併兩會。

(二)全民健保體制改革

健保實施初期由於尚未實施總額支付制度,醫療費用年成長率一度超過 11%,而保費收入年成長率僅 2-3%,收支落差過大,使健保開辦不久,即面臨財務可能嚴重失衡的壓力。因此衛生署除開始研擬推動總額支付制度外,亦同步檢討健保體制。

有關健保體制改革,健保開辦初期,各方主要建議有三:(1)現制改革,將監理會與費協會兩會合一,促成財務收支連動,權責相符。(2)民營化:成立民營化的健保基金會,降低政府責任,也使費率調整更為靈活。(3)多元化:成立多元保

險人以與健保局競爭。

在醫界與民間團體對民營化與多元化改革的強烈反對下，二代健保體制改革最終採行現制改革，合併監理與費協兩會成立「全民健康保險會」（National Health Insurance Committee, NHIC）（簡稱健保會），以擴大社會參與，達到收支連動、權責對等，逐步解決健保中最根本的財務收支失衡問題。

健保會統籌保險費率、給付範圍及年度醫療給付費用總額協定等重大財務事項之審議或協議訂定；對重大決策，必要時得辦理公民會議，以廣泛收集各界建議。健保會之組成代表包括被保險人、雇主、保險醫事服務提供者、專家學者、公正人士及有關機關之代表，且健保法明定保險付費者代表不得少於二分之一，被保險人代表不得少於全部名額之三分之一。為擴大社會參與，健保會委員名額高達 39 位（費協會原僅 27 位）。

但與監理會及費協會不同的是，健保會實質並非獨立機關，且除總額預算的協商仍維持協議訂定外，其餘有關費率等政策仍僅扮演審議的角色。概因健保法明定：「健保會審議、協議訂定事項，應由主管機關核定或轉報行政院核定；其由行政院核定事項，並應送立法院備查。」健保會之運作可說是在完全政府治理與完全社會治理間的折衷設計 [36]。兩會合一後，健保會曾兩度決議調降費率，但也曾支持調升費率，因此主管機關對健保會之決議多數仍予以尊重。

二、全民健保財務制度（financing system of NHI）

（一）全民健保財務制度規劃

我國全民健保財務制度以保險費為主要財源，以財務自給自足為原則。因採全民強制納保方式，可藉由世代互助作用，達到風險分擔的效果。因此保險財務的精算基礎採隨收隨付制，保險對象所繳納的保險費只要足以支應當期財務支出並結餘部分安全準備即可，無需事先提存高額準備金，可減少當代保費負擔。

為確保全民健康保險財務自給自足的原則，避免重蹈過去公勞農保未依精算調整費率所造成的高額潛藏債務之問題，健保法中設計過去所沒有的財務責任制度（financial accountability or self-funding system），政府依法補助保險費，但不負財務盈虧的責任。

全民健保財務責任制度包含三大機制：

1. 精算制度：健保署至少每 5 年精算保險費率一次，精算期間為 25 年，由精算師、保險財務專家、經濟學者及社會公正人士組成精算小組審查之，並參考精算結果調整費率。保險費率精算模型係由保險費收入、保險成本及安全準備三部分組成。

2. 提列保險安全準備：為平衡保險財務，明定保險安全準備總額，以相當於最近精算 1-3 個月之保險給付支出為原則。安全準備金來源包括：保險年度收支之結餘款、滯納金、安全準備所用之收益，社會福利彩券收益以及菸酒健康福利捐等。

3. 保險費率自動調整：在法定費率上限（6%）內，保險費率精算結果只要符合下列情形，衛生福利部即可擬訂費率調整方案，報請行政院核定：

   （1）前 5 年費用支出的平均值與當年保險費率相差幅度超過 ±5%，意即保險費收入大於醫療支出 5% 或以上時，需調降保險費率，反之則需調升保險費率。

   （2）安全準備金超過 3 個月或低於 1 個月時。

   （3）增減給付項目、給付內容或給付標準，致使保險財務受影響時。

（二）全民健保財源與保費計算方式

1. 全民健保財源（source of revenues）

主要財源來自保險對象、雇主及政府共同分擔之保險費，補充財源來自菸品健康福利捐與公益彩券盈餘分配收入及保險費滯納金。保險費分為一般保險費與補充保險費（basic and supplementary premium）兩類。

2. 一般保險費計算基礎

（1）薪資所得者或稱有工作者：針對 1-3 類被保險人及其眷屬，包括公私單位受僱者、雇主、職業公會會員、農、漁民等，主要以被保險人之薪資收入為保險費的計算基礎。其計算涉及保險對象分類、投保金額、保險費率，以及負擔比率及投保人數（本人及眷屬）等因素，說明於後。

（2）非薪資所得者或稱地區人口：針對低收入戶、榮民、無工作且非 1-3 類保險對象眷屬者，以 1-3 類保險對象一般保險費之平均值計算其保險費。一般保險費計算公式見表 8-2。

表 8-2：一般保險費計算公式

保險對象分類	一般保險費計算公式
第一～三類	投保金額 × 保險費率[1] × 負擔比率（1 ＋眷屬人數[2]）
第四～六類[4]	平均保險費[3] × 負擔比率 ×（1 ＋眷屬人數[2]）

註：1. 保險費率為 5.17%（110 年 1 月 1 日調整）。
　　2. 眷屬人數：超過三口以三口計算。
　　3. 平均保險費為 1,377 元（110 年 1 月 1 日調整）。
　　4. 第四類義務役軍人及替代役男、第五類低收入戶、第六類無職業榮民的保險費由政府全額補助。而無職業榮民眷屬的保險費自付 30%，每月自付保險費金額 413 元（110 年 1 月起）。

3. 保險對象（beneficiaries）分類

　　保險對象可分為被保險人和眷屬，被保險人依照就業身分分為 6 類 15 目，分別由其僱用單位、所屬工（公）會、農、漁水利會或戶籍所在地鄉（鎮、市、區）公所為投保單位，以團體投保方式向保險人（中央健康保險署）投保。第一類為公務員、公民營機構受僱者、雇主、自營業主、自行開業的專技人員，第二類為職業工會會員，第三類為農民、漁民、水利會會員，第四類為義務役、替代役軍人、受刑者，第五類為低收入戶，第六類為榮民、榮眷家戶代表與其他地區人口，詳見表 8-3。

表 8-3：保險費負擔比率（111.12.30 更新）

保險對象類別			負擔比例（%）		
			被保險人	投保單位	政府
第一類	公務人員 公職人員	本人及眷屬	30	70	0
	私校教職員	本人及眷屬	30	35	35
	公民營事業、機構等有一定雇主的受僱者	本人及眷屬	30	60	10
	雇主 自營業主 專門職業及技術人員自行執業者	本人及眷屬	100	0	0
第二類	職業工會會員 外僱船員	本人及眷屬	60	0	40
第三類	農、漁會會員	本人及眷屬	30	0	70
第四類	義務役軍人、替代役役男、軍校軍費生、在卹遺眷、在矯正機關接受刑或保安處分（保護管束除外）、管訓處分之執行逾 2 個月者	本人	0	0	100
第五類	低收入	本人	0	0	100
第六類	榮民、榮民遺眷家戶代表	本人	0	0	100
		眷屬	30	0	70
	其他地區人口	本人及眷屬	60	0	40

眷屬必須符合下列兩個條件：（1）必須爲無職業者。（2）與被保險人的關係除配偶外，須是直系血親尊親屬或是二親等內直系血親卑親屬，且需未滿 20 歲無謀生能力，或仍在學就讀且無職業者，眷屬依附被保險人投（退）保。被保險人負擔眷屬保險費之人數超過三口者以三口計。

4. 健保一般保險費之計算方法

（1）投保金額（contribution amount）

健保費以工作薪資參照衛生福利部公告的投保金額分級表的投保金額計算之。2023 年投保金額分級表調整有 50 個級距，下限與中央勞工主管機關公布之基本工資相同，故當基本工資調整時，該下限亦會調整，在 2023 年 1 月 1 日每月基本工資調整爲 26,400 元，故最低投保金額下限爲 26,400 元，最高投保金額 219,500 元。

各類目被保險人其薪資計算基礎稍有不同，可區分爲四類。（1）第一類以薪資所得爲保險費計算基礎，如公職人員或受僱者，以經常性薪資所得爲投保金額。（2）第二類以營業或執業所得爲保險費計算基礎，如雇主及自營業主以營利所得計算基礎，自營作業者及專門職業及技術人員自行執業者，以執行業務所得計算基礎。（3）第三類對於無固定所得的農民、漁民、水利會會員，以受僱者及職業公會之被保險人平均投保金額計算。（4）第四類至第六類保險對象之保險費，以一至三類保險對象一般保險費之平均值計算其保險費。

（2）保險費率（premium rate）

全民健康保險採取「社區費率」，以保險對象整體風險狀況精算所需的醫療費用，再由保險對象透過社會互助共同分擔，使健康與經濟較佳者可協助較不健康或經濟較爲弱勢者。保險費率應由保險人於健保會協議訂定醫療給付費用總額後一個月提請審議。但若費率已達法定費率上限（6%），且無法與當年度協議訂定之總額預算達成平衡時，應重新協議訂定醫療給付費用總額。2021 年起一般保險費率爲5.17%，補充保險費率則爲 2.11%。

（3）保費負擔比率（share of contribution）

健保之保險費由被保險人、政府與雇主三方共同分擔保險費。不同類目的被保險人、投保單位以及政府負擔不同比率的保險費。從被保險人的角度來看，負擔比率基本上可以分爲四種：（1）有固定雇主的受僱者，其負擔比率爲 30%。（2）沒有雇主或沒有固定雇主的被保險人，前者如失業的地區人口，後者如職業公會，其負擔比率爲 60%。（3）本身爲雇主、自營業主、專門職業與技術人員自行執業

者，負擔比率爲 100% 。（4）義務役軍人及替代役男、低收入戶，無職業榮民的負擔比率爲 0%，保險費由政府全額補助。有關保險費負擔比率見表 8-3。

（三）二代健保補充保費之改革

二代健保原擬推動家戶總所得制，以提升財務負擔公平性，但因改革幅度太大，且制度設計仍有障礙待克服 [78]，最後改以徵收補充保險費取代，並自 2013 年 1 月 1 日實施。一代健保只依據經常性薪資（僅占個人綜合所得約 60%）課徵保費，其費基較小，保費成長率低於總所得成長率更低於醫療費用成長率，造成財務頻頻失衡之問題。二代健保擴大保費計算基礎（擴大費基），針對工作收入以外的六大類所得，包括高額獎金、兼職所得、執行業務收入、股利所得、利息所得、租金收入等徵收「補充保費」，2021 年起調升費率爲 2.11%，採就源（所得來源）扣繳的方式收取。

爲減輕弱勢群體負擔，針對中低收入戶、中低收入老人、接受生活扶助之弱勢兒童與少年、領取身心障礙生活補助費者、特殊境遇家庭及符合經濟困難者，單次領取未達中央勞動主管機關公告基本工資者，得免扣取補充保險費。

補充保費計算分爲兩部分：

1. 投保單位（雇主）每月所支付薪資總額與其受僱者當月投保金額總額間的差額，應按補充保險費率計算並繳納補充保險費。

公式：（每月給付之薪資所得總額－給付當月受僱者投保金額總額） × 費率

2. 民眾若有六大類所得時，由扣費單位按費率 2.11% 就源扣取補充保險費。

公式：計費所得或收入 × 費率 2.11%

各項目計算個人補充保險費的上、下限如表 8-4。

表 8-4：適用個人補充保險費項目及上下限

計費項目	下　限	上　限
1. 全年累計超過當月投保金額 4 倍部分的獎金	無	獎金累計超過當月投保金額 4 倍後，超過的部分單次計算以 1,000 萬元為限
2. 兼職薪資所得	單次給付金額達中央勞動主管機關公告基本工資之薪資所得	單次給付以 1,000 萬元為計算上限
3. 執行業務收入	單次給付達 20,000 元	

表 8-4：適用個人補充保險費項目及上下限（續）

計費項目	下　限	上　限
4. 股利所得	1. 以雇主或自營業主身分投保者：單次給付金額超過已列入投保金額計算部分達 20,000 元	1. 以雇主或自營業主身分投保者：單次給付金額扣除已列入投保金額計算之股利所得部分以 1,000 萬元為限
	2. 非以雇主或自營業主身分投保者：單次給付達 20,000 元	2. 非以雇主或自營業主身分投保者：單次給付以 1,000 萬元為計算上限
5. 利息所得	單次給付達 20,000 元	單次給付以 1,000 萬元為計算上限
6. 租金收入	單次給付達 20,000 元	單次給付以 1,000 萬元為計算上限

第五節　臺灣全民健保給付與部分負擔制度及改革

一、保險給付範圍

　　目前臺灣全民健康保險給付範圍，以服務種類分包含西醫、中醫、牙醫，以服務型態分包括門診、急診、住院、復健、居家照護、慢性精神病復健等。以費用項目分包括診療、檢查、檢驗、手術、麻醉、藥品、材料、治療處置、護理及病房費用等，給付涵蓋範圍相當廣泛，民眾可以自由選擇特約醫療院所就醫。

　　《全民健康保險法》第 51 條也以負面表列的方式，明列不給付的 12 項服務[52]，如表 8-5。

表 8-5：健保法不給付之項目

1. 依其他法令應由各級政府負擔費用之醫療服務項目。
2. 預防接種及其他由各級政府負擔費用之醫療服務項目。
3. 藥癮治療、美容外科手術、非外傷治療性齒列矯正、預防性手術、人工協助生殖技術、變性手術。
4. 成藥、醫師藥師藥劑生指示藥品。
5. 指定醫師、特別護士及護理師。
6. 血液。但因緊急傷病經醫師診斷認為必要之輸血，不在此限。
7. 人體試驗。
8. 日間住院。但精神病照護，不在此限。
9. 管灌飲食以外之膳食、病房費差額。
10. 病人交通、掛號、證明文件。
11. 義齒、義眼、眼鏡、助聽器、輪椅、拐杖及其他非具積極治療性之裝具。
12. 其他由保險人擬訂，經健保會審議，報主管機關核定公告之診療服務及藥物。

此外，根據《全民健康保險法》第 53 條，保險人就下列事項，不予保險給付：

1. 住院治療經診斷並通知出院，而繼續住院之部分。
2. 有不當重複就醫或其他不當使用醫療資源之保險對象，未依保險人輔導於指定之保險醫事服務機構就醫。但情況緊急時不在此限。
3. 使用經事前審查，非屬醫療必要之診療服務或藥物。
4. 違反本保險規定之有關就醫程序。

二、部分負擔制度（cost sharing system）

我國健保採行部分負擔制度，用意在避免保險對象濫用醫療資源，及強化使用者付費之觀念。健保部分負擔制度為複合制，門診部分負擔採取定額制，住院部分負擔採定率制，藥品部分負擔則採定率計算，定額收取。

（一）門、急診部分負擔

門、急診部分負擔，包含基本部分負擔、藥品部分負擔及復健物理治療部分負擔三種。門診部分負擔並未如住院訂有年度負擔上限。

1. 基本部分負擔，每一次門、急診都需要自行負擔的基本費用，採定額部分負擔。為提升醫療效率、落實分級醫療及轉診制度，一般門診與急診部分負擔金額隨醫院等級增加而遞增，且經轉診之定額部分負擔金額較未經轉診為低。
2. 藥品部分負擔，部分負擔採定率制，但轉成級距定額收取，藥費 100 元以下免收，每增加 100 元收取 20 元部分負擔，並訂有每次門診上限，藥品部分負擔上限 200 元。
3. 復健物理治療部分負擔，復健物理治療（含中醫傷科），同療程第 1 次部分負擔與基本部分負擔相同，第 2~6 次則不分醫院層級，部分負擔金額皆相同，採定額制設計。

（二）住院部分負擔

採定率制，依病房種類及住院日數之不同訂定部分負擔比率。其中急性病房部分負擔比率高於慢性病房。就住院日數而言，負擔比率隨住院天數遞增，期望強化

民眾成本意識，節制醫療濫用。

（三）部分負擔上限

為避免住院病人過重的財務負擔，健保訂定每次住院與每年住院部分負擔上限，分別為平均國民所得之百分之六與百分之十，超過的部分免付。

（四）免部分負擔對象（waivers of cost sharing）

對於重大傷病、弱勢族群、預防保健、複雜治療可完全或部分免除部分負擔。免除部分負擔狀況彙整如表 8-6 與 8-7。

表 8-6：可免除所有部分負擔者

1. 重大傷病、分娩及於山地離島地區就醫者（註：山地離島地區一覽表）。
2. 經離島地區院所轉診至臺灣本島當次之門診或急診者。
3. 健保卡上註記「榮」字的榮民、榮民遺眷之家戶代表。
4. 健保卡上註記「福」字的低收入戶。
5. 3 歲以下兒童。
6. 登記列管結核病患至指定特約醫院就醫。
7. 勞保被保險人因職業傷病就醫。
8. 持「油症患者就診卡」或健保卡上註記「油症」身分之多氯聯苯中毒者（以下稱油症患者）：第一代油症患者之門、急診及住院；第二代油症患者之門、急診就醫。
9. 百歲人瑞。
10. 同一療程，除了第一次診療需要部分負擔外，療程期間內都免除門診基本部分負擔（復健物理治療及中醫傷科除外）。
11. 服役期間持有役男身分證之替代役役男（含一般替代役役男及第一階段、第二階段研發替代役役男）。

表 8-7：可免除藥品、門診復健之部分負擔

可免除藥品部分負擔	可免除門診復健部分負擔
1. 低收入戶、中低收入者及身心障礙者持「慢性病連續處方箋」調劑（開藥 28 天以上）者、持西醫基層醫療單位及中醫門診開立之慢性病連續處方箋調劑（開藥 28 天以上）、持醫院開立之慢性病連續處方箋第二次及第三次調劑（開藥 28 天以上）。 2. 接受牙醫醫療服務者。 3. 接受全民健保醫療費用支付標準所規定之「論病例計酬項目」服務者。	1. 實施的復健物理治療屬於「中度－複雜治療」，也就是實施中度治療項目達 3 項以上，而且合計時間超過 50 分鐘，如肌肉電刺激等 14 項。 2. 實施的復健物理治療屬於「複雜治療」，需要治療專業人員親自實施，如平衡訓練等 7 項。限復健專科醫師處方。

三、健康科技評估（Health Technology Assessment）與資源配置優先順序設定（priority setting）機制改革

　　二代健保規劃建議健保應建立資源配置優先順序設定機制，參考健康科技評估作爲增刪給付之依據。2013 年二代健保修法，規定健保給付項目（包括醫療服務與藥物）得依據醫療科技評估結果，決定是否給付，主要評估的考量因素包括人體健康、醫療倫理、醫療成本效益及保險財務。醫療科技評估目前由中央健康保險署委託財團法人藥品查驗中心（Center for Drug Evaluation, CDE）進行新藥、新特材給付之科技評估。

　　CDE 自 2008 年成立醫藥科技評估組，其任務爲建立透明且符合科學性之醫療科技評估制度，並以「實證基礎爲導向」執行醫療科技評估業務。主要是協助衛生福利部中央健康保險署對廠商提出之新藥、新特材給付建議案件進行療效與經濟評估（包括臨床相對療效、成本效益與預算衝擊等）、相關科學實證的蒐集、與我國適用性等分析報告，以作爲全民健康保險新藥新特材收載審議之參考。2013 年衛生福利部參考國際上各國醫療科技評估相關組織之功能及定位，並考量實際運作之可行性，規劃分階段逐步整合衛生政策、醫療服務、資源合理配置等科技評估項目，成立「國家醫療科技評估中心」（National Institute for Health Technology Assessment, Taiwan, NIHTA）籌備辦公室，但未實質運作。近年 CDE 進一步接受衛福部委託針對其他衛生福利政策以實證爲基礎，評估其效益，並針對已給付的藥品、特材、醫療服務進行健康科技再評估。

四、部分負擔制度改革

　　從健保實施至 2021 年共經過八次部分負擔調整政策，包含實施門診部分負擔、藥品部分負擔、復健部分負擔、門診高診次部分負擔、調整檢驗、檢查費用部分負擔、調整轉診或未經轉診之門診與急診部分負擔、及急診檢傷分類等級之部分負擔，歷次部分負擔調整如表 8-8。

2023 年 7 月 1 日起實施調整門診藥品及急診部分負擔 [53]。

1. 門診藥品部分負擔：按費用比率 20% 分級距計收，醫學中心或區域醫院調升上限爲 300 元，藥費 100 元以下部分負擔 10 元。地區醫院及基層診所（西醫／中醫）維持現行收取方式，藥費 100 元以下免收取藥品部分負擔，

101 元以上收取 20%，最多收 200 元。而各級醫院所開立的慢性病連續處方箋，第 1 次調劑比照一般藥品處方箋需收取藥品部分負擔，但第 2 次以後調劑則免收部分負擔，而基層診所維持免收慢性病連續處方箋部分負擔。此外，中低收入者及身心障礙者，不論就醫院所層級，藥品部分負擔均按照基層診所收費方式收取。

2. 急診部分負擔，不區分檢傷分類，按醫院層級別採定額收取，醫學中心調高為 750 元、區域醫院調高為 400 元，地區醫院和基層診所維持 150 元。中低收入者與身心障礙者急診於醫學中心收取 550 元、區域醫院收取 300 元、地區醫院及基層診所收取 150 元。

為保障弱勢族群，對於現行法定免除部分負擔的民眾，如重大傷病、分娩、山地離島地區就醫，及由其他單位補助的低收入戶、榮民、三歲以下兒童、警察消防海巡空勤軍人、油症患者、替代役役男、列管結核病患、持全國醫療服務卡愛滋感染者等對象，則不受影響。

表 8-8：歷次部分負擔調整時間與內容

編號	實施日期	政策內容			
1	1995/3/1	實施全民健保。	醫學中心	區域醫院	地區醫院	基層診所
			210	150	80	50
2	1995/5/1	更改為二級制，不區分轉診。	醫學中心	區域醫院	地區醫院	基層診所
			100	100	50	50
3	1997/5/1	更改為三級制。	醫學中心	區域醫院	地區醫院	基層診所
			150	100	50	50
4	1998/8/1	調升藥品、復健、門診高診次部分負擔。1999/12/1 特約藥局收取藥品部分負擔。	藥品部分負擔不分層級採分段定額，上限 100 元。門診高診次部分負擔不分層級超過規定次數一律加收 50 元或 100 元之部分負擔。復健（含中醫傷科）之部分負擔，以 6 次為同一療程，同療程第 1 次依原部分負擔之規定，第 2-6 次不分層級一律加收 50 元部分負擔。			
5	2001/7/1	修改藥品及高診次部分負擔。	藥品部分負擔上限調至 200 元。高診次部分負擔 65 歲以上老人由 25 次調至 49 次才加收費用。			
6	2002/9/1	調升門診部分負擔及加收檢驗、檢查費用。	醫學中心	區域醫院	地區醫院	基層診所
			210	140	50	50
			醫學中心、區域醫院之檢驗、檢查費用按 20% 計收，最高收取金額為 300 元。			
7	2004/1/1	取消醫學中心、區域醫院之檢驗、檢查費用按 20% 計收，最高收取金額為 300 元規定，及高診次部分負擔。				

表 8-8：歷次部分負擔調整時間與內容（續）

編號	實施日期	政策內容					
8	2005/7/15	調整西醫門診部分負擔費用，依據病患是轉診或自行就醫，分為兩種不同方式收費。	未轉診	醫學中心	區域醫院	地區醫院	基層診所
				360	240	80	50
			經轉診	醫學中心	區域醫院	地區醫院	基層診所
				210	140	50	50
9	2017/4/15	調整門診與急診部分負擔費用，經轉診至醫學中心或區域醫院調降 40 元；但未經轉診至醫學中心看病，門診部分負擔調高 60 元。	未轉診	醫學中心	區域醫院	地區醫院	基層診所
				420	240	80	50
			經轉診	醫學中心	區域醫院	地區醫院	基層診所
				170	100	50	50
		醫學中心檢傷分類為 3、4、5 級之急診部分負擔調高 100 元。	1、2 級	醫學中心	區域醫院	地區醫院	基層診所
				450	300	150	150
			3、4、5級	550			

編號	實施日期	政策內容				
10	2023/7/1	調高醫學中心及區域醫院門診藥品部分負擔及上限。（中低收入／身心障礙者比照基層診所）	一般藥品費用	醫學中心區域醫院		基層診所／中醫地區醫院
			≤ 100 元	10 元		免收
			≥ 101 元	比率 20% 以定額收取，上限 300 元		比率 20% 以定額收取，上限 3200 元
			慢性連續處方	醫學中心／區域醫院／地區醫院		基層診所／中醫
			第 1 次調劑	比照一般藥品收費		免收
			第 2,3 次調劑	免收		免收

編號	實施日期	政策內容					
		調高醫學中心及區域醫院急診部分負擔，並改依福利身分而非檢傷分類計收。	不區分檢傷分類，一般民眾	醫學中心	區域醫院	地區醫院	基層診所
				750 元	400 元	150 元	150 元
			中低收入／身心障礙	550 元	300 元	150 元	150 元

註：作者自行整理自健保公告資料。

第六節　臺灣全民健保支付制度及改革

一、全民健保現行支付制度

1. 支付基準：現行健保支付基準主要為論量計酬，西醫基層與醫院住院有部分導入 DRGs 論病例計酬支付制度，居家護理依據資源耗用群（Resources Utilization Groups, RUGs）採論次計酬，另有慢性病床、精神社區復健、日間住院以及慢性呼吸照護床等採論日計酬。醫療費用支付依據全民健康保險醫療服務給付項目及支付標準／藥物給付項目及支付標準，為維持醫療品質、避免過度競爭，支付標準同時訂有合理量（如門診、調劑、物理治療等），超過時會打折支付；另外也對偏鄉與某些專科採加成支付。

2. 總額支付制度：為合理控制費用、提升醫療服務效率與品質，提升專業自主性，自 2002 年起，全民健保各總額部門皆已實施上限制總額支付制度；藥品與其他部門實施支出目標制。

3. 其他支付制度：積極推動論質支付與整合照護，獎勵提升醫療品質。

二、支付標準沿革

健保開辦初期的支付標準表以勞保支付項目為主（又稱甲乙丙表），加入公保已給付之生育醫療服務、居家護理、精神社區復健、預防保健等，並加入藥局、檢驗院與助產所之服務 [36,54]。

支付標準表沿用勞保對各級醫療機構採分級醫療原則，給付項目因醫院層級而異（丙表適用基層，乙表適用地區醫院，甲表適用於區域醫院及醫學中心，全民健保沿用此精神，改為 ABC）。一般項目支付標準分基本診療（診察費、病房費）與特定診療，特定診療項目除復健外，在檢驗、檢查、手術、處置等屬技術項目，皆採同項同酬原則支付，亦即在不同層級醫療機構均採相同的支付標準。

健保開辦時因準備不及，特定診療服務（手術、處置、檢驗、檢查、復健等）支付標準多數沿用勞保支付標準。但基本診療服務之門診診察費及病房費則大幅調高，以導正醫療院所過去不重視基本診療而以藥養醫，或靠特定診療彌補收入之現象。特定診療在開辦後，逐年微調以導正科別支付不公或不合理之問題。1996 年起健保訂定藥價基準，藥品支付依據藥品之成分、劑型、劑量與廠牌分別訂定支付

價格。但因基層診所在勞保時代有免審範圍，因此診所藥品除依據藥價基準申報外，也得採簡表定額申報（亦稱為日計藥費）[54]。

三、全民健保支付制度之改革

有鑑於公、勞保時期以論量計酬為主的支付制度，促使醫療提供者競相增加門診量、開立藥品與檢驗檢查以增加收入，門診費用年平均成長高達 18%；但急重症及住院照護支付則偏低，導致大型醫院不斷擴張一般門診部門，復因專科別與不同類服務間支付標準未竟公平，如高科技醫療通常利潤較高，相對的某些科別的手術則支付偏低，影響各專科醫師人力的供給與發展 [55]。因此全民健保開辦後，持續推動多元化支付制度改革，期達成提升醫療品質及民眾健康、提升醫療照護效率及價值，並且合理控制醫療費用上漲的三大目標 [54,56]。

全民健保支付制度之改革分為宏觀和微觀面之策略。宏觀面以「規範式的競爭」（regulated competition）為原則，藉由推動總額支付制度以合理控制醫療費用，並促進微觀層次支付制度改革配套措施之推動，以提升效率。在微觀面，則藉改革支付基準，逐步以論病例取代論量計酬，或試辦論人計酬，使醫界在總額下能配合正確誘因，增加醫療院所財務與照護責任，促使提升效率，減少浪費。在支付標準方面，提升門住診與各專科支付的公平性，以合理分配費用。同時積極改革藥價基準，使藥品支付價格合理化；並且落實「以病人為中心」的醫療照護目標，推動全人式的整合照護與論質計酬，改善醫療服務之品質與績效，提升照護結果，以避免缺乏整合或無效之醫療行為模式，在人口急速老化下拖垮健保財務 [57]。最後，經由建立合理審查制度，藉大數據分析，減少虛報或浪費。

四、總額支付制度之實施

為合理控制費用，解決消費者與供給者利益衝突之問題，強化其成本意識及責任，健保規畫時即建議要實施總額預算制度。該制度以「商議式民主」的精神為基礎，使受政策影響的利害相關團體皆能參與公共政策之研商。並由「醫療費用協定委員會（費協會）」，負責年度總額預算之協定及其分配。二代健保為落實「財務收支連動」與「強化社會參與」，建立權責相符的健保組織體制，故合併費協會與監理委員會為「全民健康保險會」，負責所有收支決策之審議或協議訂定（詳見第四

節之一、健保體制改革）[58]。健保會每年在年度開始前，預先以協商的方式協定醫療給付費用總額上限（expenditure cap）與分配方式（不同部門、地區）。醫療服務提供者因預知總預算，集體而言，較有意願配合推動改革，以合理使用資源、控制費用成長的誘因；但對個別院所而言，仍需配合支付制度改革，否則並無誘因減少不必要的服務 [36,54]。

健保總額支付制度採漸進推動，依序由牙醫門診（1998 年）、中醫門診（2000年）、西醫基層（2001 年）、醫院（2002 年）實施上限制總額支付制度。其他部門（居家照護、精神社區復健與其他試辦計畫）則採訂定支出目標，由健保局（署）管控。2013 年亦開始試辦藥品支出目標 [36]。各總額部門各區醫療供給者集體承擔預算超支之財務風險，並共享費用控制之效益。為提升專業自主，醫療服務提供者與保險人建立共同管理模式（co-management），醫界參與研擬支付標準、審查制度、品質確保、專業審查、控制費用，推動連續性品質改善計畫，透過專業自律與同儕制約提高專業自主性及責任，促進醫療服務合理使用。

健保年度總額預算只涵蓋營運成本與協商時之給付範圍，若因戰爭、嚴重天災或重大疫情新增之支出，經行政院核准後由政府預算支應。總額預算包括一般預算與專款專用預算，前者以前一年之醫療費用為基礎，參考保險對象人數、人口組成、醫療服務成本、保險給付項目與支付標準、醫療品質、其他醫療服務利用與密集度以及政策的改變等因素，協定年度預算成長率。前三項稱為非協商因素（也是行政院核定之下限），也就是保證的基本費用成長率，其他項目為協商因素，歷年包括新藥新科技、推動支付制度改革（如推動 DRGs、RBRVS、論人計酬等）、推動論質支付、推動整合照護與其他品質／可近性改善計畫（含家醫計畫、門診整合照護、居家藥事服務）、山地離島偏鄉或弱勢族群醫療改善計畫、總額部門品質獎勵金（品質保證保留款）、落實分級醫療等；專款預算若未執行完將繳回。

健保總額支付制度藉由浮動點值，達到控制預算之目的。醫療院所獲得的報酬，等於其申報之「總點數」乘以「點值」（Conversion Factor, CF）。點值之計算以季為單位，每季依據該季各部門、各分區總申報點數及其分配之總額預算回溯計算（CFij ＝總預算 ijk ／總點數 ijk），其中 i 為部門，j 為分區，k 為季。在計算浮動點值時，先扣除固定點值項目（例如藥品），再計算醫療服務之點值。但為避免因藥品固定點值擠壓到醫療服務（浮動點值）的預算，自 2013 年起，健保實施藥品費用支出目標制，當年度實際藥費超過支出目標時，將由次年調降藥價基準。

各部門總額預算之地區分配，主要考量各區人口需要（校正年齡、性別後的人

口占率）、各分區歷史預算占率，西醫基層與醫院另考量各分區市場占有率、風險校正因素（標準化死亡比），以「錢跟著人走」原則，將預算分配到各業務分組，以促進各分區有效之自主管理 [59]。目前牙醫已 100% 依據人口需要，其他部門逐年增加人口需要的占率，中醫則自行創立分配公式，將各區中醫師之供給與利用納入分配。

五、住院 TW-DRG 支付制度

全民健保開辦初期先選擇單純而同質性高的生產與手術病人（如自然產、剖腹產、白內障摘除術、闌尾切除術、體外電震波碎石術等），試辦論病例計酬。實證研究發現實施論病例計酬後不但住院日大幅下降，藥品與檢驗檢查費用也大幅下降，醫療品質因醫療院所推動臨床路徑，並未下降，「醫療人球」（patient dumping）現象反減少 [60]。基於上述成功經驗，健保原擬自 2010 年起以五年完成推動臺灣版的 DRGs 住院支付制度，但因醫界反對而延宕多年，至 2022 年仍僅實施 1,068 項中 407 項 DRGs，三至五階段尚未導入。

臺灣版 DRGs 乃參考美國 Medicare 之 DRGs 版本，依據我國健保申報資料分析、臨床專家討論以及統計原則，逐步修正而成。支付制度除對一般住院個案（inlier）採定額支付外，對住院日或費用過低（2.5 百分位）採論量計酬核實申報，對較嚴重之個案，若費用（住院日）超過一定百分位數（如 88 百分位），在定額外，可另申報除外個案支付（outlier payment）。另外也對各層級醫院基本診療成本差異、兒童、山地離島地區、CMI 較高的醫院另有加成支付 [36,54]。依據實證研究，第一階段 DRGs 支付制度實施後住院日與醫療點數顯著降低，支付點數因支付標準調高微增，病患移轉在健保署嚴格監控管理後，除出院後移轉門診增加外，其餘病患移轉（門診手術、住院前門診檢查、轉院）現象反減少，病人嚴重度指數亦未持續增加，醫療品質無顯著改變，但超長住院個案（DRGs 豁免個案）則顯著增加 [54,61]。

六、支付標準之改革

健保開辦以來醫界對支付標準在專科之間的不公平屢有抱怨，也被認為是造成「五大皆空」現象的主因之一：即內、外、婦、兒、急診五大科，因相較於皮膚、

耳鼻喉等五官科較爲勞心勞力，較難招收住院醫師。健保局乃參考美國 RBRVS 方法學 [50]，經本土化修正後研擬全民健保支付標準相對值表（Taiwan Relative Value Scale）。臺灣版 RBRVS 業已於 2004-2005 年陸續導入超過 1,300 項，雖然尚未全面導入（支付標準調升的部分先行導入，調降的部分只有降 40% 以上部分才降低支付標準），但對支付標準結構失衡的問題已有很大的幫助 [54]。爲回應 2011 年監察院黃煌雄委員在《全民健保總體檢》調查報告 [62] 提出內外婦兒四大皆空之問題，健保署在 2010-2017 年持續調高支付標準達 198 億元，其中針對護理人力嚴重缺乏以及急診壅塞之問題，投入超過 150 億，如根據護病比調高護理費以提升護理人員留任率，以及調高急重症醫療支付標準，以紓解醫界五大皆空之問題 [36,63]。

七、論質計酬等以人為中心的整合性照護試辦計畫

爲改善醫療品質，讓總額預算能爲民眾購買更多的健康（買健康，而不只是買醫療），健保於 2001 年 11 月起陸續推出論質計酬方案，以財務誘因，鼓勵醫療院所，依據實證醫學訂定的診療指引提供整合性全人照護，藉醫療院所跨專業服務團隊的組成、服務品質的提升與病人自我健康管理之加強，以提升醫療品質及療效。2001 年先試辦「子宮頸癌」、「乳癌」、「肺結核」、「糖尿病」及「氣喘」等五大論質計酬（醫療給付改善方案），其後陸續推出「高血壓」、「思覺失調症」、「初期慢性腎病」、「慢性肺阻塞」、「Ｂ肝Ｃ肝治療」、「早期療育」、「孕產婦全程」、「第二階段子宮頸癌」等試辦計畫，以改善論量計酬以片段方式提供服務造成重覆、浪費與照護不連續之問題。透過支付制度的改變，強化早期篩檢、介入或慢性病疾病管理，期能改善照護品質及效果。若醫療院所能達到品質獎勵的標準，可獲得品質獎勵金 [64]。研究顯示健保論質計酬試辦計畫可促進早期診斷、早期正確治療、控制及改善慢性病病情等成效 [64,65]。然而實施迄今，面臨的最大問題是參加的醫師及醫療院所不夠多，各方案的照護率仍有待提升。其次是以照護結果爲指標的計畫若爲校正風險，可能影響醫師選擇性收案，另外老人慢性病患常有多重慢病，病人到底要被哪一個論質計酬計畫收案，或是不同專科醫師如何分管病人，都需要制度面的調整因應 [65]。除論質支付外，健保也推動山地離島整合性照護計畫（Integrated Delivery System, IDS）、長期仰賴呼吸器病人整合照護計畫、多重慢病整合性門診、急性後期整合照護、居家醫療整合照護、家庭醫師與論人計酬支付制度等整合照護方案 [54]。

第七節　臺灣全民健保制度之評估與展望

　　臺灣實施全民健保已有卓著的成效，但健保制度很難十全十美，因此跟其他國家一樣，臺灣健保制度也持續面臨很多挑戰；針對臺灣健保的成就、問題與未來展望，扼要說明如下：

一、臺灣健保制度之成就（參考 [10-12,36,66,67]）

　　依據 WHO 健康財務制度的目標評估，臺灣健保提升就醫公平性，醫療費用負擔得起、財務負擔公平性高，且顯著提升群體健康、降低健康不平等，說明如下：

1. 已達成全民納保，持續提升就醫公平性：超過 99.9% 的國民加入全民健保，較健保前僅 58% 國民加入社會保險顯著改善，縮小貧富就醫差距，減少因病而貧的社會問題。針對山地離島、偏鄉與弱勢亦持續發展特殊照護計畫，提升民眾就醫可近性。

2. 醫療費用低廉，控制得宜，財務尚稱穩健 [12]。健保藉單一強制保險制與總額支付，可藉總額預算與支付標準協商等機制控制費用，醫療保健經常門支出（Current Health Expenditures, CHE）占國內生產毛額（Gross Domestic Product, GDP）的百分比（2019 年為 6.1%，其中健保占 3.8%，約占 57.2%），較 OECD 國家（中位數 8.9%）低很多 [68]。健保支出成長率在 2009-2020 年維持在 2.9-5.6% 間 [69]，低於開辦時一半，控制得宜。財務負擔公平性居世界前茅：財務負擔公平性指數（The Fairness in Financial Contribution Index, FFC）在 1998 年為 0.992 與 Columbia 並列世界第一 [10]。二代健保加收補充保費，費基已涵蓋保險對象大約 90% 的綜合所得，可提升財源的充足與穩定性，減少調升費率之頻率（因安全準備充足，甚至有兩度調降費率），財務負擔公平性較開辦時提升，更符合「量能負擔」的原則。

3. 顯著提升國民健康，降低縣市健康不平等：健保顯著提升群體健康──尤其對過去納保率較低的兒童與老人（可避免死亡率顯著下降 [71]）；健保後健康不平等亦顯著下降 [72]。

4. 民眾對健保滿意度甚高：除在調高費率或部分負擔時略降外，歷年民眾對健保滿意度多數超過 85% [70]，2021 年甚至高達 91.6%。

5. 推動給付與多元支付制度改革，包括導入健康科技評估，提升給付價值；試

辦 DRG、論病例計酬，降低住院日與用藥、檢查、治療 [61,73]；持續改革支付標準與藥價基準，提升支付公平與合理性。

6. 藉論質支付與整合照護之改革，鼓勵醫療院所依據證據醫學提供以人為本的整合照護，提升照護連續性、品質、照護結果（以 [74] 為代表）。

7. 健保與醫界建立共同管理模式：共同推動醫療可近性與品質改善計畫，並透過審查指引、自動審查、檔案分析、同儕管理、雲端資訊與管理，減少虛報、浮報、重覆浪費。民眾對醫療品質總體滿意度極高（2020 年醫院、西醫基層、牙醫、中醫分別為 95.7%、97.2%、96.7%、95.8%）；多數專業品質指標亦達成年度目標，甚至持續穩定提升 [69]。

二、臺灣健保制度之挑戰（參考 [36,66,67]）

1. 財務面：人口老化與醫療科技進步，醫療利用、密集度與費用持續成長，健保財務面能否持續籌措充足的財源，乃健保中長期挑戰。

2. 公平性：總額制度固可控制費用，但家庭自費負擔逐年增加：2019 年公部門 CHE 占總體 63.6%，遠低於 OECD 國家中位數的 74.3% [69]，家庭自付 CHE 費用高達 35.4%，高於 OECD 中位數（18.2%），可能影響健保對國民尤其是經濟弱勢者就醫權益的保障。

3. 健保給付寬鬆；低價值（low value care）與重覆醫療仍多，難保永續，WHO 指出十大醫療浪費高達總支出的 20-40% [75]。臺灣醫療給付易放難收，過往健康科技評估著重新藥、新科技，既有給付項目有些缺乏成本效益，如社會性住院、潛在不適當用藥、長期復健、高科技診療、臨終無效醫療等。健保署已推動「抑制資源不當耗用改善方案」，包括透過健保醫療資訊雲端查詢系統（原健保雲端藥歷系統）與健康存摺，減少重覆檢查、用藥，並鼓勵末期病人簽署不急救同意書與接受安寧療護等，但仍需持續精進，才能減少低價值醫療 [76]。

4. 支付制度（基準）改革緩慢，效率待提升。至 2022 年，主要門住診費用仍採論量計酬，易造成浪費，除 DRG 試辦計畫等外，多數藉總額點值浮動（量變）、自主管理以及健保署之審查管控控制費用，醫療院所缺乏直接誘因改變診療型態（質變），服務提供偏多，醫護人員血汗且總額點值控制不易。

5. 醫療服務體系缺乏整合，過度醫療，重醫療輕預防，論質等整合照護計畫待

整合：論質支付雖有部分效果，但多以個別疾病為主，涵蓋率亦待提升，無法因應人口老化、對多重慢病整合照護之需求。若以醫療可近性與品質指標（Healthcare Access and Quality Index, HAQ Index）代表醫療照護對健康的改善，臺灣在 2015 年 HAQ Index 相對於 1990 年有明顯的進步，但仍有努力空間，如在糖尿病、腎衰竭等 [77]。

6. 基層醫療支付制度需根本改革：基層醫療是各國醫療體系改革重點，簡表與健保（ABC）支付標準表以及因層級而不同的審查標準，限縮診所提供基本完整照護之可能性，影響慢性病整合照護的提供、分級醫療以及家庭醫師制度之落實。

7. 支付標準與藥價基準之問題：論量計酬支付標準或藥價之訂定很難完全合理，不同科別（專業）、不同層級、門、住診服務、不同廠牌別藥品等，相對之合理性仍不免有很多爭議。尤其診察費不同工同酬，對投入時間或心力較多的醫師不公平；不同科別盈虧不一，影響醫療生態 [36,54,62]；另外住院支付標準偏低，醫院較重視門診；某些檢查、高科技、治療、藥品等支付標準較高，鼓勵使用；有些藥品價格過低，影響供給意願等。加上藥品採固定點值，可能擠壓醫療服務點值。

8. 病人缺乏改變行為與減少低價值醫療之誘因：雖有部分負擔之設計，但免負擔比率偏高（尤其是重大傷病，完全免部分負擔），門診部分負擔費用占總費用比率逐年降低到低於 7%。慢性病人自我照護管理盡責度不一，影響照護結果。

三、臺灣健保制度未來展望（參考 [36,66,67]）

1. 持續檢討健保財務制度：因應人口老化，應持續開源，使健保財務更穩健、加快具成本效益之藥品、新科技之引進，減輕家庭負擔。

2. 持續檢討健保給付效益：健保中長程改革擬強化健康科技評估與再評估制度；配套措施仍須依據評估實證結果，建立資源配置優先順序機制，決定新、舊給付項目（刪除）給付、給付條件之基礎，提升健保價值。

3. 導正支付誘因：減少論量計酬，增加包裹支付（含 DRG 論病例計酬等）之比率，使個別醫療院所提升效率、減少浪費；門診因重覆就醫、高度成長，更需改革。

4. 修正並整合現行論質與整合照護計畫，落實以人為本的盡責照護（person-centered accountable care）：針對主要慢性病，建立一套依據證據醫學發展的品質指標，藉大數據分析，配合財務誘因，鼓勵醫療院所組織團隊，落實提供以個案為中心、完整、有效且具成本效益的整合照護，並鼓勵慢性病人強化自主健康管理，提升病人健康。

5. 改革西醫基層支付制度，提升品質：推動門診論病（次）計酬，擴大簡表之適用天數（window of time）與範圍，使基層醫療能提供基本完整照護（包括慢性病及必要的檢查、用藥與治療），提升其品質與競爭力，減少重覆就醫，落實分級醫療。

6. 持續檢討支付標準，提升不同科別與專業間支付的公平性與合理性，並改革門診診察費之設計，鼓勵醫師投入更多時間與心力，診療病人。

7. 善用區域總額群體論人計酬之優點，使各區醫療院所透過合作，推動健康與疾病管理，落實（4.）之品質指標，強化有效照護、減少低價值服務，以提升群體健康。

8. 檢討重大傷病免部分負擔制度：以全體民眾皆適用的門住診部分負擔上限取代之，除非經濟弱勢，所有民眾皆應部分負擔，以示公平。

總　結

先進國家目前除美國，多數已藉稅收或強制性的社會保險，初步達成全民健康覆蓋的目標。但面對道德風險、人口老化、與高科技醫療持續進步的挑戰，各國皆持續透過健康照護制度改革，以提升就醫公平性、控制費用、提升效率（減少低價值醫療、讓健康資源效用極大化）、品質（確保有效醫療服務的提供），與照護結果（民眾的滿意度與群體健康）。改革的方向，在給付面，逐漸依據健康科技評估與再評估，決定保險給付項目、刪除給付、設定給付條件或調整支付標準；在支付面，多數國家已建立某種形式的總額預算（支出目標或上限）以控制費用，支付制度的改革，重點多朝向以前瞻性包裹支付取代回溯性論量計酬，以鼓勵提升效率，減少浪費；搭配論質或論價值支付，以財務誘因，鼓勵醫療院所依據證據醫學提供服務，以提升服務品質與照護結果。在財源無法大幅擴增時，部分負擔制度的改革，亦成為部分國家改革的策略。

　　臺灣全民健保藉由單一強制性社會保險制度的建立，已達成公平（財務負擔與就醫可近性）、效率（宏觀面合理控制費用、微觀面部分服務效率提升）與效果（提升群體健康與民眾滿意度、降低健康不平等）的初步目標。但面對人口老化與醫療科技成長的挑戰，未來除持續改革財務制度外，仍應參考各國給付與支付制度改革的經驗，精進全民健保制度，才能使健保有限的資源用在刀口上，持續提升效率、品質與群體健康，滿足國民基本需要。

關鍵名詞

全民健康覆蓋（Universal Health Coverage, UHC）

全民健康覆蓋－三面向（universal health coverage-3 dimensions）

健康財務制度（health financing system）

健康體系改革（health system reform）

健康財務制度改革（health financing system reform）

健康財務制度－體制設計（health financing system-system design）

　　－稅收制（tax-based financing）

　　－社會保險制（social insurance）

福利意識型態（ideology of welfare state）

Gøsta Esping-Andersen － The Three Worlds of Welfare Capitalism

社會健康保險體制（social health insurance system）

　　－單一保險（single-payer system）

　　－多元保險（multiple-payer system）

財務籌措原則（principle of revenues collection）

量能負擔原則（income-related contribution）

受益原則（benefits-related contribution）

醫療儲蓄帳戶（Medical Savings Account, MSA）

補充性財源（supplementary revenues）

自付費用（out-of-pocket payment）

財務精算模型（actuarial model）

給付制度設計（benefit package design）

　　－現金給付（benefit in cash）

　　－實物給付（benefit in kind）

保險給付範圍（benefit package）

保險給付改革（benefit package design reform）

資源配置優先順序設定（priority setting）

部分負擔（cost-sharing）

　　－部分負擔類型（cost sharing types）

　　－定額部分負擔（co-payment）

　　－定率部分負擔（co-insurance）

　　－自負額或起付線（deductible）

　　－差額負擔（extra-billing）

　　－部分負擔上限（copayment ceiling）

健康科技評估（Health Technology Assessment, HTA）

健康科技再評估（Health Technology Reassessment, HTR）

支付制度（payment system）

支付基準（units of payment）

　　－論量計酬（Fee-for-Services, FFS）

　　－論項計酬（Itemized Fee-for-Services, FFS）

　　－論日計酬（per diem）

　　－論病例計酬（case payment system or per case payment）

　　－醫院總額預算（hospital global budget）

　　－論人計酬（capitation）

論質支付（Pay-for-Performance, P4P）

論價值支付／價值為基礎的購買（value-based payment/purchasing）

疾病診斷關聯群（Diagnosis-Related Groups, DRGs）

前瞻性支付制度（Prospective Payment System, PPS）

支付標準（level of payment）

支付標準表（fee schedules）

總額支付制度（global budget payment system or global budgeting）

　　－支出目標制（expenditure target）

　　－支出上限（expenditure cap）

盡責照護組織（Accountable Care Organizations, ACOs）

全民健康保險會（National Health Insurance Committee）

全民健康保險（全民健保）（National Health Insurance, NHI）

　　－體制設計（system design）

　　－財務制度（financing system）

　　－財務責任制度（financial accountability or self-funding system）

　　－主要財源（major source of revenues）

　　－一般保險費與補充保險費（basic and supplementary premium）

　　－保險對象（beneficiaries）

　　－投保金額（contribution amount）

　　－保險費率（premium rate）

　　－保費負擔比率（share of contribution）

　　－給付制度（benefit package system design）

　　－部分負擔制度（cost sharing system）

　　－免部分負擔對象（waivers of cost sharing）

　　－支付制度（payment system）

　　－總額支付（global payment system）

　　－ DRG 支付制度（DRGs-based payment system）

複習問題

1. 請說明何謂全民健康覆蓋？目的為何？

2. 請說明健康財務制度主要的財源為何？

3. 試說明各國健保主要的支付制度（基準）有哪些，其對費用控制、服務效率、就醫可近性與品質的影響為何？

4. 臺灣全民健保制度的特色為何？試說明之。

5. 臺灣全民健保採單一保險人制度的設計有何優缺點？

6. 何謂補充保費？二代健保引進補充保費對健保財務有何影響？

7. 何謂健康科技評估？二代健保修法對健康科技評估有何規定？

8. 臺灣健保主要之支付制度為何？有何優缺點？

9. 臺灣健保自 2010 年起試辦 DRG 支付制度。請說明何謂 DRG 支付制度？其對醫療服務效率、品質與費用控制的影響為何？

10. 何謂論質計酬？臺灣運用在哪些疾病？試舉三個疾病或計畫說明之。

引用文獻

1. World Health Organization. The world health report 2000: health systems: improving performance. Geneva: World Health Organization, 2000.

2. World Health Organization. More than half a billion people pushed or pushed further into extreme poverty due to health care costs. Available at: https://www.who.int/news/item/12-12-2021-more-than-half-a-billion-people-pushed-or-pushed-further-into-extreme-poverty-due-to-health-care-costs. Accessed May 1, 2022.

3. World Health Organization. World health report 2013: Research for universal health coverage. Geneva: World Health Organization, 2013.

4. Winkelmann J, Panteli D, Blümel M, Busse R. Universal health coverage and the role of evidence-based approaches in benefit basket decisions. Eurohealth 2018;**24**:34-7.

5. Saltman RB, Dubois HF. The historical and social base of social health insurance systems. In: Saltman RB, Busse R, Figueras J, eds. Social health insurance systems in western Europe. England: Open University Press, 2004;21.

6. Esping-Andersen G. The three worlds of welfare capitalism. UK: Princeton University Press, 1990.

7. Kwon S. Healthcare financing reform and the new single payer system in the Republic of Korea: social solidarity or efficiency? International Social Security Review 2003;**56**:75-94.

8. OECD. Health system characteristics survey 2012. Paris: OECD Publishing, 2014.

9. 李玉春：健康照護制度之國際比較。王榮德、江東亮、陳為堅、詹長權主編：公共衛生學。修訂五版。臺北：臺大出版中心，2015；197-236。

10. Lu JF, Hsiao WC. Does universal health insurance make health care unaffordable? Lessons from Taiwan. Health Aff (Millwood) 2003;**22**:77-88. doi:10.1377/hlthaff.22.3.77.

11. Hsiao WC, Cheng SH, Yip W. What can be achieved with a single-payer NHI

system: The case of Taiwan. Soc Sci Med 2019;**233**:265-71. doi:10.1016/j.socscimed.2016.12.006.

12. Yip WC, Lee YC, Tsai SL, Chen B. Managing health expenditure inflation under a single-payer system: Taiwan's National Health Insurance. Soc Sci Med 2019;**233**:272-80. doi:10.1016/j.socscimed.2017.11.020.

13. Bichay N. Health insurance as a state institution: The effect of single-payer insurance on expenditures in OECD countries. Soc Sci Med 2020;**265**:113454. doi:10.1016/j.socscimed.2020.113454.

14. 賴美淑、楊志良、羅紀琼、李玉春：健康保險。王榮德、江東亮、陳為堅、詹長權主編：公共衛生學。修訂五版。臺北：臺大出版中心，2015；177-95。

15. 林秀碧、趙海倫：健康照護財源籌措。楊志良主編：健康保險。六版。臺中：華格那，2021。

16. Chaloupka FJ, Yurekli A, Fong GT. Tobacco taxes as a tobacco control strategy. Tobacco control 2012;**21**:172-80.

17. Elder RW, Lawrence B, Ferguson A, et al. The effectiveness of tax policy interventions for reducing excessive alcohol consumption and related harms. American journal of preventive medicine 2010;**38**:217-29.

18. O'Rourke B, Oortwijn W, Schuller T. The new definition of health technology assessment: A milestone in international collaboration. Int J Technol Assess Health Care 2020;**36**:187-90. doi:10.1017/s0266462320000215.

19. Velasco Garrido M, Kristensen FB, Nielsen CP, Busse R. Health technology assessment and health policy-making in Europe: current status, challenges and potential. Regional Office for Europe, World Health Organization, 2008.

20. Paris V, Devaux M, Wei L. Health systems institutional characteristics: a survey of 29 OECD countries. OECD Health Working Papers. Paris: OECD Publishing, 2010.

21. OECD. New Health Technologies: Managing Access, Value and Sustainability. Paris: OECD Publishing, 2017.

22. Paris V, Hewlett E, Auraaen A, Alexa J, Simon L. Health care coverage in OECD countries in 2012. OECD Health Working Papers. Paris: OECD Publishing, 2016.

23. 蔡貞慧、張鴻仁、王本仁：2002 年調整保費及部分負擔對全民健康保險財務公平性之影響。人文及社會科學集刊 2005；**17**：1-31。doi:10.6350/jssp.200503.0001.

24. 許績天、韓幸紋、連賢明、羅光達：部分負擔調整對醫療利用的衝擊：以 2005 年政策調整為例。台灣公共衛生雜誌 2011；**30**：326-36。doi:10.6288/tjph2011-30-04-03.

25. Robinson JC. Theory and practice in the design of physician payment incentives. Milbank Q 2001;**79(2)**:149-77.

26. Christianson JB, Knutson DJ, Mozze RS. Physician pay-for-performance - Implementation and research issues. J Gen Intern Med 2006;**21**:S9-S13.

27. Fetter RB, Brand DA, Gamache D. DRGs: their design and development. Ann Arbor, Mich.: Health Administration Press, 1991.

28. Hornbrook MC. Techniques for assessing hospital case mix. Annual Review of Public Health 1985;**6**:295-322.

29. Averill RF. CASE MIX MEASURES: INTENSITY OF SERVICES AND SEVERITY OF ILLNESS. In Proceedings of the 18th National Meeting of the Public Health Conference on Records and Statistics: New Challenges for Vital and Health Records (p.83). US Department of Health and Human Services, Public Health Service, Office of Health Research, Statistics, and Technology, National Center for Health Statistics, 1980.

30. Weiner JP, Starfield BH, Steinwachs DM, Mumford LM. Development and Application of a Population-Oriented Measure of Ambulatory Care Case-Mix. Med Care 1991;**29**:452-72.

31. Mayes R, Berenson RA. Medicare prospective payment and the shaping of U.S. health care. Baltimore: Johns Hopkins University Press, 2006.

32. Thompson JD. DRG prepayment: its purpose and performance. Bulletin of the New York Academy of Medicine 1988;**64**:28.

33. Busse R, Geissler A, Quentin W, Wiley M. Diagnosis-Related Groups in Europe - Moving Towards Transparency, Efficiency and Quality in Hospitals. Berkshire, England: Open University Press, 2011.

34. Kobel C, Thuilliez J, Bellanger M, Pfeiffer KP. Diagnosis-related groups in Europe. In: Busse R, Geissler A, Quentin W, Wiley M, eds. Diagnosis-Related Groups in Europe-Moving Towards Transparency, Efficiency and Quality in Hospitals. England: Open University Press, 2011;37-58.

35. United S. Medicare prospective payment and the American health care system: report to the Congress. Medicare prospective payment and the American health care system 1986:5 v.

36. 李玉春、張麗娟、陳珮青：健康保險支付制度。楊志良主編：健康保險。第五版。臺中：文華出版社，2019。

37. Paris V, Devaux M, Wei L. Health systems institutional characteristics: a survey of 29 OECD countries. 2010.

38. Magnus SA. Physicians' financial incentives in five dimensions: A conceptual framework for HMO managers. Health Care Manage Rev 1999;**24**:57-72.

39. Institute of Medicine (U.S.). Committee on Quality of Health Care in America. Crossing the quality chasm: a new health system for the 21st century. Washington,

D.C.: National Academy Press, 2001.

40. Campbell S, Reeves D, Kontopantelis E, Middleton E, Sibbald B, Roland M. Quality of primary care in England with the introduction of pay for performance. N Engl J Med 2007;**357**:181-90.

41. Austrlia M. Practice Incentives Program. Available at: http://www.medicareaustralia. gov.au/provider/incentives/pip/index.jsp.

42. Mendelson A, Kondo K, Damberg C, et al. The effects of pay-for-performance programs on health, health care use, and processes of care: a systematic review. Annals of internal medicine 2017;**166**:341-53.

43. 陳宗泰、鍾國彪、賴美淑：另一種流行趨勢——論成效計酬的趨勢與展望。台灣衛誌 2007；26。

44. Bokhour BG, Burgess JF Jr, Hook JM, et al. Incentive Implementation in Physician Practices: A Qualitative Study of Practice Executive Perspectives on Pay for Performance. Medical Care Research and Review 2006;**63**:73S-95.

45. Terris DD, Litaker DG. Data quality bias: an underrecognized source of misclassification in pay-for-performance reporting? Quality Management in Health Care 2008;**17**:19-26.

46. Fendrick AM, Shapiro NL. A commentary on the potential of value-based insurance design (VBID) to contain costs and preserve quality. J Manag Care Pharm 2008;**14**:S11-S5.

47. Glaser WA. Paying the hospital: the organization, dynamics, and effects of differing financial arrangements. 1st ed. San Francisco: Jossey-Bass Publishers, 1987.

48. Jegers M, Kesteloot K, De Graeve D, Gilles W. A typology for provider payment systems in health care. Health policy 2002;**60**:255-73.

49. Reinhardt U. The compensation of physicians: approaches used in foreign countries. QRB Quality Review Bulletin 1985;**11**:366-77.

50. Hsiao WC, Braun P, Dunn D, Becker ER. Resource-based relative values: an overview. Jama 1988;**260**:2347-53.

51. Wolfe PR, Moran DW. Global budgeting in the OECD countries. Health Care Financing Review 1993;**14**:55.

52. 全國法規資料庫：全民健康保險法。取自 https://law.moj.gov.tw/LawClass/LawAll. aspx?PCode=L0060001。引用 2022/04/20。

53. 衛生福利部中央健康保險署：部分負擔調整方案（112 年 7 月 1 日起實施）。取自 https://https://www.nhi.gov.tw/Content_List.aspx?n=1B2892186711707B&topn= 787128DAD5F71B1A 。引用 2023/07/23。

54. 李玉春、黃昱瞳、黃光華、葉玲玲、陳珮青：全民健保支付制度改革之回顧與展望。台灣醫學 2014;**18**:53-66。

55. 國家衛生研究院：全民健保體檢小組報告。2001。

56. 李玉春：全民健保支付制度如何提昇醫療服務效率，控制費用上漲並確保醫療品質。1994。

57. 賴美淑、楊銘欽、李玉春、溫信財、吳文正：全民健保醫療資源配置與合理使用。臺北市：行政院衛生署，2004。

58. 行政院二代健保規劃小組：二代健保總檢討報告。臺北：行政院衛生署，2014。

59. 李玉春、黃昱瞳、黃光華、葉玲玲、陳珮青：全民健保支付制度改革之回顧與展望。台灣醫學 2014；**18**：53-66。doi:10.6320/fjm.2014.18(1).07.

60. Lee Y, Yang M, Li C. Health care financing system in Taiwan: before and after introduction of case-mix. Malaysian J Public Health 2005;5:19-32.

61. 陳珮青、郭年真、黃昱瞳、黃光華、楊銘欽、李玉春：實施全民健康保險住院診斷關聯群支付制度對醫療機構之影響。台灣公共衛生雜誌 2016；**35**：268-80。

62. 黃煌雄、沈美真、劉興善、邱弘毅：全民健保總體檢。臺北：五南，2012。

63. 黃煌雄、江東亮主編：第三波健保改革之路：落實醫療資源分配正義，推動健保永續，促進全民健康。臺北市：遠見天下文化，2020。

64. 謝慧敏、林怡潔、邱亨嘉：論質計酬支付制度與慢性疾病照護品質成效。醫療品質雜誌 2014；**8**：28-31。

65. 廖慧娟：論質計酬之健保制度。醫療品質雜誌 2012；**6**：44-9。

66. 李玉春：支付制度改革。黃煌雄、江東亮主編：第三波健保改革之路：落實醫療資源分配正義，推動健保永續，促進全民健康。臺北市：遠見天下文化，2020。

67. Lee Y-C. Global Budget Payment System Reform in Taiwan. In: Chiang T-l, Cheng S-H, eds. Health Care Policy in East Asia: A World Scientific Reference: Volume 4: Health Care System Reform and Policy Research in Taiwan. Singapore: World Scientific Publishing, 2020;103-35.

68. 衛生福利部：108 年國民醫療保健支出。2020。

69. 衛生福利部全民健康保險會：110 年全民健康保險醫療給付費用總額協商參考指標要覽。2021。

70. 衛生福利部中央健康保險署：2021-2022 全民健康保險簡介。2021。

71. Lee YC, Huang YT, Tsai YW, et al. The impact of universal National Health Insurance on population health: the experience of Taiwan. BMC Health Serv Res 2010;10:225. doi:10.1186/1472-6963-10-225.

72. Wen CP, Tsai SP, Chung WS. A 10-year experience with universal health insurance in Taiwan: measuring changes in health and health disparity. Ann Intern Med

2008;**148**:258-67. doi:10.7326/0003-4819-148-4-200802190-00004.

73. Cheng SH, Chen CC, Tsai SL. The impacts of DRG-based payments on health care provider behaviors under a universal coverage system: A population-based study. Health Policy 2012;**107**:202-8. doi:10.1016/j.healthpol.2012.03.021.

74. Cheng SH, Lee TT, Chen CC. A longitudinal examination of a pay-for-performance program for diabetes care: evidence from a natural experiment. Med Care 2012;**50**:109-16. doi:10.1097/MLR.0b013e31822d5d36.

75. World Health Organization. The World Health Report 2010: Health Systems Financing: the Path to Universal Coverage. Geneva: WHO, 2010.

76. 衛生福利部：二代健保總檢討報告。2014。

77. GBD 2016 Healthcare Access and Quality Collaborators. Healthcare Access and Quality Index based on mortality from causes amenable to personal health care in 195 countries and territories, 1990-2015: a novel analysis from the Global Burden of Disease Study 2015. Lancet 2017;**390**:231-66. doi:10.1016/s0140-6736(17)30818-8.

78. 韓幸紋、梁景洋：以家戶總所得為健保費基方案相關爭議之反思。台灣公共衛生雜誌 2013;**32**:526-36. doi:10.6288/tjph201332102066.

第 9 章
長期照顧體系

吳肖琪　撰

學習目標

一、瞭解長期照顧是什麼

二、瞭解長期照顧服務的各類型機構

三、瞭解健全的長期照顧體系

四、瞭解長期照顧服務機構的品質確保

五、瞭解長期照顧政策的展望

前　言

　　第一節介紹長期照顧是什麼？為什麼重要？相關法源有哪些？有哪些重要名詞？第二節長期照顧服務，將依據照顧地點與功能，分為居家式、社區式、與住宿式長照服務，以及負責評估與轉介的長期照顧管理中心，並介紹各類長照服務。第三節論述健全的長照體系需考慮各類型長照機構之品質、數量、分布、整合與效率；並介紹臺灣重要的長照政策。再論述有關長期照顧的財務，討論稅收制或社會保險制之優劣點；並介紹臺灣在長照財務的規劃。第四節介紹主管機關對長期照顧機構的品質確保，如何保障個案的照顧品質、安全、尊嚴與權益。第五節建議長期照顧政策需加速從預防保健及照顧整合的角度努力，以因應高齡少子女化的社會需求。

第一節　長期照顧概論

一、長期照顧（以下稱長照）是什麼？

　　各國使用長照的名詞不一，美國使用長期照顧（long term care），澳洲用老人照顧（aged care），加拿大用連續性照顧（continuing care），德國的長期照顧包含專業照顧與生活照顧。Kane[1] 定義的長照是針對先天或後天失能者，持續且長時間提供包含醫療照顧、個人照顧與社會支持的服務；其目的在促進或維持身體功能，並促進獨立自主的正常生活能力。世界衛生組織 [2] 定義長照的目標是確保照顧需求者保有最大程度的獨立性、自主性、參與性、個人實踐與自我尊嚴，並盡可能保障最佳之生活品質。因此適宜的長照應包括對照顧者價值觀、偏好與需求的尊重，並可以居住在自家或入住住宿式機構作為服務提供基礎。照顧服務的提供者包含非正式人員（家庭、朋友鄰居、志工）、專業／輔助人員（護理人員、社工及其他）以及傳統照顧服務員。

二、長照的重要性

　　依據國發會 [3] 人口中推計，2020 年至 2044 年，24 年間臺灣人口預估會少

204.5 萬人，其中 65 歲以上老人驟增 333.6 萬人、年輕人驟降 448.5 萬人；2044 年後接續的 26 年，人口會再減少 571.2 萬人、65 歲以上老人雖減少 54 萬人，但年輕人再驟降 451.7 萬人（表 9-1），代表長者會增加，但勞動人口、能夠提供長照服務的人力會大幅減少；依 2010 年衛生署針對 35 萬名 5 歲以上的國人進行失能率的調查（表 9-2），失能率隨著年齡增加而增加，更凸顯失能需照顧的人數會快速增加，從照顧的角度，應倡導以人為中心（person-centered），提升長照服務與醫療服務的整合效率、提供周全性連續性的服務；從總體資源配置的角度，倡導以家庭為中心（family-centered）、社區為中心（people-centered），強化健康素養、社區充能（empower）與公私協力會更形重要。

表 9-1：2020-2070 年人口總數、年齡結構、零歲平均餘命

年　別		年底人口數（千人）					零歲平均餘命（歲）		
民國	西元	計	0-14 歲	15-64 歲	65+ 歲	65+ 占率	計	男	女
109	2020	23,571	2,962	16,830	3,780	16.04	80.94	77.76	84.24
126	2037	22,574	2,275	13,843	6,457	28.60	83.09	80.05	86.31
133	2044	21,526	2,065	12,345	7,116	33.06	83.78	80.76	87.03
138	2049	20,572	1,919	11,202	7,451	36.22	84.22	81.20	87.49
143	2054	19,504	1,778	10,357	7,369	37.78	84.61	81.60	87.90
147	2058	18,602	1,679	9,623	7,300	39.24	84.89	81.88	88.20
151	2062	17,680	1,577	8,878	7,224	40.86	85.15	82.13	88.48
155	2066	16,747	1,486	8,271	6,990	41.74	85.38	82.36	88.73
159	2070	15,814	1,410	7,828	6,576	41.58	85.59	82.57	88.96
133-109	24 年	-2,045	-897	-4,485	3,336	17.02	2.84	3	2.79

資料來源：國家發展委員會，人口推計（2020 至 2070 年）數據中推計。https://pop-proj.ndc.gov.tw/download.aspx?uid=70&pid=70，引用 2021/08/03。

表 9-2：2010 年我國年齡別失能率

年齡別	失能率（%）	失能率
5-14 歲	0.59	
15-34 歲	1.02	
35-49 歲	1.35	
50-64 歲	2.36	
65-74 歲	7.63	1 倍
75-84 歲	21.50	3 倍
85 歲以上	49.86	6.5 倍

註：失能率為衛生署 2010 年長期照護保險推動小組針對五歲以上人口進行 35 萬人之國民長期照護需要調查結果。

三、長照相關法規

　　吳肖琪等人 [4] 提到國內長期照護相關法規由社政、衛政以及退輔等三大體系訂定。社政體系根據《老人福利法》與《身心障礙者保護法》（2007 年修正爲《身心障礙者權益保障法》）規範與補助各類安養護機構的設立以及各種相關服務方案的進行，並提供中低收入戶接受長期照護補助等法源依據；衛政體系依據《護理人員法》提供 24 小時照護的護理之家，社區照護面向有居家護理所；《精神衛生法》有精神護理之家、康復之家與社區復健中心的設立；另外，退輔會也以《國軍退除役官兵輔導條例》提供榮民就養服務，分別設置榮民自費安養中心及榮譽國民之家榮民自費安養、養護專區。從我國醫療體系法令發展的經驗來看，醫療法彙整所有醫療院所之管理；若能將長期照護服務機構納入相同法規基準中，將有助於長期照護機構之發展、促進長期照護資源均衡發展、提高照顧水準。

　　《長照服務法》（簡稱長服法）之立法可有效整合並建置完善長照服務體系與制度，包括計畫方案之推動、對長照機構、長照人員、與長照品質有妥適之規範，以保障接受長照服務者之尊嚴與權益，並使長照制度具有完備之法源基礎 [5]。長服法於 2015 年 6 月 3 日總統令制定公布，目的爲健全長期照顧服務體系提供長期照顧服務，確保照顧及支持服務品質，發展普及、多元及可負擔之服務，保障接受服務者與照顧者之尊嚴及權益，內容涵蓋長照服務內容、人員管理、機構管理、受照護者權益保障、服務發展獎勵措施五大要素，爲我國的長照服務制度奠定基礎。重要意義包括：（1）整合各類長照服務基礎，使各民間團體期盼已久之小規模多機能服務（如居家、社區及機構住宿之整合式服務），取得法源依據。（2）外籍看護工過去爲雇主個人聘僱，改爲也可是長照機構聘僱後派遣至家庭提供服務之雙軌聘用方式訂立法令基礎，外籍看護工入境後其雇主更可申請補充訓練。（3）明定照顧服務員之長照專業定位。（4）以長照基金獎勵資源不足地區及型態，包括人力及服務資源。（5）有關各界關注之家庭照顧者，首次納入服務對象。（6）無扶養人或代理人之失能者接受機構入住式長照服務時，地方政府之監督責任。（7）《老人福利法》限制營利機構或公司法人經營長照機構，在長照服務法通過後，政院將可排除老人福利法限制，分兩階段放寬企業投入。第一階段，先准企業、社企，可投入居家式與社區式服務；第二階段則視市場發展情況與民間需求，准許企業投入住宿式機構。

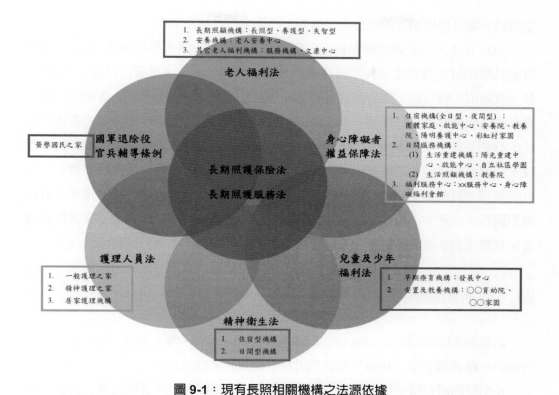

圖 9-1：現有長照相關機構之法源依據

資料來源：林麗嬋、吳肖琪，2010，「長期照護服務網計畫」規劃草案。臺北：行政院衛生署 [6]。

　　長照服務法的重要性包括：一為解決多類法規並存紊亂的情形，國內長照機構及人員相關之管理散見在不同的法規（圖 9-1），且規範不一之問題。二為建構有法源依據的長照服務網絡，中央主管機關得劃分長照服務網區，規劃區域資源、建置服務網絡與輸送體系及人力發展計畫。三為確保提供實證為基礎的長照政策，中央主管機關應定期辦理長照有關資源及需要之調查。四為確保各類長照服務品質的一致性，主管機關對長照機構應予輔導、監督、考核、檢查及評鑑。五為有效管理長照機構名稱與廣告，非長照機構，不得使用長照機構之名稱及不得為長照服務之廣告，且長照機構之廣告，其內容亦有設定規範。2017 年元月長照服務法修法，修正條文中增加遺產及贈與稅（以下稱遺贈稅）、菸稅為長照擴大財源，並保障現行長照機構營運模式，強化長照 2.0 社區整體照顧服務體系發展。擴大財源部分，有助於促進長照資源布建發展、擴增與普及長照服務量能、強化長照服務效能之目的，擴大長照服務對象，不限老人且嘉惠心智功能障礙者及主要照顧者。另為保障現行已依老人福利法、護理人員法及身心障礙者權益保障法設立機構住宿長照私人

型機構，除有機構擴充或遷移之情事外，將不受法人化之限制。

2021 年 5 月《長期照顧服務法》部分條文修正案，為因應衛福部自 2018 年起推動長照給付支付制度與長照服務提供者特約機制，訂定《長照給付及支付基準》及《直轄市、縣（市）政府辦理長照特約簽訂及費用支付作業要點》等相關規定，提升長照服務費用支付價格，本次修法明確將特約及給支付制度相關規定授權法制化，以利強化長照特約單位之管理。又為確保長照服務品質及保障長照失能者權益，亦明定長照特約單位應向長照服務使用者收取應自行負擔部分之服務費用，並訂有罰則，以落實使用者付費原則及避免照顧資源浪費。而此次修法亦增加設有長照相關科系之私立高級中等以上學校得設立住宿式長照機構及明定未立案長照機構違法樣態及罰則等。

四、長期照顧相關名詞定義

從長期照顧服務法（2015）、老人福利法（1980）、身心障礙者權益保障法（1980）、精神衛生法（1990）等整理出長照相關的名詞如下：

長期照顧服務法：長期照顧、身心失能者、家庭照顧者、長照服務人員、長照服務機構、長期照顧管理中心、長照服務體系、個人看護者、長照服務。

老人福利法：長期照顧機構、安養機構。

身心障礙者權益保障法：住宿機構、日間服務機構、福利服務中心。

精神衛生法：社區精神復健、社區治療。

1. 長期照顧（以下稱長照）：依《長期照顧服務法》第 3 條定義，係指身心失能持續已達或預期達六個月以上者，依其個人或其照顧者之需要，所提供之生活支持、協助、社會參與、照顧及相關之醫護服務。長期照顧很容易和急性後期照護（post acute care）混淆，兩者的相同處都是會有日常生活需他人協助，前者為永久失能，日常生活功能會愈來愈衰退，重點在延緩失能、發揮與保有其內在能力（intrinsic capacity）；後者為暫時失能，屬於可逆（reversible）、可恢復；例如有黃金復健期的中風，若能積極的復健復能，其日常生活功能會愈來愈好。

2. 身心失能者（以下稱失能者）：指身體或心智功能部分或全部喪失，致其日常生活需他人協助者。

3. 家庭照顧者：指於家庭中對失能者提供規律性照顧之主要親屬或家人；因

為提供服務不需要付費，屬非正式照顧服務者（informal caregiver）；而非正式照顧服務提供者尚包括提供服務協助之志工或朋友。

4. 長照服務人員（以下稱長照人員）：指經《長期照顧服務法》所定之訓練、認證，領有證明得提供長照服務之人員；因為提供服務使用者需要付費，屬正式照顧服務提供者（formal caregiver）。六年要有 120 小時繼續教育積分。

5. 長照服務機構（以下稱長照機構，long-term care facility）：依《長期照顧服務法》規定設立之機構，以提供長照服務或長照需要之評估服務為目的，機構可以是提供居家式、社區式、住宿式、或綜合式服務。

6. 長期照顧管理中心（以下稱照管中心，long-term care management center）：指由中央主管機關指定以提供長照需要之評估及連結服務為目的之機關（構）。

7. 長照服務體系（以下稱長照體系，long-term care services delivery system）：指長照人員、長照機構、財務及相關資源之發展、管理、轉介機制等構成之網絡。

8. 長照服務：依《長期照顧服務法》第 9 條定義，依其提供方式區分為：（1）居家式（到宅提供服務）。（2）社區式：於社區設置一定場所及設施，提供日間照顧、家庭托顧、臨時住宿、團體家屋、小規模多機能及其他整合性等服務。（3）機構住宿式：以受照顧者入住之方式，提供全時照顧或夜間住宿等服務。（4）家庭照顧者支持服務：為家庭照顧者所提供之定點、到宅等支持服務。

9. 個人看護者：指以個人身分受僱，於失能者家庭從事看護工作者。

10. 長期照顧機構：依《老人福利機構設立標準》第 2 條第 1 項，定義較狹隘，為提供 24 小時住宿式的機構；項下再分三種類型，包括（1）長期照護型（照顧罹患長期慢性病，且需要醫護服務及他人照顧之老人）。（2）養護型（照顧生活自理能力缺損需他人照顧之老人或需鼻胃管、胃造廔口、導尿管護理服務需求之老人）。（3）失智照顧型（照顧神經科、精神科或其他專科醫師診斷為失智症中度以上、具行動能力，且需受照顧之老人）。

11. 安養機構：照顧需他人照顧或無扶養義務親屬或扶養義務親屬無扶養能力，且日常生活能自理之老人的機構，不屬於長照機構。

12. 住宿機構：依《身心障礙福利機構設施及人員配置標準》第 4 條第 1 項定

義，提供經需求評估需二十四小時生活照顧、訓練或夜間照顧服務之身心障礙者住宿服務之場所。

13. 日間服務機構：提供經需求評估需參與日間作業活動、技藝陶冶或生活照顧、訓練之身心障礙者日間服務之場所。

14. 福利服務中心：提供身心障礙者及其家庭支持性服務之場所。其服務項目應多元化，以滿足身心障礙者及其家庭之需求；服務方式可分為外展性服務及機構內服務二種。

15. 長期照顧特別扣除額：為減輕身心失能家庭的租稅負擔，財政部特別增訂長期照顧特別扣除額，符合衛福部公告須長期照顧之身心失能者資格、且未被所得稅法所訂排富條款排除者皆可適用，每人每年定額扣除 12 萬元。

16. 照顧管理機制：指透過長期照顧管理中心，提供民眾申請長照服務、到宅評估、核定長照服務額度、擬訂照顧計畫、個案需求複評等服務之機制。

17. 社區整體照顧模式：為建立以社區為基礎的長照服務體系，長照 2.0 推動社區整體照顧模式，於各鄉鎮設立「社區整合型服務中心（A）」、「複合型服務中心（B）」、「巷弄長照站（C）」，建構綿密的照顧資源網絡，提供民眾整合、彈性，且具近便性的照顧服務。A 單位有個案管理師，協助失能個案的服務轉介；B 單位為長照服務提供單位；C 單位為社區關懷據點、文化健康站、醫事單位成立的醫事 C、客家地區的伯公站等服務健康或亞健康長者之據點。

18. 社區精神復健：依《精神衛生法》，能協助病人逐步適應社會生活，於社區中提供病人有關工作能力、工作態度、心理重建、社交技巧、日常生活處理能力等之復健治療。

19. 社區治療：為避免嚴重病人病情惡化，於社區中採行居家治療、社區精神復健、門診治療等治療方式。

20. 喘息服務（respite care）：提供家庭照顧者短期喘息，依據喘息提供的地點，區分為居家喘息、社區喘息、及住宿式喘息。

第二節　長期照顧服務的種類

一、居家及社區式長照服務（home and community long-term care）

居家與社區式照顧強調的是在地老化（ageing in place），然當失能程度嚴重到家人已無能力照顧、或所消耗的人力與資源遠大於住宿型機構時，ageing in right place 比 ageing in place 更重要，建議能尋找家人可就近訪視的住宿型機構。

（一）居家及社區式長期照顧服務模式

1. **社區式（半日式）服務**：含有日間照顧、失智日間照顧、社區復健、家庭托顧、夜間照顧、社區共餐、交通接送、社區精神復健等；主要由長照十年 2.0 計畫補助；社區精神復健屬精神衛生法管轄，由健保給付。

2. **居家式服務**：含居家專業照護、居家照顧服務、送餐服務、交通接送等。居家專業照護或居家復能是由護理師、物理治療師、職能治療師、醫師、營養師等專業人員對於失能或暫時失能無法出外就醫者提供專業醫療或復能（reablement，積極復健）服務，其職責包括執行專業性的技術、同時也應指導照顧者及個案照顧相關技能以及知識，使個案及照顧者可適應疾病，進而重建生活。

3. **支持服務**：依服務對象分為照顧者和個案本身之支持；包括關懷訪視、電話問安、緊急救援、居家無障礙環境改善、輔具等服務；照顧者除接受照顧技巧的訓練外，也可接受「喘息服務」，藉由到府服務、或是將個案暫時安置於日照或住宿式機構，給予照顧者休息的機會。

（二）居家及社區式長期照顧服務內容

1. **居家醫療照護服務**（home health care）：包括健保給付的居家照護、居家安寧療護〔含社區安寧照護（乙類醫護人員）〕；居家醫療照護整合計畫（含居家醫療、重度居家醫療及安寧療護三個照護階段），並依其醫事人員專長提供各階段之服務項目。照護團隊應提供團隊內、外轉診服務，確保照護對象轉介與後送就醫之需求；照護團隊應有個案管理人員負責協調、溝通及安排相關事宜；個案管理人員可由醫師、護理人員、呼吸治療人員或社會工作人員擔任，支付標準擴及呼吸治療師、藥師 [7]。

2. **復能**（reablement）**服務**：復能主要針對剛出院個案或在社區需要長照的個案，針對個案最想改善的日常生活功能積極復健，學習或再學習日常生活功能技巧，來提升個案內在能力，以減少再住院或成為長照服務個案的風險。在英格蘭的復能，通常提供個人照顧及日常活動協助，至多六周，2007 年發現實施復能後，大幅提高個案的自主性，大幅減少其再使用居家照顧服務與費用，因此各地方政府把復能納入照顧團隊中。

3. **照顧服務**（personal care）：照顧服務員可分為本國籍照顧服務員與外籍看護工，是長照服務體系中重要的一員；從長照專業角度，期望從事照顧服務者需兼具愛心、耐心與同理心。本國籍照顧服務員的培訓，要參與 90 小時課程（50 小時學科＋ 40 小時實習）並拿到結業證書，或是考取照顧服務員丙級證照；學習的內容包括協助沐浴、移位、翻身、潔牙、拍背催痰、心理與情緒支持、傾聽溝通等照顧技巧 [3]，也要學習洗手消毒等感控、正確使用輪椅、移位板、推床、洗澡床、護腰帶等輔具，以保護個案及保護自己，減少感染與職業傷害之發生。

4. **送餐服務**（meals on wheels）：對於無法外出購買或自己備餐的失能者提供送餐到家服務。長者須注重均衡飲食，尤其是攝取好的蛋白質，若因無法購買或備餐，隨便以蛋糕與飲料裹腹，很容易營養失衡；澳洲的送餐服務，是結合志工遞送，志工難尋的區域有補貼志工車馬費，隨著志工與年輕人力的減少，將一次送一餐改為一次送多個冷凍便當，供多天食用，減少遞送人力。

5. **交通接送服務**：從美國全包式照護老人計畫（Program of All-Inclusive Care for the Elderly, PACE）的經驗，交通接送之司機很重要，能協助個案從家中安全移動到社區或院所就醫，亦能協助第一線服務人員瞭解個案的需要與意見。

6. **居家無障礙環境**（barrier free environment）**改善服務**：居家環境無障礙，設置夜燈、加裝走道、浴廁之安全扶手、足夠的迴轉空間、止滑的浴廁地板、清空地面，是避免居家跌倒最好的方式。住在公寓樓上的失能者，可選擇將自有屋租給別人，利用租金改租一樓或有電梯無障礙的住宅；或者選擇設置固定式爬梯機，或是每次進出有履帶式爬梯機協助。

7. **輔具服務**：失能者與照顧者都可能需要輔具（assistive device）協助，輔具可分為醫療輔具及生活輔具；生活輔具包括協助食、衣、住、行、育、樂，及提升個案內在能力；讓單手健肢者可備餐、用餐、自己沐浴；包括調整

床的高度、移位、行走、外出等。從環保、資源有效利用、減少政府支出的角度，昂貴的輔具建議以補助租賃為主；以色列輔具中心以租借為主，輔具借出前會有維修與清潔消毒，以提供安全的輔具，值得國內借鏡。

8. 日間照顧中心（day care center）、失智日間照顧中心、與社區復健機構：日間照顧提供輕至中度失能、但仍能使用工具移動者，白天社交型活動、量血壓、協助服藥、共餐等生活照護；分為失能者日間照顧服務、失智者日間照顧服務、或混合型日間照顧服務，各有不同的人力配置標準。

9. 家庭托顧：家庭托顧是個案於照顧服務員家中接受服務；屬長期照顧服務法所定之社區式服務，或可稱為小型的日間照顧中心，於日間協助失能老人。包括身體照顧、日常生活照顧服務與安全性照顧；每一托顧家庭收托不得超過 4 人，每日收托時間以 12 小時為主，如同保母在自己的家裡照顧幼兒一樣；照顧服務員可以在家創業獲得穩定經濟收入，維持其家庭功能的完整性，目前僅在偏鄉或偏區，較有設置的動機與條件。

10. 團體家屋（group home）：團體家屋提供具行動力之失智症者 24 小時住宿服務，應歸屬住宿式服務，惟我國立法院立法過程將它列為社區式服務。目前機構人力配置要求較高、政府補助入住個案較多經費，造成同樣失智程度的個案，能夠入住團體家屋者遠較無法入住者得到政府較多的補助，政府宜審慎評估人力配置標準、入住條件，以免產生同樣失能程度使用長照服務利用的水平不公平。

11. 夜間照顧中心（night care center）：在國外此為半日型服務，應歸在社區式照顧，惟我國立法院立法過程將夜間照顧中心列為住宿式服務；致空間白天閒置，無法作為日間照顧中心，而日間照顧中心也會出現夜間空間閒置的情形。收托對象可能是失智者白天在家但夜間不睡覺、或夜間有遊走會影響家人作息、或家庭照顧者夜班需要工作。失智夜間不睡覺個案若接受半日型夜間照顧，可以讓全家人生活作息正常，白日再接回家接受家人照顧，才能夠盡可能讓失能者留在熟悉的家中生活。

二、住宿式長照機構（residential care facility）

稱為全日型照顧機構，提供住民 24 小時 / 7 天像家的服務，國外有很多相關名詞，包括美國的 nursing home（24 小時有護理人員）、intermediate-care facility（每

日 8 小時有護理人員）、英國與加拿大的 long-term care home、care home、residential facility、芬蘭的 residential home、service home with 24-h assistance、或 impatient ward of a health center or hospital、澳洲的 residential aged care 可細分為護理之家（24 小時 nursing care）、hostel（部分能自理，提供個人照護與居住打掃的支持）。住宿式機構可有不同形式的多層級照顧，包括附設日照服務、提供社區共餐服務、提供社區送餐服務、提供臨托喘息服務、提供外展居家服務、附設幼兒園、混齡混障礙別共居的服務等。我國住宿式機構提供的服務，如《長期照護服務法》第 12 條所列，期望滿足居住機構之老人多元需求，包括身體照顧服務、日常生活照顧服務、餐飲及營養服務、輔具服務、心理支持服務、緊急送醫服務、家屬教育服務，社會參與服務、預防引發其他失能或加重失能之服務等。

機構規模各國不一，英國 care home 的規模約在 20-60 床間 [8]，遠較臺灣住宿式長照機構床數少。

三、照顧管理

(一) 長期照顧管理中心（Long-term Care Management Center）

失能者一旦失能，可能需要洗澡、餵食等日常生活照顧的協助、也可能需要送餐與交通接送，如何避免失能者在接受多項服務時，要面對多個服務單位產生片斷化的長照服務，是各國提供失能者長照服務的目標。長期照顧管理中心，是政府推動社區長期照顧服務之重要樞紐，亦是長照資源配置與運用的守門員（gate keeper），強調是長照服務的單一窗口，提供失能者連續性、整合性的服務。在澳洲稱為 Aged Care Assessment Team（ACAT），提供個案周全性評估，評估內容包括身體、心理、醫療、文化、社會互動需要等；其團隊成員有醫師、護理師，及其他可以連結資源的健康工作者，通常由健康工作者或護理師到個案家進行家訪評估。

我國長照管理中心始於 1998 年衛生署開始試辦「老人長期照護三年計畫」，在縣市成立長期照護管理示範中心，試辦長期照護單一窗口制度，由中心之照管專員負責轄區內提供諮詢、掌握轄區內長照資源，轉介服務、介紹輔具等工作；至 2002 年經建會提出「照顧服務福利及產業發展方案」，以補助使用者小額時數，讓老人能開始使用長期照顧服務，照管專員開展評估補助服務的工作；至 2003 年底，全國 25 個縣市均已建置「長照管理示範中心」，至 2004 年改稱為「長期照護

管理中心」，負責長照之諮詢、評估、個案管理、補助與連結轉介服務等工作；在 2005 年政府提出「照顧服務福利及產業發展方案」第二期計畫，強調推動擴充居家／社區式服務，和發展輔具等 [9]。

　　行政院於 2007 年規劃「長期照顧十年計畫——大溫暖社會福利套案之旗艦計畫」指出，長期照顧包含診斷、預防、治療、復健、支持性及維護性服務；照顧管理制度應發揮需求評量、服務資格核定、照顧計畫擬訂、連結服務、監督服務品質以及複評之功能。2008 年起，幅員大的縣市陸續成立分站。發掘失能需照顧者、發展長照資源，並進行服務連結，變成各縣市照管中心的核心任務。

（二）社區整合型服務中心（A 個管）

　　2017 年長期照顧十年計畫 2.0 特別強調建立以社區為基礎的長照服務體系，試辦社區整體照顧 ABC 模式，於各鄉鎮設立「社區整合型服務中心（A）」；將原照顧管理中心照管專員負責之部分業務分給 A 單位的個案管理員（A 單位由長照、醫事機構或社福團體設立）。照管專員負責發掘個案、評估失能等級、核定給付額度、產出問題清單、派案 A 單位、簽審照顧計畫、追蹤個案管理與服務品質；A 個案管理員負責擬定照顧服務計畫、連結服務、追蹤與調整照顧計畫及監控服務品質。

（三）個案需求評估工具

　　長照十年計畫之失能評估，主要採用巴氏量表之日常生活功能（activities of daily living, ADLs）（表 9-3），另以工具性日常生活功能（instrumental activities of daily living, IADLs）評估獨居長者（表 9-4）。巴氏量表之日常生活功能評估總分為 100 分，共包含有 10 項之評估內容，其中 7 項與自我照顧有關，包括進食、個人衛生、洗澡、穿脫衣服、如廁、大便控制、及小便控制；另外 3 項與活動能力有關，包括移位／輪椅與床位間的移動、步行／行走於平地、及上下樓梯（表 9-3）。然長照十年計畫只採用進食、移位、如廁、洗澡、平地走動、穿脫衣褲鞋襪等六項是否需要協助為準，倘有 1~2 項失能即為輕度失能、3~4 項失能為中度失能、≧ 5 項為重度失能。IADLs 關切與環境有互動的活動，其量表用來評估個案維持獨立自主能力，包括交通方式、購物、打電話的能力、自己負責服藥、管理財務，某些工作內容較易受性別社會角色影響，如洗衣、做飯，做家事（表 9-4）。然長照十年計畫 IADLs 評估是挑選上街購物、做飯、做家事、洗衣、交通方式等 5 項判定。

　　長照十年計畫 2.0 的照顧管理評估量表，主要參採衛福部長照保險階段規劃

的多元評估量表（MDAI）修改而成，包括六大面向，有 ADLs 及 IADLs；溝通能力，如視力、聽力、理解能力等；特殊及複雜照護需要，如特殊照護、皮膚狀況、輔具、用藥等；認知功能、情緒及行為型態（如：遊走、抗拒照護、攻擊行為、焦慮或憂鬱等）；居家環境、家庭支持及社會支持，主要照顧者評估及工作與支持、社會參與等；主要照顧者負荷，如睡眠、生活、體力、社交活動、家庭調適、個人計畫、時間分配、情緒調適、個案行為困擾、煩惱個案的改變、工作調整、經濟負荷、壓力承受。但長照 2.0 簡化為五個項目。

表 9-3：巴氏量表之分數及內容

項目	分數	內容
一、進食	10	自己在合理的時間內（約 10 秒鐘吃一口），可用筷子取食眼前食物；若須使用進食輔具，會自行取用穿脫，不須協助
	5	須別人協助取用或切好食物或穿脫進食輔具
	0	無法自行取食
二、移位（包含由床上平躺到坐起，並可由床移位至輪椅）	15	可自行坐起，且由床移位至椅子或輪椅，不須協助，包括輪椅煞車及移開腳踏板，且沒有安全上的顧慮
	10	在上述移位過程中，須些微協助（例如：予以輕扶以保持平衡）或提醒，或有安全上的顧慮
	5	可自行坐起但須別人協助才能移位至椅子
	0	須別人協助才能坐起，或須兩人幫忙方可移位
三、個人衛生（包含刷牙、洗臉、洗手及梳頭髮和刮鬍子）	5	可自行刷牙、洗臉、洗手及梳頭髮和刮鬍子
	0	須別人協助才能完成上述盥洗項目
四、如廁（包含穿脫衣物、擦拭、沖水）	10	可自行上下馬桶，便後清潔，不會弄髒衣褲，且沒有安全上的顧慮，倘使用便盆，可自行取放並清洗乾淨
	5	在上述如廁過程中須協助保持平衡、整理衣物或使用衛生紙
	0	無法自行完成如廁過程
五、洗澡	5	可自行完成盆浴或淋浴
	0	須別人協助才能完成盆浴或淋浴
六、平地走動	15	使用或不使用輔具（包括穿支架義肢或無輪子之助行器）皆可獨立行走 50 公尺以上
	10	需要稍微扶持或口頭教導方向可行走 50 公尺以上
	5	雖無法行走，但可獨立操作輪椅或電動輪椅（包含轉彎、進門及接近桌子、床沿）並可推行 50 公尺以上
	0	需要別人幫忙

表 9-3：巴氏量表之分數及內容（續）

項目	分數	內容
七、上下樓梯	10	可自行上下樓梯（可抓扶手或用拐杖）
	5	需要稍微扶持或口頭指導
	0	無法上下樓梯
八、穿脫衣褲鞋襪	10	可自行穿脫衣褲鞋襪，必要時使用輔具
	5	在別人幫忙下，可自行完成一半以上動作
	0	需要別人完全幫忙
九、大便控制	10	不會失禁，必要時會自行使用塞劑
	5	偶而會失禁（每週不超過一次），使用塞劑時需要別人幫忙
	0	失禁或需要灌腸
十、小便控制	10	日夜皆不會尿失禁，必要時會自行使用並清理尿布尿套
	5	偶爾會失禁（每週不超過一次），使用尿布尿套時需要別人幫忙
	0	失禁或需要導尿
總分		分（總分須大寫並不得有塗改情形，否則無效）

表 9-4：工具性日常生活活動量表（IADL scale）

項目	等級	計分 內容
一、使用電話的能力	（1）	1 ＝自動自發使用電話－查電話號碼，撥號等
	（2）	1 ＝只會撥幾個熟知的電話
	（3）	1 ＝會接電話，但不會撥號
	（4）	0 ＝完全不會使用電話
二、上街購物	（1）	1 ＝獨立處理所有的購物需求
	（2）	0 ＝可以獨立執行小額購買
	（3）	0 ＝每一次上街購物都需要有人陪伴
	（4）	0 ＝完全不會上街購物
三、做飯	（1）	1 ＝獨立計畫、烹煮和擺設一頓適當的飯菜
	（2）	0 ＝如果備好一切材料，會做一頓適當的飯菜
	（3）	0 ＝會將已做好的飯菜加熱和擺設、或會做飯，但做得不夠充分
	（4）	0 ＝需要別人把飯菜煮好、擺好
四、做家事	（1）	1 ＝能單獨處理家事或偶而需要協助（如：幫忙比較重的家事）
	（2）	1 ＝能做較輕的家事，如：洗碗、鋪床、疊被
	（3）	1 ＝能做較輕的家事，但不能達到可被接受的清潔程度
	（4）	1 ＝所有家事都需要別人協助
	（5）	0 ＝完全不會做家事
五、洗衣	（1）	1 ＝會洗所有的個人衣物
	（2）	1 ＝會洗小件衣物，清洗襪子、褲襪等
	（3）	0 ＝所有的衣物都要由別人代洗

表 9-4：工具性日常生活活動量表（IADL scale）（續）

項目	等級	計分	內容
六、交通方式	（1）	1 ＝	能自己搭乘公共交通工具或自己開車
	（2）	1 ＝	能自己搭計程車，但不會搭公共交通工具
	（3）	1 ＝	當有人協助或陪伴時，可以搭公共交通工具
	（4）	0 ＝	只能在別人協助下搭計程車或私用車
	（5）	0 ＝	完全不能出門
七、自己負責服藥	（1）	1 ＝	能自己負責在正確的時間服用正確的藥物
	（2）	0 ＝	如果能事先將藥物的份量備妥，則可以自行服藥
	（3）	0 ＝	不能自己負責服藥
八、處理財務的能力	（1）	1 ＝	獨立處理財務（自己做預算，寫資料，付租金，付帳單，上銀行），自己匯集收入並清楚支用預算
	（2）	1 ＝	可以處理日常的購買，但需要別人協助與銀行的往來，或大宗的購買等
	（3）	0 ＝	不能處理錢財

註：去除與性別有關的做飯、家事、洗衣三項的計分（故總分 5 分）。分數越高，獨立性越好。

表 9-5：照顧管理評估量表

A. 個案基本資料	婚姻狀況、教育程度、身分別、身心障礙類別
B. 主要及次要照顧者基本資料	是否有主要照顧者、主要照顧者性別、年齡、次要照顧者姓名與個案之關係
C. 個案溝通能力	意識狀態、視力、聽力、表達能力、理解能力
D. 短期記憶評估	重複三個詞
E. 日常活動功能量表（ADLs）	共 11 大題
F. 個案工具性日常活動功能量表（IADLs）	共 8 大題
G. 特殊複雜照護需要	疼痛狀況、皮膚狀況、關節活動度、疾病史與營養評估、進階照顧、吞嚥能力、個案被診斷為失智症後，照顧者是否有接受護理人員或其他專業人員提供教導、跌倒、平衡及安全
H. 居家環境與社會參與	居家環境與居住狀況、社會參與
I. 情緒及行為型態	由主要照顧者回答
J. 主要照顧者負荷	限主要照顧者為家人或親友回答
K. 主要照顧者工作與支持	限主要照顧者回答

第三節　健全的長期照護體系

　　長照體系，依照長服法定義，指長照人員、長照機構、財務及相關資源之發展、管理、轉介機制等構成之網絡；亦即包括長照服務體系與長照財務規劃兩大部分：

一、長照服務體系

　　參酌醫療網計畫的精神，將各類型長照機構的品質、數量、分布、整合、與效率納入重要項目。《長期照顧服務量能提升計畫（2015~2018 年）》提到，我國人口結構面臨人口老化速度遠高於歐美國家及家庭照顧老人的功能與比重愈趨式微等兩大挑戰。爲因應高齡與失能人口成長帶來長照需求的增加，行政院成立「長期照顧制度規劃小組」，由行政院政務委員擔任召集人，基於「普及與適足的照顧」、「多元及連續的服務」、「合理及公平的負擔」3 大原則審愼規劃，於 2007 年 3 月完成總結規劃報告，提報行政院會通過，並奉行政院，同年 4 月 3 日核定爲《我國長期照顧十年計畫～大溫暖社會福利套案之旗艦計畫》[10]。

　　2009 年 5 月行政院爲推動長照保險政策，完備長照服務機制及發展服務資源，設置「行政院長期照護保險推動小組」，進行長照保險政策之建議及諮詢、重大議題之協調與督導，以及其他規劃推動事宜。爲發展完善的長照制度，我國長照制度於 2008 年至 2015 年 9 月間，分三階段逐步加以建置：第一階段──我國長期照顧十年計畫：爲長照服務模式建立與量能的擴展時期，爲建構我國長照制度及長照網絡前驅性計畫。第二階段──長期照顧服務法及長期照護服務網計畫：爲健全長照體系，普及網絡，規劃服務、品質、人員、機構、受照顧者權益及設置長照基金，並獎勵發展長照資源，以完成長照基礎建設，網絡及法律基礎。長期照顧服務法，爲我國長照發展重要之根本大法；該法已於 2015 年 6 月 3 日公布，於 2017 年實施。至於長期照護服務網計畫，自 2013 年開始推展，爲充足我國長照服務量能，使服務普及化，並作爲長照保險實施的基礎。第三階段──長期照顧保險法：當第二階段之長期照顧服務法通過並順利運行以後，緊接著啓動長期照顧保險法的立法工作，實施長照保險。然 2016 年，政策轉彎，從規劃發展長期照護保險改爲以稅收方式執行長照十年 2.0 計畫。

（一）長期照顧十年計畫（期程 2008-2017）

　　以建構一個符合多元化、社區化（普及化）、優質化、可負擔及兼顧性別、城鄉、族群、文化、職業、經濟、健康條件差異之長照制度。服務對象參照表 9-8 之長照十年計畫 1.0 服務對象。依失能者家庭經濟狀況提供不同補助，低收入者全額補助、中低收入者補助 90％（使用者自行負擔 10％）、一般戶補助 70％（使用者自行負擔 30％）；超過政府補助額度者，由民眾全額自行負擔。「我國長期照顧十年計畫」已發展相關服務輸送體系（圖 9-2），其服務內容及標準如表 9-6。期經由我國長照體系之建置，提供有照顧需求的失能民眾多元而更妥適之照顧服務措施，增進其獨立生活能力及品質，維持尊嚴與自主的生活，以達在地老化的目標，並支持家庭的照顧能力。

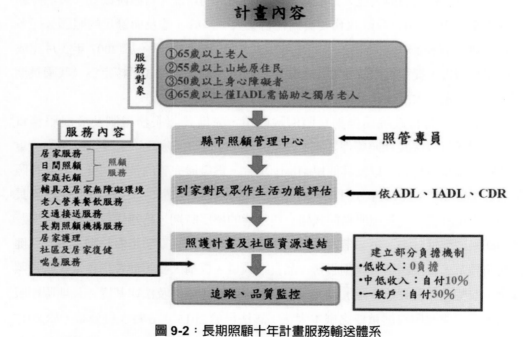

圖 9-2：長期照顧十年計畫服務輸送體系

資料來源：行政院，2015，「長期照顧服務量能提升計畫」（104-107 年）[10]。

表 9-6：我國長期照顧十年計畫之服務內容

服務項目	補助內容
1. 照顧服務（包含居家服務、日間照顧、家庭托顧服務）	1. 依服務對象失能程度補助服務時數： 輕度：每月補助上限最高 25 小時；僅 IADLs 失能且獨居之老人，比照此標準辦理。 中度：每月補助上限最高 50 小時。 重度：每月補助上限最高 90 小時。 2. 補助經費：每小時以 200 元計（隨物價指數調整）。 3. 超過政府補助時數者，則由民眾全額自行負擔。
2. 居家護理	除現行全民健保每月給付 2 次居家護理外，經評定有需求者，每月最高再增加 2 次。補助居家護理師訪視費用，每次以新臺幣 1,300 元計。
3. 社區及居家復健	針對無法透過交通接送使用全民健保復健資源者，提供本項服務。每次訪視費用以新臺幣 1,000 元計，每人最多每星期 1 次。
4. 輔具購買、租借及住宅無障礙環境改善服務	每 10 年內以補助新臺幣 10 萬元為限，但經評估有特殊需要者，得專案酌增補助額度。
5. 老人餐飲服務	服務對象為低收入戶、中低收入失能老人（含僅 IADLs 失能且獨居老人）；每人每日最高補助一餐，每餐以新臺幣 50 元計。
6. 喘息服務	1. 輕度及中度失能者：每年最高補助 14 天。 2. 重度失能者：每年最高補助 21 天。 3. 補助受照顧者每日照顧費以新臺幣 1,200 元計。 4. 可混合搭配使用機構及居家喘息服務。 5. 機構喘息服務另補助交通費每趟新臺幣 1,000 元，一年至多 4 趟。
7. 交通接送服務	補助重度失能者使用類似復康巴士之交通接送服務，每月最高補助 4 次（來回 8 趟），每趟以新臺幣 190 元計。
8. 長照機構服務	1. 家庭總收入未達社會救助法規定最低生活費 1.5 倍之重度失能老人：由政府全額補助。 2. 家庭總收入未達社會救助法規定最低生活費 1.5 倍之中度失能老人：經評估家庭支持情形如確有進住必要，亦得專案補助。 3. 每人每月最高以新臺幣 18,600 元計。

資料來源：行政院，2016，長期照顧十年計畫 2.0（106-115 年）（核定本）[11]。

（二）長期照護服務網之規劃

衛生署為能減緩長照資源分布不均，於 2010 年委託陽明大學辦理「長期照護服務網計畫」規劃草案。該計畫依服務資源需求，全國劃分為大（22 個）、中（63

個）、小（368 個）區域，研訂獎助資源發展措施，並以社區化及在地化資源發展
為主。大區為縣市，設置長照管理中心，配置各類型長照資源；並發展偏遠地區或
特殊障別所需之服務資源與模式；中區類似醫療網之次區域，區內應有全日型長照
服務，必要時設置照管中心分站；小區以鄉鎮為單位，區內有社區及居家式長照服
務，至於偏鄉或原鄉則建議設置「整合式」服務單位。至於各類型長照服務之盤
點，可從「有、夠、好、用、均、大、快」著手，亦即探討資源有沒有、資源夠不
夠、品質好不好、服務用不用、分布均不均、是否大型化、輸送流程快不快七大面
向切入 [12]。長照服務網計畫期望在 2016 年達成 63 次區均有失能失智症社區服
務、89 資源不足偏遠鄉鎮居家式服務至少一個綜合式服務據點、22 縣市均有中期
照護、63 次區入住式機構床位數均達每萬失能人口 700 床。

表 9-7：長期照顧服務法對民眾六大影響

項目		長服法實施前	長服法施行後
1. 照顧對象		失能者為主	亦強調家庭照顧者
2. 外籍看護	入境後	**無訓練機制**	可接受補充訓練
（服務於家庭）	雇主	家庭	家庭或長照機構
3. 長照人員		部分長照人員**無強制登錄**	所有長照人員**皆需**訓練、認證、登錄
4. 評鑑及資訊		分散於各體系	評鑑整合**單一平台**公布
5. 整合式服務		僅試辦	正式入法推動
6. 普及服務單位		無專款	由基金獎勵補助

資料來源：行政院，2015，「長期照顧服務量能提升計畫」（104-107 年）[10]。

（三）長期照顧服務量能提升計畫

　　長期照顧服務法之通過，使長照服務制度有明確且一致規範，在各方條件皆完
備的情形下，應強化長照服務之普及性及在地化，提高長照服務品質（圖 9-3），
整合長期照顧十年計畫及長期照護服務網計畫為長期照顧服務量能提升計畫（圖
9-4）；除持續提供民眾既有長照服務外，專注投入長照人力充實與培訓、建立連續
照顧體系並強化長照管理機制、適度發展長照服務產業、長照資訊系統整合與強
化，運用長照基金佈建偏遠地區長照資源、開辦相關專業訓練並充實人力資源，以
建構高齡者及家庭需求為核心之長照服務體系、積極整備開辦長照保險所需之相關
資源、持續增進並兼顧我國長照服務之質與量，以確保開辦長照保險時民眾可得到
質優量足之長照服務。

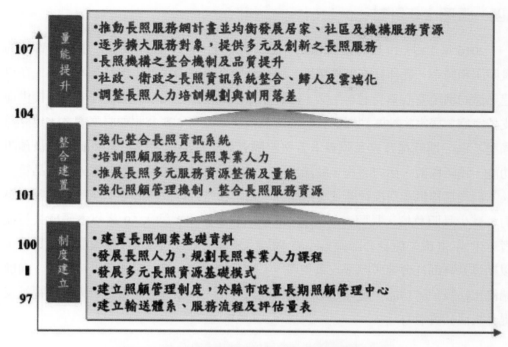

圖 9-3：我國長期照顧十年計畫與長期照護服務網

資料來源：行政院，2015，「長期照顧服務量能提升計畫」（104-107 年）[10]。

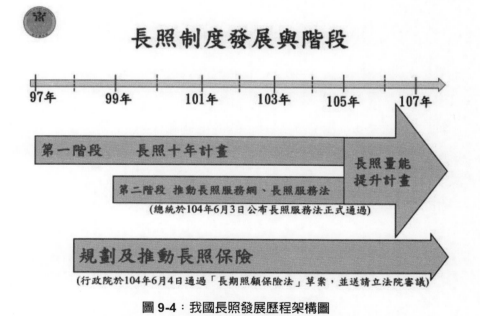

圖 9-4：我國長照發展歷程架構圖

資料來源：行政院，2015，「長期照顧服務量能提升計畫」（104-107 年）[10]。

（四）長照十年計畫 2.0（2017-2026 年）

2016 年 12 月 19 日行政院核定，總目標包括：（1）建立優質、平價、普及的長照服務體系，發揮社區主義精神，讓有長照需求的國民可以獲得基本服務，在自己熟悉的環境安心享受老年生活，減輕家庭照顧負擔。（2）實現在地老化，提供從支持家庭、居家、社區到機構式照顧的多元連續服務，普及照顧服務體系，建立照顧型社區，期能提升具長照需求者與照顧者之生活品質。（3）延伸前端初級預防功能，預防保健、活力老化、減緩失能，促進長者健康福祉，提升老人生活品質。（4）向後端提供多目標社區式支持服務，銜接在宅臨終安寧照顧，減輕家屬照顧壓力，減少長照負擔。長照十年計畫 2.0 擴大服務對象，納入 50 歲以上輕度失智症者、未滿 50 歲失能身心障礙者，65 歲以上衰弱老人，及 55-64 歲失能原住民等，以期達到高齡社會健康照護政策生理、心理及社會面向的「最適化」之內涵；向前端優化初級預防功能，延伸預防保健、活力老化、減緩失能，促進老人健康福祉及提升生活品質 [11]。

表 9-8：長期照顧十年計畫服務項目與長期照顧十年計畫 2.0 版比較表

長照十年計畫 1.0	長照十年計畫 2.0		
	服務項目	推動方式	實施策略
服務項目： 1. 照顧服務（居家服務、日間照顧及家庭托顧） 2. 交通接送 3. 餐飲服務 4. 輔具購買、租借及居家無障礙環境改善 5. 居家護理 6. 居家復健 7. 長期照顧機構服務 8. 喘息服務 服務對象： 1. 65 歲以上失能老人 2. 55 歲以上失能山地原住民 3. 50 歲以上失能身心障礙者 4. 65 歲以上僅 IADL 需協助之獨居老人	增加長照十年計畫 1.0 之服務彈性： 1. 照顧服務（居家服務、日間照顧及家庭托顧） 2. 交通接送 3. 餐飲服務 4. 輔具購買、租借及居家無障礙環境改善 5. 居家護理 6. 居家復健 7. 長期照顧機構服務 8. 喘息服務	一、擴充服務內涵，增加服務彈性。	**彈性與擴大** （一）提高服務量能，回應民眾需求 1. 照顧服務：調整支付制度及方式，增加服務內容與頻率之彈性。 2. 交通接送：參酌各縣市幅員差異，規劃分級補助機制；並考量原鄉與偏遠地區交通成本，加成補助。 3. 長期照顧機構：提高老人機構安置費，再逐步採階梯式擴大提供非低收入戶之中低收入戶的相對經濟弱勢重度失能、失智老人機構安置費實補助。 4. 喘息服務： 　(1) 提高每日補助金額。 　(2) 場域擴大至日間照顧中心以及各服務據點。 　(3) 對象：照顧失能者的家庭。 （二）精進照管機制，依民眾需求核定補助服務時數
	服務項目	推動方式	實施策略
	成立社區整合型服務中心、複合型服務中心與巷弄長照站：	二、建立社區整體照顧服務體系，提升照顧連續性。	**創新與整合** （一）建構社區整體照顧服務體系 建立以社區為基礎發展連續多目標服務體系，分為 A、B、C 三級，由 A 級提供 B、C 級技術支援與整合服務，另一方面促使 B 級複合型服務中心與 C 級巷弄長照顧站普遍設立，提供近便性的照顧服務。

表 9-8：長期照顧十年計畫服務項目與長期照顧十年計畫 2.0 版比較表（續）

長照十年計畫 1.0	長照十年計畫 2.0		
	推動方式	服務項目	實施策略
1. 失智症照顧服務 2. 小規模多機能服務 3. 家庭照顧者支持服務據點 4. 社區預防性照顧	三、創新多元服務，滿足多元需求。		(一)佈建失智症團體家屋，提供服務多元選擇：提供失智症家庭社區化及專業照顧服務。 (二)因應偏遠地區長照需求，建置在地（部落）服務體系：辦理偏遠長照服務資源不足整合之照顧據點、並提供社區照顧管理平台，提供多元整合服務，補助交通相關費用，縮短城鄉差距。 (三)支持家庭照顧者、減輕民眾照顧負擔：建置家庭照顧者支持中心、服務據點及關懷專線，並提供技術指導。 (四)強化社區預防性照顧服務：積極增設社區照顧關懷據點、日間托老及各項健康促進活動。 (五)重視身心障礙者提早老化需求、充實照顧服務量能：提供在地化社區日間服務，並增強住宿式機構老化照顧功能。
	四、服務體系的延伸，極預防照顧。	延伸 1. 預防失能或延緩失能與失智之服務 2. 延伸至出院準備服務 3. 衝接至在宅臨終安寧照護	(一)強化失智症初級預防，普及充實社區照顧資源：積極辦理失智症早期介入服務方案，優化失智症社區服務據點。 (二)辦理預防失能及延緩失能惡化之服務：提供肌力強化運動、生活功能重建訓練、膳食營養、口腔保健、認知促進等服務。 (三)衝接出院準備服務 (四)衝接在宅臨終安寧照護

資料來源：行政院，2016，長期照顧十年計畫 2.0（2017-2026 年）（核定本）[11]。

二、長照服務的財務規劃

（一）國際長照財務（long-term care financing）制度

　　長期照顧財務制度之規劃須考慮錢從哪裡來？稅收或保費？哪一種稅？保費費基（保費計算依據）為何？如何分擔？如何繳交或徵收？要交多少？如何確保財源足夠且穩定等 [13]。

　　最常被討論的是單一普及性公共長照制度國家的財源要採用稅收制或社會保險制（long-term care insurance）？（1）稅收制以稅收為主要財源，實施國家包括瑞典、丹麥、挪威、芬蘭、奧地利、法國。政府面對人口老化，公共長照支出高升，且稅收受經濟景氣波動影響，因此政府需量力而為，調整補助對象、項目及額度以控制預算，故較不會有浪費情形；（2）社會保險制以保險費為主要財源，多數國家政府也分擔保險費，實施的國家有荷蘭、德國、盧森堡、日本、韓國、以色列、比利時，這些國家多數在醫療服務也採社會保險，其公共長照支出占 GDP 的比率，除了荷蘭（3.7%）、與日本（2%）外，通常較北歐國家甚至 OECD 各國平均值為低，保險費隨薪資或所得成長而自動成長，有基本保險費設計，財源充足性及穩定性較高，專款專用；財務費用由社會成員共同分攤，維持權利義務對等的基本精神，透過社會參與及公共監督，制度設計及改革較易隨民眾需要而微調，且人人皆需繳保險費，互助性較佳。另外有些國家以稅收提供長照服務，但有些服務需要資產調查（means test），非屬單一普及制度，如澳洲、加拿大、愛爾蘭、英國、美國；另比利時以社會保險提供長照服務，其健康保險亦提供護理與個人照顧服務 [13]。

　　至於稅收制與社會保險制孰優孰劣，各有見解，建議查閱行政院長期照顧十年計畫 2.0 報告 [11]、謝明瑞與周信佑 [14]、李玉春 [13,15] 等相關文獻；無論財源籌措來自哪裡，最重要的是要考慮財務充足性、財源穩定性、財務負擔公平性（以量能負擔為原則）、永續經營可能性 [13]，如何以有限資源發揮最大效用，照顧到需要的失能民眾。

　　在給付方面，究竟要採服務給付（in kind）或現金給付（in cash）呢？多數國家以服務給付為主，少數情況只採現金給付；德國是採混合制，失能者可選擇由家人而非正式照顧者提供照護，政府會以少於五成的金額支付家庭照顧者，亦即鼓勵及肯定家人的協助；基於照顧人力短缺，OECD 國家多數（3/4）有提供現金給付

或照顧津貼以及各類照顧者支持服務。日本不鼓勵現金給付，以免主要照顧工作落在家庭中的女性。

（二）臺灣長期照顧財務制度

長照十年計畫 2.0 以指定稅作爲長期照顧財源，增訂以調增遺產稅及贈與稅、菸酒稅中之菸品應徵稅額所增加之稅課收入，作爲特種基金之財源。除擴大給付對象從 4 類爲 8 類外，給付項目以補助服務使用爲原則，由長照 1.0 的 8 項，增加爲失智照顧、原民社區整合、小規模多機能、照顧者服務據點、社區預防照顧、預防／延緩失能，以及延伸出院準備、居家醫療等 17 項，向前端銜接預防保健，降低與延緩失能，並向後端銜接安寧照護，讓失能與失智者獲得更完整、有人性尊嚴的照顧。

長照十年計畫 2.0 於 2018 年導入特約制度以及長期照顧給付及支付基準（2022 年改爲長期照顧服務申請與給付辦法），整合原有十項服務爲四大類給付，包括照顧與復能服務、交通接送、輔具及居家無障礙環境改善以及喘息服務。給付標準係由照管專員依據照顧管理評估量表評估後由電腦核定，長照需要等級由 1.0 的 3 級改爲 8 級，主要給付 CMS2 至 CMS8 級；CMS 級數愈高，代表失能程度愈重，給付額度亦愈高。照顧服務之支付，在長照十年計畫採時薪，無論照顧輕或重度失能、過胖或過瘦、有攣縮或失智、假日或上班日，都給一樣的時薪，造成照服員挑個案或勞逸不均；政府在規劃長期照護保險時建議針對嚴重失能、難照顧、偏鄉、夜間或假日予以加成；長照十年計畫 2.0 以論量計酬支付居家照顧服務、大幅提高照顧服務支付標準與居家服務員最低薪資規定，此外並參採長照保險規劃建議，對特殊情形的服務加成給付。

使用長照服務需支付部分負擔，長照十年計畫 2.0 將「長照福利身分」分爲長照低收入戶、長照中低收入戶、長照一般戶。長照低收入戶，包括列冊之低收入戶及中低收入戶、與符合領取中低收入之老人（收入未達最低生活費 1.5 倍，每月發給新台幣 7,759 元之老人）。長照中低收入戶包括身心障礙者生活補助資格者、以及符合領取中低收入老人（收入達最低生活費 1.5 倍以上，未達 2.5 倍，每月發給新台幣 3,879 元之老人）。長照低收入戶免部分負擔，長照中低收入戶視使用服務項目收取 5-10% 不等的部分負擔；長照一般戶則收取 16-30% 不等的部分負擔。因服務給付額度與部分負擔會滾動修正，請參閱長期照顧十年計畫 2.0 核訂本 [11]，以及衛福部長照專區的資訊。

第四節　長期照顧服務的品質確保

　　照顧品質確保（quality assurance），可分為內控與外控。內控是機構自我管理，外控是政府透過長照人員的執業登錄、繼續教育訓練、定期訪查與評鑑長照機構、及輔導機構的方式進行長照品質確保。依《長期照顧服務法》第 39 條規定，主管機關對長照機構應予輔導、監督、考核、檢查及評鑑，以健全長期照顧服務體系、確保照顧服務品質、保障接受服務者之尊嚴與權益。專任或兼任長照人員皆要執業登錄，以利盤點長照人力的供需是否失衡，將員工繼續教育訓練時數納入每年一次的訪查與四年一次的評鑑指標，促使長照人員接受訓練提升照顧品質；針對考評結果較弱的機構，通常地方政府會邀請學者專家協助後續的輔導 [16]。

一、執業登錄

　　《長期照顧服務法》第 18 條第 4 項增訂長照人員之資格，授權由中央主管機關定之，以確保與提升長照服務品質。

二、人員教育訓練

　　為確保長照服務的專業和品質，《長期照顧服務法》及其子法規定長照人員需要修習長照積分。積分（學分）數的計算，係自認證證明文件生效日起，每六年持續教育積分合計達 120 點以上，通常每 1 小時課程為 1 積分，但拿到長照小卡前上的課不算。應修習的課程包括（1）專業課程：若和各專門職業人員法繼續教育課程性質相近者，其積分得相互認定；（2）專業品質；（3）專業倫理；（4）專業法規。第（2）至（4）款繼續教育積分課程之分數，合計至少 12 點，其中應包括消防安全、緊急應變、傳染病防治、性別敏感度及多元族群文化之課程（俗稱五合一課程）；超過 24 點者，以 24 點計。醫事人員及社工人員的長照課程分 Level I、II、III；應先完成 Level I 課程（長期照顧的基本課程），始可認證為長照人員；Level II 課程（回歸各專業常見的長照問題與照顧技巧）與 level III 課程（複雜個案跨專業團隊之照護）可計入長照 6 年 120 積分中。

三、督導考核與長照機構評鑑

　　長照機構提供服務的對象，均為生活自理能力有困難者，故對於服務單位提供照護措施之品質，除內部應有監控機制外，政府部門亦應負有監督機制之責任，一般所稱外控機制，目前多以評鑑方式進行。評鑑委員須經過正規的訓練，對於整個評鑑工作流程必須非常熟稔，恪遵公正、公平及公開的原則執行評鑑工作。而評鑑工作是一種對人群服務不可或缺的活動，故須借重完整的評鑑人員訓練、規劃周詳的評鑑指標及具公信力之評鑑制度，方可達到評鑑之最終目標 [17]。依據《長期照顧服務機構評鑑辦法》第 3 條規定，中央主管機關主辦住宿式長照機構及含住宿式長照機構之綜合式長照機構評鑑，直轄市、縣（市）主管機關主辦社區式長照機構及居家式長照機構評鑑。主辦機關依法定期間公告評鑑基準及評鑑作業程序。

　　現行規定長照機構每四年接受長照評鑑一次，若有新設立或停業後復業者，自營運或復業之日起滿一年後之一年內應接受評鑑。原評鑑合格行政處分經撤銷或廢止，或前一年評鑑結果為不合格者，自行政處分送達之日起一年內，應接受評鑑。住宿式機構評鑑的項目會包括「行政組織與經營管理」、「專業服務與生活照顧」、「環境設施與安全維護」、「權益保障」及「改進與創新」五大面向。地方政府居家式、社區式長期照顧機構評鑑的項目，多數會視機構屬性增刪包括「行政管理」（工作手冊、異常事件處理流程、服務人員管理、感染管制與預防）、「服務對象權益保障」（服務契約簽訂、意見反映／申訴機制、個資管理與保密性）、「服務品質」（服務具時效性、紀錄完整性、復能計畫、督導機制、服務人員教育訓練）、「安全維護」（無障礙設施、環境安全、消防安全、投保公共意外責任險）等項目。

　　長照機構的長照工作者被要求每年接受體檢與接種流感等疫苗，住宿式長照機構住民也要接種流感等疫苗；2004 年疾病管制局有《人口密集機構傳染病監視作業注意事項》，要求長照機構對於異常上呼吸道感染、咳嗽持續三週、類流感、每日腹瀉三次（含）以上、不明原因發燒、疥瘡等都要進行通報。通報方式以網路為主，依地方衛生局規定於「人口密集機構傳染病監視作業登錄系統」或特定系統中進行通報，並遵守各系統作業注意事項。在新冠肺炎疫情發生後，長照機構的感染管控變得更重要，包括詢問 TOCC 旅遊史、接種新冠肺炎疫苗、機構清消方式及濃度與頻率、群聚發生之因應措施。TOCC 內容包括四部分，旅遊史（Travel history，14 天國外旅遊情形包括轉機過境國家）、職業史（Occupation，平時從事什麼職業，是否為高風險）、接觸史（Contact history，近期接觸及出入場所、參加

集會活動等情形)、群聚史(Cluster,近一個月內接觸的家人及朋友是否爲風險個案)。

四、專業服務品質監測指標

對於衛生福利部、縣市長照管理中心、長照 A 單位、以及長照 B 單位,有關於時效性、服務量、一致性(個案評估之照顧問題與服務提供內容)、行政品質與服務品質的監測,以確保長照服務提供的品質與效率;最理想的品質監測是串聯健保資料評估服務介入成效。其次是由機構定期填報跌倒、壓傷、約束、營養、非計畫性轉至急性醫院住院率、院內感染等六項品質指標,並提出預防、處理與監測方式,該等項目已列入住宿式長照機構評鑑項目中。

第五節　長期照顧政策的展望

我國人口老化速度較歐美國家快,且有人口銳減問題,需加速重視預防保健及照顧整合。

一、預防保健

應加速發展世界衛生組織倡議的活躍老化(active ageing),推動預防及延緩失能讓所有國民更健康,包括恢復失能者部分的內在能力。

1. 推動高齡友善環境(aged friendly environment):包括高齡友善城市、社區、餐廳、職場、醫院、長照機構;推動高齡友善的八大面向,包括無礙〔住宅、公共建築、人行步道、交通運輸等無障礙之通用設計(universal design),與安全的公共空間〕、暢行(交通運輸)、安居(住宅)、親老(社會參與)、敬老(敬老與社會融入)、不老(工作與志願服務)、連通(通訊與資訊)、康健(社區及健康服務)(詳健康署網站)。

2. 倡議健康老化應從胎兒時期開始:胎兒時期與受孕前父母的健康狀況(如遺傳性疾病)與健康行爲(如酗酒、藥物濫用、營養不良、吸菸或吸二手菸、受虐等)皆有可能影響出生後的健康。提高民眾的健康素養(health

literacy），推動全民運動、健康飲食、心理健康、社交互動與規律良好的生活習慣皆有助於健康老化。

3. 倡議有為老化（productive ageing）：長者如何退而不休，藉由加入有薪資的工作、擔任志工、或協助家人照顧兒童或生病者，都可使個人更健康，家人與社區更有活力。

4. 提升長者內在能力：WHO（2019）《長者整合性照護評估指引》（Integrated Care for Older People Guidelines, ICOPE），提出五個步驟，從初篩或複篩認知、行動、營養、視力、聽力及憂鬱 6 大面向；擬定照顧計畫、轉介與追蹤、再評估等，提升內在能力，達到預防及延緩失能的效果。未來應加速推廣將內在能力下降的民眾，轉介到社區健身俱樂部、預防延緩失能據點、長照 C 據點、社區關懷據點等處，以提升或減緩內在能力之下降。

二、照顧整合

朝基層醫療與長照密切結合，提升照顧品質、紓解照顧人力短缺、減少公共財務支出升高的壓力。

1. 長照 2.0 與基層醫療服務的整合：長照服務提供者宜發展多元或多層級照護或合作模式，長照失能者常伴隨多重慢性疾病，也會面臨安寧及家屬哀傷輔導的事宜，從連續性周全性照護的角度，長照服務單位應與基層醫療院所緊密合作，長照人員宜發展一人兼具基本護理、復能、營養、照護技巧等各專業基本之功能（一人多功），始能提供有效率的周全性照護。

2. 長照 2.0 與預防延緩失能服務的整合：WHO（2019）提出以 ICOPE 周全性評估社區長者健康狀況、擬定照顧計畫、轉介社區、醫療或長照服務進行介入，進而提升長者之內在能力或延緩內在能力的下降，其對象包括健康、亞健康、以及失能失智的長者；長照 2.0 若能結合 ICOPE 與預防延緩失能服務於社區、居家、以及住宿式長照機構，將有助於失能者及其家庭照顧者的活躍老化。

3. 逐步照顧住宿式服務機構使用者：長照十年計畫以推廣社區及居家長照為主，對於機構式服務使用，僅限家庭收入未達最低生活費者，若重度失能全額補助；中度失能專案評估補助。2019 年 7 月修正公布《所得稅法》第 17 條，增訂長期照顧特別扣除額，符合衛福部「須長期照顧之身心失能

者」，納稅人本人、配偶或受扶養親屬每人每年定額減除 12 萬元；2020
年 5 月報稅時，可檢附文件申報扣除，減輕家庭裡有長照需求者的繳稅負
擔。長照 2.0 升級計畫自 109 年 1 月起推出《住宿式服務機構使用者補助
方案》，對於入住機構滿 90 天以上且稅率未達 20% 者，每年可補助最高 6
萬元；重度失能無家人可提供照顧入住機構者仍需要政府提供經費的補助
支持。

4. 引導以人為中心的照護（person-centered care）：過去的照顧較偏重專業技
   術導向，考慮到個案充權，增加其內在能力，國際趨勢已朝向以人為中
   心，考慮個案人格特質（personhood），瞭解個案（knowing the person）喜
   歡與不喜歡哪些事情，極大化個案的自主與選擇權（maximizing choice and
   autonomy），讓個案覺得像在自家一樣的安適（comfort），培養促進關係
   （nurturing relationships）、及支持性的物理環境 [17]；以利失能者能夠自
   助，提高其內在能力。

5. 以家庭為中心的照顧（family-centered care）：家庭照顧者是照顧失能者最主
   要的人力；若要讓失能者在地老化，盡可能留在其熟悉的家中，支持家庭
   照顧者包括建置支持服務網絡、提供支持性服務、減輕照顧負荷、提升照
   顧技巧、增進照顧品質、鼓勵家庭照顧者偕同失能者參與社區活動，並因
   地制宜發展符合在地需求之家庭照顧者支持性創新服務項目皆極重要，以
   利家庭成員互助。

6. 以社區為中心的照護（people-centered care）：必須藉由公私協力，將社區資
   源（包括志工人力）結合到人與人的關懷與守望相助，給予失能者與其家
   庭照顧者社區支持與協助，達到失能者與其家屬提升內在能力、預防延緩
   失能與失智。

7. 心理健康融入長照：失能者、家庭照顧者、本籍照顧者、或外籍看護工，
   有較高發生憂鬱、焦慮、疏離、恐慌、負向情緒、與精疲力竭；失能者及
   其家庭照顧者尚有較高失業的風險；除導入支持、喘息、陪伴等服務外，
   強化正向思考、心理健康促進、避免心理不適同具重要性。

8. 提升偏鄉（區）衛生所長照服務的量能：2007-2017 年臺灣人口增 60 多萬
   人，但全國已有 224 個鄉鎮市區人口減少，未來全國人口減少，人口減少
   的鄉鎮數會更多。若醫療院所因偏鄉就醫人口減少而撤退，則偏鄉衛生所
   會是守護偏鄉民眾健康促進、預防保健、醫療、長照最重要的基層機關。

盤點與提升衛生所空間、人力與能力皆刻不容緩。

9. 社區與住宿式機構的創新設計：因應新興傳染病，尤其是新冠肺炎藉由空氣傳染，避免群聚的環境設計、通風設計、照顧模式、與感染控制，皆須有新的思維。

10. 善用智慧科技或輔具：可增加失能者獨立生活的能力，減少失能者的照顧需求及照顧者的照顧負荷。

總　結

臺灣人口面對快速高齡少子化，長照需求的人數會增加，能提供照顧服務的勞動人力會減少；強化全民的預防保健，推動高齡友善環境、活躍老化、有為老化、激發個案內在能力，減少長照失能需照顧人數與照顧密度是最高指導原則；健全長照體系，確保照顧人力的量能、縮減城鄉差距、強化整合照護、確保照護品質（包括醫療與長照，長照的各類型服務）、善用智慧科技或輔具、落實通用設計、發展照護以人為中心，公私協力以社區為中心的服務，皆愈趨重要；而長照財源的確保是長照永續發展的基石。

關鍵名詞

長期照顧／護（long-term care, aged care, continuing care）

長期照顧服務法（Long-term Care Services Act）

日常生活功能（activities of daily living, ADLs）

工具性日常生活功能（instrumental activities of daily living, IADLs）

急性後期照護（post acute care, PAC）

可逆（reversible）

復能（reablement）

非正式照顧服務者與正式照顧服務者（informal care giver and formal care giver）

內在能力（intrinsic capacity）

長期照顧體系（long-term care services delivery system）

長期照顧管理中心（long-term care assessment team, aged care assessment team）

守門員（gate keeper）

照顧管理專員（care manager）

長期照顧服務機構（long-term care facility）

居家及社區式長期照顧服務（home and community long-term care）

住宿式長期照顧機構（residential care facility, institutional care）

喘息服務（respite care）

在最適地老化（ageing in right place）

送餐服務（meals on wheels）

輔具（assistive device）

日間照顧中心／夜間照顧中心（day care center / night care center）

團體家屋（group home）

居家醫療照護服務（home health care）

照顧服務（personal care）

無障礙環境或通用設計（barrier free environment, universal design）

長期照顧財務（long-term care financing）

長期照顧保險（long-term care insurance）

長照給付（long-term care benefit）

服務給付或現金給付（in kind or in cash）

品質確保（quality assurance）

繼續教育（continuing education）

長照機構評鑑（long-term care accreditation）

活躍老化（active ageing）

有為老化（productive ageing）

以人為中心的照護（person-centered care）

以社區為中心的照護（people-centered care）

複習問題

1. 長期照顧政策為什麼重要？

2. 長期照顧服務機構管理的相關法源有哪些？

3. 何謂居家與社區式長照服務？

4. 何謂住宿式長照機構？

5. 近年重要的長照政策有哪些？

6. 稅收制與社會保險制有何不同？

7. 長照十年計畫 2.0 與長照十年計畫給付項目與支付制度有哪些變革？

8. 政府如何確保長期照顧機構服務的品質？

9. 面對高齡少子化，我國長期照顧政策應如何發展？

引用文獻

1. Kane RA, Kane LK. Long Term Care: Principles, Programs, and Policies. NY: Springer, 1987.

2. WHO. Home-Based Long-Term Care, Report of a WHO Study Group. WHO Technical Report Series 898. Geneva: World Health Organization, 2000.

3. 國家發展委員會：人口推計（2020 至 2070 年）數據——中推計。2020。https://pop-proj.ndc.gov.tw/download.aspx?uid=70&pid=70。引用 2021/08/03。

4. 吳肖琪、周世珍、沈文君、陳麗華、鍾秉正、蔡闇闇、李孟芬、周麗華、謝東儒、高雅郁、陳敏雄、陳君山、謝美娥：我國長期照護相關法規之探討。長期照護雜誌 2007；**11**（**1**）：35-50。

5. 吳肖琪、翟文英：長期照護服務法之研議。醫療爭議審議報導 2011；**50**：14-20。

6. 林麗嬋、吳肖琪：「長期照護服務網計畫」規劃草案。臺北：行政院衛生署，2010。

7. 吳肖琪：居家與社區照顧。馮燕等編著：長期照顧概論。新北市：國立空中大學，2018a。

8. Logan PA, Horne JC, Gladman JRF, Gordon AL, Sach T, Clark A, etc. Multifactorial falls prevention programme compared with usual care in UK care homes for older

people: multicentre cluster randomised controlled trial with economic evaluation. BMJ 2021;**375**:e066991.

9.　吳肖琪：長期照顧管理中心。馮燕等編著：長期照顧概論。新北市：國立空中大學，2018b。

10.　行政院：長期照顧服務量能提升計畫（104~107 年）（核定本）。2015。https://www.ey.gov.tw/Upload/RelFile/26/730958/37bc9015-e3da-4ba8-9a98-cd8c5384b97a.pdf。

11.　行政院：長期照顧十年計畫 2.0（106~115 年）（核定本）。2016。

12.　吳肖琪、林麗嬋、葉馨婷、蔡誾誾：百年大計──建構我國長期照護服務網。社區發展季刊 2011；**133**：209-21。

13.　李玉春：長期照顧財務制度。馮燕等編著：長期照顧概論。新北市：國立空中大學，2018。

14.　謝明瑞、周信佑：長照保險制與長照稅收制之比較分析。中央網路報，2016 年 6 月 9 日。

15.　李玉春：稅收制？保險制？或第三條路。監察院 106 年老人人權研討會，臺北，2017。

16.　吳肖琪、朱凡欣、林麗嬋、陳雪慧、張美美、周麗華、葉俊郎、楊雅茹：臺北市社區與居家式長期照顧機構評鑑指標之建置。長期照護雜誌 2019；**23**（**2**）：121-131。

17.　Stufflebeam DL, Shinkfield AJ. Systematic evaluation. Norwell, MA: Kluwer-Nijhoff, 1985.

18.　Crandall LG, White DL, Schuldheis S, Talerico KA. Initiating person-centered care practices in long-term care facilities. Gerontol Nurs Nov 2007;**33(11)**:47-56.

19.　內政部：歷年全國人口統計資料──鄉鎮市區人口數按性別及年齡分。https://www.ris.gov.tw/app/portal/346。引用 2021/01/30。

20.　吳肖琪、周世珍、沈文君、陳麗華、鍾秉正、蔡誾誾等人：我國長期照護相關法規之探討。長期照護雜誌 2007；**11**（**1**）：35-50。

21.　吳肖琪、陳慧姍：長照服務產業的水平與垂直整合。薛承泰等著：臺灣長照產業的發展與挑戰。臺北：中技社，2016。

22.　吳肖琪、周麗華、周佳怡、沈佳蓉：我國山地離島偏遠地區社區化長照服務據點計畫之回顧與展望。長期照護雜誌 2016；**20**（**3**）：203-11。

23.　葉莉莉：我國長期照護資源供給調查。臺北：行政院經濟建設委員會，2009。

24.　戴桂英、吳淑瓊、江東亮：美國老人醫療保險急性後期照護的發展。台灣公共衛生雜誌 2006；**25**（**5**）：323-329。

25.　吳肖琪、蔡惟丞、吳義勇、陳潤秋、高淑真、陳玉澤…汪辰陽：新北偏區衛生所長照 All-In-One 計畫之成效評估。台灣公共衛生雜誌 2021；**40**（**4**）：371-381。

第三篇
健康照護組織（機構）管理

第 10 章
健康照護組織企劃與策略管理

白佳原　撰

學習目標

一、瞭解組織策略規劃之整體概念與考量因素。包含五個基本進行
步驟、SWOT、Porter 五力分析以及 CVP 分析法

二、瞭解健康照護機構之功能與事業層級策略、公司層級策略。包
含如何藉由醫療價值鏈分析進行垂直整合與水平整合，以及民
營化策略、機構併購整合與創新投資策略

三、瞭解昂貴的醫療儀器投資需考量其投資報酬率，以及如何運用
分析層級程序法作為決策評估依據

四、瞭解全球化競爭下之健康照護策略以國際醫療與醫療 e 化為趨
勢，包含國際醫療旅遊、國際企業合作模式、遠距醫療服務以
及虛擬醫療的發展

前　言

　　企劃及策略管理包括策略形成的過程以及面對各種競爭環境，如何使機構更有競爭力，以達成機構所設定的目標。各種政策、行動及對應的策略可以使機構合理的分配各種資源進入部門中，同時增加內部競爭力及克服內部之困難。運用 SWOT 與 Porter 五力分析可幫助整合、梳理組織之優劣勢及其競爭力。一個機構必須針對未來 5-10 年發展完善的機構策略，包括發展新的治療、因應時代更新大樓、設備等功能與事業層級之策略，或是整合醫療體系、開拓分院、開展相關醫藥健康照護事業、委外經營等公司層級之策略。除此之外，組織企劃與管理亦須考量全球化競爭之下的轉變策略，觀察國際醫療、醫療 e 化之趨勢，並尋找與國際企業合作之機會。

　　組織的競爭優勢在於創造一個讓競爭者無法或難以模仿、複製的核心價值。醫療機構裡包含醫護的專業、新穎的儀器、醫院整體的品牌與經營管理等。其他健康照護機構之優勢可能包括絕佳的地理位置、開闊的環境、建築設計等。許世凱 [1] 認為小型養護機構競爭優勢是公道的收費、良好的商譽、機構評鑑優良、自有建築物、符合潮流的經營理念、效率的服務、像「家」的氣氛，「經營者特色」是小型養護構主要的競爭優勢。目前的長照 2.0 架構的照顧體系就是整合醫院與長照機構，串連醫療、長照、住宅，打造預防和生活支持的長照體系。

　　健康照護機構的策略發展需考量醫院評鑑之標準。臺灣衛生福利部的醫院評鑑基準要求醫院在策略規劃過程中，須由醫院的監理團隊（例如：董事會、院長、出資者等）負責邀集經營團隊（例如：院長、資深主管、部科等）設定醫院宗旨、願景及目標，明訂組織架構及指揮系統，落實分層負責與分工。並由監理團隊尋求必要資源，經營團隊遵循宗旨、願景及目標，擬訂計畫與策略，型塑追求病人安全及醫療品質之文化，建立內部病人安全、品質促進及管理機制。在策略規劃過程中，必須將服務區域民眾之需求納入，以符合醫院永續發展之需要。另外，經營團隊應具備執行職務所必須之知識、技能及素養，定期收集病人安全、醫療品質與經營管理（業務與流程）相關之全院指標並進行分析，並應定期針對相關資料之分析結果進行討論，以確認需改善之相關議題。其他，如會計、成本管理與財務稽核作業等亦是確保醫院永續經營所不可或缺者。

　　具有公平性之評選亦是健康照護機構策略發展時可參考之標準。梅約診所（Mayo Clinic）被 *U.S. News & World Report* 評選為美國最佳醫院，在品質與安全方

面的排名比其他醫療機構還高。儘管沒有一套衡量標準能夠完美代表醫療保健的品質，這些組織的評選與排名是對梅約承諾每天為病患提供最高品質醫療護理的認可。在美國醫療保險與醫療補助服務中心（The Centers for Medicare & Medicaid Services, CMS）的醫院整體品質星等評級（Overall Hospital Quality Star Ratings）中，梅約診所的 13 家醫院中有 6 家獲得五顆星的評價，全美的平均水平為三顆星。星等評級的標準分為七大類：（1）死亡；（2）護理安全；（3）再入院；（4）患者體驗；（5）護理效果；（6）護理的及時性；（7）有效使用圖像。

第一節　健康照護組織策略規劃之概念與考量因素

　　策略係指管理者為了提高組織業績和表現的一系列相關行動，而策略來自於正式、有制度且有想法的整體規劃過程。現實中成功的策略案例有各自的處境，雖並無一套可完全套用在所有情境上的模型，但釐清基本的概念和原則仍有助於策略的形成。

一、策略規劃的五個步驟

　　有效的策略產出可依據以下五個步驟進行 [2] ：
1. 確認組織的主要目標（major goals）。
2. 分析組織的外部競爭環境，以識別組織所具備的機會與威脅。
3. 分析組織的內部經營環境，以識別組織所具備的優勢與劣勢。
4. 選擇符合組織使命、目標、優勢、可行且足以糾正劣勢的策略，以利用外部機會並因應外部威脅。
5. 執行策略。

　　主要目標需為精確、可衡量且具有未來性的特質。可衡量性指的是經營者可依據標準判斷組織的表現是否符合所設定的目標。為了容易聚焦，需設定具有挑戰性且實際可行的目標，挑戰性可以激勵所有員工尋找改善組織營運的方法。再者，必須設定目標完成之時程，設定期限所帶來的急迫感可以成為激勵員工積極完成任務的動機。

　　在整體的制度規劃上，針對目前所遇到的困境，進行優勢與劣勢的分析，可以

醫療機構經營與病患之醫療品質兩者雙贏的思考進行規劃。臺灣的醫院服務體系一般是封閉式系統（closed system），意指醫院與醫師之間有約僱關係，不容許醫師在院外雙重執業（dual practice），院內所有人員、硬體設備與所提供之醫療服務皆隸屬於該醫院直接經營，醫院間彼此獨立，軟硬體設備沒有流通，其優點在於方便管理，責任歸屬劃分清晰。然而亦會有醫療人力不均、醫療資源城鄉差距、醫師值班之議題等，尚有改善之空間。研究者以美國的開放式醫療制度運作（open staff system）為例提供規劃參考，開放式醫療體制指主治醫師為開業醫師，醫院與主治醫師之間為簽約之合作關係，醫師診療的醫師費由病人和保險機構直接支付，簽約內容和所需配合之醫療服務事項皆由開業醫師與醫院雙方協調以達成共識。換言之，除了住院醫師和實習醫師外，醫院沒有聘請專任的主治醫師。開放式醫療機構的優點在於當開業醫師的病患須接受進一步治療時可轉介至醫院，並由該開業醫師負責該病患在院內之治療，醫院提供較全面的硬體設施，可提升病患的醫療品質，同時由於主治醫師為病人的家庭醫師或專科醫師，對其病史、家族史皆可掌握，較有效率與安全性；另外，醫院與開業醫師簽約時亦可協調在醫院人力資源不足時連繫開業醫師支援，解決醫療人力不足的情形 [3]。開放式醫療制度亦有其缺點，於主治醫師而言，須於開業診所與醫院之間來回奔波；於病人而言，急診和手術的等候時間長，且病人皆需約診，無法立即在醫院現場掛號；於醫院而言，主治醫師不會關心醫院資材使用及醫院營運之狀況 [4]。

二、領導力與凝聚力

領導（leadership）是個人對他人的影響力，透過給予指令，帶領團隊達成團體或組織的目標。經營者是否成為有效的領導者取決於經營者的特質、行為以及領導才能。領導者須具備規劃與組織的概念性技能（conceptual skill）、溝通協調與理解他人能力的人際技能（human skill）以及能勝任工作的專業技能（technical skill）[5]。

凝聚力（cohesion）包含個人在組織中的態度與行為，態度係指個人在組織中的期待和意圖、對組織的認同和忠誠度以及對其他組織成員的態度；行為係指個人在組織中的參與、對人際關係的敏感度以及對組織的貢獻或其他指標 [6]。高階主管、領導和員工皆參與在策略規劃的過程中，強力的領導力與機構內的凝聚力為關鍵。以敏盛綜合醫院為例，在 2006 年 7 月經過全院領導者及員工的努力下，率先

成爲臺灣首家醫院通過醫療國際認證（JCI）的醫院，成爲國際性醫院，其策略爲強調品質全面化作爲國際化思維。

三、人口結構與區域經濟

人口結構變化與區域經濟對國家社會、經濟、政治、人力資源等皆有重大的影響。悉知人口結構中的年齡分布、性別比例以及該區域經濟之發展與人口從事之職業等現況，可使經營者在規劃策略時考量該地區之需求，以設定合適且有效的策略。例如：臺灣中南部、東部、離島爲老人人口比例較高的地區，因此對於長照之需求較高。以老年人口比率最高的嘉義縣爲例，根據 2021 年內政部統計，65 歲以上高齡人口 103,666 人，占該縣人口的 20.95%。65 歲以上人口比例超過 20% 顯示已進入超高齡社會，在健康照護方面須針對老人族群的需求進行規劃，發展高齡者保健與照顧服務產業。人口老化程度顯示市場機會大，可規劃發展醫養合一，醫院附設經營長照可使住民的健康照護更爲安全。照顧產業爲人力密集產業，需要培訓大量專業人員，亦可提供就業機會 [7]。

第二節　健康照護策略規劃分析：SWOT 與 Porter 五力分析之應用

一、SWOT 分析

經營者建立組織的主要目標之後，可藉由分析組織的外部競爭環境與內部經營環境，制定合適的組織發展策略。外部分析（external analysis）的基本重點是識別會影響組織表現的外在機會與威脅，其中所須檢視的外在環境包含三個層次：健康照護相關領域的環境、所在國家的環境以及更廣泛的社會經濟環境。內部分析（internal analysis）則是專注在檢視組織內的資源、潛力與競爭力，以識別組織的優勢與劣勢。SWOT 強弱危機分析（SWOT analysis）的思維模式即從外部與內部分析著手，幫助經營者利用外部機會（Opportunity）應對威脅（Threat），藉由消除劣勢（Weakness）來建立、維護與強化組織的優勢（Strength）。說明如下：

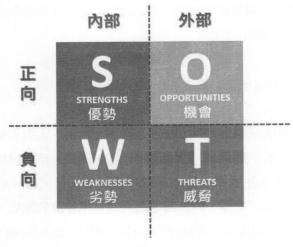

圖 10-1：SWOT 分析

1. **內部優勢**（Strength）：針對機構內部的強項進行分析，包含良好的環境、設備、制度、人才等內部軟、硬體資源。思考與其他競爭者相比較，本機構的正向特質有哪些。

2. **內部劣勢**（Weakness）：針對機構內部的缺乏與弱點進行檢視，包含資金匱乏難以擴建、人才招募不易等內部軟、硬體資源之劣勢。與其他競爭者相比較，有哪些特質是本機構所欠缺的。

3. **外部機會**（Opportunity）：指可以替本機構帶來競爭優勢有利外部因素，包含外在社會環境的變動、產業的進展、國家政策的規劃等外部因子，可作為適合機構成長的正向評估要素。

4. **外部威脅**（Threat）：指可能損害本機構的外部因素。威脅不同於劣勢，屬外在的影響，通常不在經營者的掌握中，例如天災、疾病、國際石油價格波動、原料成本上漲、新競爭者出現等不可抗力之外部影響。

SWOT 分析亦可使用在健康照護領域中 [8]，將繁雜的訊息統整為正向、負向、內部與外部四個象限，檢視機構現有的優勢與劣勢，並且掌握市場趨勢，在機構所處的大環境中，擬定任何可提升績效或競爭力的策略。以地區醫院為例，為了解決護理人力短缺，留任與招募不易，以及設備與資金資源不足之內部劣勢，通常利用與大型醫學中心合作之外部機會，來提昇醫院之競爭優勢。例如：耕莘醫院與臺大醫院聯合招訓住院醫師，並與清大、臺大及國防等醫學院簽訂學術合作計畫，以增加自身的競爭優勢；位於臺中的仁愛醫療財團法人與長庚醫療財團法人建立合

作聯盟，藉由引入北部的醫學中心資源來加強競爭優勢；臺南市立安南醫院委託中國醫藥大學藉興建營運移轉案（BOT）改善臺南市安南區及原北門次區域醫療資源不足的問題；青松健康事業機構以多角化經營，據點遍布中部各縣市與高雄，含括 7 家住宿式長照機構、2 家精神復健機構、20 家社區式長照機構（日照中心＋居家服務）等。簡聖哲 [9] 分析醫院轉型的關鍵，在與經歷過轉型成功的地區醫院深度訪談後，確認醫院轉型的七種類型，包含策略聯盟、外包委外經營、多角化、自費、社區醫院、專科醫院、醫療社團法人等，皆是善用各種外部機會，爲醫院找出新的特色與方向的方式。

　　茂盛醫院的轉型是將外部威脅轉爲醫院本身之優勢的實際案例。現代社會少子化現象嚴重，婦、幼兒科面臨病人減少之外部威脅，而茂盛醫院將外在威脅轉爲優勢，看見市場中不孕症狀的趨勢，因此稟持「創造人工生殖奇蹟、建立高品質婦幼照護網絡」之宗旨創立生殖醫學中心，經衛生福利部評鑑獲爲「優良試管嬰兒中心」，爲臺灣試管嬰兒技術的先驅與領航者。

二、Porter 五力分析

　　波特五力分析（Porter five forces analysis）又稱波特競爭力分析、產業五力分析（圖 10-2）。這個概念出自於麥可 • 波特（Michael E. Porter）在 1979 年發表的著作《競爭戰略：分析行業和競爭對手的技術》。主要分析五種產業上可能產生競爭力量的因素，包含「產業的競爭者」（Competition in the industry）、「產業的新進者」（Potential of new entrants into the industry）、「供應商的議價能力」（Power of suppliers）、「消費者的議價能力」（Power of customers）以及「替代產品的威脅」（Threat of substitute products）[10]。波特強調這五種力量是影響產業長期競爭的結構性因素，必須與政治環境、科技趨勢、產業成長等短期影響因子作區別。

（一）供應商的議價能力（Bargaining Power of Suppliers）

　　在自由市場的供需機制中，供應商的數量、供應產品品質、價格與差異性，將會決定產品製成的成本與利潤。當供應商數量少時，市場對供應商之產品有需求，供應商便擁有較大的議價能力，製造端或企業端較難從供應端反應成本；反之，當供應商數量較多時，供應商的議價能力較弱，製造端／企業端便處於相對優勢之位置。

在臺灣，無疑的健保署是具有絕對實力的供應商，醫療院所對其幾乎沒有議價能力。其他國家的國情則不同。舉例來說，以色列以每劑 80 美元的高價取得疫苗，因為以色列政府以「盡速控制疫情」與「人民健康安全」為優先。根據外媒 *BioSpace* 指出，莫德納每劑要價 25 美元至 37 美元（約新台幣 690.2 元至 1021.49 元）；AZ 疫苗價格在不同地區的價格都不同，歐盟 2.15 美元（約新台幣 59.36 元）、英國和美國 3 美元至 4 美元（約新台幣 82.82 元至 110.43 元）。臺灣的昂貴醫療儀器由於市場等因素，無法自製，則供應商的議價能力就高。有些則是為了國家防疫之戰略考量，因此用相對高價購買之，以保障其能順利研發生產：例如高端疫苗。

（二）消費者的議價能力（Bargaining Power of Customers）

消費者的原則與心態是以最便宜的價格買最高品質的產品，當產品的目標消費者數量少但訂單規模大時，得出現消費者向賣家議價之空間。通常占有率高、大型的連鎖機構之議價能力較高，在臺灣大型的連鎖醫院，例如長庚醫院、秀傳醫院、彰化基督教醫院等，其議價能力及空間較大。

（三）新進者的威脅（Threat of New Entrants）

假若進入產業的門檻高，則該產業的既存者在市場中可保有優勢的主導地位，由於客戶／消費者的選擇不多，產品競爭小，且相對專業性高，利潤相對較高；反之，進入的門檻若低，則產品競爭高，需要花費更多心力與成本爭取客戶和消費者的注意。市場新進者受到產業盈餘吸引而進入市場，他們會威脅市場份額與原物料供給，將降低產業整體盈餘。新進者的威脅、進入門檻以及原有業者三者之間兩兩相關。除此之外，高資本優勢與充裕現金流的新進者，亦可以藉由多角化經營，進入其他相關市場。

在臺灣，設立新的醫院及擴充病床數被醫療法嚴格控管。一般而言，原有的醫院若經營穩定，其市場是被保障的。同時，由於醫院之設立屬於資本密集且技術密集的產業，相對不容易有新進者進入市場；相反的，診所之新設立只要具備一定資格即可，相對容易進入市場，新設立的診所僅需評估地點附近的診所科別是否重複，同時針對區域之需求設置。

在臺灣，以往長照住宿型機構之規範較為寬鬆，住宿式長照機構設立單位除了財團法人之外，也有不少機構負責人依《護理人員法》、《老人福利法》等相關法律

設立住宿式長照機構，其引用法源、設立標準等不盡相同。《長期照顧服務法》上路後，新設立的「住宿式」長照機構，須依相關授權子法申請設立長照機構法人，包含「長照機構財團法人」與「長照機構社團法人」兩類。長照機構法人有較嚴謹之共通性規範，包含限制法人設立長照機構之區域、分類、家數及規模、設立必要之財產、董事會組成、資訊公開（如財報）、投資限制及年度收支結餘提撥等。推行《長期照顧服務法》時，原本就希望整合護理之家、身心障礙福利機構與老人福利機構等各式住宿式長照機構，在這樣的基礎上，《長期照顧服務機構法人條例》更訂出明確規範，往後只有財團法人、社團法人可以成立住宿式長照機構，這些新進的大型的財團法人機構有可能造成小型機構的威脅。

（四）替代品／替代者的威脅（Threat of Substitutes）

替代品的價格變化會影響主要產品的需求量，替代品的出現亦可能出現不同產業之間的較量。以下狀況發生時，會使得來自替代品的競爭壓力增加 [11]：

1. 好的替代品隨手可得且價格誘人。
2. 替代品具有相當水平或更好的性能特徵。
3. 消費者轉向購買替代品的成本較低。

可透過以下的跡象判斷替代產品之競爭力是否正在增強中：

1. 替代品的銷售增長速度較該行業銷售增長快。
2. 替代品之生產者正在投資增加產能。
3. 替代品之生產者獲得愈來愈高的利潤。

在美國，由於大型醫院手術費用高昂，病患轉而選擇具有相當水平且價位較低的門診進行就醫，門診手術中心取代了原本於醫院進行的小型手術。門診手術中心與大型醫院之間的小型手術競爭關係，屬於替代者的威脅之例子。

（五）同業競爭者的競爭（Rivalry among Existing Competitors）

對大多數的行業來說，競爭的激烈程度是決定行業競爭力的最大因素。同業的競爭激烈表示競爭者數量多且規模大，若產業的成長率低，則市占率競爭將更白熱化。瞭解競爭對手對於成功營銷產品至關重要，掌握對手的營銷策略並隨時做出反應，使消費者將其與競爭對手的產品區分開來。另外，透過創新可獲得持續的競爭優勢。

以下狀況的發生會使得競爭加劇且對機構發展造成強烈的影響力 [11]：

1. 消費需求緩慢增長或下降。

2. 消費者轉換商品的成本低。

3. 同行業之產品差異化小。

4. 生產能力和庫存過剩。

5. 高固定成本（fixed costs）或高儲存成本（storage costs）。

6. 競爭者眾多，或者規模和競爭實力大致相同。

當競爭激烈時，市場份額的爭奪非常嚴重，以至於大多數同業成員的利潤被壓制到最基本的水平；當競爭適中時，能讓同業之間處於活躍、健康的成長狀態，皆可獲得可觀的利潤；當競爭低弱時，同業間大多數對其銷售增長與市場份額處於滿意之狀態，不會採取爭奪客戶的攻勢。

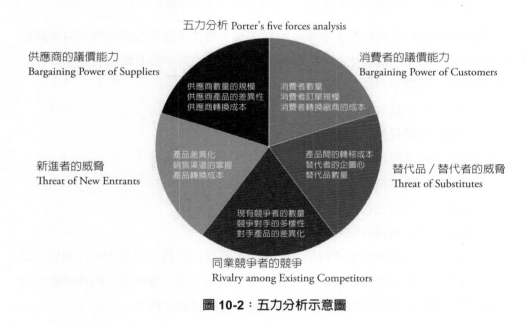

圖 **10-2**：五力分析示意圖

第三節　健康照護功能與事業層級策略

功能層級策略（Functional-level strategy）係指經營者針對提升價值創造活動的效率與效能所採取的行動。衡量效率最直接的方式為在特定產出的水準下所需投入的量。功能性策略除了效率的考量以外，以需維持品質、顧客回應以及創新的思考，在成本考量為前提下，發展差異化以創造價值，例如新型醫療器材的購入與使

用或是醫院之業務拓展。此節以教學醫院設立睡眠中心之 CVP 分析、個人防護設備庫存管理模式以及緊急用發電量之需求管控為例子，說明功能層級的管理在面對不同營運需求時需要注意的面向以及可行的參考策略。

一、CVP 分析法

　　某教學醫院設立睡眠中心的策略，藉由 CVP 分析法來評估**損益平衡點**（break-even point）的改變，進而推估睡眠中心開辦第三年和第五年時的投資損益情況 [12]。**CVP（Cost-Volume-Profit）**分析法是一種成本會計方法，利用成本（Cost）、數量（Volume）以及利潤（Profit）三項要點，分析變動成本（variable cost）與固定成本（fixed cost）的變化如何影響利潤 [13]。機構可使用 CVP 分析針對銷售價格、每單位的固定成本與變動成本進行假設與評估，檢視需要多少銷售單位才可實現涵蓋所有成本的收支平衡或達成某個最低的利潤率。CVP 公式如下：

$$\text{Break-even Point} \, \underset{\text{損益平衡點}}{=} \frac{\overset{\text{固定成本}}{\text{Fixed Costs}}}{\underset{\text{邊際貢獻}}{\text{*Contribution Margin}}}$$

$$\underset{\text{邊際貢獻}}{\text{*Contribution Margin}} = \underset{\text{銷售價格}}{\text{unit selling price}} - \underset{\text{變動成本}}{\text{unit variable costs}}$$

$$\underset{\text{利潤}}{\text{Profit}} = (\underset{\text{銷售數量}}{\text{Sales volume}} \times \underset{\text{邊際貢獻}}{\text{Contribution margin}}) - \underset{\text{固定成本}}{\text{Fixed costs}}$$

　　損益平衡點所代表的意義在於，當到達損益點時，收入等於支出，沒有利潤也沒有損失。掌握損益平衡點的優點在於使經理人得知當銷售維持在某個水平上時便可避免營業損失。透過下方成本利潤分析圖（圖 10-3）可以清楚明白固定成本、變動成本、收入以及損益平衡點之間的關係。

　　以教學醫院設立之睡眠中心為例，預估睡眠中心成立第一年每月 40 人次業績量，計算月收入、變動成本（例如：睡眠多項生理檢查醫師開單費、判讀費、技術師判讀獎金、檢查耗材費、行政管理費、行銷費用、教學研究費用）及固定成本（例如空間成本、水電空調費、技術員薪資、維修費用、裝潢折舊、醫材折舊），得以估算出投資效益之分析表（表 10-1）與成本利潤分析圖（圖 10-4）：

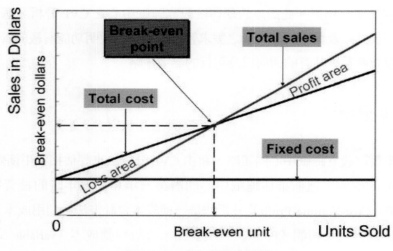

圖 10-3：成本利潤分析圖

表 10-1：以每月 40 人次估算睡眠中心的投資效益表

單位：台幣

	項目	金額($)		項目	金額($)
月收入	睡眠多項生理檢查	180,000	固定成本	睡眠中心技術員薪資	60,828
	Pulse Oximeter	14,400		睡眠中心技術員三節	
				獎金+退休勞健保費	23,212
	小計	194,400		空間成本	176,400
				水電空調費	43,120
變動成本	睡眠多項生理檢查			裝潢折舊費用	16,667
	醫師開單費5%	9,000			
	睡眠多項生理檢查			資材類折舊費用	3,333
	醫師判讀費10%	18,000			
	睡眠技術師判讀獎金	7,200		醫材類折舊費用	83,333
	檢查耗材費	6,400		維修費用	8,267
	其他變動成本	4,000		事務費用	8,516
	行政管理費用	10,000		其他費用	5,832
	行銷費用	10,000		小計	429,508
	教學研究費用	18,000			
	小計	82,600	總成本		512,108
			淨損		-317,708
邊際貢獻率*		0.575	損益平衡點 **		746,970

*：邊際貢獻率=1-(每人次變動成本2065元/每人次收入4860元)。

**：損益平衡點(number of unit)為154人次。

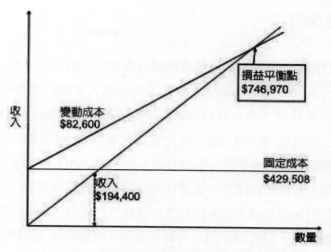

收
入

損益平衡點
$746,970

變動成本
$82,600

固定成本
$429,508

收入
$194,400

數量

圖 10-4：每月 40 人次估算之成本利潤分析圖

　　機構經理人可透過改變變動成本與固定成本，逐步調整成本與收益之比例，以降低損益平衡點。亦可透過每月不同人次的業績量設定，觀察如何達到損益平衡之模式，如下表（表 10-2）所示：

表 10-2：不同人次之效益分析表

	每月40人次	每月60人次	每月80人次
月收入	$194,400	$291,600	$388,800
變動成本	$52,400	$78,600	$104,800
邊際貢獻率	73.04%	73.04%	73.04%
固定成本	$209,640	$209,640	$209,640
總成本	$262,040	$288,240	$314,440
淨利	-$67,640	$3,360	$74,360
損益平衡點	$287,000	$287,000	$287,000

　　假設每月收入的健保支付點值為 1 點 1 元，評估第一年 40 人次／月的淨收入為負債 $67,640，第三年 60 人次／月之淨收入為每月盈餘 $3,360，第五年 80 人次／月，每月淨收入盈餘為 $74,360，並且當到達第三年每月 60 人次時會達到損益平衡。當健保支付點值 1 點降為 0.9 元時，每月業績量需達到 69 人次才達損益平衡，80 人次時，每月盈餘則為 35,480 元。CVP 分析法可有效的評估睡眠中心之經濟效益，幫助經理人經營機構，在不虧損的前提下提供民眾良好的醫療服務。

二、庫存管理模式

　　擁有足夠的醫療物資庫存量是健康照護機構管理策略中的重點之一。個人防護裝備（Personal protective equipment, PPE）是防止個人接觸傳染細菌與病毒等傳染物的裝備，包含手術用手套、外科口罩、防護衣等。由於 2003 年對抗 SARS 的經驗，為避免個人防護裝備供應不足，行政院衛生署自 SARS 後期即規劃全國衛生主管機關與各醫療院所建立充足的安全庫存量。此次 COVID-19 的疫情爆發，更加顯示個人防護裝備等醫療物資庫存的重要性。在醫療耗材管理層面，庫存數量會造成空間管理成本的增加與負荷，因此經營者需要建立可降低成本同時確保數量供應無虞的最佳化管理模式。研究調查顯示 [14]，過去臺灣醫療院所在醫療防疫物資的採購多為單獨招標或聯合招標的方式進行，大多反映有迫切降低防疫物資的數量與空間需求。因此，可行作法為建立個人防護裝備採購流通機制，將醫院的庫存轉移至聯合採購之平台商來協同採購與協同庫存管理，可有效配置與管理個人防護裝備資源，提升全體防疫單位的儲備觀念與效益。

三、緊急用發電量之需求管控

　　電力是維持現代醫院運作的重要基礎建設，許多維持病患生命運作的呼吸器、血氧機、生理監視儀器、開刀房、恢復室、血庫等設施與設備皆需要持續的電力供給與支援，即使有些設備自帶電池功能，卻也只能應付短暫時間的電力需求。因此，醫療機構皆設有緊急的發電機與相關系統，以避免地震、停電、戰爭等緊急事件發生導致的缺電危機。經營者需要針對緊急用發電量的需求進行管控，包含發電機及機房因應設備的品質管控、保養與維修、機房設置的地理位置等，皆需要十分謹慎小心。為了估計各級醫院所需之緊急用發電量，以作為設置發電機的參考，依據醫院等級、總病床數與供電範圍三個自變項，可求得預測函數如下：

$\acute{Y} = 1950.526 + 0.950\,X1 - 2048.888\,X2 - 2573.849\,X3 + 127.008\,X4 + \varepsilon$

$\acute{Y}$：總發電量

X1：總病床數

X2 與 X3 是虛擬變數

X2 ＝ 0，X3 ＝ 0：表示醫學中心

X2 ＝ 1，X3 ＝ 0：表示區域醫院

X2 ＝ 0，X3 ＝ 1：表示地區醫院

X4：供電範圍

ε：誤差值

研究成果顯示 [15]，在迴歸模式中每增加一個病床數，平均需要 0.950 千瓦的發電量；供電範圍每多增加一個單位，就需要 127.008 千瓦的發電量。

第四節　公司層級策略：健康照護機構之垂直整合與水平整合

一、醫療價值鏈

　　醫療價值鏈以商管的**價值鏈**（value chain）概念，藉由垂直整合與水平整合的整體策略規劃，使健康照護機構得以更全面性的發展。價值鏈管理之意義是從整體的角度最佳化核心業務流程，降低經營成本、控制經營風險，以提升市場競爭力，實現價值增值 [16]。每間公司的業務是由內部一系列之運作所組成的，從生產、營銷、運送到服務等一系列的活動，結合形成價值鏈，如圖 10-5 所示。價值鏈是指將投入（input）轉化為產出（output）的功能活動鏈，轉化的過程涉及**主要活動**（primary activities）**與支持活動**（support activities）[2]。構成公司價值鏈的主要活動和支持活動的種類與內容，根據公司業務的具體情況而有所不同，因此圖 10-5 所列出的內容為說明性質而非確切定義。價值鏈專注於創造有價值的活動，是檢驗客戶價值主張與商業模式運作的理想工具，可深入瞭解公司的成本結構與利潤，配合價值鏈分析（Value chain analysis）[17]，這套工具可以系統化分析企業競爭優勢，透過將公司內部核心與外部競爭環境結合，使得資源分配得以達到最佳化 [11]。

　　將價值鏈的概念與醫務管理結合，首先必須定義醫療機構的策略標準。一個大型機構內部各單位會有不同的競爭優勢，因此有不同的策略需求。在開始進行價值鏈分析之前，必須釐清整合的標準為何——是以機構內部各單位之自主權為標準？或是機構內部及外部價值鏈之間彼此共同的連結關係為標準？接續進入辨識機構的重要價值活動的階段，確立機構有哪些主要活動（primary activities）以及支持活動

（support activities），劃定其成本，並確認其來源，估算機構之產值與利潤，找出各項活動連結之間的關係。可藉由波特的五力分析之概念，衡量機構之專長，找出最具競爭力的策略。另外，也須研究機構服務對象之價值，理解服務對象之需求與期待，再依據機構之專長選擇最佳的整合策略。

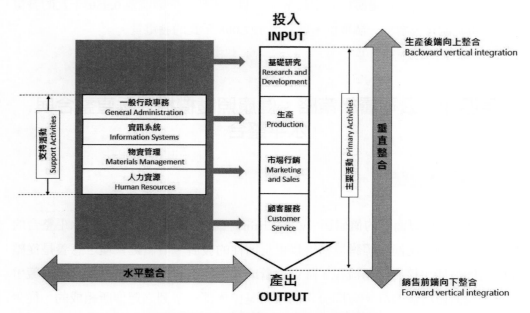

圖 10-5：價值鏈與垂直水平整合示意圖

二、垂直整合與水平整合

整合策略分成垂直整合與水平整合 [18]。**垂直整合**（vertical integration）藉由併購或擴大營運等發展模式鞏固從生產到銷售整體供應鏈，優勢在於確保供應鏈不受其他上下游供應商的控制與影響，又可分為向上整合與向下整合。向上垂直整合又稱向後垂直整合（backward vertical integration），針對生產後端的供應進行資源的投入，例如：汽車產業發展自己的礦場和鋼鐵廠、大型醫療機構投入藥物的研發和製造等；向下整合又稱向前垂直整合（forward vertical integration），針對銷售前端進行投資，例如：製造電腦的公司開發自己品牌的銷售通路、煉油廠自行設置加油站、藥品製造商自行開設藥局販售藥品等。**水平整合**（horizontal integration）為相同產業與層級的併購或擴展，在原產業範疇中擴展規模，不隨意跨足其他產業，以降低風險。其優勢在於擴大產品與市場規模，提升市場占有率，減少同業競爭，增

加自身價值，例如：波音（Boeing）併購同業的麥道（McDonnell Douglas）建立全球最大的航太公司。

　　健康照護機構之價值在於有效率提供民眾醫療照護，因此為了讓醫療價值鏈發揮更大的價值，使醫療的面向更為全面性，大型醫學中心透過併購區域級醫院或聯合診所的方式，進行垂直整合，如此醫療網絡可觸及更多的病患，讓一般民眾能夠就近就醫，不需長途往返醫學中心 [19]。然而，大型機構垂直整合可能因市場競爭而導致當地小型醫院或開業醫的營運危機。

　　組織整合以榮民醫療體系為例，其組織整合架構圖如圖 10-6 所示。為了整合經營整體醫療體系而發展垂直整合與水平整合，共分為以下兩個階段：

1. 第一階段
   （1）嘉義、宜蘭、花東三地區之榮院先進行水平整合：分別由嘉義、蘇澳、玉里榮院成立「地區管理會」。
   （2）三所總院同時進行與其他榮院之垂直整合：成立北、中、南部「區域管理會」，各指導區域內榮院並支援轄區榮家保健組。
2. 第二階段：嘉義、宜蘭、花東地區之榮院水平整合後再分別與三所總院進行垂直整合。

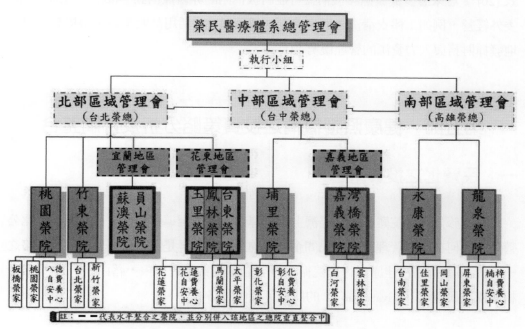

圖 10-6：榮民醫療體系水平及垂直整合組織架構圖

資料來源：行政院國軍退除役官兵輔導委員會榮民醫療體系經營整合作業規範。

　　榮民醫療體系整合之內容包含權責分明並有效運作管理會；建立水平整合醫院之溝通機制；人力資源管理方面：培育及留任優秀人才、共享資源、降低成本、建立公平報酬及獎勵制度；財務系統方面：降低營運成本、整合醫院健保費用之申報，使其具有彈性與適切性；組織功能方面：改善照護過程的效率與效果；資訊系統的共享及統整；儀器設備的有效運用等。

三、策略性委外經營

　　健康照護機構實現成本節約目標的執行策略之一為委外經營，醫院——特別是公立醫院，可以從外包中受益，以因應全職人力工時（full-time-equivalent）和人力資源限制。**委外策略**（strategic outsourcing）指的是允許公司或機構的單項／多項價值鏈活動由獨立的專業公司執行之策略，這些委外的公司將所有的技能和知識集中在一種職能（function）上——例如製造職能，或只專注於一項職能執行的活動上。舉例來說，許多公司和機構將退休系統的管理委外處理，但將其他人力資源管理的活動保留在公司內部。當一家公司或機構選擇委外價值鏈活動時，表示其策略選擇專注於較少數量的價值創造活動，以加強其商業模式 [2]。醫療機構經營必須有效整合內部資源，根據現有的資源基礎發展競爭策略，逐漸改善經營績效 [20]。愈來愈多健康照護機構盡可能將機構內的非醫療活動（non-medical items）委外經營，例如：髒衣清洗、衛生清潔、禮品店、生活用品販售等，得以最大限度地發揮財務與人力資源的管理優勢 [21]。

第五節　健康照護機構之投資策略分析及併購整合

一、民營化之投資策略

　　有鑒於公營醫院難以達到經濟上之營運效益，甚至導致政府財政負擔，因此公營醫院如何在經營管理上如同民間企業般的運用自如，是為永續經營之可行策略之一。表 10-3 引用白佳原以行政院衛生署署立醫院為研究對象，藉由 SWOT 策略分析法探討民營化（privatization）的四種可行性策略 [22]。

表 10-3：公立醫院之 SWOT 分析及矩陣策略配對

組織內部 ＼ 外部環境	優勢 (S) 1. 地點遍布全省 2. 政府公務預算之經費補助 3. 受公務人員法規保障 4. 負政策性責任	劣勢 (W) 1. 醫院經營缺乏自主性 2. 缺乏激勵員工的動力 3. 各種法規之牽絆 4. 經營效率低落、成長停滯
機會 (O) 1. 策略聯盟、併購 2. 民間資金充斥 3. 醫療科技蓬勃發展 4. 民營化政策的興起	SO 策略 SO1 加強醫院間相互支援 SO2 有效運用資金 SO3 加強學術交流、鼓勵進修 SO4 與績優醫院合作	WO 策略 WO1 引進民間企業化管理理念 WO2 修改現行法規、提拔菁英 WO3 透過民營化提昇經營績效
威脅 (T) 1. 經營良善之醫療院所的衝擊 2. 同業高薪挖角 3. 全民健保的實施 4. 民眾對醫療品質的需求	ST 策略 ST1 加強與績優私立及財團法人醫院聯合經營 ST2 提供較佳薪資，增強員工向心力 ST3 加強服務品質 ST4 進行市場調查瞭解民眾需求	WT 策略 WT1 爭取人事、會計的自主權 WT2 改善升遷管道 WT3 善用組織彈性，克服法規限制 WT4 建立良好溝通與審視管道

（一）與公立或財團法人共同「聯合經營」

　　由於政府推行全民健保，醫療政策的改變、保險制度的興革，造成整個外界環境的快速改變，使得醫院經營之自主性及收入皆受到牽制，醫療界的競爭更為激烈。為因應外界環境的不確定性，許多醫院紛紛開始尋求對外合作的策略，藉由與其他組織的互動過程，形成一種為得到共同利益的關係型態。對於不適合改為財團法人或委託民營的公立醫院將可嘗試朝「聯合經營」的方向改制，也就是與醫學中心、區域醫院結盟，互相支援人力、交換技術，並提供轉診、轉檢支援及醫事人員交流，以求資源共享、經驗分享，延伸服務觸角，提昇醫療品質和經營效率。定義上，「聯合經營」是指公立醫院尋求合適的「輔導醫院」，為協助改進醫院的管理效率，選擇與經營績效良好的公立或財團法人的醫學中心及醫院合作。值得注意的是在「聯合經營」的體制下，公立醫院維持原有體制，其經營績效會受其影響，因此經營之效益難以達到最佳化 [23]。

（二）特殊公法人

對於公立醫院的轉型化，楊澤泉 [24] 提出將公立醫院邁向「特殊公法人」，以公法人的模式自主經營的民營化途徑。此理論基本上是指由政府代表、醫事團體代表及公益人士三方代表，依法組成董監事會，結構上還可納入民意機關代表，較容易推動立法，強化其可行性。並指出「特殊公法人」的第一階段爲先制定「公立醫療機構管理條例」，鬆綁公立醫院之法令限制。第二階段爲將公立醫院轉換爲特殊公法人體制，以公有民營的方式使其獨立自主。基於我國目前共有的五大公立醫院體系，董監事會可由兩種組成模式：第一種爲由衛生署統籌組成「全國聯合董監事會」，管理公立醫院；另一種董監事組成模式爲：依現行北高直轄市衛生局、省轄縣市衛生局、衛生署、教育部及退輔會，分別所轄的各個公立醫院體系，各自成立其董監事會，監督各所屬醫院。另外，形成的五大體系中，各個體系內或體系間不但可以彼此支援連鎖經營，還可採取相關營運策略，產生競爭激勵效果，與財團法人或其他私人連鎖醫院競爭。雖然此種方式所涉及的結構調整規模小，但仍涉及到民意機關之權限，必定面臨些許的執行困難度，此方案可有效改善公立醫院僵化的經營管理方式。

（三）公辦民營

「公辦民營」是指政府擁有部分所有權，但委託民間企業經營管理事業的方式。此種方法爲目前最被看好的，也是衛生署逐步推動的策略。其特色爲將經營權和所有權分開，股權仍爲公有，但以企業化經營的理念，聘請有能力的專業人員來經營，降低公務單位之法令規章的束縛，同時加強董事會及國營會在監督、考核、評估方面等能力，以提高經營效率。例如臺南市立醫院、臺北市立萬芳醫院、臺北郵政醫院等，都是成功的例子。觀看國外也有類似的經驗，例如韓國就有若干企業屬於此種類型，其名稱爲「政府出資法人」，因其含有政府股權，故其會計仍受政府有關單位部門之審議與監督 [25]。公辦民營後的公營事業，能在人事、組織、法令、經營等方面享有較高的自主權，與一般國營事業受到種種束縛相較，經營管理上自然較易成功。

（四）民營化

對於剛興建完成的或未全部興建完成的醫院，最適合以民營化的方式發展。例

如桃園醫院新屋分院、臺南醫院新化分院及臺東醫院關山分院等，都可直接由民間企業完成興建或委託由民間企業直接經營管理。

二、併購整合

國內中小型醫療院所與健康照護機構為求永續經營，積極藉由外部合作之策略，以強化自身的競爭力，一般透過策略聯盟與併購的方式，提升服務品質與服務數量 [26]。另外，大型醫學中心的成長策略透過向外擴張設立分院的方式，但由於醫療產業具有區域性，若要打入當地市場，與其自行開立，不如轉型收購生存受壓縮的中小型醫院，藉由併購開拓新市場。

併購是合併（mergers）與收購（acquisitions）兩者的合稱，兩者屬不同的商業模式，有各自的法律規範。合併係指兩個以上的企業簽訂契約，透過法定程序設立或結合成一個企業的行為；收購則是買方透過購入賣方的資產，取得公司所有權（含股份、管理權、財產）。學者針對醫院併購之模式分為以下五類 [27]：

1. 移轉模式（transition model）：直接從前任管理者／擁有者手中購入股份和資產，由新任管理者經營。
2. 管理服務公司模式（management services organization model）：管理服務公司只購入醫院的有形資產，賣出有形資產的醫師仍維持執業狀態。管理服務公司提供管理與行政的服務，減輕醫師在管理醫療行政業務方面的負擔。
3. 聯合執業公司模式（captive professional corporation model）：透過向其他醫院尋求貸款財務協助的形式成為醫院的聯合執業債權人，非投資人。其缺點為限制機構未來整合的能力與可能性。
4. 基金會模式（foundation model）：基金會以非營利組織的形式存在，隸屬於醫院或醫學中心。基金會擁有並控制該醫院的醫療服務內容以及接受保險給付。醫師於醫院管理階層之比例不可超過 20%，除了決定薪酬相關之委員會之外，可參與院內各種管理委員會。被併購方的醫師獨自與基金會簽約，非醫院之雇員。
5. 醫院擁有醫療組織模式（hospital-owned medical group）：將醫療服務售予實體健康照護系統，例如醫院之分院。分院再與售出服務的醫師簽定僱用合約。

三、創新改革案例

　　根據經營者的動機與策略，亦可能出現特殊的投資策略。以桃園的敏盛綜合醫院為例 [28]，旗下擁有四家醫院與兩個醫療機構，卻於 2007 年將土地與建築物，以新台幣三十億元賣給外資 ING 安泰人壽，再採「售後租回」模式，繼續經營醫院。此模式在當時的臺灣社會屬破天荒的創新手法，引起業界相當大的震撼。將醫院的不動產賣給外資的策略，是為了改善醫院的財務結構，解決醫院擴張需要大量資金的困境。改革者楊弘仁認為醫院的價值在於經營而不在擁有，售出不動產後，除了可彌補資金缺口外，尚有可靈活應用的現金，可招募更多人才、開發其他方案，對於沒有財團背景的敏盛醫院來說，是成功的策略。此創意策略使資金能有效運用，敏盛醫院於 2003 年起延伸發展成立上櫃公司「盛弘醫藥股份有限公司」，以專業醫師、藥師、護理師、醫檢師等醫藥專業團隊為經營基礎，發展健康管理與經營、醫護人力派遣、醫藥衛材供應、醫療儀器租賃及遠距健康照護五大業務範疇，成為全國第一家提供整合性醫療後勤服務的企業。

第六節　健康照護機構之醫療儀器投資策略

一、投資報酬率

　　醫療發展愈來愈進步，醫療儀器也愈來愈多功能與精密，價格更是高昂，醫療儀器購置成本約占醫療院所費用支出總額之 20-30%，僅次於人事費用成本，因此醫療儀器之購入不僅需考量其必須性與功能性，更需要考量在機構長期運作之前提下的資金使用、購買數量、折舊與淘汰等影響因素，估算其投資報酬率。投資報酬率（Return on investment, ROI）是一種績效衡量的指標，用於評估一項投資的效率或營利能力，亦可比較多種不同投資項目的效率，以投資後所得的收益與成本間的百分比率，試圖直接衡量特定投資相對於投資成本的回報量。投資報酬率的計算並不是太複雜，且由於其廣泛的應用而相對容易解釋。假若一項投資的報酬率是淨正數，那麼此項投資可能是值得的。若有其他 ROI 更高的機會，這些信號可以幫助投資者排除或選擇最佳的項目或避免選擇負投資報酬率之項目。定義何謂良好的 ROI 取決於投資者的風險承受能力和投資報酬所需的時間等因素，在相同的條

件下，風險承受度較低的投資者可能會選擇接受較低的 ROI 項目；相對地，需要較長時間才能獲得回報的投資通常需要更高的 ROI 才能吸引投資者的青睞 [29]。投資報酬率的計算以投資的收益除以投資成本，結果以百分比或比率呈現，公式如下：

$$\text{ROI (投資報酬率)} = \frac{\overset{\text{淨利潤}}{\text{Current value of investment - Cost of investment}}}{\underset{\text{投資成本}}{\text{Cost of investment}}} \times 100\%$$

　　投資報酬率一般可分爲累積總報酬率和年化報酬率（Internal Rate of Return, IRR，又稱內部報酬率）。總報酬率係指不計算資金投入之時間因素，直接計算投資期間的總報酬率，即投資期間的總利潤除以投資成本；年化報酬率則是加入時間因素，考量投資年限，以複利方式計算報酬。另外，若需要針對投入資本後所獲得的報酬進行計算，可參考投入資本報酬率（Return on invested capital, ROIC），是衡量投入資本後能否創造報酬之指標 [30]。

二、醫療儀器之添購方式

　　現今醫療機構對昂貴醫療儀器之添購方式有以下幾種作法：

1. 購置：此種方式爲最單純的買賣合約，唯醫療機構須準備即期現金支付。
2. 租賃：依據租賃契約可能爲期 3-6 年，也有 9 年以上之年限，分年支付租金。其優點爲資金運用較爲靈活。不過資金的利息廠商也已算入租金中。
3. 儀器由廠商購買並進駐維修，報酬依據收入比例分配。其優點爲雙方互相分攤風險，且儀器老舊後機構不需擔心更換的問題，舊儀器由廠商回收。然而，廠商也會考量自身的風險成本，若非業績好的醫療機構，廠商也不會提供此方案。

三、分析層級程序法

　　關於昂貴儀器投資與更新的決策，可採用分析層級程序法（Analytic hierarchy process, AHP）的理論邏輯協助評估，其優點在於可使用方便且具客觀性的數字結果成爲決策的可靠參考依據，並且符合決策科學化的原則。AHP 作爲多重屬性的

評估模式之一，將複雜的問題分析成為階層狀的決策因子，兩兩比較之下，求取各方案的優先比重（priority）。階層狀架構分為三層次，最高的第一層為整體的目標（goal），第二層為影響達成目標的決策準則（criteria），第三層是決策準則之子準則。藉由（1）「蒐集所有決策因子」；（2）「刪減或合併至最小的因子組合」；（3）「決定最後具代表性之決策因子組合」三步驟進行抽絲剝繭的腦力激盪，化繁為簡，找出最佳方案。決策因子大致可從五個大範圍著手分析，即財務──投資額、投資報酬率、回收期限、年淨現金流量；技術──系統相容性、維修難易度、操作方便性；政策──提升知名度、醫師要求、市場競爭；服務──服務品質、教學研究；風險──技術風險、財務風險等 [31]。

四、高機動性之投資策略與應變

健康照護管理與一般商業管理雖在理論概念上大致上互通，然而在考量績效、經濟效益與永續經營的同時，不可單純考量經濟因素，也必須回歸醫療機構回應社會需求的使命與初衷。以 COVID-19 疫情為例，疫情升溫必然會增加相關的設備和儀器成本，經營者在防疫設施與物資的規劃上，為了不讓資源浪費，須尋找具高彈性與機動性的策略，不僅可以完成醫療的使命，亦不造成機構在營運上的壓力。在臺灣，許多醫院選擇設置行動防疫醫療站作為折衷的最佳方案。行動防疫醫療站將貨櫃與貨車體進行設計改造，使其成為一座行動負壓隔離病房、正壓篩檢站、實驗室或診間，可按照健康照護機構之需求進行客製化改造。現階段臺灣的防疫政策需要大量採檢作業，行動防疫醫療站作為篩檢站使用，其篩檢費用收入與消耗資材的變動成本（variable cost）可達成經濟效益。另外，由於負壓隔離病房並非所有醫療機構的必須標準配置，非疫情期間醫療機構一般不需要設置太多負壓隔離病房，造成醫療資源的浪費。在疫情爆發前期，需大量收治病患而出現隔離病房不足之情形，行動負壓隔離病房便可發揮功效，不僅可以使患者得到妥善的照顧，負壓系統亦可以保護醫護人員免於感染之風險，有效防止疫情擴散的同時，醫療照護機構的硬體規劃也不至於面臨大規模的變動導致經營壓力。即使未來疫情緩解，採檢量或需隔離之病患減少，行動防疫醫療站上可轉為其他功能使用──例如社區關懷據點、偏鄉和離島的醫療站、緊急災害急救站等，發揮其高機動性的設計功能，不會成為閒置設備，造成資源浪費 [32]。

第七節　全球化競爭下之健康照護機構策略：國際醫療與醫療 e 化

根據我國衛生福利部之「國際醫療（International medical care）發展與服務貿易協議之衝擊影響」評估報告 [33] 所論，臺灣在醫療服務國際化方面，擁有國際級的醫療人才，價格又相對低廉，若能整合國內資源、鬆綁法規，尋求國外保險公司、旅遊業者支持，並將行銷觸角擴及中國大陸、東南亞僑民、觀光客，將足以有效國際化，扮演「全球資源整合者」的角色。醫療服務國際化、醫療機構品質提升、醫事人員訓練與服務品質提升及發展醫療 e 化產業均爲重點措施，可透過該些計畫、措施的推動來達到「顧客走進來，醫療走出去」的目標。

一、國際醫療旅遊

由於科技與新創服務模式應用於醫療領域，改變傳統的醫療生態，全球醫療產業開始進行重大變革。以區域發展的角度估算全球醫療保健市場規模，經濟學人智庫 2017 年的資料顯示亞太地區已成爲全球第二大市場，市場規模將於 2025 年超過 2.4 兆美元，成爲未來最受關注的潛在發展市場 [34]。加上全球化與網際網路的影響，過去被認爲無法透過貿易交換的醫療服務，也逐漸發展爲國際醫療或醫療旅遊、醫療觀光，使醫療服務在觀光產業中形成特殊的市場。其中，亞洲爲全球醫療旅遊最盛行之地區，三分之一的北美、歐洲、中東、非洲及大洋洲的國際醫療旅遊者會前往亞洲接受醫療服務，亞洲地區的國際醫療旅遊者亦有 93% 選擇亞洲其他國家接受醫療服務。因此，全球化競爭下的醫療策略需關注全球的市場發展趨勢，可轉型發展以病患導向的醫療保健服務模式和精準醫療創新模式，並透過 AI 科技帶動智慧醫療系統化發展新的商機 [34]。同時，與觀光旅遊產業合作爲誘因，針對各地區的交通、自然、土地、人情等相關資源條件進行評估與規劃，配合鎖定目標客層的市場需求，提供適當的服務與配套措施，可發展具有地方特色之醫療旅遊產業 [35]。

二、國際企業合作方案

在資本主義蓬勃發展的當代，加上網路科技的進步，各地交通易達性高，國際

間的合作往來頻繁，資金的流動也愈來愈不受地緣關係限制，跨國的投資成爲趨勢。健康照護機構的擴展也搭上國際化的潮流，跨國醫療投資的策略發展將醫療產業從在地化推向國際化。例如美國和諧醫療集團（Harmonic Medical Group Inc.）規劃的藍鯨計畫將其醫療產業跨足世界各城市，建立醫學中心及專科醫院、醫療生技研究中心、生醫專業科技公司等，預計投資臺灣西部醫療機構。其投資目標從醫療金融、醫療院所、專科醫院、醫學中心、醫學院校、生技產業、藥物製造到醫療器材，發展涵蓋整體上下游產業鏈的垂直醫療產業。目前規劃於臺灣西部腹地遼闊的雲林或其他城市設立國際醫療園區，借鏡其他國際級的海洋都市，例如荷蘭阿姆斯特丹、杜拜、威尼斯、新加坡、聖地牙哥、舊金山灣區等地的發展經驗，將雲林或其他城市打造成爲新竹科學園區的國際醫療範本。

三、遠距醫療與雲端科技

健康照護機構的策略也需隨著全球局勢的發展而調整腳步。自 2019 年底 COVID-19 疫情爆發以來，全球**遠距醫療**（Telemedicine）資源的整體使用率已成長了 38 倍，PwC 調查指出 2021 年全球已有 92% 醫療機構提供遠距服務。臺灣也需要跟上這波趨勢，才得以打入國際競爭的行列。疫情期間各國開始針對遠距醫療的發展進行不同程度的限制放寬，例如美國、南韓與日本將國家健保給付範圍擴及遠距醫療項目；英國與德國則鬆綁相關法規，包含免除事先向主管機關申請與允許線上開藥等。臺灣方面，於 2021 年五月起開放指定院所設立視訊診療門診 [36]。

虛擬醫療（Virtual health）是發展遠距醫療的基礎，透過數位科技的運用，用電話或影像諮詢代替面對面諮詢的醫療服務模式，通常會藉由儀器工具從患者端同步收集相關數據，或進行遠端監測，連結醫生、患者與護理照護，提供醫療服務、專業護理以及促進患者自我管理的流程。研究指出患者與臨床醫師對遠端虛擬醫療的滿意度很高，特別是針對慢性病的治療效果。在 COVID-19 疫情嚴峻期間，虛擬醫療成爲已開發國家重要的醫療和新策略之一，可最大限度地利用有限的臨床醫療資源減輕醫護的負擔，並且降低醫療照護的接觸性感染風險。以澳洲爲例 [37]，將沒有嚴重活動性併發症、無須立即住院的 COVID-19 患者納入遠端虛擬醫療的服務對象，在家中或其他合適的場所進行遠端治療，患者可以安全地自我隔離。醫護人員可透過遠程監測皮膚溫度、脈搏、血氧飽和度等數據，判斷是否有升級護理照顧的必要，如急診或住院。在澳洲某社區確診個案中，93.6% 的患者參與虛擬醫療保

健計畫，其中 66.3% 的患者進行影像諮詢、81.5% 的患者接受遠端監測，研究發現護理升級率低，救護車的出勤率降至 3%，急診出勤率爲 2.5%，入院率爲 1.9%，且無死亡紀錄。研究結果顯示，社區虛擬醫療保健計畫對於 COVID-19 患者的管理與照護安全性高，可在都市區域實施與部署相關技術與服務，是疫情控制的有效策略之一。

　　虛擬醫療的發展雖借重數位化科技，也必須回歸醫療發展的初衷，幫助減輕醫護同仁的負擔，同時提供病患良好的醫療照護。世界衛生組織（WHO）在數位醫療發展策略中強調數位醫療應以人爲本，在合乎道德、安全、可靠、公平和永續等前提下發展，且其技術開發與應用拓展應遵循互通、可近用、隱私、安全和機密性等原則 [36]。

　　隨著網際網路的發達，透過網路連線取得遠端主機所提供之服務與技術稱之爲雲端科技。臺灣健保署爲了提升民眾用藥的品質，結合雲端科技，建置以病人爲中心的「健保雲端藥歷系統」（已升級爲「健保醫療資訊雲端查詢系統」），提供醫師在臨床處置、開立處方，及藥師用藥諮詢時，可即時查詢病人的用藥明細記錄。其優點在於民眾跨院診療若遇重複開藥或藥物交互作用時，系統主動跳出警示視窗，在改善多重用藥合理管理、節約處方藥品數量、避免藥品不良反應等面向，均有助益。藥囑資料藉由雲端分享資料，導入醫院電子病歷大資料庫，與院內的病歷系統連結，可輔助醫師與藥師的臨床決策，不僅提升民眾的用藥安全，亦可避免健保資源的浪費 [38]。

總　結

　　健康照護組織企劃與策略管理的形成具有明確的方向性，主要原則爲確認目標、分析內外部環境之優缺點、選擇最佳化策略並執行。藉由 SWOT 與 Porter 五力分析，辨識外在環境機會與威脅與組織內部的優勢與劣勢，以及從組織的結構性因素分析其競爭力，制定合適的組織發展策略。除此之外，組織內部策略的可行性評估可運用 CVP 分析法來評估損益平衡點，估算該策略收支平衡的最低利潤率，以推測策略是否有可長久執行的經濟效益。

　　在宏觀的健康照護組織整體整合部分，則可藉由醫療價值鏈的分析規劃垂直整合或水平整合，或民營化、併購等投資策略，使健康照護機構得以更全面性的發

展，掌握機構優勢與競爭力，向外開拓以提供更多民眾健康照護之服務。由於健康照護的產業特性，醫療儀器之採購與更新為管理層面中的重中之重，可藉由估算其投資報酬率以及分析層級程序法，以科學化的方式評估儀器是否符合醫療機構需求的最高效益。最後，在全球化的影響之下，健康照護機構也需思考國際醫療與醫療 e 化的策略，發展國際醫療旅遊、遠距醫療以及尋求與國際企業合作的可能性。

關鍵名詞

主要目標（major goals）

SWOT 強弱危機分析（SWOT analysis）

波特五力分析（Porter five forces analysis）

CVP（Cost-Volume-Profit）分析法

損益平衡點（break-even point）

價值鏈（value chain）

主要活動（primary activities）

支持活動（support activities）

垂直整合（vertical integration）

水平整合（horizontal integration）

委外策略（strategic outsourcing）

民營化（privatization）

合併（mergers）

收購（acquisitions）

投資報酬率（Return on investment, ROI）

分析層級程序法（Analytic hierarchy process, AHP）

國際醫療（International medical care）

虛擬醫療（Virtual health）

遠距醫療（Telemedicine）

複習問題

1. 如何應用 SWOT 分析於醫院及長期照護機構？

2. 何為 Porter 五力分析？

3. 梅約診所（Mayo Clinic）為什麼會被 U.S. News & World Report 評選為美國最佳醫院？

4. CVP 分析法如何應用在醫院？

5. 醫院之緊急用發電量需考慮哪些因素？

6. 何謂醫療機構之垂直整合與水平整合，請舉例說明之。

7. 醫療機構對昂貴醫療儀器之添購方式有哪幾種作法？

8. 試述策略規劃的五個步驟。

9. 醫院面對 Covid-19，應有何發展策略？可從功能與事業層級策略之庫存管理、具經濟效益與永續經營之設備管理、遠端虛擬醫療等面向切入討論。

10. 何謂醫療價值鏈分析？

11. 何謂委外策略（strategic outsourcing）？請舉例說明之。

12. 如何評估與建立養護機構競爭優勢？

13. 醫院的競爭優勢需考慮哪些因素？

14. 長照機構法人之設立有哪些共通性規範？

15. 以波特五力分析的概念說明醫院在何種環境下會加劇同業競爭者的競爭（rivalry among existing competitors）？

16. 健康照護機構之併購整合策略為何？

17. 醫療儀器投資有哪些策略？

18. 醫院發展國際醫療之策略為何？

引用文獻

1. 許世凱：臺北市私立小型老人養護機構競爭優勢及策略聯盟之運用——資源基礎理論的觀點。國立臺灣大學國家發展研究所碩士論文，2005。

2. Hill CWL, Schilling MA, Jones GR. Strategic Management: An Integrated Approach: Theory and Cases. 13th ed. Cengage Learning Asia Pte Ltd, 2019.

3. 林以祥：臺灣開放式醫療制度之研析。中山醫學大學醫療產業科技管理學系碩士論文，2017；1-95。

4. 白佳原、葉靄瑤：管理式照護制度的介紹—— HMO 與 PPO 。醫院 1998；**31（4）**：14-28。

5. Jones GR, George FM. Essentials of contemporary management. 6th ed. McGraw-Hill Education, 2015.

6. Friedkin NE. Social Cohesion. Annual Review of Sociology 2004;**30**:409-425.

7. 郭茂己：高齡健康產業分析與長期照護未來發展趨勢——以彰化縣為例。中山醫學大學國際健康產業經營管理碩士在職專班論文，2021；1-54。

8. Benzaghta MA, et al. SWOT analysis applications: An integrative literature review. Journal of Global Business Insights 2021;**6(1)**:55-73.

9. 簡聖哲：地區醫院轉型策略之研究。國立臺灣大學醫療機構管理研究所碩士論文，2009；1-152。

10. Dobbs ME. Guidelines for applying Porter's five forces framework: a set of industry analysis templates. Competitiveness Review 2014;**24(1)**:32-45.

11. Thompson AA, et al. Crafting & Executing Strategy: Concepts and Cases. 22nd ed. McGraw-Hill Education, 2020.

12. 李俊毅等人：教學醫院設立睡眠中心之損益平衡分析。中山醫學雜誌 2009；**20（2）**：113-124。

13. Bashir F, Batool S, Rizwan R. How Cost Volume-Profit Analysis is Done? A Practice. SSRN, 2011.

14. 白佳原等人：建立全國個人防護裝備資源配置效益最佳化模式。中山醫學大學醫療產業科技管理學系：行政院衛生署疾病管制局 100 年度科技研究發展計畫，2011。

15. Pai J-Y, et al. The evaluation of hospital emergency power. Industry Forum 2004;**6(4)**:235-254.

16. 黃永東：價值鏈管理在醫療上的應用。品質月刊 2006；**42（9）**：17-23。

17. Lind L, et al. Working capital management in the automotive industry: Financial value chain analysis. Journal of Purchasing and Supply Management 2012;**18(2)**:92-100.

18. Pellinen J, Teittinen H, Järvenpää M. Performance measurement system in the situation of simultaneous vertical and horizontal integration. International Journal of Operations & Production Management 2016;**36(10)**:1182-1200.

19. Machta RM, et al. A systematic review of vertical integration and quality of care, efficiency, and patient-centered outcomes. Health Care Management Review 2019;**44(2)**:159-173.

20. 黃昭文：體外震波碎石機委外合作模式之探討──以中部某醫學中心為例。中山醫學大學醫療產業科技管理學系碩士論文，2019；1-77。

21. Hsiao C-T, Pai J-Y, Chiu H. The study on the outsourcing of Taiwan's hospitals: a questionnaire survey research. BMC Health Services Research 2009;**9(1)**:78.

22. 白佳原、王銘雄、張鈞萍：公立醫院民營化之策略研究。產業論壇 2003；**5（1）**：109-136。

23. 許國敏：公立醫院營運與管理。醫院 1993；**26（6）**：318-320。

24. 楊澤泉：公立醫療機構組織再造之探討。研考雙月刊 1998；**22（3）**：66-73。

25. 高寶華：國營事業民營化之研究──執行上的困難及可行途徑。國立臺北商專學報 1993；**40**：369-388。

26. 方素秋等人：探討醫院歷經策略聯盟與併購之經營績效差異──以南部某地區醫院為例。台灣公共衛生雜誌 2016；**35（4）**：446-458。

27. 黃明國、黃梅芬：從併購理論探討醫療機構併購策略。醫院雙月刊 2013；**46（1）**：13-25。

28. 賴德剛：楊弘仁打破醫界百年桎梏。今周刊 2007；112。

29. Gilfoil DM, Jobs C. Return on Investment For Social Media: A Proposed Framework For Understanding, Implementing, And Measuring The Return. Journal of Business & Economics Research 2012;**10(11)**:637-650.

30. Mariana Z, Daniela MM, Luiza I. Return on Investment – Indicator for Measuring the Profitability of Invested Capital. Valahian Journal of Economic Studies 2016;7:79-86.

31. 楊明璧、吳信宏：醫院貴重儀器投資及更新之決策模式。醫務管理期刊 2002；**3（3）**：81-103。

32. 周英香等人：COVID-19 行動防疫醫療站之實務運用。醫務管理期刊──醫管防疫專刊。2022。

33. 衛福部醫事司：國際醫療發展與服務貿易協議之衝擊影響評估報告。2014。

34. 金惠珍、黃靜淑、陳潔儀：亞洲醫療市場動能與臺灣的突破策略。臺灣經濟研究月刊 2020；**43（4）**：73-82。

35. 張承仁：臺灣醫療及健康產業規劃及發展之探討。國立臺灣大學健康政策與管理研究所碩士論文，2011；1-220。

36. 陳守正：疫情緩和後臺灣遠距醫療何去何從？ DIGITIMES。2021。

37. Hutchings OR, et al. Virtual Health Care for Community Management of Patients With COVID-19 in Australia: Observational Cohort Study. J Med Internet Res 2021;**23(3)**:e21064.

38. 何亞芸：雲端藥歷對藥品醫囑行為改變及品質成效之研究。中山醫學大學醫療產業科技管理學系碩士論文，2019；1-70。

第 11 章
健康照護組織財務管理

譚醒朝　撰

學習目標

一、瞭解財務會計的意義及目的

二、瞭解會計資訊系統之內涵

三、瞭解財務會計四大報表及其關聯性

四、瞭解財務報表分析技術，包括靜態分析及動態分析，介紹財務
　　比率分析之內涵

五、瞭解貨幣的時間價值，複利與年金的應用

六、瞭解機構預算，包括綜合預算與資本支出預算

前　言

　　財務管理的範疇包括個人家庭、法人機構及政府組織的理財活動，其主要目的是如何將有限的資源產生最大的效益。健康照護組織除政府機構外，主要是法人機構包括營利性及非營利性組織，營利性組織可分為公司組織及社團法人，兩者之營運特質相似；非營利性組織稱之為財團法人，其營運模式以公益為目的，因此屬於公益法人。由於政府機構財務管理之運作必須遵循預算法、會計法、決算法及審計法之規定辦理，非屬本文之範疇，本章僅針對法人機構之財務管理作一簡要之介紹。

　　當健康照護組織創立時，首先要面對的問題就是資金的來源是自籌或借貸，籌措來的資金如何運用，生財器具是要承租或採購，如何生產商品與提供服務，聘僱的人員需具備何種技能，是否具有專業能力，最重要的是潛在的顧客在哪裡，提供的產品與服務在市場上是否有競爭力。一個成功的創業家必須具備生產、行銷、研發、財務、人事、資訊等管理知識技能。要知「創業維艱，守成不易」，一個組織要永續經營必須獲利穩定，財務結構亦須健全，財務會計扮演了提供財務資訊重要的角色，透過財務報表的揭露及財務報表分析，管理者與投資者得以瞭解組織的財務狀況及經營成果，有助於營運及投資決策之參考。此外，為達成規劃、組織、領導、協調、控制與考核之管理功能，長短期預算之編列將益形重要，預算為備選方案之財務預測，長期決策需考慮貨幣的時間價值。因此本章內容將涵蓋：財務會計與財務報表分析、貨幣的時間價值（複利與年金）、綜合預算與資本支出預算。

第一節　財務會計簡介

　　會計學是一門社會科學，主要目的是提供有用的資訊供決策者做決策之用。會計學亦為資訊應用科學，提供的資訊必須與決策有關，亦即符合決策有用性。因此，會計學門的研究者必須瞭解會計資訊的需求者是誰？要做什麼決策？需要什麼資訊？會計能提供什麼資訊？如何提供？

　　人類社會的演變由以物易物至專業分工，經濟活動由區域性的自給自足擴大至全球性的貿易往來，產品與服務的種類日新月益，生產過程更加繁複，企業必須有足夠的人力及資源以因應市場的變遷，因此組織由一人或少數人投資的經營型態轉

變爲資金需向社會大眾募集之資本密集之大型產業。爲使企業有足夠的資金以供營運，資本市場與貨幣市場因應而生，資本市場是長期的資金交易市場，例如上市櫃公司發行的股票於臺灣證券交易所進行買賣交易；貨幣市場是短期的資金交易市場，資金需求者可透過貨幣市場賣出票券或債券，取得需求的資金。爲健全資金交易市場，保護資金供給者（投資人）的權益，資金需求者（企業）必須提供資金運用之相關資訊，以作爲資金供給者投資判斷之依據。會計資訊因而擔負了協助資金供給者決策判斷的角色。國外教科書將會計資訊視爲企業的語言（Language of a business）。

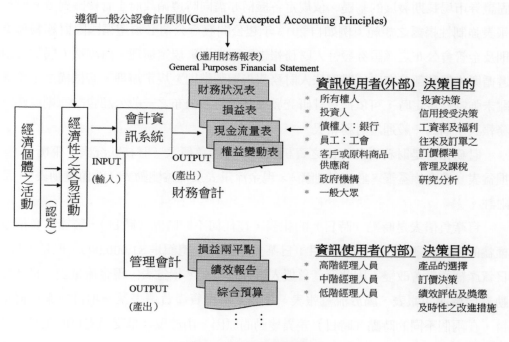

圖 11-1：會計資訊系統

一、會計資訊系統

　　資訊系統爲一投入產出的有機體，經由資料的收集、分析、記錄（輸入）、資料處理、然後產出資訊（輸出）。會計資訊經由會計資訊系統產生，可分爲財務會計資訊與管理會計資訊，財務會計資訊主要是協助投資人及債權人從事投資與融資決策之判斷；此外亦可提供供應商、客戶、員工、政府部門等外部人使用。管理會計資訊則是提供組織內部各級管理人員財務、成本、管理決策之參考。由於財務會

計資訊主要是提供外部人使用，因此資料的收集、分類、彙總及報表產生均需遵循一套完整的規則，稱之爲「一般公認會計原則」。如此，才能讓資訊使用者瞭解資訊產出之依據、內涵及限制。

「一般公認會計原則」（General acceptable accounting principles）是指由權威機構制定公布，而爲大眾遵循的會計處理守則。我國於 1973 年成立會計研究發展基金會，爲目前我國大眾認可的權威機構，其主要任務在於協助企業健全會計制度，編製允當表達的財務報告，引進《國際財務報導準則》（International Financial Reporting Standards, IFRS），並普遍推廣，俾便全面提升財務資訊的透明與品質，鞏固證券市場長期發展的基礎。依規定各機構亦需同時遵循政府主管機關對於其財務報表強制性揭露之規範；例如自 2013 年起公開發行公司必須遵循國際財務報導準則及金管會公布之《證券發行人財務報告編製準則》規定辦理。財團法人醫院必須遵循衛生福利部公布之《醫療法人財務報告編製準則》規定辦理。若機構之主管機關未強制性規定時，可依據會計研究發展基金會所公布之一般公認會計原則編製財務報表，稱爲一般通用財務報表。

財務報告是財務會計產出之資訊包括：資產負債表（財務狀況表、平衡表）、損益表（綜合損益表、收支餘絀表）、現金流量表及權益變動表（淨值變動表），及附註。

資產負債表是時點（時日）的報表，在任何不同時點（時日），資產、負債及權益的金額都不相同；例如 1 月 1 日某公司的資產總額是 $1,000,000，但是 1 月 2 日資產總額就會改變，因此資產負債表爲存量報表。損益表、現金流量表、權益變動表均爲期間報表，屬於流量報表，主要是解釋資產負債表某一項目或某一群項目，在兩個不同的時點（時日）差異變動的原因。由於現金是交易支付的工具，當現金不足時，企業將立即產生流動性風險，但現金過多時也會造成資金閒置及浪費，因此現金管理益形重要，爲瞭解企業現金增減變化的原因，會計提供現金流量表以作爲管理現金及控制風險的資訊。股東權益爲自有資本之表徵，股東權益的結構來自組織之增資、減資以及股利發放等政策，對於股東及投資人之投資決策影響甚鉅，爲了使外部投資人瞭解股東權益增減變化的原因，並瞭解公司的財務政策，會計因而提供權益變動表。損益表是解釋資產負債表股東權益中之本期損益或保留盈餘增減變化的原因，本期損益係因營業活動或投資活動產生的經濟效益扣除其消耗之經濟資源，如爲正數稱爲淨利否則稱爲淨損。亦即損益表的內容將表徵企業活動造成經濟資源增減變化的原因，例如當企業出售商品時，將收取現金（經濟資

源增加，經濟效益流入），而此銷售商品的活動於損益表稱之為銷貨收入或營業收入；由於出售商品會使得商品存貨減少（經濟資源減少，經濟效益流出），於損益表中稱之為銷貨成本或營業成本；因此，損益表可以提供報表使用者瞭解獲利的來源以及資源消耗的原因及用途，對於經營成果分析頗有助益。

（一）資產負債表（Balance Sheet）

資產負債表為衡量一個體某一特定時點的財務狀況。其組成為資產、負債及權益。資產是企業之經濟資源，為過去交易所產生，預期於未來將產生經濟效益之流入。負債是企業之經濟義務，為過去交易所產生，將以經濟資源償還而產生經濟效益之流出。權益是指企業資產減除負債後之剩餘價值。依據《證券發行人財務報告編製準則》規範，公開發行公司資產負債表格式如表 11-1。財團法人醫院資產負債表依據《醫療法人財務報告編製準則》規範格式編列如表 11-2。

表 11-1：公開發行公司資產負債表

公司名稱

資產負債表（財務狀況表）

日期

資產	負債
流動資產	流動負債
非流動資產	非流動負債
	權益
	投入資本（股本）
	資本公積
	保留盈餘
	本期損益
	其他權益

資產負債表中之資產是按照流動性排列，負債是按照到期日排列，權益是按照永久性排列。

1. 流動資產：是指以交易為目的而持有的資產，而意圖於一年或正常營業週期中變現、出售或消耗的資產。包括現金及約當現金、透過損益按公允價值衡量之金融資產－流動、透過其他綜合損益按公允價值衡量之金融資產－流

動、以成本衡量之金融資產－流動，應收票據、應收帳款、其他應收款、存
貨、預付款項。

2. 非流動資產：是指無法歸屬於流動資產之各類資產。包括投資性不動產、透
   過損益按公允價值衡量之金融資產－非流動、透過其他綜合損益按公允價值
   衡量之金融資產－非流動、攤銷後成本衡量之金融資產－非流動、採用權益
   法之投資、不動產、廠房及設備（包括土地、土地改良物、房屋及建築、機
   器設備、辦公設備、運輸設備）、礦產資源、無形資產、遞延所得稅資產、
   其他非流動資產。

3. 流動負債：是指以交易爲目的而產生的負債，而意圖於一年或正常營業週期
   中償還的負債。包括短期借款、透過損益按公允價值衡量之金融負債－流
   動、應付票據、應付帳款、其他應付款、預收款項、一年內到期長期負債、
   負債準備－流動。

4. 非流動負債：是指無法歸屬於流動負債之各類負債。包括應付公司債、長期
   借款、應付票據－非流動、應付款項－非流動、其他應付款項－非流動、負
   債準備－非流動。

5. 權益：資產減除負債後之剩餘價值。包括投入資本（股本）、資本公積、保
   留盈餘（累積虧損）、本期損益、其他權益、庫藏股票。

表 11-2：財團法人醫院資產負債表

醫院名稱

資產負債表

日期

資產	負債
流動資產	流動負債
基金	非流動負債
非流動資產	
	淨值
	永久受限淨值
	暫時受限淨值
	未受限淨值
	淨值其他項目

醫療財團法人醫院資產負債表（平衡表）之資產中分類除流動資產外尚包括基金及非流動資產。流動資產之內容與公開發行公司相類似。基金係指依法令規定、捐贈人限制或董事會指定作為特定用途之資產或受贈資產，包括擴建基金、創設基金、醫療社會服務基金、教育研究發展基金及其他基金。非流動資產包括投資性不動產、長期性投資、不動產廠房及設備、無形資產、遞延所得稅資產、其他非流動資產。投資性不動產係為賺取租金、資本增值所持有之不動產。長期性投資包括透過損益按公允價值衡量之金融資產—非流動、備供出售金融資產—非流動、以成本衡量之金融資產—非流動、無活絡市場之債務工具投資—非流動、持有至到期日之金融資產—非流動、採權益法之投資。不動產、廠房及設備即為長期營業用資產，包括土地、建築物、醫療儀器設備、辦公設備、交通運輸設備、機器設備等。無形資產為無形體存在具有經濟效益之長期非貨幣性資產包括商譽、專利權、商標權、特許權、智慧財產權等。遞延所得稅資產係指暫時性差異、課稅損失遞轉、所得稅抵減遞轉而於未來期間可回收之所得稅金額。其他非流動資產是無法歸屬於以上各類之資產例如存出保證金。負債則分為流動負債及非流動負債，流動負債包括短期借款、應付短期票券、透過損益按公允價值衡量之金融負債—流動、應付票據、應付帳款、其他應付款、預收款項、教育研究發展負債、醫療社會服務負債、負債準備—流動、存入保證金、其他流動負債。非流動負債包括透過損益按公允價值衡量之金融負債—非流動、長期借款、長期應付票據及款項、遞延所得稅負債、存入保證金—非流動、負債準備—非流動、其他非流動負債。淨值則包括永久受限淨值（創設基金淨值）、暫時受限淨值（社福基金淨值、建院基金淨值）、未受限淨值（指定用途基金淨值、累積餘絀、本期餘絀）及淨值其他項目（未實現土地重估增值、金融商品未實現損益、國外營運機構財務報表換算之兌換差額）。

（二）損益表（Income Statement）

公開發行公司的損益表稱為「綜合損益表」，財團法人醫院的損益表稱為「收支餘絀表」。損益表為顯示一個體某一期間之經營成果，其組成包括收入、利益（利得）、費用、損失及其他綜合損益。收入是企業出售商品或提供勞務（服務）使得經濟資源增加及經濟效益流入之金額。費用是企業於創造收入的過程中消耗之資源及經濟效益流出之金額。利益或損失是因為處分金融資產或房屋土地儀器設備等固定資產，產生之經濟效益流入流出之金額。收入及利益合稱為收益，費用及損失合稱為費損。收益減費損等於本期損益，綜合損益表包括本期損益及其他綜合損

益。依據《證券發行人財務報告編製準則》規範，公開發行公司綜合損益表格式如表 11-3。財團法人醫院收支餘絀表（損益表）係依據《醫療法人財務報告編製準則》規範格式編列如表 11-4。

表 11-3：公開發行公司綜合損益表

公司名稱

綜合損益表

期間

營業收入（銷貨收入）
營業成本（銷貨成本）
營業毛利（銷貨毛利）
營業費用
銷售費用
營運費用
研發費用
營業淨利（損益）
加：非營業收入（營業外收入）
減：非營業費用（營業外費用）
稅前損益
減：所得稅費用
本期淨利（損益）
其他綜合損益
本期綜合損益總和
每股盈餘

綜合損益表之排列是按照本期損益（包含本業損益和業外損益）及其他綜合損益之方式排列。收入按來源別列示，費用按功能別（製造或產品成本、行銷費用、管理費用、研發費用、財務費用）或用途別（人事費用、材料費用、折舊費用、折耗費用、攤銷費用、廣告費用、租金費用、保險費用、維修費用、交際費用、捐贈費用、呆帳費用、業務費用、旅運費用、文具用品費用、利息費用、水電費用等）列示。

營業收入（銷貨收入）是銷售商品或提供勞務（服務）所產生經濟資源的增加金額，扣除商品或勞務的成本（營業成本、銷貨成本）等於營業毛利（銷貨毛利），營業毛利顯示商品或勞務的附加價值，當附加價值越高時產品或勞務的競爭力就越強。營業毛利減營業費用（行銷費用、管理費用、研發費用）等於營業利

益，營業利益是本業的獲利能力。營業利益扣除營業外收益及費損等於稅前損益。
營業外收益及費損包括：利息收入（費用）、股利收入、透過損益按公允價值衡量
之金融資產損益、採權益法依持股比例認列之關聯企業損益、處分投資損益、處分
不動產和廠房及設備損益、資產減損、捐贈收入及費用、存貨盤盈盤虧、現金短

表 11-4：財團法人醫院收支餘絀表

醫院名稱

收支餘絀表

期間

醫務收入
門診／住院／急診收入－健保
門診／住院／急診收入－非健保
其他醫務收入－健保
其他醫務收入－非健保
減：支付點值調整
減：健保核減
減：醫療優待
醫務收入淨額
醫務成本
人事費用
藥品費用
醫材費用
折舊費用
其他醫務費用
醫務成本合計
醫務毛利
營運費用
薪資費用
事務費用
醫療社會服務費用
教育研究發展費用
醫務損益
加：非醫務活動收益
減：非醫務活動費損
本期稅前餘絀
減：所得稅費用
本期稅後餘絀－未受限
本期其他綜合餘絀（稅後淨額）
本期綜合餘絀總額

溢、其他營業外收益及費損。依稅法規定營利事業必須課徵營利事業所得稅，當課稅所得額為 200,001 元以上時，稅率為 20% 。因此稅前淨利扣除所得稅後稱為本期淨利（稅後淨利）。本期淨利是計算每股盈餘（Earning per share, EPS）的基礎，每股盈餘等於本期淨利除以普通股平均發行在外股數，亦即股東擁有的每一股能夠分得獲利之金額。此乃資本市場每一投資人最為關切的財務數據，亦為評估不同企業經營績效相互比較的指標。

其他綜合損益為本期會影響股東權益中其他權益項目之增減變化者，例如透過其他綜合損益按公允價值衡量之金融資產未實現損益、國外營運機構財務報表換算之兌換差額、現金流量避險損益、確定福利退休金計畫再衡量數、資產重估增值。綜合損益表之本期綜合損益總額等於本期淨利加（減）其他綜合損益。表列最後一行為每股盈餘的金額。

醫療財團法人醫院之損益表稱為收支餘絀表，收入依來源別編列：包括醫務收入（門診收入、急診收入、住院收入－健保及非健保、其他醫務收入－健保及非健保）、醫務收入減項（健保點值核減、健保點值調整、優待項目）。醫務成本依用途別列示，包括人事費用、藥品費用、醫材費用、折舊費用、租金費用、事務費用、其他醫務費用。醫務收入減醫務成本等於醫務毛利。其次扣除營運費用即是醫務損益。營運費用是提供醫療服務所發生之行銷、管理及研究發展費用，其中除包括教育研究發展及醫療社會服務兩項功能別費用外，另含人事費、租金、文具用品、旅運費、油電費、修繕費、廣告費、水電瓦斯費、保險費、交際費、稅捐、呆帳、折舊折耗及攤銷等用途別費用。醫務利益為醫療本業（業內）之獲利。此外，非醫務活動（業外）收益及費損包括：利息收入及費用、投資損益、透過損益按公允價值衡量之金融資產（負債）淨損益、捐贈收入及費用、租金收入及費用、研究計畫收入及費用、董事會費用、募款活動費用、其他非醫務費損等。稅前餘絀為醫務損益與非醫務損益合計數。再依稅法課徵所得稅後即為稅後餘絀。最後稅後餘絀加（減）本期其他綜合餘絀等於本期綜合餘絀總額。

（三）現金流量表（Statement of Cash Flows）

現金流量表編製方式分為間接法（表 11-5）與直接法（表 11-6），顯示一個體於某一期間現金流入與流出之狀況及原因。其主要內容包括營業活動現金流入（流出）、投資活動現金流入（流出）及籌資活動現金流入（流出）三大項。營業活動產生的現金流入主要是因銷售商品或提供服務產生之現金增加數，現金流出則由購

買原物料及支付各項營業成本、營業費用及稅捐規費等。投資活動產生的現金流入
包括出售不動產廠房及設備、處分權益證券及債權憑證（不包括持有供交易者），
現金流出則包括購買不動產廠房及設備、取得權益證券及債權憑證（不包括持有供
交易者）等。籌資活動產生的現金流入包括現金增資（發行股票）、舉債（發行公
司債、銀行借款）及處分庫藏股，現金流出為現金減資、發放現金股利、還債及收
購庫藏股。醫院除無現金增資、減資、發放現金股利、發行公司債及購買處分庫藏
股之外，其餘表達與公開發行公司相同。

表 11-5：現金流量表－間接法

公司名稱（醫院名稱）

現金流量表

期間

營運活動之現金流量
本期稅後損益
折舊及攤銷費用
應收票據及帳款（增加）減少
存貨（增加）減少
應付帳款（增加）減少
…
（調整項目）
營運活動之淨現金流入（流出）
投資活動之現金流量
出售不動產（廠房設備…）
處分權益證券
…
投資活動之淨現金流入（流出）
籌資活動之現金流量
發行股票
發行公司債
籌資活動之淨現金流入（流出）
本期現金及約當現金增加數
期初現金及約當現金餘額
期末現金及約當現金餘額

表 11-6：現金流量表－直接法

公司名稱（醫院名稱）

現金流量表

期間

營業活動之現金流量
銷貨（醫務）收入收現數
營業（醫務）成本付現數
營業（營運）費用付現數
所得稅費用付現數
…
營業活動之淨現金流入（流出）
投資活動之現金流量
出售不動產（廠房設備…）
處分權益證券
…
投資活動之淨現金流入（流出）
籌資活動之現金流量
發行股票
發行公司債
…
籌資活動之淨現金流入（流出）
本期現金及約當現金增加數
期初現金及約當現金餘額
期末現金及約當現金餘額

（四）權益變動表（Statement of Changes in Owner's Equity）

　　權益變動表係表示某一個體於某一特定期間權益內容之增減變化情況及原因。公司組織權益之主要內容包括：股本、資本公積、保留盈餘（法定盈餘公積、特別盈餘公積、未分配盈餘）及其他權益項目。造成權益增減變化之原因包括：本期損益、提撥法定盈餘公積、提撥特別盈餘公積、現金增資、現金減資、發放現金股利、發放股票股利、購買及出售庫藏股、國外營運機構財務報表換算之兌換差額、金融商品未實現損益等。財團法人醫院稱為淨值變動表，內容包括：永久受限淨值、暫時受限淨值、未受限淨值及淨值其他項目。造成淨值增減變化的原因包括：創設基金增加、本期稅後餘絀轉入（出）、暫時受限淨值限制解除、指定用途基金增減、金融商品未實現損益等。

表 11-7：公開發行公司權益變動表

公司名稱

權益變動表

期間

項目	股本	資本公積	保留盈餘	本期損益	其他權益項目
期初餘額					
增減變化原因					
期末餘額					

表 11-8：財團法人醫院淨值變動表

醫院名稱

淨值變動表

期間

項目

永久受限淨值

　永久受限本期稅後餘絀

　永久受限淨值增加（減少）總額

　永久受限期初淨值

　永久受限期末淨值

暫時受限淨值

　暫時受限本期稅後餘絀

　暫時受限淨值限制解除轉出

　暫時受限淨值增加（減少）總額

　暫時受限期初淨值

　暫時受限期末淨值

未受限淨值

　未受限本期稅後餘絀

　暫時受限淨值限制解除轉入

　未受限淨值增加（減少）總額

　未受限期初淨值

　未受限期末淨值

淨值其他項目

　金融資產未實現損益

期末淨值總額

（五）附註

附註是財務報表的一部分，包括公司（醫院）沿革、通過財務報告之日期及程序、新發布及修訂準則及解釋之適用、重大會計政策之彙總說明、重大會計判斷和估計及假設不確定性之主要來源、重要會計項目之說明、關係人交易、質押之資產、重大或有負債及未認列之合約承諾、重大之災害損失、重大之期後事項、附註揭露事項、營運部門資訊等。

二、企業資本形成體系

圖 11-2 為企業資本形成體系，企業之成立來自自然人或法人。儲蓄使自然人（個人）擁有資金，為了使資金創造效益，個人就需從事投資理財活動，例如在資本市場購買股票，然而如何選擇？首先收集投資標的之財務報表，分析企業以往的經營績效，預測未來的經營成果，瞭解風險及不確定性之因素，選擇適合風險屬性的投資標的進行投資；資本市場的投資人除了自然人外，尚包括法人、金融機構、私人及政府基金。資本市場最常見的商品就是股票及債券。

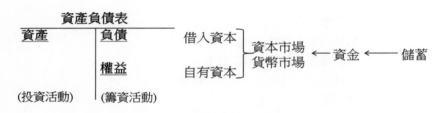

圖 11-2：企業資本形成體系

當投資股票時投資人即成為公司的股東，當投資人購入債券時即是公司的債權人。股東和債權人的權益並不相同，通常不論企業是否有盈餘，企業均需支付利息給債權人，且當債券到期時，企業必須償還本金。然而股東卻要承擔企業盈虧之風險；當公司產生虧損時，股東不但無法獲得股利，同時股票價格亦會下跌。相反地倘若公司獲利不斷成長，股東將獲得高額的回饋，例如台積電原始股東至今已獲利千倍以上。由此可知，投資股票的風險較債券為高，符合高風險高報酬的投資理論。公司由資本市場取得投資人投資股票的資金時，資產負債表上應列為股本，屬於「股東權益」之會計項目，視為自有資金。

　　如資金是由發行債券取得，應於資產負債表上列為公司債，屬於「負債」之會計項目，視為借入資金。無論自有資金或借入資金，公司均需承擔資金成本，亦即債券利息及股東預期投資報酬。資產負債表的左邊是資產；右邊是負債及業主權益，資產等於負債加業主權益，因此資產負債表左右兩邊金額將永遠平衡，稱之為會計恆等式，此乃會計採用複式簿記之基本原理。由於資產的來源是資金，無資金就無資產，資產的規模等於資金的規模；資產是企業的經濟資源，將產生未來的經濟效益，資產產生效益之多寡將決定企業經營的成敗。倘若負債不變，當資產運用的收益大於消耗的成本時，會使資產負債表左邊的資產金額增加，右邊業主權益也會同等的增加；經由成功的營運，資產規模不斷擴大，最直接的受益者是業主權益也就是股票的投資人。由於企業獲利，投資人可分得股利，股票價格亦隨之上漲。因此，投資人不需親自經營企業也能嘗到企業營運成功的果實。由此可知，財務會計扮演了健全資本市場及貨幣成功關鍵的角色。

三、四大報表的關聯性

　　為使讀者能夠瞭解四大財務報表間之關聯性，本節以圖 11-3 台陽公司交易簡例說明之。台陽公司本期出售商品共計 10,000 元，其中收到現金 8,000 元，剩餘延期收款列為應收帳款 2,000 元。期初存貨為 10,000 元，出售之商品存貨成本為 8,000 元，因此期末存貨為 2,000 元。損益表因為出售商品產生收入 10,000 元，出售商品的成本為 8,000 元，因此產生 2,000 元的淨利。資產負債表期初現金餘額為 2,000 元，期末現金餘額為 10,000 元，而增加金額 8,000 元是因為出售商品獲得現金增加的數額，由現金流量表「營業活動之現金流入：銷貨收入現金增加數 $8,000」說明之。資產負債表權益包含股本、保留盈餘及本期損益，其中股本和保留盈餘期初與期末餘額均相等，因此權益變動表中並未說明變動原因；本期損益項目由期初零元增加為期末 2,000 元，權益變動表說明其增減變化原因為「本期淨利」。

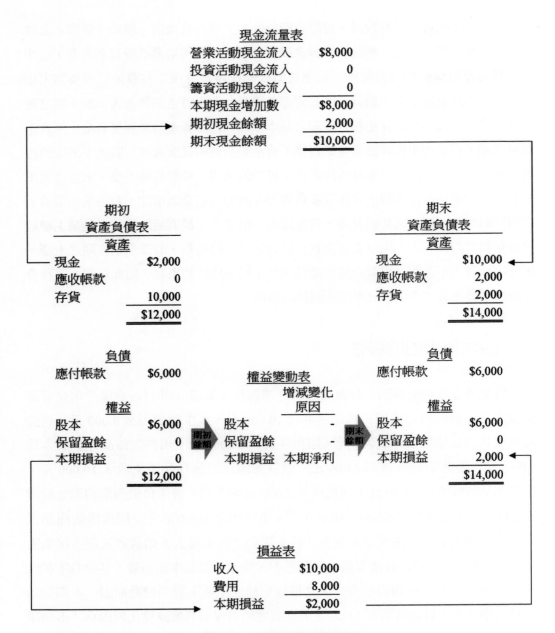

圖 11-3：四大報表的關聯性

第二節　財務報表分析

　　上節對於財務報表的意義、內涵、編製的目的及四大報表之關聯性做了扼要的介紹；本節將提供決策者（內部或外部）運用各種分析技術與工具，針對財務報表及相關資料進行分析與解釋，以導出對決策有助益之資訊。此一剖析財務報表的過程稱之為財務報表分析。

　　財務報表分析分為靜態分析與動態分析，靜態分析是以同一會計期間財務報表中各項目間之相互比較。動態分析是不同會計期間之同一財務報表中各項目間之相互比較。靜態分析又可分為共同比分析與比率分析，動態分析則分為比較分析與趨勢分析。茲分別敘述如下：

一、靜態分析

（一）共同比分析

　　資產負債表與綜合損益表（收支餘絀表）均以絕對數字（金額）來表達，然而無法顯示各項目所占的比例，為了要瞭解資產負債表的資產結構、負債與權益之資本結構以及綜合損益表之收支營利結構，將資產負債表與綜合損益表（收支餘絀表）之絕對數字轉換為相對數字，稱之為共同比分析或結構分析。資產是經濟資源，為企業的獲利工具，妥適的資產配置能產生經濟效益的流入而影響企業經營的成敗。負債及權益是資金的來源，如何搭配將影響企業之資金成本及償債能力。損益表的結構分析可以瞭解收入來源的組成及費損用途的比例，且能瞭解業內業外損益的情形。

　　簡例：由表 11-9、11-10 所示，每一項目均以絕對數字（金額）及相對數字（比率）表達。台陽醫院 109 年資產總額為 6 億 4 千餘萬元，醫療收入淨額為 5 億 7 千 1 百餘萬元，屬小型規模的地區醫院。資產負債表各項目之比率均以總資產（或負債加淨值）為分母衡量其所占的百分比，例如台陽醫院 109 年流動資產占總資產的比例為 43.91%（281,241÷640,450），不動產、廠房及設備占總資產的比例為 30.95%（198,225÷640,450）。由此可知台陽醫院主要投入醫療的經濟資源（土地、房屋及儀器設備）占比不高，而流動性較高的資產例如現金及約當現金占比最大，為 36.64%。基金中列有社會福利基金占總資產比率為 21.52%，顯示醫院非常

表 11-9：台暘醫院資產負債表

台暘醫院
資產負債表
中華民國109年、108年及107年12月31日

單位：仟元

資產

資產	109年12月31日 金額	%	108年12月31日 金額	%	107年12月31日 金額	%
流動資產						
現金及約當現金	$ 234,657	36.64%	$ 221,037	34.67%	$ 193,239	32.11%
以公允價值衡量列入損益之金融資產	3,402	0.53%	3,714	0.58%	3,677	0.61%
應收帳款(淨額)	36,356	5.68%	41,812	6.56%	44,043	7.32%
其他應收款	111	0.02%	169	0.03%	329	0.05%
存貨	5,565	0.87%	3,950	0.62%	3,607	0.60%
預付款項	1,150	0.18%	1,484	0.23%	1,490	0.25%
	281,241	43.91%	272,167	42.69%	246,384	40.94%
基金						
社會福利基金	137,815	21.52%	131,304	20.60%	124,365	20.67%
擴建基金	12,729	1.99%	12,316	1.93%	11,101	1.84%
	150,544	23.51%	143,620	22.53%	135,466	22.51%
非流動資產						
持有到期日之金融資產-非流動	2,000	0.31%	-	0.00%	2,000	0.33%
不動產及廠房設備						
土地	86,180	13.46%	86,180	13.52%	86,180	14.32%
房屋及建築設備	266,778	41.65%	268,274	42.08%	265,601	44.13%
醫療儀器設備	96,832	15.12%	96,002	15.06%	90,944	15.11%
資訊設備	19,269	3.01%	21,879	3.43%	20,041	3.33%
雜項設備	19,635	3.07%	19,351	3.04%	18,653	3.10%
小計	488,695	76.30%	491,687	77.12%	481,419	80.00%
減：累計折舊	(290,470)	-45.35%	(283,608)	-44.48%	(269,033)	-44.70%
淨額	198,225	30.95%	208,078	32.64%	212,386	35.29%
預付購置固定資產款項	-		1,000	0.16%	1,188	0.20%
未完工程	4,766	0.74%	8,530	1.34%	-	
	202,990	31.69%	217,608	34.13%	213,574	35.49%
存出保證金	1,186	0.19%	1,788	0.28%	1,713	0.28%
未攤銷費用	2,488	0.39%	2,359	0.37%	2,666	0.44%
資產總額	$ 640,450	100.00%	$ 637,541	100.00%	$ 601,802	100.00%

負債及淨值

負債及淨值	109年12月31日 金額	%	108年12月31日 金額	%	107年12月31日 金額	%
流動負債						
應付帳款	$ 68,226	10.65%	$ 68,002	10.67%	$ 61,270	10.18%
其他應付款	63,334	9.89%	69,506	10.90%	63,824	10.61%
預收款項	3,741	0.58%	2,920	0.46%	2,745	0.46%
教育研究發展負債	2,903	0.45%	3,859	0.61%	4,264	0.71%
醫療社會服務負債	4,316	0.67%	4,252	0.67%	4,171	0.69%
其他流動負債	2,289	0.36%	2,269	0.36%	2,135	0.35%
	144,808	22.61%	150,809	23.65%	138,409	23.00%
非流動負債						
退休金負債	399	0.06%	409	0.06%	413	0.07%
存入保證金	2,343	0.37%	2,942	0.46%	2,858	0.47%
	2,742	0.43%	3,351	0.53%	3,271	0.54%
負債總額	147,550	23.04%	154,159	24.18%	141,679	23.54%
淨值						
永久受限淨值						
創設基金	149,172	23.29%	149,172	23.40%	149,172	24.79%
未受限淨值						
指定用途社福基金	37,815	5.90%	31,304	4.91%	24,365	4.05%
累積餘絀	296,965	46.37%	281,433	44.14%	277,043	46.04%
本期餘絀	9,104	1.42%	22,044	3.46%	11,329	1.88%
小計	343,884	53.69%	334,780	52.51%	312,736	51.97%
淨值其他項目						
金融商品未實現損益	(156)	-0.02%	(570)	-0.09%	(1,785)	-0.30%
淨值總額	492,900	76.96%	483,382	75.82%	460,123	76.46%
負債及淨值總額	$ 640,450	100.00%	$ 637,541	100.00%	$ 601,802	100.00%

表 11-10：台陽醫院收支餘絀表

台陽醫院
收支餘絀表
中華民國109年度、108年度及107年度

單位：仟元

項目	109年度 金額	%	108年度 金額	%	107年度 金額	%
醫務收入(A)						
門急診收入-健保	$ 210,905	36.91%	$ 213,871	34.14%	$ 204,597	33.35%
門急診收入-非健保	144,329	25.26%	168,175	26.85%	149,948	24.44%
住院收入-健保	102,299	17.91%	114,226	18.24%	115,390	18.81%
住院收入-非健保	88,426	15.48%	95,804	15.30%	97,548	15.90%
其他醫務收入-健保	55,656	9.74%	75,596	12.07%	86,380	14.08%
其他醫務收入-非健保	6,063	1.06%	5,048	0.81%	5,780	0.94%
減：支付點值調整	(23,018)	-4.03%	(28,051)	-4.48%	(29,068)	-4.74%
減：健保核減	(10,029)	-1.76%	(14,371)	-2.29%	(14,025)	-2.29%
減：醫療優待	(3,295)	-0.58%	(3,928)	-0.63%	(3,129)	-0.51%
	571,336	100.00%	626,370	100.00%	613,422	100.00%
醫務成本(B)						
人事費用	(234,835)	-41.10%	(242,775)	-38.76%	(251,323)	-40.97%
藥品費用	(73,771)	-12.91%	(77,186)	-12.32%	(73,652)	-12.01%
醫材費用	(134,584)	-23.56%	(157,990)	-25.22%	(155,405)	-25.33%
折舊費用	(18,811)	-3.29%	(19,289)	-3.08%	(19,768)	-3.22%
攤銷費用	(1,678)	-0.29%	(1,378)	-0.22%	(1,197)	-0.20%
租金費用	(7,582)	-1.33%	(4,233)	-0.68%	(3,302)	-0.54%
事務費用	(41,548)	-7.27%	(42,913)	-6.85%	(42,992)	-7.01%
	(512,809)	-89.76%	(545,763)	-87.13%	(547,639)	-89.28%
醫務毛利(C=A-B)	58,527	10.24%	80,607	12.87%	65,783	10.72%
營運費用(D)						
教育研究發展費用	(18,748)	-3.28%	(20,508)	-3.27%	(19,976)	-3.26%
醫療社會服務費用	(6,576)	-1.15%	(7,550)	-1.21%	(7,209)	-1.18%
薪資費用	(20,000)	-3.50%	(20,000)	-3.19%	(20,000)	-3.26%
事務費用	(10,194)	-1.78%	(11,708)	-1.87%	(10,803)	-1.76%
醫務利益(損失)(E=C-D)	3,009	0.53%	20,841	3.33%	7,796	1.27%
非醫務活動收益(F)						
利息收入	878	0.15%	1,662	0.27%	1,622	0.26%
捐贈收入-未受限	2,727	0.48%	1,794	0.29%	2,085	0.34%
其他非醫務收益	7,502	1.31%	4,991	0.80%	5,882	0.96%
	11,107	1.94%	8,448	1.35%	9,589	1.56%
非醫務活動費損(G)						
透過損益按公允價值衡量之金融資產評價損失	(312)	-0.05%	0	0.00%	(476)	-0.08%
捐贈費用	(698)	-0.12%	(3,452)	-0.55%	(2,857)	-0.47%
其他非醫務費損	(259)	-0.05%	(675)	-0.11%	(103)	-0.02%
	(1,268)	-0.22%	(4,127)	-0.66%	(3,435)	-0.56%
非醫務利益(損失)(H=F-G)	9,839	1.72%	4,321	0.69%	6,153	1.00%
本期稅前餘絀(I=E+H)	12,848	2.25%	25,162	4.02%	13,949	2.27%
所得稅費用(J)	(3,744)	-0.66%	(3,119)	-0.50%	(2,620)	-0.43%
本期稅後餘絀-未受限(K=I-J)	9,104	1.59%	22,044	3.52%	11,329	1.85%
本期其他綜合餘絀（稅後淨額）	414	0.07%	1,215	0.19%	315	0.05%
本期綜合餘絀總額	$ 9,518	1.67%	$ 23,259	3.71%	$ 11,644	1.90%

重視社會醫療服務及救助。負債占總資產的比例為 23.04%（147,550÷640,450），其中營運用流動負債所占比例最多（22.61%），非流動負債占（0.43%），亦無銀行借款，由此可知台陽醫院財務結構相當健全，應無財務風險。

收支餘絀表（表 11-10）各項目之比例都以醫務收入淨額為分母衡量其所占百分比，例如台陽醫院 109 年度門急診收入－健保占醫務收入的 36.91%（210,905÷571,336），為收入的主要來源；醫務成本占醫務收入 89.76%（512,809÷571,336），其中人事費用占醫務收入的 47.10%（234,835÷517,336）為醫務成本中最主要的支出項目。醫務利益率為 0.53%，此為醫療本業的獲利能力，業外收入扣除業外支出後有 1.72% 的貢獻，因此 109 年度台陽醫院業外獲利高於本業。稅後純益率為 1.59%，綜合損益率為 1.67%。

（二）比率分析

比率分析是將四大財務報表中之某一項目或某些項目間之關聯性以比率方式表達。依據衛生福利部對於財團法人醫院財務報表之規範，財團法人醫院所公布的財務報表之重要財務比率分析需包含：（1）財務結構、（2）償債能力、（3）經營表現、（4）獲利比率、（5）現金流量、（6）槓桿度。茲分述如下：

1. 財務結構
（1）負債占資產比率（負債比率）（%）＝負債總額／資產總額×100%

醫院的資本（資金）包括借入資本（負債）及自有資本（淨值），借入資本分為由營業活動產生的負債及向他人融資的負債；財團法人醫院的自有資本主要是捐贈及營業獲利所產生。財務結構是借入資本與自有資本的比例，取決於管理階層的財務政策。借入資本有還本付息的義務，若當醫院營運不佳時，可能產生無法支付利息的窘境，因此對於債權人（資金供給者）而言，承擔了不確定的風險，此項違約風險會隨著負債的比率增加而增加，由此可知醫院自有資本越多對於債權人就越有保障。

（2）長期資金占不動產、廠房及設備比率（%）＝（淨值＋長期負債）／不動產、廠房及設備淨額×100%

不動產、廠房及設備包括土地、房屋、儀器及交通運輸設備等，其使用年限及經濟效益流入的時間很長，因此需由長期資金支應。長期負債及淨值屬於長期資金，長期資金除以長期資產之比例應大於 1 較為妥適。

2. 償債能力

（1）流動比率（%）＝流動資產／流動負債

流動資產是在短期間最有能力變現的資產，由於流動負債於短期內必須以現金償還，因此流動資產超過流動負債越多表示短期償債能力越強，通常流動比率大於 2 較為妥當。

（2）速動比率（%）：（流動資產－存貨－預付款項）／流動負債

流動資產包括現金及約當現金、短期金融投資工具、應收票據、應收帳款、存貨、預付款項等，然而存貨必須銷售後才能變現，而預付款項將於短期消耗而不具變現功能。因此，流動資產扣除存貨及預付款項後稱之為速動資產。速動資產除以流動負債等於速動比率。速動比率又稱為酸性測驗比率，為一更為穩健保守的方法測試短期償債能力，通常速動比率大於 1 比較妥當。

（3）利息保障倍數（倍）：所得稅及利息費用前純益或餘絀／本期利息支出

當醫院向外借款時，必須支付利息費用，利息保障倍數是測試支付利息的能力。由於利息的支付必須由業內業外的營運獲利來支應，因此以稅前淨利加回利息費用除以必須支付的利息，即為利息保障倍數。當利息保障倍數越高時表示支付利息的能力越強，越能保障債權人的權益。

3. 經營表現

醫務收入依照來源別可區分為門診收入、急診收入、住院收入；同時又可區分為健保收入及非健保收入（自費收入），財務報表分析可提供各類收入占總醫務收入的比例，以作為醫院管理決策及衛政主管機關（中央健康保險署）政策遵循之參考；例如醫院門急住診收入結構為何，醫學中心門急診收入所占比率大於住院所占比率是否合理，自費收入所占比率大於健保所占比率是否妥當等。

醫務成本（費用）依照用途別或功能別區分，由於人事費用、藥品費用、折舊費用所占用途別之比例較高，因此予以分別列示以供決策者之參考。又《醫療法》第 46 條規定「醫療財團法人應提撥年度醫療收入結餘之 10% 以上，辦理有關研究發展、人才培訓、健康教育；10% 以上辦理醫療救濟、社區醫療服務及其他社會服務事項」。因此必須驗證功能別醫務成本所列「教育研究發展費用」及「醫療社會服務費用」提撥的金額是否符合法令規定。

成功的機構必須具備兩個要件：（1）產品競爭力、（2）市場占有率；產品競爭

力主要來自研發產生的技術及專利、品牌商標商譽、行銷通路等，由於差異化能提升產品的售價，因而導致超額利潤，將由獲利比率中反應。市場占有率越高表示擁有的客戶數量越多，營業額（銷貨收入）也愈大，因而產生規模經濟，其效益將由總資產週轉率及不動產、廠房及設備週轉率反應。

目前我國醫院收入侷限於健保給付政策，因此產品服務價格固定，在總額預算之下醫院服務量受到限制，因此醫院均增加自費項目以提高醫院之利潤，此乃從事醫院財務報表分析應予考慮之狀況。

（1）健保門急診收入占醫務收入比率 $= \dfrac{健保門急診收入淨額}{醫務收入淨額}$

衡量健保門診急診收入對於醫務總收入的貢獻度，比率越高表示健保門急診的貢獻度愈大。

（2）健保住院收入占醫務收入比率 $= \dfrac{健保住院收入淨額}{醫務收入淨額}$

衡量健保住院收入對於醫務總收入的貢獻度，比率越高表示健保住院的貢獻度愈大。

（3）健保其他醫務收入占醫務收入比率 $= \dfrac{健保其他醫務收入淨額}{醫務收入淨額}$

衡量健保其他醫務收入對於醫務總收入的貢獻度，比率越高表示健保其他醫務收入貢獻度愈大。

（4）非健保醫務收入占醫務收入比率＝健保以外醫務收入淨額／醫務收入淨額

非健保收入亦稱為自費收入，衡量自費收入對於醫務總收入的貢獻度，比率越高表示自費收入貢獻度愈大。

（5）人事費用占總醫務成本比率＝人事費用／醫務成本

衡量人事成本占醫務總成本的比率，比率越高表示醫院投入的人力資源越多，越趨勞力密集的產業。

（6）藥品費用占醫務成本比率＝全年藥品總費用／醫務成本

衡量藥品成本占醫務總成本的比率，比率越高表示醫院耗用的藥品越多。

（7）折舊費用占醫務成本比率＝全年折舊費用／醫務成本

每期固定資產將提列折舊費用，折舊費用占醫務成本的比例係衡量房屋及設備

投入醫療的狀況，愈高表示越趨資本密集。

（8）研究發展、人才培訓及健康教育支出占醫療收入結餘比率＝

$$\frac{\text{研究發展、人才培訓及健康教育支出}}{\text{醫務收入淨額－[醫務成本＋營運費用(不包括教育研究發展費用與醫療社會服務費用)]}}$$

《醫療法》第 46 條規定，醫療財團法人應提撥年度醫療收入結餘之 10% 以上，辦理有關研究發展、人才培訓、健康教育。

醫務收入結餘＝醫務收入淨額－［醫務成本＋營運費用（不包括教育研究發展費用與醫療社會服務費用）］＝醫務利益＋教育研究發展費用＋醫療社會服務費用

此項比率是驗證是否符合《醫療法》第 46 條之規定。比率必須達到 10% 以上。

（9）研究發展、人才培訓及健康教育支出占醫療收入結餘比率＝

$$\frac{\text{醫療救濟、社區醫療服務及其他社會服務支出}}{\text{醫務收入淨額－[醫務成本＋營運費用(不包括教育研究發展費用與醫療社會服務費用)]}}$$

《醫療法》第 46 條規定，醫療財團法人應提撥年度醫療收入結餘之 10% 以上辦理醫療救濟、社會醫療服務及其他社會服務事項。

醫務收入結餘＝醫務收入淨額－［醫務成本＋營運費用（不包括教育研究發展費用與醫療社會服務費用）］＝醫務利益＋教育研究發展費用＋醫療社會服務費用

此項比率是驗證是否符合《醫療法》第 46 條之規定。比率必須達到 10% 以上。

（10）不動產、廠房及設備週轉率(次)＝$\dfrac{\text{醫務收入淨額}}{\text{不動產、廠房及設備淨額}}$

不動產、廠房及設備包括房屋、土地、醫療儀器設備等非流動資產，主要是運用於醫療本業。醫務收入是產出面，不動產、廠房及設備是投入面，產出除以投入即為效率之衡量方式；因此固定資產週轉率是衡量固定資產運用的效率，週轉率越高表示固定資產能夠創造較高的營業額，此項比率越高愈好。

（11）總資產週轉率＝（醫務收入淨額 / [(期初資產總額＋期末資產總額))/2]

總資產週轉率＝醫務收入淨額 / 平均資產總額

醫務收入是產出面，總資產是投入面，產出除以投入即為效率之衡量方式；因此總資產週轉率是衡量總資產運用的效率，週轉率越高表示總資產能夠創造較高的營業額，此項比率越高愈好。

4. 獲利比率

（1）**資產報酬率＝[稅後餘絀＋利息費用 (1 －稅率)] / [(期初資產總額＋期末資產總額)/2]×100%**

資產報酬率＝（稅後息前餘絀 / 平均資產總額）×100%

資產是經濟資源將產生經濟效益，經濟效益衡量之指標之一為本期餘絀。由於資產是投入面，餘絀是產出面，而餘絀是獲利的表徵，因此餘絀除以資產即為衡量資產的獲利能力。由於利息費用是由負債所產生，因此於衡量資產之獲利能力時應該予以排除，換句話說無論借入資金之多寡均不應影響衡量資產運用的效率。資產報酬率是衡量每一元的資產能夠創造的利潤是多少，此比率愈高愈佳。

（2）**醫務利益率＝醫務利益 / 醫務收入淨額 ×100%**

衡量醫療本業每一元的營業收入，可以創造的利潤是多少。此比率愈高表示能夠產生愈高的利潤，此項利潤僅包含醫務本業。

（3）**稅前純益率＝稅前餘絀 / 醫務收入淨額 ×100%**

衡量每一元的營業收入，可以創造課稅前的利潤是多少。此比率越高表示能夠產生越高的利潤，此項利潤包含醫務本業及業外收益但未支付所得稅。

（4）**稅後純益率＝稅後餘絀 / 醫務收入淨額 ×100%**

衡量每一元的營業收入，可以創造課稅後的利潤是多少。此比率越高表示能夠產生越高的利潤，此項利潤包含醫務本業及業外收益且已支付所得稅。

5. 現金流量

現金流量比率＝營運活動淨現金流量 / [(期初流動負債＋期末流動負債)/2]

衡量現金流量表中營運活動產生的淨現金流量能夠支付流動負債的能力，為一評估醫院之流動性及其短期的償債能力之指標。此比率越高愈佳。

6. 桿槓度

財務桿槓度＝醫務利益 / (醫務利益－利息費用)

利息費用係由借款而來，由於時間的消逝利息即需支付，依公式當無借款利息時，財務槓桿度則為 1。依據成本習性分析，利息費用為固定成本，當營業量增加

時，固定成本分攤的單位成本就會降低，因而產生規模經濟，由於營業量（額）增加而使權益報酬率（或每股盈餘）增加的比例，高於營業量（額）增加的比例，此即稱之為槓桿。當槓桿度為 2 時，營業額增加一倍，權益報酬率（或每股盈餘）將增加二倍，然而營業額減少一倍時，權益報酬率（或每股盈餘）亦將減少二倍，因此報酬率（或每股盈餘）的變異數增加，反應的風險亦增加，是故財務槓桿度為風險的表徵，槓捍度大於 1 時，即存在財務風險，槓桿度越大，財務風險越高。

　　依據台陽醫院 107 年至 109 年重要財務比率彙總表（表 11-11），三年負債占資產比率約為 23.04%-24.18%，長期資金占不動產、廠房及設備比率均大於 100%，表示財務結構健全；流動比率約為 178%-194%，速動比率約為 174%-189%，醫院無銀行借款不需支付利息，償債能力並無疑慮。於經營表現中非健保醫務收入占醫務收入比率約為 40.7%-42.3%，為醫務收入最主要的項目；而健保門急診收入比率大於健保住院收入，表示醫院較為注重營運，期望能獲取較高的利潤，然而是否符合政府之醫療政策則有待商榷。人事費用占總醫務成本的比率約為 44.48%-45.89%，為最主要的成本，藥品費用占總醫務成本的比率約為 13.45%-14.39%，折舊費用占總醫務成本的比率為 3.53%-3.67%，三項費用三年變化不大，成本結構尚稱穩定。研究發展、人才培訓及健康教育支出占醫務收入結餘比率為 41.94%-66.17%；醫療救濟、社會醫療服務及其他社會服務支出占醫務收入結餘比率為 15.44%-23.21%，兩者均遠大於醫療法規定之 10%，表示醫院非常注重教育研究發展及醫療社會服務之業務。不動產、廠房及設備週轉率約為 2.88-3.01 次，亦即平均每年的醫療營業額約為不動產、廠房及設備資產的 2.93 倍。總資產周轉率約為 0.89-1.04 次，平均每年的醫療營業額約為總資產的 0.98 倍。於獲利比率方面，資產報酬率為 1.42%-3.56%，三年平均為 2.3%，亦即每一百元的資產，每年能夠創造 2.3 元的利潤。醫務利益率為 0.53%-3.33%，三年平均為 1.71%，亦即醫療本業每一百元的營業額（醫務收入）能夠獲得 1.71 元的利潤。稅前純益係包含本業及業外之貢獻，稅後純益則是稅前純益減所得稅後之利潤，稅前純益率為 2.25%-4.02%，稅後純益率為 1.59%-3.52%。現金流量比率為由營業活動產生的現金流量為平均流動負債之倍數，由現金流量表得知 107 年由營業活動產生之淨現金流入為 49,771 仟元，108 年為 58,803 仟元，109 年為 29,089 仟元，代入公式三年之現金流量比率分別為 38%、41% 及 20%。由於醫院無借款故無利息費用，因此三年的財務槓桿度均為 1，因槓桿產生的財務風險不存在。

表 11-11：台陽醫院重要財務比率分析

		109 年	108 年	107 年
財務結構	1. 負債占資產比率（%）	23.04%	24.18%	23.54%
	2. 長期資金占不動產、廠房及設備比率（%）	248.66%	232.31%	216.64%
償債能力	1. 流動比率（%）	194.22%	180.47%	178.01%
	2. 速動比率（%）	189.58%	176.87%	174.33%
	3. 利息保障倍數（倍）	-	-	-
經營表現	1. 健保門急診收入占醫務收入比率（%）	33.61%	30.56%	29.82%
	2. 健保住院收入占醫務收入比率（%）	16.30%	16.32%	16.82%
	3. 健保其他醫務收入占醫務收入比率（%）	8.87%	10.80%	12.59%
	4. 非健保醫務收入占醫務收入比率（%）	41.22%	42.32%	40.78%
	5. 人事費用占總醫務成本比率（%）	45.79%	44.48%	45.89%
	6. 藥品費用占醫務成本比率（%）	14.39%	14.14%	13.45%
	7. 折舊費用占醫務成本比率（%）	3.67%	3.53%	3.61%
	8. 研究發展、人才培訓及健康教育支出占醫務收入結餘比率（%）	66.17%	41.94%	57.11%
	9. 醫療救濟、社區醫療服務及其他社會服務支出占醫務收入結餘比率（%）	23.21%	15.44%	20.61%
	10. 不動產、廠房及設備週轉率（次）	2.88	3.01	2.89
	11. 總資產週轉率（次）	0.89	1.01	1.04
獲利比率	1. 資產報酬率（%）	1.42%	3.56%	1.92%
	2. 醫務利益率（%）	0.53%	3.33%	1.27%
	3. 稅前純益率（%）	2.25%	4.02%	2.27%
	4. 稅後純益率（%）	1.59%	3.52%	1.85%
現金流量	現金流量比率（%）	20.00%	41.00%	38.00%
槓桿度	財務槓桿度	1	1	1

以台陽醫院資產負債表（表 11-9）、收支餘絀表（表 11-10）為例，109 年各項指標計算如下：

• **財務結構**

1. 負債總額占資產比率：147,550/640,450=23.04%

2. 長期資金占不動產、廠房及設備比率：492,900/198,225=248.66%

3. 流動比率：281,241/144,808=194.22%

4. 速動比率：(281,241-5,565-1,150)/144,808=189.58%

5. 利息保障倍數（倍）：無利息費用故不予計算

- **經營表現**

1. 健保門急診收入占醫務收入比率：門急診收入－健保，扣除「支付點值調整及健保核減」在門急診收入的分攤，即為 (23,018+10,029)/(210,905+144,329+102,299)×210,905=21,696，109 年健保門急診收入占醫務收入比率為 (210,905-21,696)/571,336=33.61%

2. 健保住院收入占醫務收入比率：門急診收入－住院，扣除「支付點值調整及健保核減」在住院收入的分攤，即為 (23,018+10,029)/(210,905+144,329+102,299)×144,329=12,236，109 年健保住院收入占醫務收入比率為 (144,329-12,236)/571,336=16.30%

3. 健保其他醫務收入占醫務收入比率：其他醫務收入－健保，扣除「支付點值調整及健保核減」在其他醫務收入的分攤，即為 (23,018+10,029)/(210,905+144,329+102,299)×102,299=9,160，109 年其他醫務收入占醫務收入比率為 (102,299-9,160)/571,336=8.87%

4. 非健保醫務收入占醫務收入比率：(144,329+88,426+6,063)/571,336=41.22%

5. 人事費用占總醫務成本比率：234,835/512,809=45.79%

6. 藥品費用占醫務成本比率：73,771/512,809=14.39%

7. 折舊費用占醫務成本比率：18,811/512,809=3.67%

8. 研究發展、人才培訓及健康教育支出占醫療收入結餘比率：18,748/(58,527-20,000-10,194)=66.17%

9. 醫療救濟、社區醫療服務及其他社會服務支出占醫療收入結餘比率：6,576/(58,527-20,000-10,194)=23.21%

10. 不動產、廠房及設備週轉率（次）：571,336/198,225=2.88

11. 總資產週轉率：571,336/[(640,450+637,541)/2]=0.89

- **獲利比率**

1. 資產報酬率：9,104/[(640,450+637,541)/2]=1.42%

2. 醫務利益率：0.53%

3. 稅前純益率：2.25%

4. 稅後純益率：1.59%

- **現金流量**

現金流量比率：109 年營運活動淨現金流量 29,089/[(150,800+144,808)/2]=20%

• **桿槓度**

利息費用係由借款而發生，因利息爲 0，故財務桿槓度爲 1。

公開發行公司財務比率之經營能力（表現）分析中尚包括：應收款項週轉率（次）、平均收現日數、存貨週轉率（次）、平均銷售日數、應付款項週轉率（次）、平均銷貨日數；於獲利能力（比率）中包括權益報酬率（%）、每股盈餘（元）；於現金流量中另包括現金流量允當比率（%）、現金再投資比率（%）；於槓桿度中則包括營運槓桿度。茲將公式及意義分述如下：

1. 應收款項週轉率(次) $= \dfrac{\text{銷貨淨額}}{\text{各期平均應收款項(包括帳款與因營業而產生之應收票據)餘額}}$

應收帳款週轉率（次）係應收帳款一年清償的次數，亦即變現的速度，衡量管理階層之收帳效率及組織之放帳政策；當採用現銷時，應收帳款金額爲零，應收帳款週轉率爲∞，此時所有延遲支付之賒銷客戶均予以排除，因而影響銷貨金額，是故，組織之信用授受及收帳政策和效率將影響應收帳款週轉率。通常週轉率愈高，表示收帳速度愈快，效率愈高，資金積壓於應收帳款的壓力就愈小。

2. 平均收現日數 $= \dfrac{365}{\text{應收款項週轉率}}$

平均收帳日數係衡量賒銷帳款平均收款天數，收帳日數愈短，收帳效率越高，發生呆帳的機率就越低，依公式係以 365 天除以應收帳款週轉率，當應收帳款週轉率爲∞時，平均收帳日數爲零，表示銷貨均爲現銷而無賒銷。

3. 存貨週轉率(次) $= \dfrac{\text{銷貨成本}}{\text{平均存貨額}}$

存貨週轉率（次）係衡量存貨一年清倉的次數，係衡量存貨出售的速度。存貨週轉率通常與行業特性、組織的存貨政策及存貨管理效率有關；例如製造業經由購料、生產、行銷等階段始能出售成品，存貨（原料、再製品、製成品）留置於組織的時間較長，存貨週轉率較低，而買賣業只需購貨及銷售過程，因此，存貨週轉率較高。此外依存貨缺貨風險之不同，訂定存貨安全存量政策，當缺貨成本越高時，存貨安全存量必須較多，因而造成存貨週轉率較低，又如組織採用物流方式配送商品時，存貨週轉率將會較高。通常存貨週轉率愈高，發生存貨呆滯的機率就越低，資金積壓於存貨的壓力就越小，表示存貨管理的效率越佳。

4. 平均銷貨日數 $= \dfrac{365}{\text{存貨週轉率}}$

平均銷貨日數係衡量存貨自購入至出售平均間隔的期間。依公式係以 365 天除以存貨週轉率，當週轉率越大時，平均銷貨日數越短，存貨留置於倉庫的時間即越短。

5. 應付款項週轉率(次) $= \dfrac{銷貨成本}{各期平均應付款項(包括應付帳款與因營業而產生之應付票據)款項}$

應付款項週轉率（次）係衡量帳款償還的速度，週轉率愈高，表示付現的速度越快，當採用現金支付價款，應付帳款及應付票據為零，應付款項週轉率為∞。通常此一比率與商品標的有關，例如購買儀器設備等非流動資產，付款期間將會拉長，週轉率低，而零售百貨商品付款期間就會較短，週轉率較高。

6. 權益報酬率 $= \dfrac{稅後損益}{平均權益總額}$

權益報酬率是衡量每一元的權益可以創造的利潤是多少。此一指標係評估醫院組織財務績效最主要的指標，由於醫院並未發行股票，無法以每股盈餘衡量財務績效，因此醫院間最終獲利能力之比較可以此指標為依據。此外此一比例可與資產報酬率比較，當此比率大於資產報酬率時，表示舉債經營產生正面的效果，否則借款發生的利息（資金成本）大於營運活動產生的獲利，舉債經營是不利的。

7. 每股盈餘(元) $= \dfrac{(歸屬於母公司業主之損益-特別股股利)}{加權平均已發行股數}$

每股盈餘（元）是衡量每一股普通股於當年度獲利多少，亦即股東擁有的每一股能夠分得獲利之金額。此乃資本市場每一投資人最為關切的財務數據，將影響股票的市場價值，且為評估不同企業經營績效相互比較重要的指標。

8. 現金流量允當比率（%）$= \dfrac{最近五年度營業活動淨現金流量}{最近五年度(資本支出+存貨增加額+現金股利)}$

現金流量允當比率（%）係衡量由營業活動產生的現金流量，是否足以支應未來成長擴充所需之資金，包括重大的資本支出、因營業量增加而增加之存貨需求及股東預期之現金股利。由於分母分子均以五年累積金額，屬於長期性之衡量指標。當此比率大於 100% 時，表示由營業活動產生的現金足以支應固定資產重置或新增，而不需向外籌資。本比率越高越好。

9. 現金再投資比率（%）$= \dfrac{(營業活動淨現金流量-現金股利)}{(不動產、廠房及設備毛額+長期投資+其他非流動資產+營運資金)}$

現金再投資比率（%）係扣除現金股利後之營業活動產生的現金流量，占營業用資產之百分比。當本項比率愈高時，表示愈有能力繼續投資以維持或擴充組織現有的規模。本比率越高越好。

10. 營運槓桿度＝（營業收入淨額－變動營業成本及費用）/ 營業利益

　　營運槓桿度與財務槓桿理論相同。依據成本習性分析，固定資產之折舊（攤銷）費用為固定成本，當營業量增加時，固定成本分攤的單位成本就會降低，因而產生規模經濟，由於營業量（額）增加而使營業利益增加的比例，高於營業量（額）增加的比例，此即稱之為槓桿。當槓桿度為 2 時，營業額增加一倍，營業利益將增加二倍，然而營業額減少一倍時，營業利益亦將減少二倍，因此營業利益的變異數增加，反應的風險亦增加，是故營運槓桿度為風險的表徵，槓桿度大於 1 時，即存在營運風險，槓桿度越大，營運風險越高。槓桿度為 1 時，表示沒有風險。

二、動態分析

　　動態分析又稱水平分析或橫向分析，係將不同期間財務報表之相同的項目加以比較，探討差異的原因及其走勢，以作為決策之參考。動態分析又分為比較分析及趨勢分析。

（一）比較分析

　　比較分析可分為絕對數字比較及絕對數字增減比較（增減百分比分析），係將兩期之財務報表相同項目兩兩相比。表 11-12 是將後期與前期之金額加以比較，如差異很大時，即需分析其差異原因，此為絕對數字比較分析。表 11-13 是絕對數字增減百分比分析，其公式為：增（減）變動百分比＝（本期金額－前期金額）/ 前期金額 × 100%。比較分析為兩期之間的分析，屬短期分析。

　　台陽醫院現金及約當現金 107 至 108 年約增加 2 千 7 百萬元，增幅為 14.39%；108 至 109 年約增加 1 千 3 百萬元，增幅為 6.16%，為資產科目中金額增加最多的項目。總資產 107 至 108 年增加 5.94%，108 至 109 年增加 0.46%，增幅不大。負債總額 107 至 108 年增加 8.81%，而 108 至 109 年則減少 4.29%。淨值中以本期餘絀項目增減變化較大，107 至 108 年淨利增加約 1 千 70 萬元，增幅為 94.57%，然而 108 至 109 年則減少約 1 千 2 百 90 萬元，大幅減少 58.7%，顯示近三年獲利較不穩定。

表 11-12：絕對數字比較分析

台陽醫院

單位：仟元

資產	金額			絕對數字比較	
	109年	108年	107年	109年-108年	108年-107年
流動資產					
現金及約當現金	$ 234,657	$ 221,037	$ 193,239	13,620	27,798
以公允價值衡量列入損益之金融資產	3,402	3,714	3,677	(312)	37
應收帳款(淨額)	36,356	41,812	44,043	(5,457)	(2,230)
其他應收款	111	169	329	(58)	(159)
存貨	5,565	3,950	3,607	1,615	343
預付款項	1,150	1,484	1,490	(334)	(6)
	281,241	272,167	246,384	9,074	25,782
基金					
社會福利基金	137,815	131,304	124,365	6,511	6,939
擴建基金	12,729	12,316	11,101	414	1,215
	150,544	143,620	135,466	6,925	8,154
非流動資產					
持有到期日之金融資產-非流動	2,000	0	2,000	2,000	(2,000)
不動產及廠房設備					
土地	86,180	86,180	86,180	0	0
房屋及建築設備	266,778	268,274	265,601	(1,496)	2,673
醫療儀器設備	96,832	96,002	90,944	830	5,058
資訊設備	19,269	21,879	20,041	(2,609)	1,838
雜項設備	19,635	19,351	18,653	284	698
小計	488,695	491,687	481,419	(2,992)	10,268
減：累計折舊	(290,470)	(283,608)	(269,033)	(6,862)	(14,576)
淨額	198,225	208,078	212,386	(9,853)	(4,308)
預付購置固定資產款項	0	1,000		(1,000)	1,000
未完工程	4,766	8,530	1,188	(3,765)	7,342
	202,990	217,608	213,574	(14,618)	4,034
存出保證金	1,186	1,788	1,713	(602)	75
未攤銷費用	2,488	2,359	2,666	129	(307)
資產總額	$ 640,450	$ 637,541	$ 601,802	2,909	35,739

負債及淨值	金額			絕對數字比較	
	109年	108年	107年	109年-108年	108年-107年
流動負債					
應付帳款	$ 68,226	$ 68,002	$ 61,270	223	6,733
其他應付款	63,334	69,506	63,824	(6,172)	5,681
預收款項	3,741	2,920	2,745	820	176
教育研究發展負債	2,903	3,859	4,264	(956)	(405)
醫療社會服務負債	4,316	4,252	4,171	63	81
其他流動負債	2,289	2,269	2,135	20	134
	144,808	150,809	138,409	(6,000)	12,400
非流動負債					
退休金負債	399	409	413	(10)	(4)
存入保證金	2,343	2,942	2,858	(599)	84
	2,742	3,351	3,271	(609)	80
負債總額	147,550	154,159	141,679	(6,609)	12,480
淨值					
永久受限淨值					
創設基金	149,172	149,172	149,172	0	0
未受限淨值					
指定用途社福基金	37,815	31,304	24,365	6,511	6,939
累積餘絀	296,965	281,433	277,043	15,532	4,390
本期餘絀	9,104	22,044	11,329	(12,939)	10,714
小計	343,884	334,780	312,736	9,104	22,044
淨值其他項目					
金融商品未實現損益	(156)	(570)	(1,785)	414	1,215
淨值總額	492,900	483,382	460,123	9,518	23,259
負債及淨值總額	$ 640,450	$ 637,541	$ 601,802	2,909	35,739

表 11-13：絕對數字增減百分比分析

台陽醫院

單位：百分比

資產

資產	金額 109年	金額 108年	金額 107年	絕對數字增減百分比分析 109年-108年	絕對數字增減百分比分析 108年-107年
流動資產					
現金及約當現金	$ 234,657	$ 221,037	$ 193,239	6.16%	14.39%
以公允價值衡量列入損益之金融資產	3,402	3,714	3,677	-8.40%	1.00%
應收帳款(淨額)	36,356	41,812	44,043	-13.05%	-5.06%
其他應收款	111	169	329	-34.21%	-48.45%
存貨	5,565	3,950	3,607	40.89%	9.50%
預付款項	1,150	1,484	1,490	-22.49%	-0.40%
小計	281,241	272,167	246,384	3.33%	10.46%
基金					
社會福利基金	137,815	131,304	124,365	4.96%	5.58%
擴建基金	12,729	12,316	11,101	3.36%	10.95%
小計	150,544	143,620	135,466	4.82%	6.02%
非流動資產					
持有到期日之金融資產-非流動	2,000	0	2,000	-	-100.00%
不動產及廠房設備					
土地	86,180	86,180	86,180	0.00%	0.00%
房屋及建築設備	266,778	268,274	265,601	-0.56%	1.01%
醫療儀器設備	96,832	96,002	90,944	0.86%	5.56%
資訊設備	19,269	21,879	20,041	-11.93%	9.17%
雜項設備	19,635	19,351	18,653	1.47%	3.74%
小計	488,695	491,687	481,419	-0.61%	2.13%
減：累計折舊	(290,470)	(283,608)	(269,033)	2.42%	5.42%
淨額	198,225	208,078	212,386	-4.74%	-2.03%
預付購置固定資產款項	0	1,000	0	-100.00%	100.00%
未完工程	4,766	8,530	1,188	-44.13%	618.04%
小計	202,990	217,608	213,574	-6.72%	1.89%
存出保證金	1,186	1,788	1,713	-33.66%	4.41%
未攤銷費用	2,488	2,359	2,666	5.46%	-11.52%
資產總額	$ 640,450	$ 637,541	$ 601,802	0.46%	5.94%

負債及淨值

負債及淨值	金額 109年	金額 108年	金額 107年	絕對數字增減百分比 109年-108年	絕對數字增減百分比 108年-107年
流動負債					
應付帳款	$ 68,226	$ 68,002	$ 61,270	0.33%	10.99%
其他應付款	63,334	69,506	63,824	-8.88%	8.90%
預收款項	3,741	2,920	2,745	28.09%	6.41%
教育研究發展負債	2,903	3,859	4,264	-24.77%	-9.50%
醫療社會服務負債	4,316	4,252	4,171	1.49%	1.95%
其他流動負債	2,289	2,269	2,135	0.89%	6.28%
小計	144,808	150,809	138,409	-3.98%	8.96%
非流動負債					
退休金負債	399	409	413	-2.48%	-0.95%
存入保證金	2,343	2,942	2,858	-20.35%	2.93%
小計	2,742	3,351	3,271	-18.17%	2.44%
負債總額	147,550	154,159	141,679	-4.29%	8.81%
淨值					
永久受限淨值					
創設基金	149,172	149,172	149,172	0.00%	0.00%
未受限淨值					
指定用途社福基金	37,815	31,304	24,365	20.80%	28.48%
累積餘絀	296,965	281,433	277,043	5.52%	1.58%
本期餘絀	9,104	22,044	11,329	-58.70%	94.57%
小計	343,884	334,780	312,736	2.72%	7.05%
淨值其他項目					
金融商品未實現損益	(156)	(570)	(1,785)	-72.56%	-68.07%
淨值總額	492,900	483,382	460,123	1.97%	5.05%
負債及淨值總額	$ 640,450	$ 637,541	$ 601,802	0.46%	5.94%

表 11-14：絕對數字趨勢分析

台陽醫院

單位：百分比

資產

資產	金額 109年	金額 108年	金額 107年	趨勢分析 109年	趨勢分析 108年
流動資產					
現金及約當現金	$ 234,657	$ 221,037	$ 193,239	121.43%	114.39%
以公允價值衡量列入損益之金融資產	3,402	3,714	3,677	92.52%	101.00%
應收帳款(淨額)	36,356	41,812	44,043	82.55%	94.94%
其他應收款	111	169	329	33.92%	51.55%
存貨	5,565	3,950	3,607	154.28%	109.50%
預付款項	1,150	1,484	1,490	77.19%	99.60%
	281,241	272,167	246,384	114.15%	110.46%
基金					
社會福利基金	137,815	131,304	124,365	110.81%	105.58%
擴建基金	12,729	12,316	11,101	114.67%	110.95%
	137,815	143,620	135,466	101.73%	106.02%
非流動資產					
持有到期日之金融資產	2,000	-	2,000	100.00%	100.00%
不動產及廠房設備					
土地	86,180	86,180	86,180	100.00%	100.00%
房屋及建築設備	266,778	268,274	265,601	100.44%	101.01%
醫療儀器設備	96,832	96,002	90,944	106.47%	105.56%
資訊設備	19,269	21,879	20,041	96.15%	109.17%
雜項設備	19,635	19,351	18,653	105.26%	103.73%
小計	488,695	491,687	481,419	101.51%	102.13%
減：累計折舊	-290,470	-283,608	-269,033	107.97%	105.42%
淨額	198,225	208,078	212,386	93.33%	97.97%
預付購置固定資產款項	-	1,000	1,188		
未完工程	4,766	8,530	1,713	401.14%	718.04%
	202,990	217,608	213,574	95.04%	101.89%
存出保證金	1,186	1,788	1,713	69.26%	104.41%
未攤銷費用	2,488	2,359	2,666	93.31%	88.48%
資產總額	$ 640,450	$ 637,541	$ 601,802	106.42%	105.94%

負債及淨值

負債及淨值	金額 109年	金額 108年	金額 107年	趨勢分析 109年	趨勢分析 108年
流動負債					
應付帳款	$ 68,226	$ 68,002	$ 61,270	111.35%	110.99%
其他應付款	63,334	69,506	63,824	99.23%	108.90%
預收款項	3,741	2,920	2,745	136.30%	106.41%
教育研究發展負債	2,903	3,859	4,264	68.08%	90.50%
醫療社會服務負債	4,316	4,252	4,171	103.47%	101.95%
其他流動負債	2,289	2,269	2,135	107.22%	106.28%
	144,808	150,809	138,409	104.62%	108.96%
非流動負債					
退休金負債	399	409	413	96.59%	99.05%
存入保證金	2,343	2,942	2,858	81.98%	102.93%
	2,742	3,351	3,271	83.83%	102.44%
負債總額	147,550	154,159	141,679	104.14%	108.81%
淨值					
永久受限淨值					
創設基金	149,172	149,172	149,172	100.00%	100.00%
未受限淨值					
指定用途社福基金	37,815	31,304	24,365	155.21%	128.48%
累積餘絀	296,965	281,433	277,043	107.19%	101.58%
本期餘絀	9,104	22,044	11,329	80.36%	194.57%
小計	343,884	334,780	312,736	109.96%	107.05%
淨值其他項目					
金融商品未實現損益	-156	-570	-1,785	8.76%	31.93%
淨值總額	492,900	483,382	460,123	107.12%	105.05%
負債及淨值總額	$ 640,450	$ 637,541	$ 601,802	106.42%	105.94%

（二）趨勢分析

趨勢分析係將兩期以上（至少三期）之財務報表相同項目計算趨勢百分比。亦即首先需設定基期，再計算某一項目不同期間對該項目基期的百分比，藉以瞭解其變化趨勢之原因及方向，並作為未來預測之參考。表 11-14 為絕對數字趨勢分析，其公式為：趨勢百分比＝（當期金額 / 基期金額）×100%。

台陽公司 107 至 109 年資產呈現成長趨勢的項目包括現金及約當現金、存貨、社會福利基金、擴建基金、醫療儀器設備及雜項設備。負債呈現成長趨勢的項目包括應付帳款、預收款項、醫療社會服務負債及其他流動負債。淨值中指定用途社服基金、累積餘絀及金融商品未實現損益呈現成長趨勢。應收帳款、其他應收款、預付款項、教育研究發展負債及退休金負債呈現下跌趨勢。而土地及創設基金三年金額均未改變。其餘項目之趨勢則呈現漲跌互見。

第三節　複利與年金－貨幣的時間價值

眾所皆知 10 年前一碗滷肉飯只需 10 元，但現在已經漲價到 20 元，換句話說，貨幣的購買力是逐年下降，物價是逐年提升。倘若將 10 元放在保險櫃中，10 年之後仍舊是 10 元，但是將它存入銀行或購買股票，10 年後的本利或投資報酬可能超過 10 元、20 元或更多。依據經濟學原理：當市場需要資金時，貨幣（現金）即有其價值，隨著資金需求的多寡及時間的長短，資金需求者必須支付使用資金的代價，此即是貨幣的時間價值。亦即如何有效運用現金（資金）創造最大的財富（效益），是財務管理重要的主題。

「財富自由」及「提前退休」是很多人追求的夢想，但是如何達成？「退休基金」需要多少？要如何運用才能使退休生活無虞？透過「貨幣的時間價值」－複利與年金的概念得以解答。由於今日的貨幣與明日的貨幣價值不同，因此，未來貨幣現在的價值稱為現值，而現在的貨幣在未來特定時點的價值稱為終值。

一、複利（Compound value）

複利係將每一期的獲利（利息或股息），加入投資本金，作為下一期計算生息

的基礎，因此隨著期間的拉長，「利滾利」的效益將更爲明顯。複利分爲複利終值及複利現值。

（一）複利終值（Compound future value）：以複利計算貨幣於未來特定時點的價值

簡例 1：王小明於 25 歲時，獲得服務機構年終特別獎勵金一百萬元，王小明將此筆款項委託退休基金管理人代爲管理，合約簽訂設定年利率 4%，爲期四十年，王小明於 65 歲退休時可拿回多少現金？

複利終值的公式：$FV = PV \times (1 + i)^n$

FV（Future Value）爲財富的未來價值；PV（Present Value）爲財富的現值，亦即本金；i 爲利率或報酬率；n 爲期間（即累計之週期數）。

依據公式：$1,000,000 \times (1 + 4\%)^{40} = 4,801,020.63$；因此王小明於 65 歲退休時可以得到 4,801,020 元。

或查複利終值表（附表 1）：$1,000,000 \times 4.8010 = 4,801,000$ 元

Excel FV 函數：$= FV (4\%, 40, 0, -1000000)$

（二）複利現值（Compound present value）：以複利計算未來貨幣現在的價值

將終值公式：$FV = PV \times (1 + i)^n$ 換算爲 $PV = \frac{FV}{(1+i)^n}$

如上例，如果王小明 40 年後要得到 4,801,020 元，在設定利率 4% 的條件下，王小明現在應提撥多少錢？

依據複利現值公式：$\frac{4,801,020}{(1+4\%)^{40}} = 1,000,000$ 元

或查複利現值表（附表 2）：$4,881,020 \times 0.2083 = 1,000,000$ 元

Excel PV 函數 $= PV (4\%, 40, 0, -4801020.63)$

二、年金（Annuity）

年金係每間隔一段相同的期間，連續分期支付或收取定額的現金。例如定期定額的基金投資或購屋分期付款，均爲年金的觀念。年金分爲年金終值與年金現值。年金於期初支付謂之期初年金，於期末支付謂之普通年金。

（一）年金終值（Future value of annuity）：以年金計算貨幣於未來特定時點的價值

普通年金終值公式：$FV = PMT \times \left[\frac{(1+i)^n - 1}{i}\right]$

期初年金終值公式為：$FV = PMT \times \left[\frac{(1+i)^n - 1}{i}\right] \times (1 + i)$

FV（Future Value）為財富的未來價值；PV（Present Value）為財富的現值，i 為利率或報酬率；n 為期間（即累計之週期數）。PMT 為年金支付額。年金支付於期末稱為普通年金，年金支付於期初稱為期初年金。

簡例 2：王小明今年 25 歲，於公共衛生體系工作，年收入 1,000,000 元，服務機構為他與退休基金管理人簽訂合約，每年年底提撥 100,000 元退休基金，為期 40 年，合約設定利率為年利 4%，王小明於 65 歲退休時可領回多少現金？

依據普通年金終值公式：$100,000 \times \left[\frac{(1+4\%)^{40} - 1}{4\%}\right] = 9,502,552$ 元

或查普通年金終值表（附表 3）：$100,000 \times 95.0255 = 9,502,550$ 元

或 Excel TV 函數 $= FV（4\%, 40, -100000）= 9,502,552$ 元

（二）年金現值（Present value of annuity）：以年金計算未來貨幣現在的價值

普通年金現值公式：$PV = PMT \times \left[\frac{1 - \frac{1}{(1+i)^n}}{i}\right]$

期初年金現值公式為：$PV = PMT \times \left[\frac{1 - \frac{1}{(1+i)^n}}{i}\right] \times (1 + i)$

FV（Future Value）為財富的未來價值；PV（Present Value）為財富的現值，i 為利率或報酬率；n 為期間（即累計之週期數）。PMT 為年金支付額。年金支付於期末稱為普通年金，年金支付於期初稱為期初年金。

簡例 3：王小明預定 65 歲退休，假設尚有 20 年的退休生活，若每年生活費及醫療費預計為 1,000,000 元，王小明於 65 歲時應準備多少現金以供未來退休用，若以年利率 4% 設算。

依據普通年金現值公式：$1,000,000 \times \left[\dfrac{1-\frac{1}{(1+4\%)^{20}}}{4\%}\right] = 13,590,326$ 元

或普通查年金現值表（附表 4）：$1,000,000 \times 13.5903 = 1,359,030$ 元

或 Excel PV 函數＝ PV（4%,20,−1000000）＝ 13,590,326 元

依據簡例 2 及 3 的計算結果，王小明於 65 歲時可以獲得 9,502,552 元的退休給付，但卻不足以供未來 20 年養老之用，如王小明在 65 歲退休的計畫不變，那麼有兩種選擇方案：（1）自 25 歲起增額提撥現金給基金管理人，或（2）減少 65 歲退休後每年的開銷。

方案（1）自 25 歲起自行增額提撥現金給基金管理人：

代入公式 $\dfrac{13,590,326}{\left[\frac{(1+4\%)^{40}-1}{4\%}\right]} = 143,018$ 元

或查普通年金終值表（附表 3）：$\dfrac{13,590,326}{95.0255} = 143,018$ 元

或 Excel PMT 函數＝ PMT（4%,40,0,−13590326）＝ 143,018 元

<u>自 25 歲起每年自行增加提撥 43,018 元（143,018−100,000）。</u>

方案（2）減少 65 歲退休後每年的開銷：

代入公式 $\dfrac{9,502,552}{\left[\frac{1-\frac{1}{(1+4\%)^{20}}}{4\%}\right]} = 699,214$ 元

或查普通年金現值表（附表 4）：$\dfrac{9,502,552}{13.5903} = 699,214$ 元

或 Excel PMT 函數＝ PMT（4%,20,−9502552）＝ 699,214 元

<u>王小明減少 65 歲退休後每年的開銷為 699,214 元。</u>

除了上述兩個方案外，王小明及服務機構尚有其他選項，例如找尋不同風險及報酬的投資標的或延長退休年齡。因此，透過複利年金的計算，可以協助人們估算財務收支，模擬不同的情境，達到生涯規劃之目標。

第四節　機構預算簡介

「凡事豫則立，不豫則廢」，規劃係管理功能之首，而以財務數字表達，謂之預算。因此，經由組織長短期目標的訂定，各層級共同參與達成共識，預測未來市場需求及遵循組織之財務政策，編製預算書表，使預算體系得以完整覆蓋規劃、組織、領導、協調、控制與考核之管理功能。

預算依期間長短可畫分為長期預算與短期預算，長期預算又稱資本支出預算（Capital Budget），其涵蓋期間可能數年或數十年，而短期預算即是年度預算又稱營運預算（Operation Budget），其涵蓋期間為一年。綜合預算體系（Comprehensive Budget System）或稱主要預算（Master Budget），係整合長短期預算及現金預算，編製預計資產負債表、預計綜合損益表、預計現金流量表及預計權益變動表，呈現財務預測之結果。

一、綜合預算

如圖 11-4 所示，綜合預算體系首先考量組織的長短期目標和策略及長短期市場預測編列銷貨預算和資本支出預算，然後依銷貨預算編製生產預算包括直接原料預算、直接人工預算及間接製造成本（製造費用）預算、行銷費用預算、管理費用預算。另依據組織的採購及研發政策分別編製購料預算、研發費用預算。現金預算需考量上列各項預算之現金需求，配合資本支出預算之財務可行性分析及組織之財務政策（應收及應付帳款收付款政策、籌資政策、投資政策、風險管控政策等）編列。綜合預算最終之目的將編列年度之預計現金流量表、預計資產負債表、預計損益表、預計權益變動表，範例如表 11-15 至 11-18。由於營運預算編列屬會計專業，本文不予贅述。

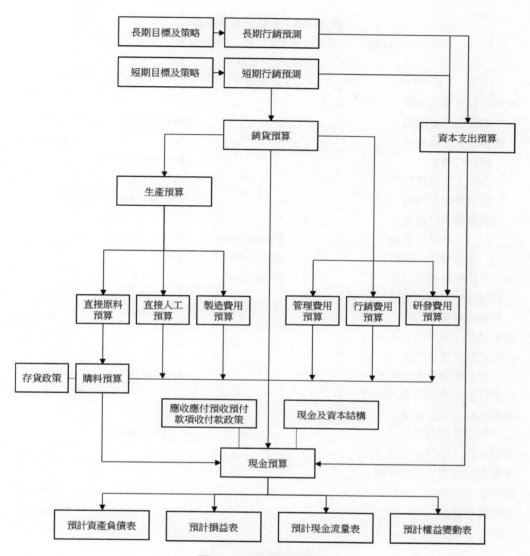

圖 11-4：綜合預算體系

表 11-15：預計現金流量表

台陽公司

預計現金流量表

112 年度

營業活動之現金流量			
銷貨收入收現數		$48,000,000	
營運產生之現金流入			$48,000,000
購料付現數		$10,080,000	
直接人工付現數		12,000,000	
製造費用付現數		5,000,000	
營業費用付現數			
行銷費用付現數	$3,000,000		
管理費用付現數	4,600,000		
研發費用付現數	3,000,000	10,600,000	
營運產生之現金流出			37,680,000
所得稅費用			820,000
營業活動之淨現金流入（出）			$9,500,000
投資活動之現金流量			
購買儀器自動化程式		$10,000,000	
投資活動之淨現金流入（出）			（10,000,000）
融資活動之現金流量			
銀行短期借款		$500,000	
融資活動之淨現金流入（出）			500,000
本期現金增加（減少）數			$0
期初現金餘額			2,000,000
期末現金餘額			$2,000,000

表 11-16：預計資產負債表

台陽公司
預計資產負債表
112 年 12 月 31 日

資產		負債及權益	
流動資產		流動負債	
現金	$2,000,000	短期借款	$500,000
應收帳款	10,000,000	應付帳款	2,040,000
存貨			
製成品庫存	3,000,000		
原料庫存	1,000,000		
流動資產合計	$16,000,000	負債合計	$2,540,000
非流動資產		權益	
不動產廠房及設備		股本	$30,000,000
土地	$10,000,000	保留盈餘	21,280,000
房屋及儀器設備	42,000,000	本期損益	7,380,000
減：累積折舊 - 房屋 及儀器設備	(16,800,000)		
無形資產	10,000,000		
非流動資產合計	$45,200,000	權益合計	$58,660,000
總資產合計	$61,200,000	負債及權益合計	$61,200,000

表 11-17：預計綜合損益表

台陽公司
預計綜合損益表
112 年度

營業收入		$50,000,000
銷貨收入		
營業成本		
銷貨成本		
直接原料	$10,000,000	
直接人工	12,000,000	
製造費用	8,000,000	30,000,000
營業毛利		$20,000,000
營業費用		
行銷費用	3,000,000	
管理費用	5,800,000	
研發費用	3,000,000	11,800,000
營業利益		$8,200,000
所得稅費用		820,000
本期損益		$7,380,000

表 11-18：預計權益變動表

台陽公司

預計權益變動表

112 年度

項目	股本	保留盈餘	本期損益
112 年 1 月 1 日餘額	$30,000,000	$21,280,000	
預計 112 年度淨利			$7,380,000
預計 112 年 12 月 31 日餘額	$30,000,000	$21,280,000	$7,380,000

二、資本支出預算

資本支出預算屬於綜合預算體系之長期預算，主要係依循組織之長期發展目標與策略，未來市場產品變化及顧客需求，政府法規及國際經濟變化，競爭對手動向及企業形象等之長期決策體系。資本支出預算又稱資本預算或資本支出決策預算（計畫），其意義為資源分配於長期計畫之作業程序，涵蓋層面跨越規劃、組織、領導、協調、控制與考核之管理功能。由於資本支出預算涉及組織長遠的發展，對於機構營運之成敗，具關鍵性之意義。例如台積電 2021 年資本支出為 300.4 億美元，由於 5G、HPC（高速運算）及特殊製程的需求，資金八成用於 3、5、7 奈米製程，一成用於先進封裝，一成用於特殊製程。2022 年資本支出達 363 億美元。

資本支出預算決策較一般決策更為困難，其原因不外：（1）投入資源甚鉅，資金籌措需考慮短中長期之財務政策、資源分配及組織財務結構之健全。（2）涵蓋期間較長，對於計畫執行期間之財務狀況及經營成果影響甚巨。（3）長期間財務預測，風險較高，預測困難。（4）計畫執行失敗，投入資源難以轉回，將造成重大損失。（5）計畫規劃需依循組織目標與策略，最終決策將由高階管理人員負責定案。（6）計畫範圍可能涉及各部門，部門間之協調參與益形重要。（7）部分效益無法以金錢衡量，可能影響決策品質。

為使資本支出預算之決策過程更為完善，組織需要一套系統化的管理體制，其步驟如下：（1）內外環境分析；（2）訂定長期目標及策略；（3）提出投資需求；（4）尋求投資機會；（5）提出投資方案；（6）評估分析投資方案；（7）篩選投資方案；（8）核定投資方案；（9）執行資本支出計畫，管控資金及進度；（10）事後追蹤考核執行成果。

於高階管理人員核定決策方案前，企畫部門必須召集行銷、生產、工程、技

術、研發、財務及會計等各類人員共同參與研擬投資計畫方案之可行性分析，藉由收集外部之環境資訊及市場需求，分析組織內部投入產出之效能，評估方案之預期效益及風險，以為篩選核定及執行投資計畫之依據。

三、資本支出可行性分析

資本支出計畫可行性分析內容為：

一、市場可行性

1. 產業分析

2. 市場及競爭分析

3. 未來市場預測

4. 行銷策略

二、技術可行性

1. 建築及服務項目設計

2. 儀器設備設計

3. 服務品項設計及品管檢驗設計

4. 動線及儲存設計

5. 公安及公害防治設計

三、建築工程及儀器設備採購可行性

1. 空間基地選擇

2. 設施佈置流程

3. 儀器設備之取得

4. 工程所需人力及來源

5. 進度規劃與管理

四、生產服務品項可行性

1. 原料、耗材、物料、燃料及零配件來源

2. 設計產能、產品規格及設備利用率

3. 人力需求

4. 公共設施

5. 設備保養及修護

五、財務可行性

1. 投資總額

2. 償債計畫

六、經濟效益可行性

1. 估計服務成本（投資淨額）

2. 估算現金流入（預期投資報酬）

3. 計算資金成本率

4. 計算淨現值、內部報酬率、還本期間、會計報酬率及獲利指數

七、風險分析

八、決策建議

其中財務可行性分析與經濟可行性分析屬於財務管理範疇，茲概述如下：

（一）財務可行性分析

組織之財務規劃需依循其財務政策，包括現金之安全存量，負債與淨值（權益）之比例，資本結構（即負債及權益之組成），股利發放政策等。因此資本預算支出應考慮的因素是投資資金來源為何？何時支付？金額多少？取得資金之資金成本為何？未來償還債務的能力如何？資金之取得首需考慮組織健全的財務結構，財務槓桿不宜過當使用，隨時控管現金流量，避免發生流動性風險。

（二）經濟可行性分析

亦即核算產出的報酬與投入的資源作比較，以評估其效益。採用貨幣時間價值的觀念，衡量各投資方案之經濟效益，以作為判定計畫應予接受或拒絕之依據。

資本支出計算經濟效益評估之要素包括淨投資額、預期投資報酬、最低可接受報酬率、期間、評估技術。茲分述如下：

1. 淨投資額

於資本支出計畫執行期間產生之淨現金流出之金額。其影響因素有期初投資總額、營運資金（Working capital）增減金額、舊資產處分價值、決策相關之機會成本及差異成本、殘值及租稅影響數等。

（1）**期初投資總額**：投資初期投入購地建廠、設備購買安裝測試、人員訓練等現金支付之總額。例如：為使生產更有效率而購買新型儀器設備，發票金

額為 9,000,000 元，人員訓練及試車費用為 1,000,000 元，共計現金流出 10,000,000 元。

（2）**營運資金增減金額**：當資本投資計畫增加產品的數量或營業額時，資產負債表流動資產之應收帳款、存貨及營業用現金隨之增加，扣除增加之流動負債後其差額為正時，表示需準備營運資金供此計畫使用，為現金流出項目；當計畫結束時，營運資金隨之減少，為現金流入項目。例如：資產負債表流動資產 10,000,000 元，流動負債 5,000,000 元，營運資金為 5,000,000 元，由於新設備的投產使得產銷量增加，因而造成流動資產增加至 11,000,000 元，流動負債增加至 5,500,000 元，營運資金為 5,500,000 元，兩者相抵營運資金增加 500,000 元，此即為現金流出數。然於計畫結束時，流動資產及負債回復到原來的存量，因此，會增加計畫最後一年的現金流入。

（3）**舊資產處分價值**：由於新資產之購入，舊資產因而報廢，其處分價值扣除處分損益之租稅增減額，即為現金流入（出）項目。例如：舊設備售價為 100,000 元，報廢損失為 100,000 元，所得稅率為 10%，由於報廢損失可抵稅 10,000 元（100,000 元 ×10%），故此項現金流入數為 110,000 元（售價加抵稅額）。

（4）**機會成本**：由於計畫的執行造成其他利益的犧牲，影響的金額即為現金流出。例如新機器必須利用較大的空間，此空間原來出租他人使用，租約尚有一年到期，租金收入是稅後 50,000 元，由於此計畫使當年少收租金 50,000 元，以現金流量的觀點來看，即為現金流出。由於租金收入的減少為計畫施行前後造成的差異，又稱差異成本，差異成本與決策有關，屬決策有關成本。

（5）**租稅影響數**：當收入費用納入稅法課徵租稅時，政府依據財務會計及稅法規定計算課稅所得，支付稅款或抵稅退稅，就有現金流入流出的產生。上項處分舊機器造成的損失可以抵稅即是一例。

由（1）~（4）產生的現金流量合計數即為淨投資額（10,000,000 ＋ 500,000 － 110,000 ＋ 50,000 ＝ 10,440,000 元）。

2. 預期投資報酬

通常財務會計是表達當年的資產、負債、成本、收益、費用、利得、損失，是

以應計基礎衡量損益，亦即承認之收益當期未必有現金流入（以應收款項認列）；而費損發生的期間也不一定有現金的流出（以應付款項認列）。資本支出有別於財務會計，預算執行期間跨越一年，報酬是以現金增量的概念為基礎估計未來各期間產生之現金流入流出。所謂增量係指採用新計畫預計之現金流量與不採用新計畫之現金流量的差異，例如新機器比舊機器更有效率，而節省下來的人工成本就是增加的現金流入。通常資本支出計畫不外是增加收益、降低成本、或同時增加收益又降低成本。於計算各期的投資報酬時，需納入稅賦因素。例如：新儀器成本為 100,000,000 元，每年可增加銷貨收入 1,000,000 元，節省工人薪資 1,000,000 元，亦即公司的淨利將增加 2,000,000 元，以 10% 之所得稅率應支付 200,000 元，稅捐，稅後現金流入是 1,800,000 元。由於新儀器於未來預算期間需攤提折舊費用，折舊費用可抵稅，假設儀器耐用年限為 10 年，無殘值。以直線法每年攤提折舊為 1,000,000 元，可抵稅 100,000 元。如舊儀器每年折舊費用是 400,000 元，可抵稅 40,000 元、兩者差異 60,000 元，依據增量概念新儀儀器因稅賦效應可多抵稅 60,000 元，列為報酬，因此未來計畫執行期間之每年之預期報酬為現金流入 1,800,000 ＋ 60,000 ＝ 1,860,000 元。

3. 最低可接受報酬率

在作資本計畫決策時，決策者均會訂定一個最低的可接受標準，當計畫預期投資報酬率大於最低可接受報酬率時，投資計畫才能通過。訂定最低可接受報酬率考慮因素包括：一般市場標準或同業標準、市場利率、通貨膨脹率、機構之資金成本、投資標的之風險水準及決策者之風險認知行為。前三項為外部資訊，可由市場取得。後三項則由組織內部自行認定；通常投資標的風險愈高，其最低可接受之投資報酬即愈高，例如製藥公司投資新藥開發的設備較成熟製程的生產機器風險為大，因此其最低可接受之投資報酬將會較高。而依組織行為學的觀點，通常理性的投資者為風險規避者，因此風險溢酬增加率比風險增加的斜率將更陡，亦即其最低可接受之投資報酬率將呈拋物線成長。資金成本係取得資金之代價，例如資金是向銀行借貸，則貸款利息即為此一資金的資金成本。然機構之資金來源除借入資金（負債）外，亦包括自有資金（權益），此乃屬投資人擁有的，對於投資人而言，也有其預期的投資報酬，因此，公司的資金成本需依負債與權益之比例加權計算。例如公司負債 20,000,000 元，平均利率是 2.5%，權益共 30,000,000 元，股東的預期投資報酬率為 5%，則加權平均資金成本為：

2.5%×(20,000,000/(20,000,000 ＋ 30,000,000)) ＋ 5%×(30,000,000/(20,000,000 ＋ 30,000,000)) ＝ 2.5%×0.4 ＋ 5%×0.6 ＝ 4%

　　投資計畫是否可行，需視其預期的投資報酬率是否大於資金成本，當獲利大於成本時，才是可接受的投資方案。

4. 期間

　　投資資產有實體耐用年限，然由其產生經濟效益的期間或有不同，衡量期間取決於兩者較短之期間，假設本計畫之期間為 10 年。

　　綜合前述概念及收集到之相關資訊，彙整如下。

新儀器替代舊儀器現金流量模式

淨投資額	
設備發票成本	$9,000,000
試車費	1,000,000
投資成本	$10,000,000
營運資金	500,000
舊資產處分價值	（110,000）
機會成本	50,000
現金流出	$10,440,000
預期投資報酬	
銷貨收入增加額	$1,000,000
人工成本節省額	1,000,000
合計獲利增加額	$2,000,000
10% 所得稅（2,000,000×10%）	（200,000）
	$1,800,000
新機器折舊費用	1,000,000
舊儀器折舊費用	（400,000）
折舊可抵稅差異數	$600,000
10% 所得稅可抵稅額（600,000×10%）	$60,000
現金流入	$1,860,000

現金流量表

第 0 年	第 1 年	第 2 年	第 3 年	第 4 年	…	第 10 年
$（10,440,000)	$1,860,000	$1,860,000	$1,860,000	$1,860,000	…	$2,360,000

第 10 年：計畫產生之現金流入＋營運資金收回

$$= 1,860,000 + 500,000 = \underline{2,360,000} \text{ 元}$$

5. 評估技術

評估技術可分為：還本期間法、會計報酬率法、淨現值法、內部報酬率法、獲利指數法。依據評估技術分析結果，作為管理者接受或拒絕投資方案之依據。

（1）**還本期間法**（Payback period method）

還本期間即淨投資額需經過多少期間才能透過預期投資報酬之現金流入予以回收。

計算公式：還本期間＝淨投資額／預期投資報酬＝ 10,340,000 / 1,860,000 ＝ 5.559 年。

如公司政策是還本期間五年以下才能接受，本計畫將被拒絕。

還本期間法易於瞭解，計算簡便，但未考慮貨幣的時間價值，通常均作為初步篩選的工具。由於時間是影響不確定性的主要因素之一，因此可以回收期間視為基本門檻以消除不確定之風險。

（2）**會計報酬率法**（Accounting rate of return method）

以財務會計應計基礎預計損益表之本期淨利作為投資報酬，除以投資額即得到會計報酬率。假設年度損益表本期淨利為 1,000,000 元，計畫投資額為 10,000,000 元，依計算公式：本期淨利（或平均淨利）/ 投資額（或平均投資額）＝ 1,000,000 /10,000,000 ＝ 10%，再與設定之最低可接受報酬率比較，決定接受或拒絕。

會計報酬率法未考量現金流量及貨幣的時間價值，當決策者無能力衡量現金流量時，此不失為一簡易的衡量方法，然不符長期決策之評估原理。

（3）**淨現值法**（Net present value method）

各期預期投資報酬之現值減淨投資額現值，稱之為淨現值（NPV）。當淨現值大或等於零時，計畫即可接受。

計算公式：$\text{NPV} = \sum_{t=1}^{n} \frac{C_t}{(1+r)^t} - C_0$

C_t：各年度預期投資報酬

C_0：淨投資額

r：最低可接受報酬率

以「新儀器替代舊儀器現金流量模式」為例：假設最低可接受報酬率為資金成本（4%），第 1~9 年查年金現值表，第 10 年查複利現值表。

$$\text{NPV} = 1,860,000 \times \left[\frac{1-\frac{1}{(1+4\%)^9}}{4\%}\right] + 2,360,000 \times \frac{1}{(1+4\%)^{10}} - 10,440,000$$

$$\text{NPV} = 13,829,717 + 1,594,331 - 10,440,000 = \underline{4,984,048} \text{ 元}$$

NPV>0 則本計畫可接受。

若各年預期投資報酬均相同，則可直接使用年金現值公式：

$$\text{NPV} = C_t \times \left[\frac{1-\frac{1}{(1+r)^n}}{r}\right] - C_0$$

（4）內部報酬率法（Internal rate of return method）

計算各期預期投資報酬之現值等於淨投資額現值所使用的折現率，稱之為內部報酬率。當內部報酬率大或等於最低可接受報酬率時，計畫即可接受。

求 IRR 計算公式：IRR：$\sum_{t=1}^{n} \frac{C_t}{(1+IRR)^t} - C_0 = 0$

C_t：各年度預期投資報酬

C_0：淨投資額

IRR：內部報酬率

以「新儀器替代舊儀器現金流量模式」為例，帶入公式：

$$\frac{1,860,000}{(1+IRR)^1} + \frac{1,860,000}{(1+IRR)^2} + \cdots + \frac{1,860,000}{(1+IRR)^9} + \frac{2,360,000}{(1+IRR)^{10}} = 10,440,000$$

$IRR = 12.62\%$

若各年預期投資報酬均相同，則可直接使用年金現值公式求 IRR 公式：

$$C_t \times \left[\frac{1-\frac{1}{(1+IRR)^n}}{IRR}\right] - C_0 = 0$$

假設最低可接受報酬率為資金成本（4%），則本計畫可接受。

（5）獲利指數法（Profitability index method）

各期預期投資報酬之現值除以淨投資額現值，稱之為獲利指數（PI）。當 PI 大或等於 1，計畫即可接受。

計算公式：$PI = \dfrac{\sum_{t=1}^{n}\frac{C_t}{(1+r)^t}}{C_0}$

C_t：各年度預期投資報酬

C_0：淨投資額

r：最低可接受報酬率

假設最低可接受報酬率為資金成本（4%）

$$PI = \left\{ 1,860,000 \times \left[\dfrac{1 - \dfrac{1}{(1+4\%)^9}}{4\%} \right] + 2,360,000 \times \dfrac{1}{(1+4\%)^{10}} \right\} / 10,440,000$$

PI ＝ 1.48　≧ 1 則本計畫可接受。

若各年預期投資報酬均相同，則可直接使用年金現值公式：

$$PI = C_t \times \left[\dfrac{1 - \frac{1}{(1+r)^n}}{r} \right] \div C_0$$

　　資本計畫支出之評估技術如考慮貨幣的時間價值時，歸為現金流量折現法（Discounted cash flow methods），包括 NPV、IRR 及 PI 之計算。此法均需將各期的預期投資報酬折現。倘若各期預期投資報酬相同時，則可用年金現值計算現值。否則需按年依複利現值計算每一年現值後加總。本例假設各年預期投資報酬現金流量相同，然最後一年需考慮殘值或營運資本的收回，因此最後一年仍需用複利現值計算。

四、台陽公司資本支出預算可行性分析簡例

　　台陽公司 111 年編列資本支出預算購買儀器自動化程式，訂價 10,00,000 元，使用權限 10 年，其為一嵌入式軟體，可將目前生產的醫療儀器升級至全自動化，預計可將售價由每台 5,000,000 元調漲至 5,100,000 元，製造成本每台仍維持 3,000,000 元（不含本計畫年度攤銷費用）；經行銷分析，市場占有率將提高；目前全年共售出 10 台，預計未來 10 年每年出售量均為 12 台，由於在製程中需有軟體工程師參與，公司增聘 2 名人員，估計每名年薪 800,000 元，依稅法規定，公司所得稅率為 10%。本計畫最低可接受報酬率為 6%。

　　1.市場可行性分析：自動化醫療儀器為市場未來趨勢，目前儀器是半自動化，

若嵌入此一軟體，將達到全面自動化功能。預計銷售量提高二成，此技術將維持十年以上而不被取代。

2. 技術可行性分析：本公司軟體設計部門均已熟悉配合生產半自動化設備，對於新引進軟體運用，已充分瞭解，技術轉換可順利完成。

3. 工程可行性分析：本公司資訊軟硬體設備與新進軟體相容，無需增添其他儀器設備。

4. 服務品項可行性分析：新進軟體維護將依約由賣方負責，為維持產品線之穩定生產，將增聘兩名軟體工程師監控儀表。

5. 財務可行性分析：本計畫依報價單議價後預計合約價格為 10,000,000 元，已編入資本支出預算中。價款由公司現金餘額支應，現金預算依據公司財務政策編製，不足額 500,000 元將洽銀行舉借短債。

6. 經濟可行性分析：分析技術採用淨現值法。

淨投資額：10,000,000 元，第 0 年

預期投資報酬，第 1~10 年：

- 每年銷貨收入增加數：新儀器單位售價 × 銷售量－舊儀器單位售價 × 銷售量＝ 5,100,000×12 － 5,000,000×10 ＝ 11,200,000 元

- 每年成本增加數：新增製造成本＋新增人工成本＋新增無形資產攤銷費用＝（3,000,000×12 － 3,000,000×10）＋ 800,000×2 ＋ 1,000,000 ＝ 8,600,000 元

- 每年淨利增加數：銷貨收入增加數－成本增加數＝ 11,200,000 － 8,600,000 ＝ 2,600,000 元

- 稅後淨利增加數：淨利增加數－所得稅費用＝ 2,600,000 －（2,600,000×10%）＝ 2,340,000 元

- 現金流入量（預期投資報酬）＝稅後淨利增加數＋新增無形資產攤銷費用＝ 2,340,000 ＋ 1,000,000 ＝ 3,340,000 元

稅後淨利增加數係以財務會計計算之結果，加回費用無現金流出的項目（折舊或攤銷費用），則是現金流量增加數。

淨現值＝預期投資報酬現值－淨投資額現值

$$NPV = \sum_{t=1}^{n} \frac{C_t}{(1+r)^t} - C_0$$

NPV ＝ 3,340,000×7.3601 － 10,000,000 ＝ 14,582,734 元

因 NPV ≧ 0，本投資方案予以接受。

7.風險分析

在不確定的因素下進行敏感性分析，經由景氣分析得知若景氣更佳時，儀器銷售量可成長 30%，但不景氣時，銷售量可成長 10%。以下列示其對淨現值的影響：

表 11-19：風險分析表

	很景氣	目前估值	不景氣
預估銷售量	13 台	12 台	11 台
淨投資額	10,000,000	10,000,000	10,000,000
每年銷貨收入增加數	16,300,000	11,200,000	6,100,000
每年成本增加數	11,600,000	8,600,000	5,600,000
每年淨利增加數	4,700,000	2,600,000	500,000
每年所得稅增加數	470,000	260,000	50,000
每年稅後淨利增加數	4,230,000	2,340,000	450,000
攤銷費用增加數	1,000,000	1,000,000	1,000,000
預期投資報酬（現金流入量）	5,230,000	3,340,000	1,450,000
淨現值（NPV）	28,493,323	14,582,734	672,145
增減百分比	195.4%	（原估值）	4.61%

由上可知，無論景氣好壞，NPV 差異在 195.4%~4.61% 之間，均大於 0，不影響決策結果。

決策建議：本計畫可接受。

結　語

本章第一節說明財務會計的基本意涵，四大報表架構內容及關聯性，區分為公開發行公司及財團法人醫院之財務報表。第二節以財團法人醫院個案分析之方式，介紹財務報表分析的工具，包括結構分析、比率分析、比較分析及趨勢分析。第三節以簡例說明複利現值、複利終值、年金現值、年金終值於財務規劃與管理之應用。第四節介紹機構綜合預算架構，對於資本支出計畫決策方案之經濟效益評估方法，作一深入的論述，且依資本支出計畫可行性分析之步驟完成個案分析。本章特色係採用理論與實例並行方式，介紹機構財務管理的基本概念，以使讀者能達事半功倍的學習效果。

關鍵名詞

財務會計（Financial Accounting）

資產負債表（Balance Sheet）

損益表（Income Statement）

現金流量表（Statement of Cash Flows）

權益變動表（Statement of Changes in Owner's Equity）

財務報表分析（Financial Statement Analysis）

比率分析（Ratio Analysis）

貨幣的時間價值（Time Value of Money）

複利（Compound Value）

年金（Annuity）

綜合預算系統（Comprehensive Budget System）

資本支出預算（Capital Budget）

複習問題

1. 台陽醫院 111 年 12 月 31 日結帳前相關會計項目及其餘額列示如下：

現金及約當現金	100,000	銀行短期借款	200,000
應收帳款	300,000	應付帳款	100,000
存貨	200,000	預收款項	100,000
預付款項	60,000	創設基金（淨值）	600,000
土地	500,000	累積餘絀	600,000
房屋	300,000	本期損益	？
醫療儀器設備	300,000	人事費用	2,300,000
存出保證金	40,000	藥品費用	700,000
門急診收入－健保	1,000,000	折舊費用	100,000
門急診收入－非健保	300,000	所得稅費用	10,000
住院收入－健保	1,000,000	教育研究發展費用	100,000
住院收入－非健保	500,000	醫療社會服務費用	100,000
其他醫務收入－健保	500,000	利息費用	5,000
其他醫務收入－非健保	200,000	捐贈收入	15,000

試作：（1）編製 111 年 12 月 31 日台陽醫院資產負債表

（2）編製 111 年度台陽醫院收支餘絀表

2. 依據第一題編製之資產負債表及收支餘絀表計算下列各項財務比率之結果，試作：

（1）流動比率

（2）速動比率

（3）利息保障倍數

（4）負債占資產比率

（5）長期資金占不動產、廠房及設備比率

（6）不動產、廠房及設備週轉率

（7）醫務利益率

（8）稅前純益率

（9）稅後純益率

（10）健保門急診收入占醫務收入比率

（11）健保住院收入占醫務收入比率

（12）健保其他醫務收入占醫務收入比率

（13）非健保醫務收入占醫務收入比率

（14）人事費用占醫務成本比率

（15）藥品費用占醫務成本比率

（16）折舊費用占醫務成本比率

（17）研究發展、人才培訓及健康教育支出占醫務收入結餘比率

（18）醫療救濟救濟、社區醫療服務及其他社會服務支出占醫務收入結餘比率

（19）權益報酬率

3. 試回答下列問題：

（1）小明每年年底存入信託基金一萬元，預定利率為 10%，30 年期滿時，小明可以獲得多少錢？

（2）小明每年年初存入信託基金一萬元，預定利率為 10%，30 年期滿時，小明可以獲得多少錢？

（3）小明存入信託基金一百萬元，預定利率為 10%，30 年期滿時，小明可以獲得多少錢？

4. 台陽醫院於 111 年初購置一套達文西外科手術系統，發票價格為一億兩千萬元，採用直線法提列折舊費用，預計可使用六年，無殘值。經由外科部門估計每年手術 200 台病患，每次手術收入平均 23 萬元，耗用醫材耗材及人事成本 10 萬元。假設資金成本為 8%。以下列技術評估本計畫是否可行？

（1）還本期間法（低於 3 年即可接受）

（2）會計報酬率法（高於 5% 即可接受）

（3）淨現值法

（4）內部報酬率法

（5）獲利指數法

引用文獻

1. 蕭靖：會計學（含中級會計學）。臺北：志光，2020。

2. 馬君梅、詹乾隆、柯瓊鳳、吳燕瑛、陳專塗、廖素娟、謝永明、楊惠雅：實用會計學概要。修訂五版。臺北：新陸書局，2020。

3. 林財源：現代管理會計學。臺北：華泰，1995。

4. 杜榮瑞、薛富井、蔡彥卿、林修葳：會計學。修訂八版。臺北：東華書局，2021。

5. 衛生福利部：醫療法人財務報告編製準則。衛部醫字第 1101663067 號修訂，中華民國 110 年 6 月 9 日。

附表 1：1 元複利終值表 / $FV = PV(1 + i)^n$

期限(年)	1%	2%	3%	4%	5%	6%	7%	8%	9%	10%	12%	14%	16%	18%	20%	25%	30%
1	1.0100	1.0200	1.0300	1.0400	1.0500	1.0600	1.0700	1.0800	1.0900	1.1000	1.1200	1.1400	1.1600	1.1800	1.2000	1.2500	1.3000
2	1.0201	1.0404	1.0609	1.0816	1.1025	1.1236	1.1449	1.1664	1.1881	1.2100	1.2544	1.2996	1.3456	1.3924	1.4400	1.5625	1.6900
3	1.0303	1.0612	1.0927	1.1249	1.1576	1.1910	1.2250	1.2597	1.2950	1.3310	1.4049	1.4815	1.5609	1.6430	1.7280	1.9531	2.1970
4	1.0406	1.0824	1.1255	1.1699	1.2155	1.2625	1.3108	1.3605	1.4116	1.4641	1.5735	1.6890	1.8106	1.9388	2.0736	2.4414	2.8561
5	1.0510	1.1041	1.1593	1.2167	1.2763	1.3382	1.4026	1.4693	1.5386	1.6105	1.7623	1.9254	2.1003	2.2878	2.4883	3.0518	3.7129
6	1.0615	1.1262	1.1941	1.2653	1.3401	1.4185	1.5007	1.5869	1.6771	1.7716	1.9738	2.1950	2.4364	2.6996	2.9860	3.8147	4.8268
7	1.0721	1.1487	1.2299	1.3159	1.4071	1.5036	1.6058	1.7138	1.8280	1.9487	2.2107	2.5023	2.8262	3.1855	3.5832	4.7684	6.2749
8	1.0829	1.1717	1.2668	1.3686	1.4775	1.5938	1.7182	1.8509	1.9926	2.1436	2.4760	2.8526	3.2784	3.7589	4.2998	5.9605	8.1573
9	1.0937	1.1951	1.3048	1.4233	1.5513	1.6895	1.8385	1.9990	2.1719	2.3579	2.7731	3.2519	3.8030	4.4355	5.1598	7.4506	10.6045
10	1.1046	1.2190	1.3439	1.4802	1.6289	1.7908	1.9672	2.1589	2.3674	2.5937	3.1058	3.7072	4.4114	5.2338	6.1917	9.3132	13.7858
11	1.1157	1.2434	1.3842	1.5395	1.7103	1.8983	2.1049	2.3316	2.5804	2.8531	3.4785	4.2262	5.1173	6.1759	7.4301	11.6415	17.9216
12	1.1268	1.2682	1.4258	1.6010	1.7959	2.0122	2.2522	2.5182	2.8127	3.1384	3.8960	4.8179	5.9360	7.2876	8.9161	14.5519	23.2981
13	1.1381	1.2936	1.4685	1.6651	1.8856	2.1329	2.4098	2.7196	3.0658	3.4523	4.3635	5.4924	6.8858	8.5994	10.6993	18.1899	30.2875
14	1.1495	1.3195	1.5126	1.7317	1.9799	2.2609	2.5785	2.9372	3.3417	3.7975	4.8871	6.2613	7.9875	10.1472	12.8392	22.7374	39.3738
15	1.1610	1.3459	1.5580	1.8009	2.0789	2.3966	2.7590	3.1722	3.6425	4.1772	5.4736	7.1379	9.2655	11.9737	15.4070	28.4217	51.1859
20	1.2202	1.4859	1.8061	2.1911	2.6533	3.2071	3.8697	4.6610	5.6044	6.7275	9.6463	13.7435	19.4608	27.3930	38.3376	86.7362	190.0496
30	1.3478	1.8114	2.4273	3.2434	4.3219	5.7435	7.6123	10.0627	13.2677	17.4494	29.9599	50.9502	85.8499	143.3706	237.3763	807.7936	2619.9956
40	1.4889	2.2080	3.2620	4.8010	7.0400	10.2857	14.9745	21.7245	31.4094	45.2593	93.0510	188.8835	378.7212	750.3783	1469.7716	7523.1638	36118.8648
50	1.6446	2.6916	4.3839	7.1067	11.4674	18.4202	29.4570	46.9016	74.3575	117.3909	289.0022	700.2330	1670.7038	3927.3569	9100.4382	70064.9232	497929.2230

附表 2：1 元複利現值表 / $PV = \dfrac{FV}{(1+i)^n}$

期限 (年)	1%	2%	3%	4%	5%	6%	7%	8%	9%	10%	12%	14%	16%	18%	20%	25%	30%
1	0.9901	0.9804	0.9709	0.9615	0.9524	0.9434	0.9346	0.9259	0.9174	0.9091	0.8929	0.8772	0.8621	0.8475	0.8333	0.8000	0.7692
2	0.9803	0.9612	0.9426	0.9246	0.9070	0.8900	0.8734	0.8573	0.8417	0.8264	0.7972	0.7695	0.7432	0.7182	0.6944	0.6400	0.5917
3	0.9706	0.9423	0.9151	0.8890	0.8638	0.8396	0.8163	0.7938	0.7722	0.7513	0.7118	0.6750	0.6407	0.6086	0.5787	0.5120	0.4552
4	0.9610	0.9238	0.8885	0.8548	0.8227	0.7921	0.7629	0.7350	0.7084	0.6830	0.6355	0.5921	0.5523	0.5158	0.4823	0.4096	0.3501
5	0.9515	0.9057	0.8626	0.8219	0.7835	0.7473	0.7130	0.6806	0.6499	0.6209	0.5674	0.5194	0.4761	0.4371	0.4019	0.3277	0.2693
6	0.9420	0.8880	0.8375	0.7903	0.7462	0.7050	0.6663	0.6302	0.5963	0.5645	0.5066	0.4556	0.4104	0.3704	0.3349	0.2621	0.2072
7	0.9327	0.8706	0.8131	0.7599	0.7107	0.6651	0.6227	0.5835	0.5470	0.5132	0.4523	0.3996	0.3538	0.3139	0.2791	0.2097	0.1594
8	0.9235	0.8535	0.7894	0.7307	0.6768	0.6274	0.5820	0.5403	0.5019	0.4665	0.4039	0.3506	0.3050	0.2660	0.2326	0.1678	0.1226
9	0.9143	0.8368	0.7664	0.7026	0.6446	0.5919	0.5439	0.5002	0.4604	0.4241	0.3606	0.3075	0.2630	0.2255	0.1938	0.1342	0.0943
10	0.9053	0.8203	0.7441	0.6756	0.6139	0.5584	0.5083	0.4632	0.4224	0.3855	0.3220	0.2697	0.2267	0.1911	0.1615	0.1074	0.0725
11	0.8963	0.8043	0.7224	0.6496	0.5847	0.5268	0.4751	0.4289	0.3875	0.3505	0.2875	0.2366	0.1954	0.1619	0.1346	0.0859	0.0558
12	0.8874	0.7885	0.7014	0.6246	0.5568	0.4970	0.4440	0.3971	0.3555	0.3186	0.2567	0.2076	0.1685	0.1372	0.1122	0.0687	0.0429
13	0.8787	0.7730	0.6810	0.6006	0.5303	0.4688	0.4150	0.3677	0.3262	0.2897	0.2292	0.1821	0.1452	0.1163	0.0935	0.0550	0.0330
14	0.8700	0.7579	0.6611	0.5775	0.5051	0.4423	0.3878	0.3405	0.2992	0.2633	0.2046	0.1597	0.1252	0.0985	0.0779	0.0440	0.0254
15	0.8613	0.7430	0.6419	0.5553	0.4810	0.4173	0.3624	0.3152	0.2745	0.2394	0.1827	0.1401	0.1079	0.0835	0.0649	0.0352	0.0195
20	0.8195	0.6730	0.5537	0.4564	0.3769	0.3118	0.2584	0.2145	0.1784	0.1486	0.1037	0.0728	0.0514	0.0365	0.0261	0.0115	0.0053
30	0.7419	0.5521	0.4120	0.3083	0.2314	0.1741	0.1314	0.0994	0.0754	0.0573	0.0334	0.0196	0.0116	0.0070	0.0042	0.0012	0.0004
40	0.6717	0.4529	0.3066	0.2083	0.1420	0.0972	0.0668	0.0460	0.0318	0.0221	0.0107	0.0053	0.0026	0.0013	0.0007	0.0001	0.0000
50	0.6080	0.3715	0.2281	0.1407	0.0872	0.0543	0.0339	0.0213	0.0134	0.0085	0.0035	0.0014	0.0006	0.0003	0.0001	0.0000	0.0000

附表 3：1 元普通年金終值表 / $FV = PMT \times \left[\dfrac{(1+i)^n - 1}{i}\right]$

期限(年)	1%	2%	3%	4%	5%	6%	7%	8%	9%	10%	12%	14%	16%	18%	20%	25%	30%
1	1.0000	1.0000	1.0000	1.0000	1.0000	1.0000	1.0000	1.0000	1.0000	1.0000	1.0000	1.0000	1.0000	1.0000	1.0000	1.0000	1.0000
2	2.0100	2.0200	2.0300	2.0400	2.0500	2.0600	2.0700	2.0800	2.0900	2.1000	2.1200	2.1400	2.1600	2.1800	2.2000	2.2500	2.3000
3	3.0301	3.0604	3.0909	3.1216	3.1525	3.1836	3.2149	3.2464	3.2781	3.3100	3.3744	3.4396	3.5056	3.5724	3.6400	3.8125	3.9900
4	4.0604	4.1216	4.1836	4.2465	4.3101	4.3746	4.4399	4.5061	4.5731	4.6410	4.7793	4.9211	5.0665	5.2154	5.3680	5.7656	6.1870
5	5.1010	5.2040	5.3091	5.4163	5.5256	5.6371	5.7507	5.8666	5.9847	6.1051	6.3528	6.6101	6.8771	7.1542	7.4416	8.2070	9.0431
6	6.1520	6.3081	6.4684	6.6330	6.8019	6.9753	7.1533	7.3359	7.5233	7.7156	8.1152	8.5355	8.9775	9.4420	9.9299	11.2588	12.7560
7	7.2135	7.4343	7.6625	7.8983	8.1420	8.3938	8.6540	8.9228	9.2004	9.4872	10.0890	10.7305	11.4139	12.1415	12.9159	15.0735	17.5828
8	8.2857	8.5830	8.8923	9.2142	9.5491	9.8975	10.2598	10.6366	11.0285	11.4359	12.2997	13.2328	14.2401	15.3270	16.4991	19.8419	23.8577
9	9.3685	9.7546	10.1591	10.5828	11.0266	11.4913	11.9780	12.4876	13.0210	13.5795	14.7757	16.0853	17.5185	19.0859	20.7989	25.8023	32.0150
10	10.4622	10.9497	11.4639	12.0061	12.5779	13.1808	13.8164	14.4866	15.1929	15.9374	17.5487	19.3373	21.3215	23.5213	25.9587	33.2529	42.6195
11	11.5668	12.1687	12.8078	13.4864	14.2068	14.9716	15.7836	16.6455	17.5603	18.5312	20.6546	23.0445	25.7329	28.7551	32.1504	42.5661	56.4053
12	12.6825	13.4121	14.1920	15.0258	15.9171	16.8699	17.8885	18.9771	20.1407	21.3843	24.1331	27.2707	30.8502	34.9311	39.5805	54.2077	74.3270
13	13.8093	14.6803	15.6178	16.6268	17.7130	18.8821	20.1406	21.4953	22.9534	24.5227	28.0291	32.0887	36.7862	42.2187	48.4966	68.7596	97.6250
14	14.9474	15.9739	17.0863	18.2919	19.5986	21.0151	22.5505	24.2149	26.0192	27.9750	32.3926	37.5811	43.6720	50.8180	59.1959	86.9495	127.9125
15	16.0969	17.2934	18.5989	20.0236	21.5786	23.2760	25.1290	27.1521	29.3609	31.7725	37.2797	43.8424	51.6595	60.9653	72.0351	109.6868	167.2863
20	22.0190	24.2974	26.8704	29.7781	33.0660	36.7856	40.9955	45.7620	51.1601	57.2750	72.0524	91.0249	115.3797	146.6280	186.6880	342.9447	630.1655
30	34.7849	40.5681	47.5754	56.0849	66.4388	79.0582	94.4608	113.2832	136.3075	164.4940	241.3327	356.7868	530.3117	790.9480	1181.8816	3227.1743	8729.9855
40	48.8864	60.4020	75.4013	95.0255	120.7998	154.7620	199.6351	259.0565	337.8824	442.5926	767.0914	1342.0251	2360.7572	4163.2130	7343.8578	30088.6554	120392.8827
50	64.4632	84.5794	112.7969	152.6671	209.3480	290.3359	406.5289	573.7702	815.0836	1163.9085	2400.0182	4994.5213	10435.6488	21813.0937	45497.1908	280255.6929	1659760.7433

附表 4：1 元普通年金現值表／ $FV = PMT \times \left[\dfrac{1-\frac{1}{(1+i)^n}}{i}\right]$

期限(年)	1%	2%	3%	4%	5%	6%	7%	8%	9%	10%	12%	14%	16%	18%	20%	25%	30%
1	0.9901	0.9804	0.9709	0.9615	0.9524	0.9434	0.9346	0.9259	0.9174	0.9091	0.8929	0.8772	0.8772	0.8475	0.8333	0.8000	0.7692
2	1.9704	1.9416	1.9135	1.8861	1.8594	1.8334	1.8080	1.7833	1.7591	1.7355	1.6901	1.6467	1.6467	1.5656	1.5278	1.4400	1.3609
3	2.9410	2.8839	2.8286	2.7751	2.7232	2.6730	2.6243	2.5771	2.5313	2.4869	2.4018	2.3216	2.3216	2.1743	2.1065	1.9520	1.8161
4	3.9020	3.8077	3.7171	3.6299	3.5460	3.4651	3.3872	3.3121	3.2397	3.1699	3.0373	2.9137	2.9137	2.6901	2.5887	2.3616	2.1662
5	4.8534	4.7135	4.5797	4.4518	4.3295	4.2124	4.1002	3.9927	3.8897	3.7908	3.6048	3.4331	3.4331	3.1272	2.9906	2.6893	2.4356
6	5.7955	5.6014	5.4172	5.2421	5.0757	4.9173	4.7665	4.6229	4.4859	4.3553	4.1114	3.8887	3.8887	3.4976	3.3255	2.9514	2.6427
7	6.7282	6.4720	6.2303	6.0021	5.7864	5.5824	5.3893	5.2064	5.0330	4.8684	4.5638	4.2883	4.2883	3.8115	3.6046	3.1611	2.8021
8	7.6517	7.3255	7.0197	6.7327	6.4632	6.2098	5.9713	5.7466	5.5348	5.3349	4.9676	4.6389	4.6389	4.0776	3.8372	3.3289	2.9247
9	8.5660	8.1622	7.7861	7.4353	7.1078	6.8017	6.5152	6.2469	5.9952	5.7590	5.3282	4.9464	4.9464	4.3030	4.0310	3.4631	3.0190
10	9.4713	8.9826	8.5302	8.1109	7.7217	7.3601	7.0236	6.7101	6.4177	6.1446	5.6502	5.2161	5.2161	4.4941	4.1925	3.5705	3.0915
11	10.3676	9.7868	9.2526	8.7605	8.3064	7.8869	7.4987	7.1390	6.8052	6.4951	5.9377	5.4527	5.4527	4.6560	4.3271	3.6564	3.1473
12	11.2551	10.5753	9.9540	9.3851	8.8633	8.3838	7.9427	7.5361	7.1607	6.8137	6.1944	5.6603	5.6603	4.7932	4.4392	3.7251	3.1903
13	12.1337	11.3484	10.6350	9.9856	9.3936	8.8527	8.3577	7.9038	7.4869	7.1034	6.4235	5.8424	5.8424	4.9095	4.5327	3.7801	3.2233
14	13.0037	12.1062	11.2961	10.5631	9.8986	9.2950	8.7455	8.2442	7.7862	7.3667	6.6282	6.0021	6.0021	5.0081	4.6106	3.8241	3.2487
15	13.8651	12.8493	11.9379	11.1184	10.3797	9.7122	9.1079	8.5595	8.0607	7.6061	6.8109	6.1422	6.1422	5.0916	4.6755	3.8593	3.2682
20	18.0456	16.3514	14.8775	13.5903	12.4622	11.4699	10.5940	9.8181	9.1285	8.5136	7.4694	6.6231	6.6231	5.3527	4.8696	3.9539	3.3158
30	25.8077	22.3965	19.6004	17.2920	15.3725	13.7648	12.4090	11.2578	10.2737	9.4269	8.0552	7.0027	7.0027	5.5168	4.9789	3.9950	3.3321
40	32.8347	27.3555	23.1148	19.7928	17.1591	15.0463	13.3317	11.9246	10.7574	9.7791	8.2438	7.1050	7.1050	5.5482	4.9966	3.9995	3.3332
50	39.1961	31.4236	25.7298	21.4822	18.2559	15.7619	13.8007	12.2335	10.9617	9.9148	8.3045	7.1327	7.1327	5.5541	4.9995	3.9999	3.3333

附表 5：1 元期初年金終值表 / $FV = PMT \times \left[\frac{(1+i)^n - 1}{i}\right] \times (1+i)$

期限(年)	1%	2%	3%	4%	5%	6%	7%	8%	9%	10%	12%	14%	16%	18%	20%	25%	30%
1	1.0100	1.0200	1.0300	1.0400	1.0500	1.0600	1.0700	1.0800	1.0900	1.1000	1.1200	1.1400	1.1600	1.1800	1.2000	1.2500	1.3000
2	2.0301	2.0604	2.0909	2.1216	2.1525	2.1836	2.2149	2.2464	2.2781	2.3100	2.3744	2.4396	2.5056	2.5724	2.6400	2.8125	2.9900
3	3.0604	3.1216	3.1836	3.2465	3.3101	3.3746	3.4399	3.5061	3.5731	3.6410	3.7793	3.9211	4.0665	4.2154	4.3680	4.7656	5.1870
4	4.1010	4.2040	4.3091	4.4163	4.5256	4.6371	4.7507	4.8666	4.9847	5.1051	5.3528	5.6101	5.8771	6.1542	6.4416	7.2070	8.0431
5	5.1520	5.3081	5.4684	5.6330	5.8019	5.9753	6.1533	6.3359	6.5233	6.7156	7.1152	7.5355	7.9775	8.4420	8.9299	10.2588	11.7560
6	6.2135	6.4343	6.6625	6.8983	7.1420	7.3938	7.6540	7.9228	8.2004	8.4872	9.0890	9.7305	10.4139	11.1415	11.9159	14.0735	16.5828
7	7.2857	7.5830	7.8923	8.2142	8.5491	8.8975	9.2598	9.6366	10.0285	10.4359	11.2997	12.2328	13.2401	14.3270	15.4991	18.8419	22.8577
8	8.3685	8.7546	9.1591	9.5828	10.0266	10.4913	10.9780	11.4876	12.0210	12.5795	13.7757	15.0853	16.5185	18.0859	19.7989	24.8023	31.0150
9	9.4622	9.9497	10.4639	11.0061	11.5779	12.1808	12.8164	13.4866	14.1929	14.9374	16.5487	18.3373	20.3215	22.5213	24.9587	32.2529	41.6195
10	10.5668	11.1687	11.8078	12.4864	13.2068	13.9716	14.7836	15.6455	16.5603	17.5312	19.6546	22.0445	24.7329	27.7551	31.1504	41.5661	55.4053
11	11.6825	12.4121	13.1920	14.0258	14.9171	15.8699	16.8885	17.9771	19.1407	20.3843	23.1331	26.2707	29.8502	33.9311	38.5805	53.2077	73.3270
12	12.8093	13.6803	14.6178	15.6268	16.7130	17.8821	19.1406	20.4953	21.9534	23.5227	27.0291	31.0887	35.7862	41.2187	47.4966	67.7596	96.6250
13	13.9474	14.9739	16.0863	17.2919	18.5986	20.0151	21.5505	23.2149	25.0192	26.9750	31.3926	36.5811	42.6720	49.8180	58.1959	85.9495	126.9125
14	15.0969	16.2934	17.5989	19.0236	20.5786	22.2760	24.1290	26.1521	28.3609	30.7725	36.2797	42.8424	50.6595	59.9653	71.0351	108.6868	166.2863
15	16.2579	17.6393	19.1569	20.8245	22.6575	24.6725	26.8881	29.3243	32.0034	34.9497	41.7533	49.9804	59.9250	71.9390	86.4421	137.1085	217.4722
20	22.2392	24.7833	27.6765	30.9692	34.7193	38.9927	43.8652	49.4229	55.7645	63.0025	80.6987	103.7684	133.8405	173.0210	224.0256	428.6809	819.2151
30	35.1327	41.3794	49.0027	58.3283	69.7608	83.8017	101.0730	122.3459	148.5752	180.9434	270.2926	406.7370	615.1616	933.3186	1418.2579	4033.9678	11348.9811
40	49.3752	61.6100	77.6633	98.8265	126.8398	164.0477	213.6096	279.7810	368.2919	486.8518	859.1424	1529.9086	2738.4784	4912.5914	8812.6294	37610.8192	156510.7475
50	65.1078	86.2710	116.1808	158.7738	219.8154	307.7561	434.9860	619.6718	888.4411	1280.2994	2688.0204	5693.7543	12105.3526	25739.4505	54596.6289	350319.6161	2157688.9662

附表 6：1 元期初年金現值表 / $PV = PMT \times \left[\dfrac{1 - \dfrac{1}{(1+i)^n}}{i}\right] \times (1 + i)$

期限(年)	1%	2%	3%	4%	5%	6%	7%	8%	9%	10%	12%	14%	16%	18%	20%	25%	30%
1	1.0000	1.0000	1.0000	1.0000	1.0000	1.0000	1.0000	1.0000	1.0000	1.0000	1.0000	1.0000	1.0000	1.0000	1.0000	1.0000	1.0000
2	1.9901	1.9804	1.9709	1.9615	1.9524	1.9434	1.9346	1.9259	1.9174	1.9091	1.8929	1.8772	1.8621	1.8475	1.8333	1.8000	1.7692
3	2.9704	2.9416	2.9135	2.8861	2.8594	2.8334	2.8080	2.7833	2.7591	2.7355	2.6901	2.6467	2.6052	2.5656	2.5278	2.4400	2.3609
4	3.9410	3.8839	3.8286	3.7751	3.7232	3.6730	3.6243	3.5771	3.5313	3.4869	3.4018	3.3216	3.2459	3.1743	3.1065	2.9520	2.8161
5	4.9020	4.8077	4.7171	4.6299	4.5460	4.4651	4.3872	4.3121	4.2397	4.1699	4.0373	3.9137	3.7982	3.6901	3.5887	3.3616	3.1662
6	5.8534	5.7135	5.5797	5.4518	5.3295	5.2124	5.1002	4.9927	4.8897	4.7908	4.6048	4.4331	4.2743	4.1272	3.9906	3.6893	3.4356
7	6.7955	6.6014	6.4172	6.2421	6.0757	5.9173	5.7665	5.6229	5.4859	5.3553	5.1114	4.8887	4.6847	4.4976	4.3255	3.9514	3.6427
8	7.7282	7.4720	7.2303	7.0021	6.7864	6.5824	6.3893	6.2064	6.0330	5.8684	5.5638	5.2883	5.0386	4.8115	4.6046	4.1611	3.8021
9	8.6517	8.3255	8.0197	7.7327	7.4632	7.2098	6.9713	6.7466	6.5348	6.3349	5.9676	5.6389	5.3436	5.0776	4.8372	4.3289	3.9247
10	9.5660	9.1622	8.7861	8.4353	8.1078	7.8017	7.5152	7.2469	6.9952	6.7590	6.3282	5.9464	5.6065	5.3030	5.0310	4.4631	4.0190
11	10.4713	9.9826	9.5302	9.1109	8.7217	8.3601	8.0236	7.7101	7.4177	7.1446	6.6502	6.2161	5.8332	5.4941	5.1925	4.5705	4.0915
12	11.3676	10.7868	10.2526	9.7605	9.3064	8.8869	8.4987	8.1390	7.8052	7.4951	6.9377	6.4527	6.0286	5.6560	5.3271	4.6564	4.1473
13	12.2551	11.5753	10.9540	10.3851	9.8633	9.3838	8.9427	8.5361	8.1607	7.8137	7.1944	6.6603	6.1971	5.7932	5.4392	4.7251	4.1903
14	13.1337	12.3484	11.6350	10.9856	10.3936	9.8527	9.3577	8.9038	8.4869	8.1034	7.4235	6.8424	6.3423	5.9095	5.5327	4.7801	4.2233
15	14.0037	13.1062	12.2961	11.5631	10.8986	10.2950	9.7455	9.2442	8.7862	8.3667	7.6282	7.0021	6.4675	6.0081	5.6106	4.8241	4.2487
20	18.2260	16.6785	15.3238	14.1339	13.0853	12.1581	11.3356	10.6036	9.9501	9.3649	8.3658	7.5504	6.8775	6.3162	5.8435	4.9424	4.3105
30	26.0658	22.8444	20.1885	17.9837	16.1411	14.5907	13.2777	12.1584	11.1983	10.3696	9.0218	7.9830	7.1656	6.5098	5.9747	4.9938	4.3317
40	33.1630	27.9026	23.8082	20.5845	18.0170	15.9491	14.2649	12.8786	11.7255	10.7570	9.2330	8.0997	7.2309	6.5468	5.9959	4.9993	4.3332
50	39.5881	32.0521	26.5017	22.3415	19.1687	16.7076	14.7668	13.2122	11.9482	10.9063	9.3010	8.1312	7.2457	6.5539	5.9993	4.9999	4.3333

第 12 章
健康照護組織人力資源管理

蔡文正、許弘毅　撰

學習目標

一、讓讀者瞭解在健康照護組織中，人力資源管理之重要性

二、使讀者初步瞭解人力資源管理具有哪些重要管理面向

三、讓讀者認識人力訓練及人才發展對組織永續發展的重要性

四、使讀者瞭解健康照護機構之績效管理方法

五、讓讀者體認健康照護組織對員工健康與工作安全的責任

前　言

　　過去研究顯示人力資源管理不只是一個機構能否表現卓越之基礎，更是能否永續經營的重要支柱。人力資源管理的相關對象包含員工、幹部、高階主管、CEO，甚至老闆本身。健康照護組織的人力資源管理與一般機構之人力資源管理有些許不同。健康照護組織的工作內容與對象較特殊，政府也制定不少相關法規或制度，需要健康照護組織留意及遵守。本章將分六節介紹健康照護組織之人力資源管理，包含人力資源評估與規劃、人力增員或減聘、人力訓練及人才發展、績效考核及績效管理、報酬與福利、員工健康與工作安全。

第一節　人力資源評估與規劃

　　健康照護機構的服務主體是人力，如果沒有足夠的服務人力，不但可能影響照護品質，更可能影響機構存續。過去我國的健康照護機構人力，多會參照醫療機構設置標準，或長期照顧服務機構設置法規，規劃符合標準的人力配置。雖然每年度健康照護機構所在地主管機關均依照實際聘用人力進行查核，衛生福利部亦會委託財團法人醫院評鑑暨醫療品質策進會，定期進行醫院評鑑及實地訪查。但機構對於未來的發展及現有人力的狀況仍需要進一步的瞭解，以便進行機構人力資源評估與規劃。一般機構若要進行人力資源評估及規劃，可分為「機構人力資源需求預測」、「人力資源盤點」、「人力資源市場調查」、「人力發展計畫」等四個面向來探討。

一、機構人力資源需求預測

　　人力資源規劃是人力資源管理的基礎，人力規劃的基礎是瞭解需求。組織內部的人力資源需求預測，可分為日常營運、長期發展兩個面向，也可依照須補足之時限分為短期、長期人力需求。人力資源需求預測可透過現有人力分析和人力流動性來進行評估。需求預測的目的是針對特定時期提前進行人力的數量和類別的推估。一般常用的人力需求預估方法有兩種，可分為數量性預測法與判斷性預測法 [1,2]。

（一）數量性預測法

1. 人力資源比率法：人力資源比率法是用過去的人力資料，決定各項工作中人力資源數目之間的關係。例如：申請區域醫院評鑑者：每 100 床應有 1 名社工人員 [2]。

2. 生產力比例法：生產力比例法係以歷史資料檢視以往生產力指數，找出常數或相關性，如醫院病床數與員工人數之比例關係，作爲預測人力需求的計算依據。例如：護病比，亦即護理人員數與住院病人數或病床數之比例 [2]。

3. 時間序列分析法：時間序列分析法係以過去數年用人水準來預估未來人力資源需求，檢視用人的長期趨勢 [3]。例如：以過去服務量的趨勢及未來可能的發展來推估可能的醫療照護需求人力。人口成長率低的地區也較適合此法，可依照流行病學及日常服務量狀況進行趨勢分析，推估可能的服務量規模，詮釋服務量與員工規模之間的關係，進行相關統計分析及人力需求推估 [1]。

（二）判斷性預測法

對於人力需求預測非運用數據進行統計推估，而是運用有經驗人員的專業判斷能力，最常使用的方法包含德菲法（Delphi method）、管理者估計法及團體腦力激盪法 [1,2]。

1. 德菲法：德菲法爲機構組成一組專家小組，其成員依據基本假設，分別估計未來人力需求，各成員向其他成員出示自己的假設與預測，再各自修正，直到達成一致性觀點 [2]。

2. 管理者估計法：管理者估計法就是依照經營管理人員對服務量的需求及經營管理知識，預估未來醫療服務量而產生之新增人力資源需求 [1]。通常由高階主管依據經驗往下層預測人力資源需求，再由基層主管修正，或由基層主管預測，再由高階主管修正 [2]。

3. 團體腦力激盪法：利用資深主管或專家顧問組成之團體進行腦力激盪，依據機構之相關數據資料及機構未來可能發展之判斷，針對人力資源需求進行預估 [1]。此團體亦可以利用強弱危機分析（Strengths, Weaknesses, Opportunities, Threats Analysis, SWOT Analysis），評估機構或單位之內部優勢或劣勢、外部機會或環境威脅進行診斷及分析，對未來做出假設及發展評

估，藉以推估未來人力資源需求。

二、人力資源盤點

　　人力資源盤點的目的是對機構現有人力進行分析，以便瞭解機構內員工人數、職務、專業能力等等之現況，透過機構用人情形的分析，瞭解人力資源的總體現況，確認是否有人力資源短缺或過剩狀況，評估是否能滿足機構的發展需求，以利策略性人力資源規劃。醫療機構可以建立人力資源資訊系統（Human Resource Information Systems, HRIS）作為人力資源盤點之工具。有些機構達到一定的人事規模後便會導入此系統，以便將機構內的員工資料進行數位化管理。人力資源資訊系統可動態呈現現有受僱員工人數及相關資訊，是人力盤點的重要工具。工作分析是人力盤點的基礎，透過工作分析可以瞭解各個職務的職責、所需要的學經歷背景及人格特質。工作分析可以藉由審視機構組織圖、流程圖及工作說明書，來瞭解整個組織的分工情況。組織圖可說明機構部門之間的任務分工，各項職務間的人員隸屬關係；流程圖可以呈現工作流程；工作說明書可以詳細呈現工作項目、職責與技能要求 [3]。人力資源盤點除了確認機構員工人數、工作內容及職務分析外，也須注意執行人員是否能符合工作的特質及技能要求，例如：管理工作需具備邏輯推理、決策分析能力，而庶務工作需具備反覆驗證，細心耐心的特質 [2]。

三、人力資源市場調查

　　人力資源市場調查的目的，是藉由瞭解外部環境提供人力資源的情形，預測可能的變化，提早進行因應以滿足機構對人才的需求。人力資源市場調查，可參考政府部門統計資料，如行政院主計處每年人力運用調查及相關統計分析報告，據此分析勞動市場的現況及趨勢，評估人才延攬的難易程度及成本的變動；醫療人力市場亦可透過衛生統計資料及教育統計資料，對需求人力供需進行現況分析與預測，或可瞭解同業競爭者各項職務薪資水平，進而檢視目前機構內各職務薪資之合理性，以決定機構在薪資市場上的定位。若要瞭解外部環境對組織及人力需求的影響，可使用 PEST（Politics, Economics, Society, Technology, PEST Analysis）分析法，分析政治、經濟、社會、科技四大面向 [2]。

（一）政治方面

政府扮演「制定規則並執行」的角色，甚至可能對機構營運積極干預。如醫療法、醫師法、建築相關法規對醫院的規範，以及醫療機構設置標準與新制醫院評鑑標準之人力質量要求等。例如：

1. 醫療衛生法規：醫療法、醫師法、綜合醫院設置標準、全民健康保險醫事服務機構特約及管理辦法、醫院評鑑及教學醫院評鑑作業程序 [2]。
2. 勞動法規：勞工健康保護規則、住院醫師納入勞基法（規範住院醫師輪班制者每班不超過 13 小時，非輪班制以每日正常工作時間不超過 10 小時為原則，每次勤務連同延長工時不得超過 28 小時）[2]。

（二）經濟方面

經濟結構中，服務業所占比重增加，整體人力就業趨勢與工作條件亦隨之改變，醫療產業亦應調整人力招募的策略、檢討待遇與環境，以保持人才競爭力 [2]。

（三）社會方面

家庭人口結構及生活型態改變，如我國人口老化及少子女化等趨勢，使醫療科別之發展與人力發生改變，人力資源規劃應針對人才羅致之策略進行調整，因應新興的人力需求 [2]。

（四）科技方面

科技正在改變工作的本質。例如：電子或數位通訊技術的進步，在家工作成為一種新的工作型態，隨著新興科技導入健康照護產業，許多庶務型態的工作將被軟體取代，因此新的員工須具備新的能力，就須接受新的員工遴選、評估及訓練方案 [2,3]。

四、人力發展計畫

人力發展計畫的目的是透過人才培養，增加機構的競爭優勢。對所有員工及主管來說，現有的知識與技能都不足以應付因組織發展所帶來的新角色和新任務，透

過人力發展計畫能讓員工將知識與技能提升到未來工作所需要之能力。人才永遠是機構最寶貴的資產，為了避免人才錯置導致所謂的彼得原理（Peter Principle），應該動態的檢視關鍵職位，並透過人力發展計畫辨識出潛力員工，建立人才庫 [1]。機構人力發展計畫常利用以下措施或方法：

（一）優秀員工留任

一般來說，年資較高的員工生產力或處理事情的能力較新手高出甚多，因此機構針對優秀員工可以儘量發展留任計畫，促使員工績效可以充分發揮 [1]。

（二）決策權下放

鼓勵做決策的權力由部門主管部分轉移到基層作業主管或一線同仁，讓更多的基層工作人員可以參與討論和影響決策，使得組織從科層組織慢慢的轉變成具有溝通協調能力的協作型組織，也能藉此培養出有能力擔任主管的基層同仁 [1]。

（三）職務輪調

職務輪調主要是指機構內員工跨部門或同部門內之工作轉換，可提升人力運用彈性及效能，並可降低職員工之職業倦怠感 [4]。另外，可以作為晉升擔任主管的一種訓練機制。

（四）建立跨部門工作團隊

訓練員工執行幾種不同的工作，讓員工接觸各式工作，若某職務出缺或臨時需人員替補，可以換上已經有相當執行經驗的員工，達成一人多能 [1]。

第二節　人力增員或減聘

當機構確認發展目標和工作執行策略，並評估現有人力及工作業務需求後，可依照人事需求分析結果，進行人力的增員或減聘的工作。當機構決定開始進行增聘的流程時，主要透過招募與甄選的方式找到最合適的人選，完成業務上的需求。而當機構因業務降低而決定開始進行人力的減聘時，將減少多餘的人力，最後達到人力配置上的調整。

一、人力增員

當機構決定對於職缺進行甄選時，便開始尋求符合職缺條件的人才，期望透過最適切的方式和花費較少的成本取得適任的人才。透過各種方式將機構求才的消息釋放出去，吸引合適的人選前來填補人力缺口。而人力的增聘主要分為兩部分：內部招募及外部招募 [1,3,4]。

（一）內部招募

內部招募是指由原本機構的內部員工為人力來源。當機構出現職缺時，人才的選擇可以從機構內部現有的人員尋找，可以透過升遷或平調現有員工填補空缺，對內部發放徵才消息吸引員工前來申請。因為將要聘任的人員為原機構內部員工或幹部，機構可以從現有的人事紀錄中瞭解員工的適任性。另外，也能透過其他員工或主管的推薦，進而獲得滿意且合適的人選。

（二）外部招募

由機構透過外部資源尋求合適的工作職務人選，可以透過以下管道吸引合適的人力資源：

1. 廣告媒體的宣傳：大多數民眾主要透過媒體管道獲得求職訊息，透過媒體的廣告宣傳釋放工作職缺的需求（例如：網路、報紙、雜誌、電視廣告、公告欄看板等）。透過媒體的宣傳可以快速將求才的資訊散播出去，但基於廣告成本考量，往往無法完整將需求訊息詳細呈現，也因訊息條件較為簡要，機構可能需要較多的時間成本來進行初步的人員篩選。

2. 政府職業介紹機構：機構與政府公家單位（如：就業服務處）合作提供徵才消息，透過政府機構對外公開徵才訊息。民眾也可以到就業服務處提出本身的條件與工作需求，由單位進行初步媒合工作，尋找適當的雇主。另外，政府也會舉辦就業博覽會吸引相關人才前來參與，透過與企業機構的合作，讓前來參與的人員可以有更多選擇並挑選應徵合適的工作。

3. 民間職業介紹公司：機構與民間職業介紹公司（例：人力銀行）合作提供徵才的需求，由人力公司找尋合適的背景人才。若是職務有特殊性或高專業需求，可以透過獵人才公司協助，主動尋找合適人選進行招募。

4. 校園徵才：透過校園活動宣傳或是公告徵才消息。機構與學校科系的合作，

更容易接觸到相關領域的人才，也可以以建教合作或實習的方式提高獲得合適人才的機會。學校也可能舉辦就業博覽會，除了吸引學生前往尋找合適工作外，學生也可以瞭解自己專業領域未來的工作市場需求及職涯可能發展方向。

二、內部或外部招聘之優缺點

（一）內部招聘的優點

1. 可以提高員工士氣並鼓勵員工留在機構中。
2. 應徵者為已知的員工，較易評估適任性。
3. 速度較快，成本較低。
4. 員工提升績效的良好動力。
5. 應徵者對機構較瞭解。
6. 降低訓練及適應時間。

（二）內部招聘的缺點

1. 未入選者可能會影響士氣問題。
2. 未能注入新思維或作為。
3. 可能導致內部求職者之間的衝突。
4. 可能會產生職位空缺連鎖反應。

（三）外部招聘的優點

1. 為機構帶來新的思維或作法。
2. 可能比培訓內部候選人更快速。
3. 確保候選人與其他人沒有捲入組織政治中。
4. 避免職缺連鎖反應的困擾。

（四）外部招聘的缺點

1. 可能招聘到不適合組織文化的人。
2. 可能影響內部人員士氣問題。

3. 可能需要更長時間適應組織文化。
4. 應徵者技能和能力的適任性較難評估。

三、甄選

當機構透過招募吸引到外部人員前來應徵後，進行制度化的甄選流程將合適的人才聘入。如何選出合適的人選，機構需要事前瞭解工作職缺需要的條件，設計一系列甄選過程篩選出合適的人才。另外，在選才過程中需避免產生違反法律或不公平的候選人條件（如：性別、年紀、種族、信仰、婚姻、生理或心理等方面）。以下將常用的甄選工具說明如下 [1,3,4]：

1. **申請表**：透過資料履歷的填寫，詳細瞭解應徵者的經驗背景與專業能力。申請書對於機構提供了最基本的資訊，作為人才適當性初步的篩選。
2. **筆試**：提供工作職位需求的相關題目，瞭解應徵者對於工作專業上熟悉程度。
3. **模擬測驗**：模擬工作環境或提供工作相關作業給應徵者，給予應徵者該項工作的實作演練（如：儀器的操作、情境題的應對反應），評估應徵者在面對工作的表現是否能應付正式工作。
4. **面試**：與應徵者面對面談話，有時應徵者的經驗與過往工作業務的熟悉度是無法透過文字資料呈現，透過溝通交流瞭解應徵者是否有能力以及對於工作的想法與其個性。
5. **背景調查**：對於應徵者提供的背景資料（例如：學歷、證書、工作經驗等）進行真偽驗證，及瞭解應徵者在過往環境的表現，藉此收集到可能應徵者所沒有提供的資訊，對於有安全考量或較重要的工作，特別需要此步驟。
6. **體能測驗**：對於一些特殊工作需要有體能的要求，機構可以提供相對應的測驗，瞭解應徵者的體能是否能夠應付工作的需求。

四、人力減聘

當機構進行人力評估後，因服務量或業務的縮減，導致人力過剩的時候，將進行人力刪減。決定縮減人力時，對於任何減聘方式，機構必須遵守相關合法的程序，並提供相關補償制度。以下為減聘之可能處理方式：

1. **解僱**：永久性終止與員工的工作契約。
2. **裁員**：機構因現階段工作業務量不足，暫時與員工終止工作契約，未來有可能因爲工作業務需求回升時再進行回聘。
3. **自然減員**：當有員工自願辭職或正常退休時，機構不再塡補工作的職缺。
4. **減少工作時數**：縮短員工每週工作的時間或是將工作業務以兼職工作方式完成。
5. **提前退休**：輔導並提供鼓勵制度，使較年長的員工在正常退休日期之前提早退休。

第三節　人力訓練及人才發展

在現今知識及科技變化迅速的時代，人力訓練對於一個機構的永續經營極爲重要。不只是對於新進人員或工作異動人員的職前訓練，或是一般員工的補強訓練，應隨著機構組織或社會的變化，需不斷檢視機構內人員的技能及專業是否足夠，並提供完整的訓練。完善的人力訓練制度，可提高士氣、增加生產力、降低意外事故發生、提升外部顧客滿意度、提高內部共識、減少主管監督負擔、確保組織永續發展 [5]。人才發展（Talent Development）是透過完善的訓練制度，培養並精進員工的優勢和能力，以培訓機構未來人力需求之計畫；因此，教育訓練是爲目前的工作而準備，但人才發展即是爲未來需要而準備。近幾年來，人才發展的策略已由強調訓練（Training）轉化爲重視常態學習（Learning）的能力，並且將其與績效結合與評估。因此本節將針對人力訓練的需求評估、訓練種類、訓練進行方式，以及人才發展計畫之方法進行說明。

一、訓練需求評估

有些訓練需求，不需評估即很清楚明確，例如醫院採購新的檢驗設備或導入新的資訊系統時，一定需有訓練課程，讓使用的醫事人員瞭解及熟悉新設備及系統的操作方式。但有些訓練需求並不明顯，例如現有人員欠缺哪些專業技能的補強性的訓練需求 [1]，因此，在規劃人力訓練之前，應先進行訓練需求評估，可由三個層面，包含組織單位、工作、人員，進行需求評估 [6,7]：

（一）組織單位評估

首先，需先瞭解整個組織或單位未來的發展及規劃，並進一步評估整個組織或單位在專業上的表現，針對需加強的部分，規劃組織單位所需的教育訓練。例如對醫院公關或行銷單位的評估，瞭解其專業的表現，若不理想，應予以加強行銷或公關的專業訓練，以提升醫院對外的溝通與整體形象。

（二）工作評估

主要在於對組織內工作職務進行專業需求的評估。評估重點在於人員如何有效執行「工作」，而非針對「個人」[5]。可以經由組織內部原有的工作說明，或聽取資深主管幹部、外部專家之專業意見，確認每個職務所需要的知識及技能、內部員工是否具備工作職務所需要的專業、哪些知識技能可增加現有工作的效能，而哪些是新進員工在任職前就需具備的，進而安排各種需要的人力訓練。例如，若醫院評鑑結果不理想，顯示醫院可能對於評鑑相關的規範不清楚或準備能力不足，可加強對於醫院評鑑相關規則之瞭解及如何準備醫院評鑑能力之相關訓練。

（三）人員評估

針對員工在現有工作及未來的職務，評估其本身的知識、專業技能表現是否符合工作職務需求，而制定所需要的訓練內容。常見的方式有員工自評、績效評估及調查 [7]。說明如下：

1. 自評：出發點為員工最瞭解自己負責的工作內容，以及自身目前缺乏的技能，由員工自行提出所需要的訓練需求為何。但也有可能因員工不清楚或不願意承認自身的弱點，導致所提的需求不符合實際需要。

2. 績效評估：由主管進行制度化的評估，藉由組織原有的績效評估去瞭解員工哪個構面表現較弱，需給予加強教育或訓練。但此種方式的先決條件，績效評估的指標、構面需可用於挖掘訓練需求。缺點是可能因評分者過嚴或過於寬鬆而影響訓練需求的誤判。

3. 調查：可以針對組織的員工或主管進行調查，瞭解內部可能存在的問題，並針對人員專業適當性進行評估，或對外部顧客進行調查（例如滿意度調查），瞭解一些現況存在的問題，進而發現訓練需求。

二、人力訓練的種類

　　人力訓練可依訓練的時間點，分爲職前訓練及職後訓練；而職後訓練又可依訓練時間長短、訓練型態、訓練場域不同，而有不同的訓練。說明如下：

（一）職前訓練

　　常見於大家耳熟能詳的新進人員訓練，但對於升遷或轉調單位的內部員工，有時也需要提供職前訓練。職前訓練是組織確保競爭能力的重點，應讓每個員工瞭解整個組織的經營理念及目標、企業或單位文化，並對機構內各個部門單位有完整性的瞭解，清楚瞭解每個部門單位所負責的業務。有效的職前訓練，可以降低員工對陌生環境及新工作內容的不確定及焦慮，減少新員工的適應時間，提高生產力，增加員工留職的機率，降低人員流動率，減少招募與人員訓練的成本 [6,7]。

（二）職後訓練

　　意指在人員工作一段時間後，藉由訓練使員工的技術、專業能力得以改善，持續精進。一般而言，有以下幾種人力訓練方式：

　1. 依訓練時間長短，可分爲長期訓練與短期訓練

　　（1）長期訓練：訓練時間可能長達 1 年或 2 年，甚至更久。例如提供醫師至國外接受新的醫學知識、診斷、治療方式、手術設備或技術。

　　（2）短期訓練：提供爲期幾天或是幾小時的短期訓練，例如現在很多機構會不定期地針對不同主題（如 COVID-19）舉辦研討會，藉由研討會的演講或成果發表，是人員吸收新知識、新科技及新技能的有效途徑。

　2. 依訓練型態，可分爲常規訓練（Regular training）與非常規訓練（Irregular training）

　　（1）常規訓練：爲一系列有規律、制度化的訓練，例如「住院醫師教學訓練」、「實習醫學生教學訓練」等。

　　（2）非常規訓練：因應特殊目的或臨時需求而規劃的課程，例如 AI（Artificial Intelligence）課程。

　3. 依訓練場域，可分爲在職訓練（On-the-job training）與非在職訓練（Off-the-job training）

　　（1）在職訓練：亦即於工作場所內，藉由在工作的過程中，由主管或同儕給

予訓練及指導，或觀察同儕作業，提升工作效能。此法較不會因訓練而停止工作進行，且不需另設訓練場地及設備、不需另聘師資，成本較低。缺點是訓練範圍通常侷限於提供訓練者本身的工作內容，且常因缺乏完善的訓練環境及計畫，或提供訓練者缺乏訓練經驗及技巧而成效不彰 [5,7]。

（2）非在職訓練：意指在現有的工作場所外，接受機構內安排的訓練課程或非機構內安排的其他課程訓練。機構內課程，例如實習醫學生的醫療團隊資源管理（Team Resource Management, TRM）訓練，會針對不同科別（如麻醉科、急診），設計與工作場域相類似的模擬環境及模擬情境，讓實習生可以在比較沒壓力的環境下，瞭解、熟悉及練習整個團隊各自負責操作的項目，不需擔心影響實際工作流程。非機構內安排的其他課程，例如利用晚上或假日的時間，參與勞動部勞動力發展署所提供的職業訓練課程、學校的在職專班課程，或者進修 MBA、EMBA，以提升個人工作上所需之專業知識及技能，或者增加其他之專業技能或管理能力。

三、訓練進行的方式

人力訓練進行的方式有許多種，常見的有課堂授課、舉辦演講（研討會）、模擬訓練、角色扮演、工作輪調、個案研討、數位學習（e-learning）等等 [5,7]。現今隨著網路科技的發達，藉由電腦、網際網路、數位等電子媒介進行人力訓練的方式越來越普及，人力訓練不再一定要借用場地，把訓練人員及受訓者集合在一起，訓練人員可以透過網路進行遠距教學，尤其聘請遠地或國外的講者，可節省講者、受訓者的交通時間，及減少租借場地的成本。此外，也可於網路上蒐集或預錄教學影片，存放於機構內部教學網路或網際網路，提供受訓者能不受時間、地點的限制接受線上學習，且可根據自身需要進行重複重點式學習 [5,7]；訓練規劃者也可透過線上進行前後測，評估訓練成效，進行訓練課程之調整。模擬訓練除了傳統的實體環境外，現今也逐漸透過擴增實境（Augmented Reality, AR），提供模擬訓練，不但增強訓練的真實感，更可提高受訓者的學習興趣，同時可能降低相關訓練成本。

四、人才發展計畫

人才發展（Talent Development）是為了促進學習和員工發展以推動機構的績效與生產力 [8]。人才發展屬人才管理（Talent Management）的一環，人才管理的主要作用是幫助機構發揮其優勢，持續提供關鍵人才。而人才發展則是負責各職位的人才發展工作，包含建立職務勝任標準、進行人才盤點、協助職涯發展與規劃、培養接班人等。

（一）建立職務勝任標準

在機構中，針對特定職務的工作所需要的條件進行分析，設定將工作或職務做好所需要的特質、需求與條件。不同單位的職務所要求具備的勝任能力內容和水平是不同的；當然在不同機構、不同行業中，相同的或類似工作職務，員工的勝任能力特徵也不盡相同。而勝任標準又可依據專業領域職務與行政領域職務，而有不同的勝任標準。

1. 專業領域：就醫療產業而言，在護理的專業領域中，包含護士、護理師（N1-N4）、專科護理師等。其中勝任標準可能設定包含學歷標準、是否取得相關護理證照或護理訓練課程、工作經歷等。

2. 行政領域：就護理行政領域而言，可能包含護理小組長、護理長、護理督導、護理主任等。其勝任標準可能包含學歷、經歷、專業能力、領導與溝通能力，甚至包含了個人的人格特質，如是否有熱誠或熱心的人格特質等。

（二）進行人才盤點

人才盤點（Talent Review）是人才發展的關鍵，透過人才盤點，分析機構內人員的績效、能力與潛力，評估機構內人才的優勢、未來可發展的領域、職位空缺風險以及規劃職位繼任者的管理流程，為未來的人才培育以及發展建立明確的方向，提供人員升遷等的決策依據。以下針對人才盤點的類型、常用的人才盤點工具以及人才盤點後的結果與應用簡述如下：

1. 人才盤點的類型

（1）封閉式盤點：由人力資源部門與單位管理者進行盤點評估，其結果只有人力資源部門等少數人知道，主要應用於內部晉升選拔。

（2）開放式盤點：由人力資源部門協助各級業務主管完成盤點工作，盤點結

　　果主要應用於選才、用才、育才、留才等。

2. 人才盤點工具：在人才盤點過程中，透過適當的工具，有助於機構能快速掌握瞭解人才現況，積極展開後續的人才發展與管理措施。常用的人才盤點工具很多，例如：績效考核、360 度評估、人才九宮格等。

（1）績效考核：大部分的機構都有基本的績效考核，透過原有的績效管理體系，盤點相關人員在該職位的表現。

（2）360 度評估 [9]：是經常應用的一種人才盤點的工具，其內容包含了自我評估、上級評估、同儕評估、下級評估以及客戶評估，從各個不同工作角度評估員工人才九宮格（9-box grid）[10]：人才盤點中最典型的工具，透過機構原有的績效管理體系，衡量員工的績效貢獻或工作表現，同時再評估員工的能力（專業能力、領導力）或未來發展潛力，進而架構出人才九宮格矩陣，一般常用員工的績效（工作表現）與發展潛力作為矩陣的兩個維度，建構如下圖的矩陣九宮格。

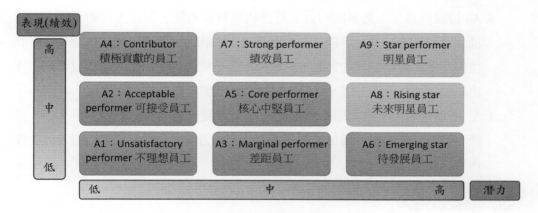

圖 12-1：人才盤點九宮格 [11]

3. 人才盤點結果與應用：透過人才盤點的結果，提出對機構與對員工未來發展的建議。

（1）對機構：透過人才盤點的過程，掌握機構內人才的現況，評估組織結構與人才匹配情況、目前職位勝任情形以及未來可能的繼任狀況、人才的晉升和發展情況以及未來人才的招聘需求等，把人才的激勵、培養與晉升相互結合。

（2）對員工：依據九宮格盤點後，針對員工的屬性，規劃未來職涯發展的方向。

（三）協助職涯發展與規劃

　　透過人才盤點及其他相關的評估後，協助員工瞭解自己的人格特質、表現、能力與潛力，藉由機構對員工的職涯規劃與培訓計畫，讓員工對機構產生更強的向心力與忠誠度，進而發揮其潛能以達成工作目標。以下依據人才九宮格，針對不同類型的員工未來職涯規劃的方向，在此針對九宮格中四個角落的員工發展方向，簡述如下：

1. A9 明星員工：在此象限的員工為高潛能同時也有高績效的表現，需要重點激勵與培養，因此在人才發展的建議應為重點栽培與發展的對象，可以為未來儲備高階主管。

2. A4 積極貢獻員工：此象限的員工屬於潛能比較不突出，但可以在工作上創造相對極佳的績效，針對此類人才，可以提供更深的專業技能，提供具有挑戰性的工作，考慮提供提升的機會，期許未來能於單位內擔任小主管的角色。

3. A6 待發展員工：此象限的員工經評估雖有高潛能，但在工作的表現上並未能達到預期的標準，可能需要針對員工個別狀況，找出原因，確認是工作職位與其能力的不適當的對應，或是個人專業能力仍需再提升等，協助員工找出原因並提出改善方案，以期未來能有與其潛能對應的工作表現。

4. A1 不理想員工：此象限的員工的工作表現偏低，個人的潛能水平欠佳，可能不適合目前的工作職位，需經過其他評估方案，協助員工找到適合的工作內容與職位。

（四）培養接班人

　　需要接班人的並非僅只有高層如 CEO，機構內所有「重要職務」都需要有備位人選，透過計畫性的評估與培訓，確保重要職位的延續性，否則一旦人才離開或退休，都會影響機構該單位的運作 [12]。而良好的接班制度，可以讓人才得到磨練的機會。所以接班人計畫更深層的意義是指機構人才培育及發展的一套管理制度，且與機構的永續經營息息相關。

第四節　績效評估及績效管理

一、績效管理與評估定義

　　績效管理制度最早於 16 世紀出現，且隨著時間發展，逐漸受到管理者的重視及採用，彼得‧杜拉克教授（Peter F. Drucker）曾經在《有效的管理者》一書中對「績效」（Performance）一詞解釋爲：直接的成果 [13]；美國管理學家 Hodgetts 對「管理」（Management）的定義爲：管理是經由他人之努力與合作而把任務完成 [14]。學者 Harte（1994）對績效管理（Performance Management）解釋爲：「一套有系統的管理活動過程，用以建立個人與組織對預先訂定之目標以及如何達成該目標之共識，進而採取有效的管理方法，藉以提高完成目標之可能性。」[15] 績效管理即如何透過預先設定之方法、策略並將其執行，藉以達成目標的管理過程。

（一）績效管理與績效評估的功能

　　醫療機構的特性就是高度人力密集及高度專業化，醫療機構之生產力主要是考慮到員工的工作表現，一套完整且有效的績效管理制度須能夠達到激勵員工，也能提高其生產力。

（二）績效評估的原理

　　根據美國人權法案第 VII 條規定，機構得推行一項「具有誠意之績效考核制度」。針對員工績效考核公平性之相關因素，可以歸納出以下幾點：

1. 績效考核必須與工作性質明確相關，考核的系統必須是能夠被衡量的工作或結果的項目。
2. 考核標準必須訴諸於文字，任何形式的考核標準，都需於考核前就撰寫清楚。
3. 管理者必須能夠考核由他們所列出之考核項目。
4. 在進行考核前，管理者必須先接受如何使用考核標準之訓練。
5. 管理者及其部屬需正式公開討論考核的標準。
6. 員工必須有某些正式管道接近較高階層的管理者，用以瞭解考核過程。

爲了達到公平、公正及公開之原則，績效考核有以下四點原則需遵守：

1. 信度（Reliability）：指不論何時採用此績效制度，均可得到一致的結果，信

度是用以反應分數之一致性。

2. 效度（Validity）：指此績效制度可確實衡量出工作表現，效度是用以反應評估分數之真實性。

3. 公平（Fairness）：指績效評估的分數不會受到人口學變項等影響，因而有差別待遇的情況發生，是為公平性。

4. 簡單（Simplicity）：指績效評估的表格內容及分數處理必須簡單容易被人執行，過度繁複的表格與程序，將會降低管理者進行考核之意願。

二、醫院績效考核制度設計

績效考核是一種持續改善的過程，因此在績效考核制度的設計上，應該還需具備反饋與持續改善之機制。前面提到績效管理可以簡單分成四部分，績效規劃、績效執行、績效評核、績效檢討與績效更新，若考慮到績效制度的持續改善，可以發現其實績效管理制度是一個迴圈的形式，從一開始績效的規劃並執行，經由管理者與員工之間的溝通與反饋，將這一系列的績效檢討做改善，以利下一次績效規劃更新時做參考。

三、醫院績效評估工具

醫療機構為了有效執行績效管理制度，利用績效管理工具來協助績效評核，以利確實執行績效管理制度，茲介紹醫療機構常見績效管理工具。

（一）平衡計分卡介紹

平衡計分卡（Balanced Score Card, BSC）是醫療機構近年常用之績效管理工具，以往傳統的績效管理制度較著重於財務會計資訊的管理與控制，往往會忽略顧客與競爭者這兩個構面。平衡計分卡是由美國哈佛大學 Robert Kaplan 教授及創立諾朗諾頓研究所（Nolan Norton Institute）的 David Norton 博士在 1992 年《哈佛商業評論》發表 [16]，以實作的方式發展出的一套新興的績效評估模式，此績效管理工具從訂定公司之遠景與目標後，進而擬定競爭策略，此績效管理工具結合上述遠景目標，建立包含「財務」、「顧客」、「內部流程」及「學習與成長」四個構面之架構。平衡計分卡中「平衡」這兩字的意義，是強調要達到財務與非財務面、主觀與

客觀面、短期與長期目標、內部與外部構面等四項之間的平衡。醫療機構必須要先有願景才能訂出方向，有了方向才能找出策略，有了策略再向下展開，才能找出最能成就策略的指標（Key Performance Indicators, KPI）。陳進堂等人 [17] 建議選擇關鍵績效衡量指標的依據：

1. KPI 在平衡計分卡約 16~28 個已足夠。
2. 重要的數據而非鬆散的指標。
3. 確保指標與願景、策略相連結。
4. 指標跨及過去、現在和未來。
5. 指標是從上而下、一致的擴及各階層。
6. 領先指標與落後指標的平衡。

以下將針對前述四個構面進行詳細說明。

1. 財務構面（Financial Perspective）

　　雖然醫療機構屬於非營利的機構，且前面有提到過平衡計分卡是為了改進傳統績效管理制度過度重視財務構面而產生，但財務報表在醫療機構中仍然是一項很重要的評估工具，財務報表可以直接或間接反映其他構面的策略執行成效。財務構面策略主題包括營收成長與產品組合、成本下降／生產力提高和資產利用／投資策略，常用的財務構面衡量指標包括：總資產、收入／總資產、毛利、投資報酬率、存貨週轉率、自費收入比、新手術治療收益等。Kaplan 和 Norton 指出，機構之生命週期應分為三階段，即成長期、維持期和成熟期。

（1）成長期：此階段為機構生命週期初期，成長期機構的產品與服務擁有龐大的成長潛力，需投入大量資源開發並加強具高成長潛能之新產品、流程或服務。此階段財務性衡量目標為營收成長率、員工平均收益及投資占營收的百分比等。

（2）維持期：此階段經營目標是維持目前既有的市場，穩定市場占有率，並維持機構適度之成長。投資目標則是著重在消除瓶頸、擴大產能並力求強化生產與服務品質的改善。此階段財務性衡量指標為目標顧客的占有率、獲利能力、相對競爭者的成本、營運資金比率等。

（3）成熟期：此階段要求回收前兩期之投資，多半不再做重大投資，僅有的投資是為維持現況（設備和能力水平），所求的是現金回收而非為了擴

增。此階段財務性衡量目標為顧客和產品的獲利率、單位成本、回收期間及產出量等。

2. 顧客構面（Customer Perspective）

早期醫療機構僅著重於內部管理及醫療技術，隨著國民知識水準的提高、消費者意識的增長及各家醫院相繼成立所帶來的競爭力，現階段醫療機構還需要面對外在環境激烈的改變及競爭者快速增加，為了提高自身的優勢，能從眾多競爭者中脫穎而出，醫療機構遂開始重視顧客的需求及服務性。Kplan 及 Norton 認為在顧客構面中，需先鎖定及確定機構的目標客群與市場區隔，因為這兩者是機構財務目標的主要營收來源，常用的顧客構面衡量指標包括：顧客滿意度、顧客忠誠度、市場占有率、顧客抱怨、顧客等候時間、初診率、平均獲利率等。

3. 內部流程構面（Internal Perspective）

機構的內部流程目標在於持續滿足顧客的需求，因為內部流程會影響到顧客滿意度及最終的財務績效指標，常用的流程構面衡量指標：包括準時完成、平均前置時間、不良事件、重做率、停工期、媒體正向報導的數量等。在建立內部流程構面時，機構需要先確認是否擬訂新的內部流程或是改良、改善現有流程，再來要先瞭解顧客的需求，再經由共通的內部價值鏈模式，其包括創新流程（Innovation Process）、營運流程（Operation Process）、售後服務流程後（Post-sale Service Process），最後達到滿足現有及潛在的顧客需求（如圖 12-2）。

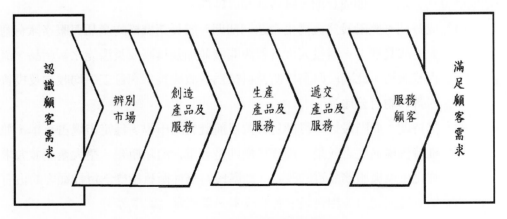

圖 12-2：內部流程價值圖

資料來源：Kaplan & Norton, 1992 [16]。

4. 學習與成長構面（Learning and Growth Perspective）

Kaplan 和 Norton 認為學習與成長構面的目標是指機構內部的員工，不論在個人技能的學習，或是對於機構的滿意度等，都會影響到前述所提及的三個構面（即財務、顧客、內部流程）的成效。故學習與成長構面是平衡計分卡四大構面之因果關係中，最根本的源頭，常用的學習與成長構面的衡量指標：包括每位員工平均訓練投資、平均服務年資、高學歷員工比例、員工流動率、員工生產力、員工健康提升、知識管理等，其中學習與成長構面主要核心評量標準有員工能力、資訊系統能力以及激勵、授權與配合度。

（二）六標準差介紹

1. 六標準差（Six Sigma）定義

Sigma 是希臘字母「σ」，在統計學上代表的意義為一種表示分散程度的統計觀念，在品質統計的應用上，可用來表示流程或是程序中的效能及良率之量測單位，一般來說產品品質只要在 3 個 Sigma 內，其產品合格率可達到 99.73% 的水準，當標準差擴大至 6 個時，產品合格率便可達到 99.999966%。醫療機構藉由導入六標準差這項品質管理工具，希望能達到接近零缺點的要求，減少作業流程之疏失，以增加流程之效率、品質與產能，如此便能提高病患之滿意度 [17]。其中六標準差管理工具包含了五個循環性流程之步驟，其為定義（Define）、測量（Measure）、分析（Analyze）、提升（Improve）和控制（Control）（DMAIC）[18]。

2. 六標準差之內涵

六標準差是一種對於短期目標的改善，進而達成長期目標的品質哲學手法，以下將列出六點六標準差之內涵並說明。

(1) 真心以顧客為尊：徹底的以顧客作為導向，在六標準差的績效衡量方面應先從顧客做起，是否改善作業流程及目標需視顧客滿意度及價值。顧客的需求非常多元且變化非常大，因此機構的作業流程才需要一直不斷檢視、界定顧客的需求並發掘其潛在需求，以提供顧客更優質的服務品質，提升顧客滿意度。

(2) 依資料及事實更新管理：六標準差強調依據事實進行管理，藉由資料的蒐集與分析，以釐清業務績效需進行哪些衡量，接著利用管理工具進行分析，根據分析之結果找出問題根源，以及改善後能達到最大效益為何。

（3）流程為重、管理和改進：在六標準差中，流程就是行動。六標準差藉由主導流程來加強績效表現及提升顧客價值的方法，經由檢視流程，不論是產品設計、衡量績效、流程再造、效益提升和顧客滿意度，皆能找出解決問題及改善績效的方法。

（4）主動管理：指在事情及問題發生前，就提早先採取行動。實際上在機構發生情況時，往往都是事後才進行補救措施。在醫療機構特別需要注意此項問題，因醫療照護服務牽涉到人命，因此在提供醫療服務時是不允許缺失的。

（5）協力合作：六標準差強調無界限的合作，即跨部門、跨階層間彼此應該互相幫忙合作。無界限合作是在推動六標準差中非常重要的觀念，無界限包含機構內部、機構外部與業務往來之廠商。

（6）追求完美與容忍失敗：若機構將六標準差設定為目標時，在改進流程時往往會牽涉到內部人事異動、作業流程重組等等，因此在推動新觀念與新作法時，就必須做好承擔風險的準備，若要追求完美，就必須要能接受偶發的挫敗。

3. 六標準差改善小組

在機構決定執行後，首先需要成立六標準差改善小組，其中小組內含盟主（Champion）、大黑帶（Master Black Belt）、黑帶（Black Belt）、綠帶（Green Belt）以及小組組員，以下將針對各職位成員進行說明：

（1）盟主：通常都是機構內最高階主管或重要主管，為發起並支援專案的主要人員，並對整個專案活動做負責。

（2）大黑帶：通常為最高的技術領導階層，為統計專家或品質顧問，因此必須對六標準差中會使用到的統計方法相當熟悉，在小組碰上特殊情況時能及時提供協助。

（3）黑帶：黑帶通常為專案經理或引導員，負責帶領整個專案小組執行改善工作，為專案小組中最重要的角色。黑帶必須具備蒐集、分析資料與解決問題的能力，還需具備領導能力與經驗，並熟悉六標準差之內容與應用。

（4）綠帶：綠帶通常為兼職的角色，主要功能是將六標準差的新觀念與方法工具，帶入日常的工作中做應用。

4. 六標準差之流程與方法

前面提到之 DMAIC，為六標準差解決問題時的流程規劃，在建構好六標準差改善小組後，將根據 DMAIC 流程執行，以下將針對該流程各步驟進行說明 [17]。

- （1）定義（Define）：主要需要定義的重點有兩項，第一項是需要先瞭解並界定顧客的需求，以利訂定機構目標；第二項是界定問題的根源，可以利用製作流程圖的方式來找出問題發生的環節與原因，並評估問題解決改善後可獲得之成果。

- （2）測量（Measure）：前面解釋到六標準差的來由是與數學統計相關，故在執行六標準差時需要完整的數據資料，藉由資料蒐集和整理，衡量流程目前之效能。影響成果的來源可分為三階段：投入、過程和產出，可針對各階段分開進行衡量以找出問題的根源。

- （3）分析（Analyze）：將前一步驟所蒐集到的資料，整理完畢後進行數據分析，此步驟會先對發生問題的原因進行假設，並藉由分析數據資料來檢視是否合乎假設，並且考慮所有可能發生的原因，將其依序進行分析直到找到真正問題所在。

- （4）提升（Improve）：也可解釋為改善。在確認完問題根源後，便可開始擬定改善策略並加以執行。利用分析階段的分析數據，並利用不同改善方法進行校正，以建立一個改良版、較理想的作業流程。所提出的改善方法肯定不只一種，所以要從中選擇最佳、最合適的解決方案，就必須再回到分析階段進行進一步的比較分析。

- （5）控制（Control）：執行改善方案後，需要監控新的流程之執行狀況及執行成果，以確保該方案是可以確實改善舊方案之問題。

（三）目標管理（Management by Objectives）介紹

1. 目標管理定義

管理學之父彼得·杜拉克於 1954 年在其著作《管理實務》（*The Practice of Management*）一書中 [19]，提出「目標管理與自我控制」（Management by Objectives and Self-Control）之概念，強調主管與部屬共同合作與協商之重要性，是一種經由計畫與控制達成組織目標的管理方法，由上下級主管員工共同設定組織及各部門之目標並互相配合及合作，使組織內成員產生工作之動機，最終能有效達成組織之共同目標。

2. 目標管理之特色

（1）目標管理是以「人性」為中心之管理方法。

（2）目標管理應將員工個人目標及組織目標融合於一體。

（3）目標管理是以激勵取代懲罰，以合乎人性之管理方法。

（4）目標管理是透過設定目標會談，讓員工能親自參與。

（5）目標管理採取自我控制及自我檢討的方式，以建立員工之自尊心。

（6）在目標達成之過程中，若出現本人無法控制之突發事件，足以影響目標之達成時，應將其當作外在因素排除後，再給予客觀評價。

3. 目標設定之原則

目標管理是透過如何訂定工作目標，接著根據目標進行有效之管理。目標管理有四大要素：特定目標、共同設定、明確時間、績效回饋。實行目標管理，不僅可以用來評估組織內員工工作績效的方法，也是組織用來激勵員工的具體作法。以下要點為目標設定之原則：

（1）各層級之個別目標必須要能支持共同之總目標。

（2）目標間須考慮長期與短期之配合。

（3）目標間應依據其重要程度，來區分等級。

（4）目標項目不宜太多，導致超過能力限度。

（5）目標範圍不宜太大或太小。

（6）目標內容應求具體，最好能將其以數量表示。

（7）目標內容應是重要工作項目，且應具挑戰性。

（8）目標必須書面化。

（9）應具有測定目標之具體標準。

4. 目標管理的設計

目標管理設計主要是為了提供給目前任務之回饋，告知其工作進度等事項，以利工作者能夠及時做出必要之調整。目標管理通常是以循環方式進行，在會計年度開始時，由單位主管及其部屬共同擬定績效目標，而其目標之訂定，應由組織所揭示之目標向下發展衍生出部門目標，接續擬定主管目標，最後再擬定員工目標。主管在充分與部屬溝通討論過後，達成目標之協議，每季或每月再由主管和部屬檢討，至年終才做一次總結，並針對達成之協議做檢討，評定整年的績效表現。

5. 目標管理之執行步驟

（1）公司目標與達成方針之明示。

（2）部門目標與方針之設定。

（3）與主管討論並決定工作內容。

（4）依各項工作內容決定其目標。

（5）決定衡量目標達成情形之指標。

（6）執行過程中之持續修正與檢討。

（7）年度總回顧。

四、醫院績效評估指標

醫療機構是一個高度專業化的產業，醫療業包含專科醫師、護理師、藥師、營養師、其他醫事人員及行政管理人員等，彼此間工作差異非常大，因此其績效評估指標的標準亦會有所不同。底下將針對醫療機構內不同群體之「投入、過程、產出」三個構面進行探討。

（一）專科醫師

專科醫師在醫療機構中擔任提供醫療服務之第一線人員，也是最影響醫療機構收入的人員，門診、急診及住院人次都攸關醫院收入，專科醫師的診療行為也會影響其他醫療人員的工作量，所以專科醫師在醫療照護流程中扮演相當重要的角色。在專科醫師投入構面，評估指標包括個人年資、職務及其研究與教育訓練等項目，醫師提供醫療照護服務之年資總計、學術論文發表數及參加多少次學術研討會等，上述這些投入的項目都會影響專科醫師在提供醫療服務的結果。在專科醫師過程構面，包括門診、急診與住診人次，各式檢查、檢驗及藥品處方開立狀況，以及提供完善醫療服務後病患之感染率、復發率及死亡率等醫療結果。最後專科醫師產出構面，除了病患對整體醫療服務的滿意度外，還有生產力，這裡的生產力是指各專科醫師對於醫療機構盈餘的貢獻力，其算法是用醫師治療項目的支付標準額與成本之比率來計算。

（二）護理師

護理師在醫療機構中是最主要負責照顧病患的人員，其與病患的接觸及相處時

間也是最長的，護理人員的工作內容相當繁雜，只要是跟病患照護相關的問題，都得要負責處理；也正因跟病患相處時間較長，因此護理人員在提供照護服務時，對病患之滿意度影響程度也較大。護理人員的投入構面，評估指標包含服務年資、護理相關學術論文期刊發表數、參加研討會及在職訓練時數等等項目。在護理人員過程構面，包括護理紀錄是否完整、是否有依照護理技術手冊執行護理照護行為、是否有效管理利用醫材與提供醫療照護行為有關之項目等等。最後護理人員產出構面，包含病患申訴及抱怨內容、病患接受醫療照護期間之滿意度，還包含護理人員之生產力，這裡的生產力是指照護人數與工作時數之比率。

（三）藥師

藥師在醫療機構中主要負責的工作內容是執行調劑醫師開立的處方、提供藥物諮詢之服務，與病患用藥安全相關的問題都由藥師負責解決，醫院的藥師包含：門診藥師、住院藥師、特殊製劑藥師及臨床藥師。藥師的投入構面，評估指標包含藥學相關學術論文期刊發表數、參加研討會及在職訓練時數，以及是否提供全靜脈營養（Total Parenteral Nutrition, TPN）處方調劑、用藥審查（Drug Usage Review）等服務。在藥師之過程構面，評估指標包括配藥及核對時發現錯誤的次數及藥庫管理之允當性，在調配藥劑處方時若發現藥物處方不合理，可能造成病患不良反應時，應及時與開立處方之醫師連絡並要求修正，除了為病患的安全把關外，也可以減少不必要的用藥浪費。最後在藥師的產出構面，評估指標包括病患的申訴及抱怨內容、病患滿意度，還有藥師之生產力，此生產力計算方式為調劑數量與實際工作時數之比率。

（四）營養師

近年由於慢性疾病的罹患率逐漸增加，國人開始注重飲食型態，營養師服務範圍涵蓋所有與營養專業知識相關之單位，營養師在醫療機構主要負責入院病患飲食及營養諮詢的工作及出院後之飲食指導；醫院營養師大致可分為臨床諮詢營養師及膳食管理營養師。營養師的投入構面，評估指標包含發表與營養及食品相關之學術論文篇數、參加與營養及飲食相關之研討會次數與在職進修時數。在營養師過程構面，評估指標包括是否擬訂採購、準備及供應之工作流程供廚房人員遵循，是否有定期編制與更新營養手冊及衛教單之內容，及有關住院病患飲食是否符合標準並定期更新。最後在營養師的產出構面，評估指標除了病患申訴、抱怨內容與滿意度調

查外，還有營養師之生產力，生產力包含住院病患訂餐率、住院病患訂餐利潤及營養諮詢之利用率。

（五）其他醫事人員

其他醫事人員，如檢驗人員、放射人員、職能治療人員及物理治療人員等，在投入構面，評估指標包含職業年資、發表各自領域之學術論文期刊數以及參加研討會與在職訓練時數。在過程構面，評估指標包括治療過程中規劃與記錄情形，放射人員是否定期做檢查、病理報告及放射線檢驗報告完成所需天數等。最後醫事人員的產出構面，評估指標除了病患滿意度、申訴及抱怨內容外，還有各醫事人員之生產力，生產力是指完成治療、檢驗、照射次數與工作時數之比率，成本效益也是重要的評估指標之一。

（六）行政管理人員

行政管理人員是醫療機構中負責規劃營運策略的重要角色，因此，其管理績效表現也會對醫療機構的營運造成影響。日本經營教育學會提出各階層管理人員必備的重要技能中，有五項能力被一致認為是各階層管理人員必備的，包括「領導統御力」、「談判力」、「判斷力」、「企劃力」及「創造力」[20]，以下也將考量這些技能來設計管理人員績效評估指標。在過程的衡量方面，評估指標主要是強調醫療機構在執行各項活動時是否合理，包括各式軟硬體設施的規劃與活動的舉辦。在財務的衡量方面，評估指標著重在與醫療及非醫療有關之成本與收入之比率，如何在不影響醫療照護提供時的醫療品質下，提高醫療收入並控制住其所帶來之相關成本，這部分在醫療機構財務構面中非常重要。在效率的衡量方面，評估指標包括醫療照護提供之效率、與行政相關之成本與收入的比率，以及人員與專案處理之效率。接下來是與醫療照護提供相關之評估標準衡量，首先在服務傳送過程的衡量方面，主要是與病患較相關，包含了病患滿意度、病患人次之改變情形，病患初診率與回診率及平均每次等候看診與檢驗之時間，該醫療機構之病患市場占有率也是重要衡量指標之一。在效能的衡量方面，醫療機構服務量、初診病患比率、各項醫療品質指標及在醫療院所中非常重視的醫院評鑑結果，以上皆為效能構面之重要衡量指標。

第五節　報酬與福利

福利是員工的間接報酬，是機構為了保留和激勵員工，採用的非現金形式的報酬，一般包括健康保險、帶薪假期或退休金等形式，這些獎勵作為機構成員福利的一部分，福利必須被視為全部報酬的一部分，而總報酬是人力資源管理決策的重要面向之一。茲針對近代激勵理論及績效獎勵制度分別闡述如下。

一、近代激勵理論

激勵理論（Theories of Motivation）的發展主要有三個學派：內容理論、過程理論和增強理論。早期激勵理論屬於內容理論（Content Theory），較著重於個人內在需求因素之探討，然而後來還出現過程理論及行為改造理論學派，前者認為通過滿足員工的需要，進而實現組織的目標當中有一個過程，即需要訂定一個目標來影響員工之需求，進而激發其行動；後者則是認為員工個人行為之後果才是影響其行為的主因。

（一）公平理論

公平理論（Equity Theory）是由美國行為學家亞當斯（John Stacy Adams）在《工人關於工資不公平的內心衝突及其生產率的關係》（1962，與 Michael Owen Rosenbaum 合寫）、《工資不公平對工作質量的影響》（1964，與 Arne Jacobsen 合寫）、《社會交換中的不公平》（1965）等著作中提出之激勵理論 [20]。該理論認為只有公平的報酬，才能對員工產生激勵作用，特別著重於工作薪資報酬的合理性、不公平性以及其對員工生產積極性的影響。公平理論的基本觀點是員工在做出成績並取得薪資報酬後，不只會看自己報酬的絕對量，還會進行社會比較，和其他員工比較或是和歷史比較，來檢視自己的薪資報酬是否合理，又被稱作社會比較理論。

1. 橫向比較：即將自己所獲得之報酬（薪資、工作安排或獲得之賞識等）與自己對工作的投入（精力、用於工作之時間或其他無形損耗等）之比值，與醫院內其他員工做社會比較，當比值相等時，則被認為是公平。公式如下：

$$\frac{自己的報酬}{自己的投入} = \frac{其他人的報酬}{其他人的投入}$$

2. 縱向比較：即將目前自己所獲得之報酬（薪資、工作安排或獲得之賞識等）與自己對工作的投入（精力、用於工作之時間或其他無形損耗等）之比值，與歷史過去投入的努力與報酬進行比較，當比值相等時，則被認為是公平。

$$\frac{目前自己的報酬}{目前自己的投入} = \frac{過去自己的報酬}{過去自己的投入}$$

若自己的報酬與自己的投入程度之比值不相等，就會感到不公平，在心理上便容易產生「認知失調」（Cognitive Dissonance）的現象，就有可能會改變自己的行為與認知。不公平的後果例如，當獲得較低報酬的時候，會改變其付出，在工作上採取較消極的方式，或是降低其工作產量，也可能改變員工自我認知與對他人的看法。

（二）期望理論

期望理論（Expectancy Theory）是由美國著名心理學家和行為科學家佛洛姆（Victor H Vroom）所提出 [21]，其認為人們之所以採取某種行為，是基於其認為這個行為能夠得到某種預期的結果，並且因為這個結果也能獲得所期望的薪資報酬。佛洛姆認為該理論之激勵的作用，是來自於個人採取行動後能獲得之結果期望值與行動結果之預期價值兩者的乘積，其公式如下：

$$激勵作用力 = \Sigma（效價 \times 期望值）$$

期望理論以三個要素來反應激勵員工與目標之間的關係，在公式中激勵作用力指的是調動個人之積極性，激發其內部潛能的力量；效價是指欲達成之目標對於滿足個人需要的價值，期望值則是根據個人經驗判斷能夠達成目標的把握程度。故管理者如要激勵員工，就必須採取下列事項：（1）增加工作所能達到之預期成果，（2）增加績效之預期價值，（3）藉由明確瞭解員工個人的價值需求，來增加報酬的吸引力。

二、績效獎勵制度

（一）績效獎勵制度之考量因素

績效獎勵制度（Performance Reward System）實施的主要目的就是為了能夠有

效激勵員工提升其工作績效，莊逸洲和黃崇哲 [22] 提出醫療機構在設計績效獎勵制度時，應該考量以下因素：

1. 特殊成就：績效獎勵制度的目的，是要激勵員工在工作表現能夠超出基本之水準，藉由獎勵的方式促使員工達到更優良的表現，因此在績效獎勵的發放，應該針對具有特殊成就或是工作績效表現優良之員工。

2. 績效獎勵金與基本薪資的關係：員工的基本薪資通常有一定市場行情和競爭性，固定的基本薪資能為員工帶來安定感與信賴感。但績效獎勵金占員工薪資比例不宜太重，績效獎勵是用來激勵員工努力工作以達到較好績效，若績效獎勵金額之比例高於員工基本薪資，除了與獎勵制度的精神相違背外，也會影響機構內員工之工作動機。除了績效獎勵金占比不宜太高外，也不能夠太少，一般來說績效獎勵金所占的比例至少要超過員工總薪資 10%，才能夠對員工達到激勵的效果。

3. 目標訂定考量：機構內的工作目標，應於實行績效獎勵制度前就先預定好，且需事先與機構內員工共同討論，考量到目標的合理性及可行性，過低的目標使大部分人都能做到，便少了激勵員工的作用；而過高的目標又容易使員工因達不到要求而產生挫折感，所以在目標的訂定方面應該仔細考量。

4. 績效獎勵金之計算：在獎勵金的計算應該盡量簡單、使人明白易懂，除了能夠讓員工自行評估工作表現後，能夠自行預測其績效獎金之數目外，也能夠讓員工瞭解機構的績效獎勵金額度，避免產生疑慮。

5. 獎勵必須基於結果品質：績效獎勵的計算應該同時兼顧數量和其品質，避免員工為了提高數量，而忽略其品質，尤其是在醫療機構中，所提供之醫療服務品質關係著病患的生命及健康。

6. 與機構目標及文化符合：績效獎勵制度的設計應與其機構之目標相符合，以引導員工的工作內容、方向能夠確實達到機構的營運方向與要求，且應該與機構的文化互相融合，如此一來對於制度的推行，也會較為順利，且能降低員工的反彈。

（二）績效獎勵制度之設計

績效獎勵制度的設計依據莊逸洲和黃崇哲 [22] 提出的方法有三：績效單價制、績效費率制及工作負荷率，醫療機構在採用這些方法時應考量各單位的作業情形、員工需求及機構目標，以下針對上述三種方法加以簡介。

1. 績效單價制：工時單價為總評核薪資（分為津貼評核的總工作津貼或全薪評核的總薪資）除以總工時，績效單價為工時單價乘以單位工時，因此績效獎金為績效單價乘以單月件數之總和，此方法適用於作業項目較少、作業獨立性高、工作量變異小且評量容易，以及未採用批量作業及工作特質非為連續性的部門。

2. 績效費率制：績效費率為總評核薪資（分為津貼評核的總工作津貼或全薪評核的總薪資）除以基準收入（實施前一年之收入或 80% 工作負荷之收入），因此績效獎金為當月收入乘以績效費率，此方法簡單且有明確的激勵目標，但是當工作項目結構改變時會影響績效獎勵的合理性，且費率的計算易受到支付價格調整的影響。

3. 工作負荷率：工作負荷率為當月實際作業總時數除以當月應出勤時數，此方法為工作人員績效獎金不受每月工作天數及工作項目結構之影響。由於工作負荷率的使用只考量作業時數，因此較少為一般機構採用。

第六節　員工健康與工作安全

員工健康與工作安全是機構人力資源管理重要的一環，保障員工健康與提供安全之工作環境，不僅可以增加員工工作效率、降低員工病假率及離職率，也可以降低企業成本，減少醫療保險支出及工作意外發生，提升企業形象及競爭力，同時也是雇主的責任。

一、員工健康

健康的員工是機構重要的資產，若能維持或改善員工的健康，更可促進機構良好的經營績效。《職業安全衛生法》第 20 條明文規定，雇主於僱用勞工時，應施行身體健康檢查 [23]。且《職業安全衛生法》第 22 條也明定，事業單位勞工人數在五十人以上者，應僱用或特約醫護人員，辦理健康管理、職業病預防及健康促進等勞工健康保護事項 [23]。

1990 年代世界衛生組織即發展健康促進醫院計畫，主要是為了提供醫療機構發展健康促進醫院的概念、方法和應用，期望將健康促進融入組織的文化和日常

工作中，藉以影響員工、病人及其家屬和社區 [24]。我國自 2002 年開始推行健康醫院計畫並進行健康醫院評鑑，將醫院的角色與功能擴展到健康促進和初段預防 [25]。

在提供員工健康促進服務方面，除了落實員工定期健康檢查與追蹤管理外，也可舉辦健康促進教育訓練，提高員工健康識能，並舉辦健康促進活動（如：健康減重、體適能運動、心理支持與諮商、職場健康促進、健康飲食文化、菸害防制、疫苗接種等），鼓勵員工參與。

此外，針對符合年齡條件之員工，機構可鼓勵其去做預防篩檢（如：成人預防保健、女性乳癌篩檢、子宮頸抹片檢查、大腸癌篩檢、口腔癌篩檢等）；亦或針對長期夜間工作、患有心血管疾病或高風險員工，安排其定期做心電圖檢查等。機構可收集並記錄員工健檢資料，建立健康追蹤檔案，協助患有慢性病之員工進行自我健康管理及協助工作調整。同時健檢資料可作為職業病鑑定之參考，以減少勞資職業病糾紛。

國內研究也證實在推行健康促進計畫後，員工體重、柔軟度、體脂肪、身體質量指數皆有顯著改善，對員工養成良好健康體能及生活型態有其成效 [26,27]。員工擁有健康的身體，不僅可提升其生活品質，也能提供病人更好的醫療照顧，改善醫院組織績效。

另外，自 2019 年 12 月新冠肺炎（Coronavirus Disease 2019, COVID-19）疫情爆發後，面對疫情的快速傳播，醫護人員面臨極大的心理壓力，可能產生不安、焦慮或憂鬱等情形，許多機構建立相關關懷機制，並舉辦各類紓壓活動，或發送獎勵補助津貼 [28,29]，此為機構對員工健康的重要措施，以降低對醫護人員身心健康和醫療照護品質的影響。

二、工作安全

為保障勞工之工作安全，臺灣《勞動基準法》第 8 條明定，雇主對於僱用之勞工，應預防職業上災害，建立適當之工作環境及福利設施 [30]。2015 年聯合國宣布了「2030 永續發展目標」，其中目標八為關注醫療勞動者，旨在促進包容且永續的經濟成長、全面且有生產力的就業及享有工作尊嚴 [31]。以下從工作環境及防護、緊急事故應變處理、職業災害、性別平等與歧視等四方面分別詳述：

（一）工作環境及防護

　　提供安全的工作環境是員工的需求及雇主的責任，為了保障員工的工作環境，政府應有相關法律規範，例如《職業安全衛生法》第 23 條，雇主應依其事業單位之規模、性質，訂定職業安全衛生管理計畫；並設置安全衛生組織、人員，實施安全衛生管理及自動檢查 [23]。《職業安全衛生法》第 6 條中，更明定雇主針對機械及設備、爆炸性或發火性等物質、電或熱、高壓氣體、化學品、含毒性物質、輻射、超音波、火災、廢棄物等引起之危害，需有必要之安全衛生設備及措施 [23]。且針對重複性作業等促發肌肉骨骼疾病之預防、輪班或夜間工作等異常工作負荷促發疾病之預防、執行職務因他人行為遭受身體或精神不法侵害之預防等事項，也規定雇主應妥為規劃及採取必要之安全衛生措施 [23]。

　　此外，自新冠肺炎爆發以後，對醫療環境造成很大的衝擊，為避免院內感染風險提升及保護醫護人員的安全，除了在機構出入口設置紅外線熱像儀及電子測溫計之外，也可請員工每日登錄自主健康管理通報系統填報個人健康狀態 [39]，並定期對第一線員工進行 PCR 篩檢或血清抗體檢測和督促員工完成接種相關疫苗 [33]。甚至建立遠距視訊醫療通訊方式，讓醫師透過線上視訊方式為患者進行診療，以減少醫護人員接觸高風險病人而染疫之風險 [34]。在防疫期間，醫院應積極規劃辦理 COVID-19 安全防護相關的教育訓練，以加強員工對防疫資訊與應對策略的瞭解。使維持醫院營運不中斷下，不影響一般病人就醫，也能保障醫護人員的健康安全。

　　當醫療照護人員的安全衛生得到保障時，他們就能提供更好的醫療照顧，病人安全和員工安全可同時獲得改善 [35]。

（二）緊急事故應變處理

　　醫院在遭遇緊急災害時，醫療作業環境會受到影響。為確保醫院安全，使災害事件影響降至最低，《醫療法》第 25 條指明，醫院除其建築構造、設備應具備防火、避難等必要之設施外，並應建立緊急災害應變措施 [36]。《醫院緊急災害應變措施及檢查辦法》第 2 條中，更明確指出天然災害（如：震災或水災等）、技術災害（如：火災或停電等）、戰爭災害或暴力威脅、重大傳染病群聚事件等均屬於緊急災害範圍 [37]。

　　《醫院緊急災害應變措施及檢查辦法》第 3 條中說明，緊急災害應變措施計畫中應包括因應災害之預防、準備、應變與復原各階段之應變體系、應變組織與工作

職責 [37]。同法第 6 條也規定醫院需規劃病人、員工及醫療設備疏散之路線、疏散地點及病人運送方式，並保障疏散過程中相關人員之安全 [37]。此外，同法第 10 條和第 11 條也規範，醫院應每年舉辦緊急災害應變措施講習至少一次、緊急災害應變措施演習及桌上模擬演練各一次，全體員工均應參加，並將緊急災害應變措施列為新進員工之講習項目，以及依其應變組織與指揮架構辦理相關人員之教育訓練 [37]。

災害發生時多為複合性的災害（如發生震災後停電），故必須建立更完整的緊急災害應變計畫，並加強員工對緊急災害應變之知識、觀念，提升其緊急應變能力，才能保障機構員工、病患和訪客，及機構之安全。

（三）職業災害

員工是機構重要的人力資源，一旦員工於工作中發生職業災害，機構將負有賠償的責任。《職業安全衛生法》第 2 條中指明，職業災害係指因勞動場所之建築物、機械、設備、原料、材料、化學品、氣體、蒸氣、粉塵等或作業活動及其他職業上原因，所引起之工作者疾病、傷害、失能或死亡 [23]。

美國護理師協會調查 2011 年護理師的主要職業危害，第一名為壓力和超時工作（盛行率 74%），其次為肌肉骨骼傷害（盛行率 62%），以及醫療暴力、下班後疲勞導致意外事故增加等 [38]。臺灣研究發現，醫院醫師職場危害暴露中以重複性動作（92.3%）、長時間同一姿勢（78.4%），及推拉重物（59.8%）最嚴重 [39]。國內也有研究指出超過一半以上的護理人員認為下背痛的發生與工作有關，也曾因下背痛無法上班，甚至考慮更換工作 [40]。

為改善醫護人員超時工作和疲勞問題，我國將護理人員之護病比以及醫事人力標準納入醫院評鑑，且為改善住院醫師勞動條件並兼顧民眾就醫權益，於 2019 年 9 月起頒布受僱住院醫師納入勞動基準法適用對象 [41]。

醫療暴力方面，國內有研究證實護理人員面臨肢體暴力的盛行率有 6-74%，言語暴力盛行率有 15.2-97.6%，且高達 40-80% 的人員遭受暴力後未向管理者通報 [42]。若長期處於醫療暴力環境，工作倦怠感提升，健康照護產能將降低 [43]。我國雖於 2014 年通過醫療法修正案，明定對執行醫療業務中之醫事人員施以強暴、脅迫、恐嚇或其他非法之方法，妨害其執行醫療或救護業務者，經判決最高可處三年有期徒刑。但法令修正至今醫療院所暴力案件仍層出不窮，顯示政府、醫院對於職場暴力的防範仍有很大的努力空間。

　　若能改善職場職業所造成之危害，使醫護人員能安全、安心的提供醫療服務，病人安全與醫療品質也能進一步提升。

（四）性別平等與歧視

　　隨著教育程度的普及和產業結構的改變，女性意識逐漸提升，女性勞動力參與率也逐漸提高，政府分別制定《性別工作平等法》與《就業服務法》以保障性別工作權之平等，消除性別歧視。

　　《性別工作平等法》第 7 條至第 11 條，明確規定雇主在招募、甄試、進用、分發、配置、考績或陞遷，以及提供員工教育訓練等類似活動，甚或員工福利及薪資給付，和員工之退休、資遣、離職及解僱上，皆不得因性別或性傾向而有差別待遇 [44]。一旦雇主發生性別歧視的狀況，員工或求職者除了可以要求賠償，勞動部或縣市政府更可介入進行開罰。

　　此外，結婚計畫、懷孕和育兒也皆不得為雇主拒絕聘用或解聘之原因。《性別工作平等法》第 11 條規定，雇主不得規定受僱者有結婚、懷孕、分娩或育兒之情事時，應行離職或留職停薪，亦不得作為解僱之理由 [44]。同法第 15 條也指出，若受僱者陪伴其配偶產檢或其配偶分娩時，雇主也應給予其陪產檢及陪產假之權利 [44]。

　　另外，職場性騷擾也是一項重要議題，國內有研究指出職場性騷擾盛行率約 33.7-34.9% [42]。性騷擾往往是由於欠缺性別平等觀念所產生，不管是言語上的調戲，還是肢體上的碰觸、撫摸，各種他人在職場上讓人不舒服、困擾的舉動，都是屬於職場性騷擾的範圍。《性別工作平等法》第 12 條針對性騷擾有明確定義：「一、受僱者於執行職務時，任何人以性要求、具有性意味或性別歧視之言詞或行為，對其造成敵意性、脅迫性或冒犯性之工作環境，致侵犯或干擾其人格尊嚴、人身自由或影響其工作表現；二、雇主對受僱者或求職者為明示或暗示之性要求、具有性意味或性別歧視之言詞或行為，作為勞務契約成立、存續、變更或分發、配置、報酬、考績、陞遷、降調、獎懲等之交換條件。」[44]

　　除此之外，《就業服務法》第 5 條明定，雇主對求職人或所僱用員工，亦不得以其年齡、宗教、種族、黨派、身心障礙等情況，作為拒絕聘用或解聘之理由 [45]。簡言之，性別平等對於員工及雇主皆是非常重要的議題，因此，機構對於性平教育需要特別重視，除了避免員工及雇主之觸法外，更是優良工作環境的重要條件。

總　結

　　人力資源管理對於健康照護組織的經營成效影響重大。因此，組織宜建立機構長短期發展目標及策略，依據發展目標及策略，展開人力資源的評估及規劃。對於人員的增減聘任、人力訓練計畫及人才發展制度，進行有系統的落實及執行。對於員工有效的激勵及獎酬，藉以留用優秀人才及達到機構發展目標。除了員工的績效管理以外，對於員工的福利、健康及安全，更需要重視及兼顧，藉以建立一個員工幸福且成效卓越的健康照護組織。

關鍵名詞

健康照護人力（Healthcare human resource）

人力需求預測（Workforce demand forecast）

人力資源評估（Human resource evaluation）

人力資源盤點（Human resource inventory review）

人力增員（Workforce recruitment）

招募（Recruitment）

徵選（Selection process）

人力減聘（Workforce decrease）

人力訓練（Employee training）

人才發展（Talent development）

人才盤點（Talent review）

人才九宮格（Talent 9-box grid）

績效（Performance）

平衡計分卡（Balanced score card）

六標準差（Six sigma）

目標管理（Management by objectives）

激勵（Motivation）

績效獎勵制度（Performance reward system）

員工健康（Employee health）

工作安全（Work safety）

健康促進（Health promotion）

職業災害（Occupational illnesses and injuries）

複習問題

1. 一般常用的人力需求預估方法，可分為數量性預測法與判斷性預測法兩類，請就此兩類方法，分別列出較常用的人力資源預測方法。

2. 藉由瞭解外部環境提供人力資源的情形，預測可能的變化，以提早進行因應。若需針對醫療人力市場之人力供需進行瞭解，請列出可瞭解外部環境對人力需求影響的四大面向。

3. 當機構決定對於現有人力進行擴增後，會透過機構內部或外部招募找尋合適的人選，請問內部招募與外部招募的優缺點為何？

4. 當機構透過招募吸引到一批人才前來申請，將進行徵選的方式選出合適的人選，試問機構徵選主要可以使用哪些工具？

5. 完善的人力訓練制度可為機構帶來什麼好處？

6. 人才發展計畫的目的是透過人才培養，增加機構的競爭優勢，請問人才發展的主要工作內容？

7. 人才盤點是人才發展的關鍵，試述人才盤點的目的以及常見的盤點工具？

8. 為了達到公平、公正及公開之原則，績效考核有哪四點原理必須遵守？

9. 何謂平衡計分卡 (Balanced Score Card)，包含哪四大構面？

10. 醫療機構在設計績效獎勵制度時，應該考量哪些因素？

11. 醫療機構在績效獎勵制度常見的三種方法為何？

12. 請說明何謂目標管理？

13. 保障員工健康與提供安全之工作環境，對機構而言有哪些好處？

14. 保障員工的工作安全是雇主的責任，需包含哪些方面？

引用文獻

1. Kleiman LS 著；張火燦校閱：人力資源管理——取得競爭優勢之利器。臺北市：揚智文化，1998。

2. 楊紅玉：醫療人力資源管理。臺中市：華格那，2017。

3. Dessler G. Human Resource Management. 8th ed. New Jersey: Upper saddle River, 2000.

4. Fisher CD, Schoenfeldt LF, Shaw JB. Human Resource Management. 2nd ed. Massachusetts: Boston, 1993.

5. 戴國良著：人力資源管理：理論、實務與個案。臺北：五南，2020。

6. 王俊文編譯：醫療產業人力資源管理。新北市：高立圖書，2006。

7. 黃良志、黃家齊、溫金豐、廖文志、韓志翔著；吳秉恩審校：人力資源管理：理論與實務。四版。臺北：華泰文化，2017。

8. Galagan P, Hirt M, Vital C. Capabilities for talent development: Shaping the future of the profession. American Society for Training and Development, 2019.

9. Edwards MR, Ewen AJ. 360 Feedback: The powerful new model for employee & performance improvement. New York: AMACOM, 1996.

10. Martin A. Talent management: Preparing a "Ready" agile workforce. International Journal of Pediatrics and Adolescent Medicine 2015;**2(3-4)**:112-116.

11. Jones P, Rivers R. Development of a Staff Nurse to Chief Nursing Officer Succession Planning Program. Nurse Leader 2021;**19(6)**:646-654.

12. 于卓民：啓動接班人計畫的五大步驟。財訊 2021；632。

13. Drucker PF. The Effective Executive. New York: Harper & Row Publishers, 1967.

14. Hodgetts RM. Management: Theory, Process and Practice. New York: Dryden Press, 1982.

15. Hart PM. Teacher Quality of Work Life: Integrating Work Experiences, Psychological Distress and Morale. J Occup Organ Psychol 1994;**67**:109-132.

16. Kaplan RS, Norton DP. The balanced scorecard: measures that drive performance. Harv Bus Rev 1992;**70**:71-79.

17. 陳進堂、陳佳琪、傅鍾仁：醫療平衡計分卡。第二版。臺北：五南，2020。

18. Pande PS, Neuman RP, Cavanagh RR. The Six Sigma way: how GE, Motorola, and other top companies are honing their performance. New York: McGraw-Hill, 2000.

19. Drucker PF. The practice of management. New York: Harper & Row, 1954.

20. 青木薫. 第 1 巻「現代日本の教育課題と教育経営」(『講座 日本の教育経営』, [全 10 巻]). 日本教育経営学会紀要 , 1988.

21. Adams JS. Inequality in social exchange. Advanced Experimental Psychology 1965;**62**:335-343.

22. Vroom VH, Deci EL. Management and Motivation. Penguin, 1970.

23. 莊逸洲、黃崇哲：醫務管理學系列──醫療機構人力資源管理。臺北：華杏，2000。

24. 職業安全衛生法。總統華總一義字第 10800049111 號令修正 (2019/05/15)。

25. World Health Organization. Health Promoting Hospitals Information Package. Geneva: World Health Organization, 1998.

26. 衛生福利部：102 年衛生福利部 10 月新聞。取自 https://www.mohw.gov.tw/cp-3217-22910-1.html。引用 2022/02/14。

27. 胡玉萍、古博文、魏大森：不同肥胖度之員工參加職場體重管理計畫之成效──以某健康促進醫院為例。彰化師大體育報 2015；**14**：95-104。

28. 陳韻如、林靜宜、許佩蓉、王映權：以社會認知理論提升北區某醫學中心工作人員健康體能計畫之成效。中華職業醫學雜誌 2019；**26**：21-30。

29. Chen Y, Zhou M, Hu L, Liu X, Zhuo L, Xie Q. Emergency reconstruction of large general hospital under the perspective of new COVID-19 prevention and control. Wien Klin Wochenschr 2020;**132**:677-684.

30. 衛生福利部疾病管制署：醫療照護機構感染管制相關指引。取自 https://www.cdc.gov.tw/Category/MPage/I92jtldmxZO_oolFPzP9HQ。引用 2022/02/27。

31. 臺灣勞動基準法。總統華總一義字第 10900063561 號令修正 (2020/06/10)。

32. World Health Organization. Sustainable Development Goals (SDGs). Available at: https://www.who.int/health-topics/sustainable-development-goals#tab=tab_1. Accessed February 18, 2022.

33. 楊佩瑄、廖玉美、李佳倫、葉怡亨、陳麗琴：臺灣因應 COVID-19 之防疫管理及分艙分區分流：南部某醫學中心經驗分享。醫學與健康期刊 2021；**10**：113-126。

34. Kim YJ, Choe JY, Kwon KT, et al. How to keep patients and staff safe from accidental SARS-CoV-2 exposure in the emergency room: Lessons from South Korea's explosive COVID-19 outbreak. Infect Control Hosp Epidemiol 2021;**42**:18-24.

35. Moey KS, Ang ATW, Ee AGL, et al. What are the measures taken to prevent COVID-19 infection among healthcare workers? A retrospective study in a cluster of primary care clinics in Singapore. BMJ Open 2021;**11**:e049190.

36. 杜宗禮：國際醫療職場安全趨勢。醫療品質雜誌 2019；**13**：7-11。

37. 醫療法。總統華總一義字第 10900003861 號令修正 (2020/01/15)。

38. 醫院緊急災害應變措施及檢查辦法。行政院衛生署衛署醫字第 0930213819 號令修正 (2004/12/20)。

39. American Nurse Association. 2011 ANA Health and Safety Survey. Available at: https://www.nursingworld.org/practice-policy/work-environment/health-safety/health-safety-survey/. Accessed February 16, 2022.

40. 吳政誠、林瑜雯、陳禹、唐進勝、陳富莉：醫院醫師職場危害暴露現況之調查研究。中華職業醫學雜誌 2012；**19**：125-134。

41. 陳美妙、李淑芬、莊雯如、陳品玲：伸展運動對改善護理人員下背痛之成效探討。長庚護理雜誌 2008；**19**：321-333。

42. 衛生福利部：106 年衛生福利部 3 月新聞。取自 https://www.mohw.gov.tw/cp-2736-8859-1.html 。引用 2022/02/14。

43. 明金蓮、黃惠美、洪曉佩等：以系統性文獻回顧探討護理人員職場暴力現況與影響。台灣衛誌 2016；**35**：116-135。

44. 傅玲、陳淑芬、溫美蓉、劉淑言、齊珍慈：護理職場霸凌對工作倦怠感及健康照護產能影響之研究。榮總護理 2016；**33**：397-406。

45. 性別工作平等法。總統華總一義字第 11100001911 號令修正（2022/01/12）。

46. 就業服務法。總統華總一義字第 10700128031 號令修正（2018/11/28）。

第 13 章
健康照護組織作業管理

陳楚杰　撰

學習目標

一、瞭解管理功能與企業功能

二、瞭解作業管理的意義、功能及方法

三、瞭解醫療照護失效模式與效應分析的意義及執行步驟

四、瞭解健康照護組織設施佈置意義及主要原則

五、瞭解健康照護組織常用的病人需求排程方法

六、瞭解豐田生產系統架構

七、瞭解精實生產、精實思維、精實管理的知能及其關係

八、瞭解供應鏈管理的特色、基本流程及其績效衡量

九、瞭解採購及存量管理的基本知能

十、瞭解物流管理的意義及重點

前　言

　　就醫便利（access）、費用合理（cost）及品質可靠（quality），是民眾利用健康照護服務的三大訴求。健康照護組織管理的目的是以最低的成本，有效率提供病人便利、高品質的醫療服務。全民納保，平等就醫（access）；財務健全，永續經營（cost）；提升品質，促進國民健康（quality）是我國全民健康保險的三大目標。由上可見，便利、成本與品質是病人、健康照護組織及政府所共同關心的健康照護三大課題。

　　健康照護組織作業管理就是在探討如何以最低成本如期提供符合顧客（病人）品質要求的產品或服務，因此，健康照護組織的管理階層如要強化健康照護組織的競爭力，就必須熟悉並善用作業管理知能。

　　本章分作業管理概要、流程分析與改善、設施佈置與作業排程、精實生產與豐田生產系統、供應鏈管理、採購管理、存貨及醫療設備管理、物流管理等八節說明作業管理的基本知能。

第一節　作業管理概述

　　許多人類的活動，都是結合大眾，藉由分工合作，共同完成的，故自古以來管理活動，即存在於人類的生活中。換言之，管理乃是人類追求生存、發展和進步的一種途徑和手段。

　　管理的基本功能，包括規劃、組織、用人、領導及控制功能等五項。一個企業若要經營成功，它必須要求在五個「企業」功能（作業、行銷、人力資源、研究發展、財務）內的主管人員，會以五個「管理」功能（規劃、組織、用人、領導、控制）來執行「管理要義」（資源運用、決策、協調）。管理功能，一般認為具有普遍應用之性質，可運用於各類型機構，如企業、學校、醫院及軍隊等；而企業功能乃配合機構業務目的及手段而發展，因機構性質之不同而有異。如以醫院為例，其企業功能主要有醫療服務、教學、研究、人力資源、財務、社會服務、公共關係、醫療事務及資材管理等 [1]。管理功能與企業功能矩陣，如圖 13-1。

企業功能	管理功能				
	規劃	組織	用人	領導	控制
作業					
行銷					
人力資源					
研究發展					
財務					

圖 13-1：管理功能與企業功能矩陣

　　製造、生產與作業這三個名詞常被混淆或交替使用。簡單說明其關係如下：（1）製造係指改變物品的物理性質、化學性質或組合數種零件而成為產品；（2）生產的範圍比製造大，生產以製造為核心但又包括其他支援製造所需的各種活動，例如採購、存貨管理、生產排程及品質管理等；（3）作業的範圍又比生產大，除了包含有形產品的生產外，也包含無形服務的提供 [2]。

　　作業（operation）係指組織中生產產品或提供服務以創造附加價值的各種活動。作業管理（operations management）是管理的一部分，作業管理係指對組織中創造附加價值的系統加以管理 [2]。作業管理是在探討組織如何以最低成本如期生產出符合顧客品質要求的產品或服務。企業經營如要提升企業的競爭力，就必須藉由作業管理策略和技術的適當選擇及成功執行，讓企業資源做有效果、有效率的利用，進而提升企業的競爭優勢。因此，一個健全且創新的作業管理，是現代企業永續經營的基石。

　　作業管理在每個行業都至關重要，健康照護組織（包括醫院、長期照顧機構等組織）也不例外。作業管理的核心是規劃、組織和監督內部流程，以確保組織的正常營運。在瞬息萬變的健康照護產業，有效的作業管理不是一種選擇，而是一種必須做的事。沒有有效的作業管理，健康照護組織就很難提供優質的健康照護服務 [3]。健康照護組織作業管理的目的為控制成本並改善病人健康照護品質 [4]。有幾種方法可以改善健康照護組織作業管理，從而獲得更好的病人治療效果，包括（1）收集和利用（正確的）數據：數據幫助健康照護組織領導者做出明智的決定，引導組織走向成功並為危機做好準備。（2）儘可能實現自動化：手動流程既昂貴又耗時，因此，自動化是提高運營效率的必要條件，自動化排程可以讓您更好地利用資源並提高運營效率。（3）實現更好的溝通：護理人員、病人和健康照護提供者間的有效溝通是改善病人預後的關鍵，時間對於任何企業來說都是重要的，尤其是在健

康照護環境中，無縫、易於使用的通訊工具更為重要。(4) 提供滿足員工所在位置的工具：隨著科技的進步及普及，您的員工和客戶都對您的業務運營方式抱有很高的期望，通過投資強大的工具，您將為您的員工提供他們完成工作所需的工具及訊息。(5) 整合現有系統：健康照護組織使用多個系統來處理日程排程、人力資源管理和保險費用申報等工作，如果這些系統沒有整合，您不但需要更多處理時間同時更可能產生錯誤 [3]。

作業系統（operation system）係指生產要素的投入（input），經由轉換（transformation），最後產出（output）作業成果的過程。一個作業系統包括**投入、轉換、產出、管制及回饋**等五個部分。在作業系統中所謂的附加價值（value added），就是產出價值減投入價值。以醫院為例，醫院作業系統的組成為：投入包括人力（醫師、護理師、醫事及行政人員等）、建築（門診及住診大樓）、設備（各類醫療儀器）、資材（藥品、衛材及布類品等），轉換過程包括檢查、檢驗、手術、處置、給藥及監管等，產出包括病人恢復健康及病人滿意等，在提供醫療服務過程中會產生許多診療紀錄、監控醫療品質、病人滿意度調查及醫院營運績效等回饋資訊，利用以上回饋資訊，醫院經營管理者得以不斷修正經營策略及措施，以維持醫院正常營運，如圖 13-2。

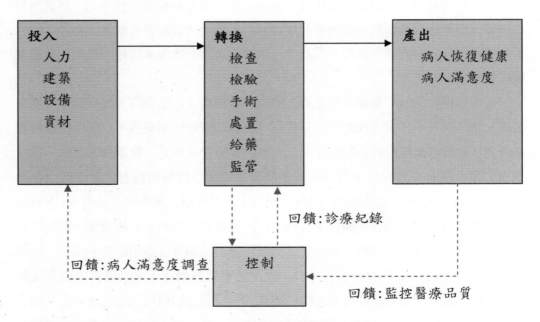

圖 13-2：醫院作業系統

第二節　流程分析與改善

　　流程（process）是企業將投入轉換成產出的所有活動，並期望產出的價值高於投入的成本，其以品質為核心，以預防為根本手段，強調企業內流程的建立、維持及改善。例如，醫院投入專業醫師、護理師、醫事人員、設備、資材及病人等，透過適當的診療及照護流程，將病人轉變為健康的人。因此，瞭解作業流程如何運作，是企業確保競爭優勢的基礎。流程的主要特徵包括：可衡量的投入、增加附加價值的作業活動、可衡量的產出及可重複的過程。

　　企業流程管理的目的主要為品質更好、成本更低、作業更安全及交期更短。企業流程管理常見的方法包括全面品質管理（total quality management）、六標準差（six sigma）、精實管理（lean management）、限制理論（theory of constraints）及流程再造（business process reengineering）等。

　　流程分析是瞭解企業運作的基本工具，開始分析流程時，可採用圖形表達流程的基本元素，製作流程圖是分析流程的第一步，開始以精簡概要為原則。

一、流程圖

（一）流程圖的意義及功能

　　流程圖（flow chart）係利用各種標準化、共通的圖形符號來表示某一生產或服務過程中各步驟發生順序的圖形。流程圖不但有利於各部門及人員間的溝通，且有助於尋找生產或服務過程中的問題，進而改善之。

（二）繪製流程圖的步驟

1. 決定作業流程的結構：（1）確認使用對象；（2）決定起迄點及（3）要繪製簡單流程圖或複雜流程圖。
2. 利用腦力激盪法確定所有流程。
3. 將流程步驟依執行的先後順序依序排列。
4. 使用共通的圖形符號繪製作業流程圖。
5. 確認流程圖是否完整：（1）符號使用是否正確？（2）所有的連接點是否都有相對應的連接點；（3）流程是否完整？
6. 流程圖定稿。

（三）常用的共通符號

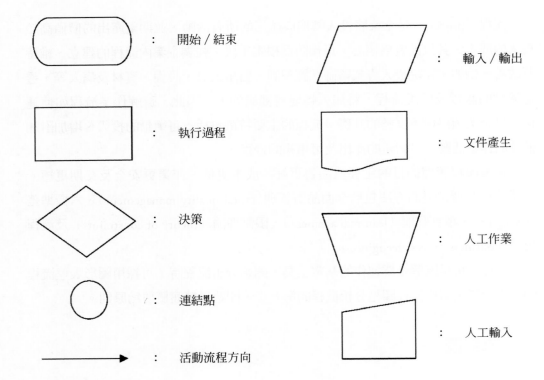

: 開始 / 結束

: 執行過程

: 決策

: 連結點

: 活動流程方向

: 輸入 / 輸出

: 文件產生

: 人工作業

: 人工輸入

（四）實例

急診就醫流程圖，如圖 13-3。

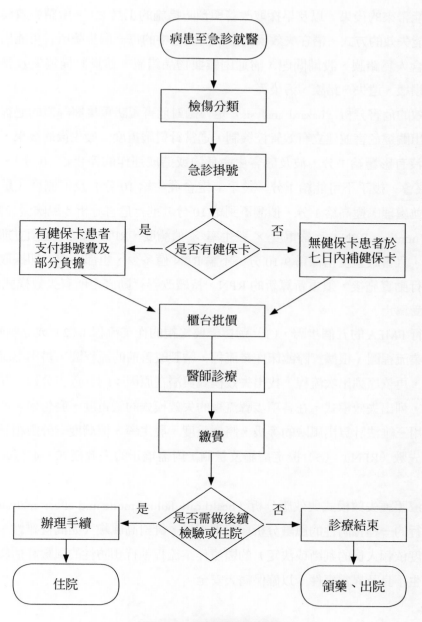

圖 13-3：急診就醫流程圖

二、醫療照護失效模式與效應分析

失效模式與效應分析（failure mode and effect analysis, FMEA）是一種以系統化的方法找出產品（服務）潛在可能發生失效的模式，分析這些失效會對產品（服

務）可能帶來的後果，以及早採取改善與預防措施的工具 [2]。所謂失效模式係指流程可能失效的方式。潛在失效模式指目前流程中的每一個步驟所有可能出錯的地方，包含人為錯誤、設備問題、溝通困難與物品錯置，並具體描述失效發生的方式，如損壞、遺失、錯誤、污染等。

失效的危害分析（hazard analysis）是一個對危害資訊蒐集與評價的過程，從過程中找出關鍵危害並建立有效管控機制，通常針對嚴重度（發生後的後果，未波及顧客或沒有影響給 1 分，波及顧客生命危險或造成運作的停止給 10 分）、發生率（發生機會，幾乎不可能給 1 分，幾乎一定會發生給 10 分）及偵測度（是否可檢測出來並處理，極高給 1 分，偵測不到給 10 分）進行危害分析。風險優先數（risk priority number, RPN）＝嚴重度 × 發生率 × 偵測度，RPN 越高，越須立即採取改善行動，且當嚴重度指標為 9-10 分，不論 RPN 值多少，也都必須立即採取行動，當改善行動實施後，須重新算新的 RPN，持續改善行動直至所有失效模式的 RPN 都可接受為止。

執行 FMEA 的五個步驟，（1）選擇需要檢視的作業流程；（2）成立團隊；（3）繪製作業流程圖，根據實際臨床作業流程，繪製改善前的流程圖，畫出主流程並進行編號，再依序列出次流程，找出失效模式與潛在原因；（4）危害分析，在每個次流程中，列出失效模式，在各項步驟流程的失效模式的嚴重度、發生率、偵測度評分，利用三維法計算出風險的等級，將嚴重度、發生率、偵測度三分數相乘計算其風險優先數（RPN）；（5）擬定措施及量測，對需矯正的失效模式，進行改善對策 [5]。

醫療照護失效模式與效應分析（healthcare failure mode and effect analysis）是醫療界採行的一種預防性的風險分析與管理工具，針對高風險（如高複雜性、未標準化、高度依賴人員的判斷或決定）的醫療作業流程執行預防性的風險評估與管理，避免發生不良及異常事件，以確保病人安全。

第三節　設施佈置與作業排程

一、設施佈置

設施佈置（facility layout）影響健康照護組織的運作績效，其主要目的為探討

如何將各類醫療儀器、設備及部門配置於健康照護組織內，正如同家庭必須考慮室內房間、傢俱及各類用品的擺設，有效利用空間、動線順暢、採光良好且通風。

設施佈置乃指健康照護組織各部門（如門診、藥局、檢驗、檢查、急診及病房等）位置的規劃、各類儀器及設備的適當安置，使人員動線及作業流程順暢，能確保病人安全及提高工作效率。設施佈置的主要原則有（1）提供員工及病人安全、方便、舒適及便捷的工作及就醫的環境。（2）有效利用空間、人力、醫療儀器及設備。（3）減少原物料的搬運。（4）維持設施佈置的彈性，以能適用未來作業改變的需要 [6]。

設施佈置的類型可概分為（1）產品式佈置（product layout）：是依照產品或服務之程序來安排儀器設備或人員的佈置方式，主要適用於大量標準化的產品或服務之生產作業上，最典型的例子是生產線，每一條生產線通常只生產一種（或數種類）產品或服務，例如，醫院的健康檢查中心。（2）程序式佈置（process layout）：是將功能相同或具有類似功能的儀器設備安排在同一個區域的佈置方式，主要適用於批次生產（小量多樣）之生產作業上，例如，醫院的放射線及檢驗檢查部門。（3）固定式佈置（fixed-position layout）：有些像建築物、造船工業等大型產品品項，因產品在施工中很難移動需將所需之人力、材料及設備帶至工作現場，就地作業。（4）混合式佈置（combination layout）：是目前工廠或醫院常採用的一種佈置方式，在同一家醫院不同的部門由於不同的作業性質而有不同的佈置，如此可兼收不同佈置的優點 [6-7]。

二、作業排程

排程（scheduling）是為因應生產活動，健康照護組織對作業人員、存貨或儀器設備所做的時間安排。優良的作業排程系統可以減少病人的等待時間，增強健康照護系統的可近性、降低健康照護組織成本並影響健康照護服務的質量。健康照護資源的增強、規劃和排程在提高健康照護組織的利益和為病人提供的服務質量方面發揮著至關重要的作用 [8]。

健康照護組織必須解決的排程，範圍極為廣泛，例如，（1）人力排程：必須決定每天需安排多少位醫師、護理人員、醫事及行政等人員上班，值班的時段及地點；（2）顧客需求排程：門診、檢查、檢驗、手術、住院等的預約排程；（3）資材進貨及工程排程：當員工、工作、設備及資材的安排愈有效率，就可以增加工作流

量及減少存貨，降低健康照護組織成本，提升照護服務品質，增強競爭優勢。

　　健康照護服務無法儲存，以因應需求的不確定性，病人對健康照護服務的需求具高度隨機性，為提升服務能量並減少病人等待時間，健康照護組織會實施病人需求排程（scheduling patient demand），管理服務能量，安排每位病人抵達的時間，使病人均勻分散，有效運用能量並提供病人及時服務。常用的病人需求排程方法有三：（1）預約（appointments）：如預約門診、檢查、手術等。（2）定位保留（reservations）：如住院。（3）等待候補（backlogs）：如候補病床、排新冠肺炎疫苗殘劑。此外，排程系統亦可以協助健康照護組織對其員工上班、值班及休假時段的安排，此種方式稱為人力排班（scheduling the workforce），常用於總需求量可以預估時。Abdalkareem et al.（2021）回顧 190 篇健康照護組織排班的文獻，指出最常被探討的主題為病人住院排班、護理人員排班及手術室排班 [9]。

　　在作業管理實務中，可運用線性規劃法（linear programming）做生產排程與人力排程規劃；計畫評核術（program evaluation and review technique, PERT）在工作時間不確定的條件下，規劃與控制專案時間；要徑法（critical path method, CPM）研究如何以最少成本，縮短作業的時間 [6]。

第四節　精實生產與豐田生產系統

　　精實生產（lean production）源於日本豐田生產系統（Toyota production system, TPS），TPS 的核心理念為在企業的生產過程及其他營運活動中，徹底消除不必要的浪費，採取後拉式生產，降低成本，持續改善，以建立少量多樣的流暢化生產系統。豐田生產系統架構包括一個生產目標、二大支柱及一大基礎。一個生產目標：以高品質、低成本與最短交期的實現。二大支柱：包括及時化（just in time, JIT）和自働化（autonomation），所謂及時化為在顧客需要的時候提供符合顧客所需品質及數量（亦即 pull production）的產品；自働化為舊有的自「動」化生產要再加上「人」的判斷能力，簡單說，當生產有問題時，設備具有自動停止或作業員主動使之停止的能力，防止不良品從前製程送到後製程，不持續產出不良品。一大基礎：所謂一大基礎包括改善（Kaizen）、標準化、消除浪費（eliminate waste-Muda）、5S、持續改善等 [10]。

　　精實生產以徹底消除浪費為重點，降低浪費能夠節省更多時間與資源，節省的

時間與資源能夠用來提供服務。精實思維（lean thinking）係指（1）經由持續改善與全員參與，強調顧客需求為主的品質改善、時間縮短及成本減少的方法；（2）以豐田生產方式（TPS）有系統地進行持續改善；（3）經由徹底消除浪費及削減無附加價值活動，以提升健康照護之品質及效能。就健康照護組織而言，不但為減少浪費，節省成本及簡化流程，更重要的是，提升健康照護品質與病人安全，增加病人滿意度。

　　以過多之設備、物料、人員等資源生產相同附加價值的產品或服務皆稱之為浪費。工作場所中存在的浪費類別包括：（1）瑕疵／錯誤（defects/mistakes）之浪費，如診斷錯誤、院內感染或傷害；（2）生產過量（over-production）之浪費，做病人不需要或暫時不需要的事情，如非必要的診斷流程、重複用藥等；（3）重工（rework）之浪費，如重複拍攝 X 光片；（4）不必要動作（motion）之浪費，系統中人員的非必要走動，如不合理的部門配置，動線規劃不佳，使病人或醫護人員需走很多的路；（5）搬運（conveyance）之浪費，系統中非必要的產品移動，如急診室離手術室很遠；（6）等待（waiting），等待下一個事件或工序，如因為工作量的不均導致員工及病人的等待，如急診病人等待檢查、病床及檢驗結果；（7）存貨（inventory）之浪費，如衛材撥補過量。（8）人類潛能（human potential）的浪費，沒有利用員工的才能或潛力，如不傾聽員工的建議。仰賴高度人力的健康照護組織要有卓越的表現，必須組織人員實現卓越服務，因此，組織必須吸引並留住一流人才，重視員工的成長並激勵員工盡全力把工作做好 [11]。

　　精實思維（lean thinking）的五項原則為（1）確立顧客真正期望的價值（value）：顧客價值是指顧客願意為某項商品支付的代價，就健康照護組織而言，就是從病人的角度詳述價值；（2）檢視服務的價值流（value stream）：價值流是完成顧客所需服務或產品的所有活動，包含有附加價值及無附加價值的工作。就健康照護組織而言，必須界定所有增添附加價值的步驟（價值流），消除無法創造價值的步驟；（3）促使相關程序運作流暢（flow）：流暢的目的是為讓現況價值流中，屬於有價值的步驟能順暢有效率的進行，並去除沒有價值的步驟；（4）由顧客啟動服務作業：由顧客需求拉動生產，再由後製程工作站拉動前製程工作站生產，前製程工作站拉動資材倉庫與原料供應商來運作，亦即後拉式（pull）是指下游顧客需要某產品或服務時，所有上游的成員才開始運作生產，簡單的說，我們所提供的，正是別人所真正需要的；（5）完善（perfection）：每次改善都會發現新的問題，只有透過持續改善，才能達到完善的管理。完善的最重要驅策力是透明度

（transparency），即是精實系統內的每一成員都能看到所有事情，更容易發現更好創造價值的方法，生產更貼近顧客需求的產品或服務。

精實生產源於日本豐田生產系統，除了沿襲豐田生產系統的哲學，更投入顧客的觀點，其起點是理解顧客渴望，並確認顧客的投入與回饋。精實管理（lean management）源於精實生產，要求企業的各項活動都必須運用精實思維。精實思維的核心就是以最小資源投入，包括人力、設備、資金、材料、時間和空間，創造出顧客最大的價值，為顧客提供低成本、高品質且及時的服務。

第五節　供應鏈管理概要

近年來，由於資訊科技的進步、資訊網路基礎及交通運輸建設漸趨完善，全球性的商業活動在空間限制上已大幅縮小，各種交易可在很短的時間內完成傳遞，使得企業面臨產品設計研發時間、產品生命週期及交期縮短，原物料及產品配送迅速、產品需求多樣少量等挑戰。由於供應鏈環環相扣，以往自產自足的生產模式已不適用於現在的競爭環境，必須藉由各企業間在商流（如商品交易、商品所有權移轉）、物流（如實體持有與流通）、金流（如收付款作業）、資訊流（如訂單管理與處理）及人力流（如人力資源的運用與培育）等協同合作機制，有效整合外部資源，與其他組織互動學習，以創造更具競爭優勢的供應鏈系統。

一、供應鏈管理的定義及特色

如從其所包含的活動來看，供應鏈（supply chain）是指從企業接受客戶訂單後，直到將商品或服務交給客戶過程中的所有活動，包括取得原物料、設計產品、製造商品、行銷商品、配送商品、代收貨款、售後服務及相關的資訊流動等活動，當這些活動在不同的企業或同一企業不同部門執行時，這些企業或部門所形成的完整系統即為供應鏈 [12]。簡言之，供應鏈就是所有與商品從原料階段至顧客端的流動和轉變有關的活動，也包括相關的資訊流動。圖 13-4 說明不同類型的供應鏈，其中有幾個重點：（1）供應鏈並不是新的概念，因為企業傳統上也必須依賴供應商及顧客，例如，以前的醫院和現代的醫院都需要向藥材公司買藥材，也都需要來購買服務的病患（顧客）；（2）複雜的供應鏈可能會包括第三方專業物流公司來

促進供應鏈內各公司的協調運作；（3）不論何種供應鏈，病患（顧客）都是供應鏈中的重要元素。

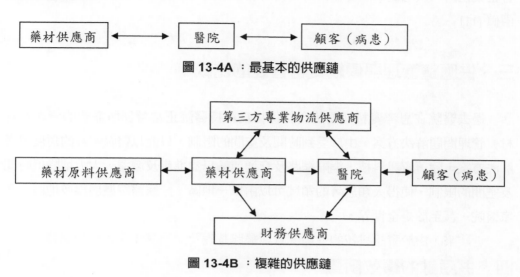

圖 13-4A：最基本的供應鏈

圖 13-4B：複雜的供應鏈

供應鏈管理（supply chain management, SCM）係指針對每項產品（服務）在其原物料（上游）、生產（製造）過程（中游）、零售商或配送至消費者手中（下游）之間，建立需求與供給間緊密的供需關係，同時規劃其最佳的商流、物流、金流、人力流及資訊流。因此，供應鏈管理的重點在於供應鏈系統內企業間相關作業的有效整合，使得流程中各個單位（不同的企業或同一企業不同部門）之間能緊密地的互動，提高整體過程效率，降低產品成本。從本質來說，供應鏈管理整合公司內及跨公司間的供需管理。供應鏈管理的特色為善用資訊科技、資訊網路及交通運輸，快速反應顧客的需求，動態整合需求面與供應面資訊，達到整體供應鏈的整體最佳化，以滿足最終顧客的需求 [13]。

二、供應鏈流程

供應鏈包含從產品規劃、物料採購、製造生產、配送產品到最終顧客的所有活動，串連從物料供應商到顧客的所有成員。供應鏈包括規劃（planning）、採購（source）、製造（make）、配送（deliver）及退回（return）這五個核心基本流程，且此五種基本供應鏈活動，連結上下游企業形成一連串的價值鏈活動，在此加值過程，某企業的產品遞送活動，形成另一企業取得材料來源的活動。因此，供應鏈管

理的理念爲藉由整合性的管理機制來協調商流、物流、金流、人力流及資訊流，使各企業在同一供應鏈均能善盡其所負責的加值活動，以提升整體供應鏈活動的綜效價值 [11]。

三、供應鏈管理與傳統資材管理的比較

過去醫院在思考資材（醫院資材係指爲維持醫院正常營運所需要的資產及耗材）管理問題解決方案，由於受到時間及空間的限制，只能以醫院本身的角度思考解決方案，隨著資訊科技、網際網路及交通運輸日益進步及發達，大大地降低時間及空間的限制，使得人類思考的領域可以由單一地區、一家醫院擴展爲多地區、多家醫院，甚至於是全世界。

四、供應鏈的績效衡量

供應鏈運作績效可由不同的觀點及構面來評估，以下分需求端（顧客、病患）、製造端（廠商）、配送端（第三方專業物流公司）及整體供應鏈四個績效構面分別說明其績效衡量指標，說明如表 13-1[14]。

表 13-1：供應鏈績效衡量的指標

績效構面	績效衡量指標
需求端（顧客、病患）	顧客（病患）滿意度
	顧客（病患）訂單處理時間（速度）
	顧客（病患）訂單處理品質（正確率）
	訂單處理狀態溝通之正確率
	開立收據之準確度
製造端（廠商）	產品生產良率（產品品質）
	產品製造週期時間（技術品質）
	生產成本
	因應特殊狀況的處理彈性
	產品製造過程所用的技術（研發品質）
配送端（第三方專業物流公司）	物料配送成本
	物料供應準確性
	存貨準確度
	存貨週轉率
	損壞比率

表 13-1：供應鏈績效衡量的指標（續）

績效構面	績效衡量指標
整體供應鏈	投資報酬率
	市場占有率
	快速回應市場的能力
	銷售成長率
	發展新產品的週期時間

資料來源：修訂自侯君傳、吳文雄，2006，供應鏈管理應用。臺北：國立空中大學，頁 45。

五、緊急災害之資材供應鏈管理

近年來臺灣發生一連串重大災害，如 911 南投集集大地震、桃芝、納莉風災、新航及馬公空難、加上 SARS、COVID-19 的肆虐等，醫院皆投入大規模人力及物力救災，又 2015 年登革熱狂虐南臺灣，各醫院急診、病房人滿為患、疫情發展迅速，同年北部亦發生八仙塵爆，大量燒傷病患湧入，各醫院人員投入救治，燒傷物資不足，因此，衛生福利部與新北市政府合作建置「八仙塵爆事件醫療捐贈物資調度系統」資訊平台彙總各界捐贈之藥品、醫療器材及耗材等物資，於第一時間提供傷患物資協助，另在 2016 年初流感疫情失控，其嚴重度直逼 SARS，造成葉克膜不足，各醫院不但急診塞爆，加護病房也供不應求。此外，在醫院內部也同樣可能發生緊急災害，如 2012 年 8 月南臺灣天秤颱風帶來大量豪雨，造成屏東恆春基督教醫院多處淹水嚴重，多項醫療器材和電腦因泡水而損毀，損失重大，同年 10 月臺南新營北門醫院發生火災事件，院內收治慢性重症與精神病患，在人力不足與疏散不及情況下，造成多位病患死亡或輕重傷。由上可知，災害發生皆發展迅速，應變工作橫跨不同專業及機構，因此，醫院平時就必須研擬應變措施，準備好所需的資材，才能有效投入救災工作，以維護員工及病患的生命安全。以下探討醫院遇到院內及院外緊急災害及疫情時資材供應鏈之準備及供應，透過供應鏈系統有效及即時提供醫療所需物資 [1]。

（一）院外重大災害及防疫之應急物流供應系統

應急物流（emergency supply chain）是指因應嚴重自然災害、突發性公共衛生事件、公共安全事件等突發事件而對物資、人員、資金的需求進行緊急保障的一種特殊物流活動。而應急物流最大的一個特點就是「急」字，一般是以時間效益最大

化和災害損失最小化為根本目標，同時，由於不容許訂貨與交貨的緩衝時間，必須爭分奪秒，以滿足應急需求，也就是說，應急物流系統以快速配送為主要目標，實現對突發事件的快速回應，期望能在正確的時間、正確的地點提供正確的物資給事件發生區。

為保障應急物流系統在突發事件發生後，能夠高效運轉，完成系統的各項功能，實現系統的目標，應具備的條件如下：（1）監測預警機制：對可能發生的災害性突發事件，透過有關專家進行風險預測評估，提供預警意見，及早採取採購物資的應對措施。（2）資訊的回報機制：可透過媒體和通信或網路及緊急醫療網通報系統通報民眾受災時間、地點，傷害範圍，救援困難情況。（3）政府協調機制：緊急狀態下處理突發性事件的關鍵在於中央及地方政府功能的有效發揮，主要包括：對各種資源的有效協調；及時地提出解決應急事件的處理意見、措施或預案；調撥應急物資；根據需要緊急動員相關單位生產應急救災物資；採取一切措施和辦法協調、疏導或消除不利於應急物資保障的人為因素和非人為障礙。（4）物資相互支援機制：為了保證應急物資的順利送達，可在重大災害發生及救災賑災時期，建立一條以上應急快速通道或程式，在必要時可以給予應急物資相互支援，以提高應急物流效率，縮短應急物流作業時間，最大限度地減少生命財產損失。（5）救災進度及資訊公開：資訊及時蒐集和傳遞是應急物流保障，也是有效救災的重要手段。（6）應急物流系統的資訊支持平台：建立應急物資資訊系統，利用網路平台掌握全國物資庫存狀況，透過應急物流系統將救災物資集合有效之應用

由於醫療物資的特性和黃金 72 小時內的急迫性，由最下游的供給者或緊急救災物流中心（多為大型責任醫院）配送到代表一定災區範圍的需求點（包含物流中心和災區各中小型醫院和臨時救護站），物資也可以在物流中心間或健康照護組織內流通配送。所以利用應急物流系統的原理及條件，建立緊急救災消耗型醫療物資的配送模式，將物資在途期間最小化，需求服務滿意度最大化，是政府及健康照護組織面對重大災害時所應努力的目標。

（二）院內緊急災害資材供應鏈管理

醫院面對的災難可分為下列幾種：（1）醫院緊急事件：一個事件造成醫院運作上醫療照護的量或是需要特殊的醫療專業才能應付的情況。（2）醫院災難：一個事件超出醫院的應變能力或是醫院資源不足以應付。（3）醫院內部緊急事件／災難：一個事件威脅醫院照護病患的能力，或是醫院的環境變成不安全，例如火災、停

電、停水、震波損害等。（4）醫院外部緊急事件／災難：發生在醫院外面的事件，造成大量的傷病患，醫院必須採取特別的措施因應，例如空難、交通事故等。（5）醫院複合的緊急事件／災難：一個事件，同時影響醫院的內部與外部，造成社區的大量傷患，同時危及院內的病患，例如地震、醫院本身的爆裂物爆炸等。

當災害發生時，可能需要很多人力、物資、器材、藥品或運輸能量，這些資源都有賴資材等後勤部門的協調運作，因此，常常有緩不濟急的情況發生，而且也增加許多橫向聯繫的複雜性。所以建構完善「資材物資調度供應鏈系統」及時評估執行部門所需的資源，並通知資材等後勤部門預作準備，後勤組準備好時，就會將相關資源送到這個區域等待進一步的調度，各組一旦缺少物資與人力，便可以直接透過此系統調度，如此一來，資源的供給就可以更快速地提供給前線工作的單位，也可以給後勤部門有更多的時間來募集或準備。此緊急資材供應鏈管理的角色，在於統管後勤部門備妥之待命資源（物資、人力、運輸、藥品），適時適地適量補充到前線執行部門，俾利其繼續應變工作。

其次，醫院緊急應變計畫中應規劃完善緊急救災供應鏈網路與救災配送路線規劃，避免資源供應不足造成更大損傷，國際知名的緊急供應鏈學者 Balcik, Beamon, and Smilowitz（2008）的研究指出，緊急的供應鏈結構應分為災前階段（採購、運輸、預先倉儲定位）與災後階段（最佳化供應），而救難物資倉儲應設置於交通樞紐上。有鑑於此，在災前階段措施（預先倉儲定位），衛生福利部於 2019 年 2 月 21 日修訂《藥品醫材儲備動員管制辦法》第 4 條，明定公、民營醫院應配合辦理完成藥品醫材之儲備，並規定應儲備藥品醫材的品項及數量。

此外，在災後階段措施（最佳化供應）醫院評鑑標準條文也規定「醫院應儲備或即時取得災害所需之醫療用品、通訊器材及其他資源」，內容包括：必要之藥品、醫療器材及其他資源，應有 3 天以上之安全存量；應備有緊急通訊器材；且與其他醫療機構或供應商間訂有相互支援藥品、醫療器材及其他資源的協定。緊急災難應變計畫中包括藥品、醫療器材及其他資源之後勤補給，能確實掌握資源調度。

（三）疫情防治的物資供應作業

2019 年修訂之《傳染病防治法》，中央主管機關依致死率、發生率及傳播速度等危害風險程度高低，將引發疫情的傳染病種類，分五類如下：

第一類傳染病：指天花、鼠疫、嚴重急性呼吸道症候群等。

第二類傳染病：指白喉、傷寒、登革熱等。

第三類傳染病：指百日咳、破傷風、日本腦炎等。

第四類傳染病：指前三款以外，經中央主管機關認有監視疫情發生或施行防治必要之已知傳染病或症候群。

第五類傳染病：指前四款以外，經中央主管機關認定其傳染流行可能對國民健康造成影響，有依本法建立防治對策或準備計畫必要之新興傳染病或症候群。

在歷經 2003 年的嚴重急性呼吸道症候群（SARS）爆發流行後，國內的防疫體系在大規模傳染病的因應方面，透過《傳染病防治法》等相關法令的修訂及「建構生物防護及 SARS 等新興傳染病防治網計畫」、「我國因應流感大流行之準備計畫」的經費挹注下，已由政府出面建立防疫物資的儲備與管理機制，儲備品項包含口罩、隔離衣等個人防護裝備及相關的藥品與疫苗；依 2016 年修訂之《防疫物資及資源建置實施辦法》第 2 條訂定所謂防疫物資品項如表 13-2，各級主管機關為因應流行疫情與傳染病防治需要，應健全防疫物資安全儲備控管機制。

表 13-2：防疫物資安全儲備品項表

分類	品項
防疫藥品	一、藥品： 　　（一）用於預防性投藥之抗生素。 　　（二）流感抗病毒藥物。 二、病媒防治用藥：行政院環境保護署許可輸入、製造之環境用藥殺蟲劑、昆蟲生長調節劑及微生物製劑。 三、防蚊藥品：行政院衛生署許可輸入、製造之防蚊液（膏）。 四、消毒劑：行政院環境保護署許可輸入、製造之消毒劑（殺菌劑）及含氯藥品等。 五、疫苗： 　　（一）流感大流行前疫苗。 　　（二）天花疫苗。
防疫器材	一、超低容量式（ULV）噴霧機。 二、煙霧機。 三、環境消毒噴霧器（殘效噴灑用）。 四、防疫採檢器材。
防護裝備	一、醫用面罩。 二、醫用防護衣。

在防疫物資之庫存方面，依《傳染病防治法》之權責劃分，以中央衛生主管機關、地方衛生主管機關及醫療機構之三級架構為基礎，建立分級庫存、就近支援及

統籌調度之物流模式。在此模式中央主管機關建立之庫存係供全國防疫及緊急統籌調度之用；地方主管機關則就轄區內需求建立適當安全庫存；而各醫療機構為保護第一線醫護人員安全，並確保營運持續，平時需自行庫存 1 個月需求量，並依疫情發展及時補充庫存。

在防疫物資之供應方面應有效統合健康照護組織、醫療衛生單位、物流公司及供應商資源，其整合重點有三：

1. 規劃、建置防疫物資管理資訊平台：疫情發生後，供應商利用此資訊平台掌控各單位消耗資料和庫存量，作為需求預測和庫存補貨的依據。

2. 建立完善的供應鏈體系：醫院應依《防疫藥品、器材與防護裝備管理辦法》規定之通報時限，確實將物資耗用及進貨情形鍵入資料庫，俾使各級指揮中心能做最及時有效的資源分配。

3. 推動企業持續作業計畫（business continuity plan, BCP）：確保於疫情流行期間，各防疫物資供應來源能持續正常運作、擴充產能，以滿足防疫相關單位持續增加的需求。

Okeagu 等人（2021）指出 2019 年冠狀病毒（COVID-19）大流行，健康照護組織面臨口罩、呼吸機、加護病房容量和個人防護設備等資材的嚴重短缺重大問題。當前的供應鏈方法系統採用了一種策略，該策略允許幾乎沒有浪費且效率極高。因此，可以以低價生產包括個人防護裝備和藥物在內的產品，不幸的是，這種模式只有在需求是可預測的情況下才能成功。未來成功的供應鏈管理必須提高原材料來源的透明度、產品資源多樣化以及改進能夠預測潛在短缺的技術，在整個供應鏈的各個層面進行明智的溝通可以減少事故或短缺的可能性，並繼續強化教育溝通的重要性，以確保健康照護專業人員有資源來完成他們的工作 [15]。

其次，健康照護組織面對各種傳染病疫情時，除平日配合中央政府規定儲備防疫物資品項及數量外，應定期盤點，確保防疫物資品質，定期登入防疫物資管理系統更新資訊，且須預先建立合格廠商資料庫並與其保持良好關係，暢通貨源，以確保疫情發生時物資供應無虞匱乏。

第六節　採購管理

「採購」係指為取得健康照護組織營運所需的資材,包括儀器、設備、藥品、試劑、器械、衛材、醫用氣體及事務用品等,以利健康照護組織提供完整的醫療服務所應負擔之職責與採取的行為。因此,採購活動必須考慮以最適當的總成本,取得最適當的品質及數量之資材,並順利及時供應給需要的部門使用。

健康照護組織採購管理制度的優劣影響健康照護組織盈虧甚鉅,若資材取得成本過高,則會增加健康照護組織的營運成本或增加病患的負擔;若資材價格過低,則可能買到品質較差的資材,影響健康照護組織聲譽、醫療品質,甚至影響病患的生命安全,所以健康照護組織管理者如何在「成本」與「品質」兩者間取得平衡,是一重要課題。

本節將介紹採購的意義與重要性、醫院採購部門的功能與職責、採購的基本問題、採購程序、採購的方法、採購策略、採購合約及健康照護組織採購制度與政策的商榷及採購管理實務等內容。

一、採購的意義與重要性

在過去,談採購的意義,大都僅限於就「購買」(purchasing)行為加以討論,實際上,有時候「取得」(procurement)即能滿足健康照護組織營運上的需求,換句話說,為使健康照護組織營運順暢,不一定要取得資材的「所有權」(ownership),有時候僅需取得資材「使用權」即可。狹義的採購,係指限以購買的方式,由買方支付金錢或其他的資材,向賣方換取資材的行為過程,亦即在交易過程中,一定會發生「所有權」的移轉,如健康照護組織向衛材供應商購買導管、空針及手套等。廣義的採購,係指除了以購買的方式,取得資材外,尚可用租賃(即以支付租金的方式,取得使用權)、借貸(即以無需支付任何代價的方式,取得資材的使用權)及交換(即以物易物的方式,取得資材的所有權及使用權)的方式。如健康照護組織可能向廠商租影印機、電腦設備及檢驗設備等。再如供應商可能免費借檢驗儀器給醫院使用,但健康照護組織需向供應商購買試劑。健康照護組織亦可將因業務調整後呆滯的資材與供應商交換現在經常使用的資材。此外,採購的對象包括有形與無形的資材,有形的資材如病床、手術台等,無形的資材如資訊軟體、法律服務、健康照護組織管理的知識等。由上可知,採購最主要的目的,在研

究如何以各種不同的途徑，包括購買、租賃、借貸及交換等方式，取得資材或勞務的使用權或所有權，在最低的成本考量下，滿足醫院內各部門的需求，使健康照護組織業務能運作順暢 [16]。

我們可以從「採購倍數」（purchasing multiplier）來說明採購的重要性，假設某健康照護組織利潤率爲 10%，採購節省 100 元的效果等於醫療收入額增加 1,000 元的效果，由此可見採購的重要性。

二、採購的基本問題

一般而言，採購管理人員從事採購工作時應考慮的基本問題，包括（1）要採購什麼樣的資材：亦即決定欲採購資材的名稱、種類、品質或功能；（2）採購的預算有多少？（亦即要決定用多少錢來買資材）；（3）要在什麼時候採購（亦即決定採購的時機）；（4）要採購多少數量？（亦即決定經濟訂購量）；（5）如何採購？（亦即決定採購的方法）；（6）向誰採購？（亦即決定向哪家供應商採購）[17]。

三、採購程序

採購程序一般可分爲請購、選擇供應商與訂購等三個步驟，茲分述如下：

（一）第一步驟：請購

請購爲採購的前期作業，在採購之前，一般健康照護組織爲劃分各部門之請購權責及建立完善的內部控制制度，請購作業需經一定階級的人員核示後，方能發出採購單對外採購，在採購前之內部作業，稱爲「請購」作業。爲簡化請購程序，提高行政效率，一般健康照護組織通常會依據（1）金額大小；（2）資材類別或屬性；（3）單價的變化率等因素來訂定各階級的「請購核決權限」。金額愈大則需較高階層的人員核准，例如 1,000 元以下的請購案只需組長核准即可，30,000 元以下，需經總務室主任核准。訂合約的常備材料的請購案不論單次請購金額多寡，均只需組長核准即可採購，反之非常備材料或第一次新請購的常備材料，則需經較高階層的人員核准始可辦理採購。單價變化率小的請購案只需組長核准即可，反之則需較高階層的人員核准。在健康照護作業或行政管理的過程中，需要新增「非常備材料」（常備材料由保管部門視庫存量多寡自動請購）或增購醫療儀器設備時，得

由單位主管或該單位有權責的人員填寫請購單或醫療儀器請購說明單，經直接主管或職務代理人簽核，送採購部門辦理。因為醫療儀器設備的採購金額龐大，為使醫院有限的資金能有效的運用，醫院在購買昂貴的儀器設備前會做投資效益的評估，以決定購買與否。當請購的項目被核准後，就進入採購程序的第二步驟──選擇廠商。

（二）第二步驟：選擇供應商

如何選擇適當的供應商，是採購工作最重要任務之一。健康照護組織為使購入的資材品質能符合使用單位的需要且花費最低的成本，通常會由院長、副院長、資材管理部門代表、會計部門代表、醫療各科代表及護理部門代表等，組成資材供應委員會、採購小組或類似組織，評估供應商的等級，一般評估供應商的項目，主要包括：（1）基本資料及經營狀況（如資本額、商譽、營運狀況及主要客戶等）；（2）生產能力（如生產能量及設備等）；（3）技術能力（是否有自行開發技術的能力、技術人員數目及其學經歷等）；（4）品質能力（如是否通過 ISO9000 系列的評鑑、是否有完善的品質管理制度、是否得過國家品質獎等）；及（5）管理制度（是否有完善的人員升遷制度、公平的獎勵制度、合理的福利制度等）等 [16]。故廠商和產品的選定，不僅要考慮產品價格，同時要考慮產品品質、售後服務、產品規格是否適用於請購單位等因素。在同一條件下，以當地的廠商為優先，以減少運費、縮短供貨時間，並易於提供售後服務。當各項因素都已被考慮，選定供應商後，就發出訂購單。

（三）第三步驟：訂購

當完成請購、詢價、議價後，選定最適當的供應商，訂購貨品、交貨、驗收、入帳，一項採購工作便完成。茲將採購程序以圖 13-5 表示之。

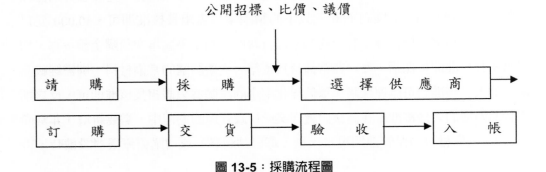

圖 13-5：採購流程圖

四、採購策略

由於健康保險支付制度將逐步由現行的論量制度改為論病例及總額預算制度，使得健康照護組織管理者愈來愈重視採購策略與存量管理的方式，期望藉此降低營運成本，其中採購策略包括主供應商採購與聯合採購（係集合許多醫院的購買力來與供應商議價）方式，以增強其議價能力。

主供應商採購是尋找特定的供應商與其議定採購價格、價格調整的方式和幅度限制及交貨期限，當使用單位有需求時，直接叫貨，不必重複請購、詢價、議價、訂購等採購作業流程。買賣雙方事先協議某一段期間之交易數量、價格及價格調整的方式。主供應商採購如再與聯合採購結合，健康照護組織的議價能力將大幅提高，有助於降低資材成本及存貨水準，提高其競爭力。

五、採購與價值分析

一資材的價值（value）係指資材本身所具備的效能和功用。雖然同一件資材，其價值並非一成不變的，會因人因時因地而異。

一資材的價值可以下式表示之。

$$價值 = \frac{品質}{價格} \quad 或 \quad 價值 = \frac{功能}{成本}$$

如欲提高價值，可從（1）在不影響功能的前提下，降低成本；（2）維持原有成本下，提升資材的功能著手。價值分析（value analysis）就是指在維持一資材原有功能下降低成本或在成本不變下提高一資材的功能的一種方法。價值分析的主要功能是在保持資材的特性、品質及可靠性的前提下，達成（1）變更資材的種類及型態；（2）變更製造程序及方法；（3）變更供應來源的各項研究。簡言之，價值分析的目的在以最低的成本，獲得一定功能的資材供應。

價值分析是一種科學的分析與問題改善的程序，其實施程序為（1）教育與訓練：因為價值分析強調健康照護組織員工全員參與改善活動，故必須先做好員工的教育與訓練工作，讓員工具有從事改善活動的能力與技術；（2）尋找分析對象：為得到最大的效果，分析對象選取的原則為使用數量較多者、耗用金額較高者、顧客抱怨較多者或技術層次較低者；（3）收集與分析資料：一般收集的資料包括成本、品質與規格、員工技術水準及最新資材市場資訊等；（4）發展各項改善方案：藉由

有形成本的量化分析及無形因素的評估，發展出各項可能的改善方案；（5）選擇最適當的改善方案：綜合比較分析各項可能的改善方案的優缺點，並從中選出最適當的改善方案；（6）實施與修正改善方案：實施最適當的改善方案，並定期評估、檢討及修正改善方案。

六、供應商管理

選擇適當的供應商是採購工作成功的關鍵因素，要找到適當的供應商，首先必須擴大供應商的來源，並將供應商資料建檔管理。供應商資訊可能的來源有（1）國內外採購指南；（2）國內外產業公會會員名錄及（3）國內外政府相關統計調查報告等。

良好的供應商應具備許多的條件，如供應品品質優良、準時交貨、價格合理及良好的售後服務等。要找到適當的供應商，健康照護組織首先必須成立評選委員會，成員可包括採購、醫學工程、會計、醫師及護理師等人員。其次，應決定評審的項目及配分，評審的項目主要包括供應商一般經營狀況、製造能力，技術能力、管理制度及品質能力。

與廠供應商交易一段時間後，必須對供應商的供應績效加以評鑑，評估供應商績效的因素，主要包括價格、品質、交貨狀況及售後服務等。一般而言，對於績優供應商除與其繼續交易外，健康照護組織可舉辦績優供應商表揚大會，給予績優供應商獎狀或獎金，反之，對於評鑑總分未達一定水準者，則從合格供應商名單中剔除，喪失繼續交易的資格。

七、健康照護組織資材採購管理實務

以下分藥品、衛材、固定資產及寄售品管理四類說明如下：（1）藥品採購管理：藥品採購金額占健康照護組織耗材年採購金額的比率最高，為求藥品供應穩定，通常會先與廠商議定藥品價格，訂定採購合約，以利日常醫療服務的順利進行。因為藥品採購金額大，所以一般醫院對藥品管理特別重視。在設計藥品採購資訊系統時內容必須包括進貨成本、全民健康保險支付金額、年度用量、贈品數量及折讓數量等。（2）衛材採購管理：衛材可分為一般衛材與特殊衛材兩類。由於各健康照護組織使用之衛材品項較類似，故醫院較容易結盟以聯合議價（總分院聯合或

宗教醫院聯合）方式辦理。然特殊衛材通常為高價耗材，大部分為執行開刀必須使用的材料，因其專業性高，也常因病人病情及體型影響而有所不同，如大量採購，易增加庫存成本，因此，大都與廠商協議，把定量特殊衛材暫放於健康照護組織，使用後才發出請購訂單並付款。另外，有些健康照護組織因空間有限，會與物流公司合作，租用物流公司倉庫，由物流公司統一配送至各使用單位，因此，在設計衛材採購資訊系統時必須考量如何與物流公司的資訊系統整合。（3）固定資產採購：固定資產屬非例行性的昂貴採購，在購買前，必須做詳盡的成本效益分析，在設計固定資產採購資訊系統時必須考量稅法規定攤提折舊年限及使用保管單位 [18]。（4）寄售品管理：寄售（consignment）是貨物主（寄件人，如廠商）將寄售之貨品交由第三方（受託人，如醫院），寄件人保有該貨物之所有權，受託人可以將該貨物用於製造產品或銷售，就醫院而言，為降低存貨成本及縮短補貨前置時間，一般會將需求量難於預測、單價高的資材採用寄售方式管理，如骨科材料、心導管耗材及高貴藥（如化學治療藥物）。

第七節　存貨及醫療設備管理

資材存量過多不但會積壓資金、增加儲存空間、管理人力及保險費用，在儲存過程中，如果管理不善，又會發生陳舊（如新藥產生則原藥落伍不用）、變質（如過期）等損失，如果存量太少，常會發生缺藥而中斷醫療服務，不但影響健康照護組織經營，甚至可能會有人命的損失，因此，健康照護組織管理者應重視存量管理的工作。

一、存貨的意義

存貨是健康照護組織資產的一部分，適當的存貨可提升醫療服務品質的水準，但是存貨亦會積壓健康照護組織的資金，產生資金成本，因此，如何在品質與成本間找到平衡點是一重要的課題。為什麼健康照護組織會有存貨？原因主要有（1）為確保健康照護組織業務能順利進行；（2）為獲得價格的折扣或經濟利益；及（3）資材採購必須有購備時間。一般而言，健康照護組織的存貨主要包括藥品及衛材等。

二、存量管理的意義

存量管理（inventory control）是在研究如何以最佳的方法管理藥品、衛材、器械、一般用品及其他供應品之種類與數量，不但能及時提供健康照護組織內各部門營運所需的資材，同時能使健康照護組織營運保持最低的資材成本。

三、ABC 存貨分類法

在資本主義社會中，少數人擁有多數的財富，並非偶然的現象，同樣地在健康照護組織中少數資材的採購金額也占其資材總採購金額的大部分比率，如 15% 資材項目的採購金額已占資材總採購金額 70%，因此，健康照護組織資材管理的第一步便是統計每一種資材在某一段期間的實際採購或耗用金額，然後依採購或消耗金額的多寡，把所有的資材分為 ABC 三類。把項目少，但採購或耗用金額大的資材歸為 A 類，這就是所謂重要的少數（vital few）；把項目多，但採購或耗用金額小的資材歸為 C 類，這就是所謂不重要的大多數（trivial many）；最後把項目與採購或耗用金額大致上占有相當比率的資材歸為 B 類。所有資材項目歸為 ABC 三類之後，我們可以求得 ABC 三類資材項目與採購金額的相互關係，然後對 ABC 三類資材做不同程度的管理。

茲將 ABC 三類資材的存量管理方法討論如下：

1. 對 A 類資材的存量管理：A 類資材項目少但採購或耗用金額高，管理不善會積壓大量的資金，故 A 類資材的存量管理必須要嚴格正確。因此，A 類資材需要一套完整的採購或耗用記錄，藉以分析其需要型態、需要數量與時間，縮短購備時間（lead time），適時提出請購，以降低存量及儲備成本，並避免積壓大量的資金。

2. 對 C 類資材的存量管理：C 類資材貨項目多但採購或耗用金額少，積壓的資金小，因此，可保持較高的安全存量，以減少訂購次數，進而節省訂購成本。例如迴紋針、原子筆等事務用品及表單，各使用部門可依實際作業需要設固定數，由保管供應部門定期自動補充到家，儘量免除使用者領料之麻煩。

3. 對於 B 類資材的存量管理：B 類資材項目與採購或耗用金額均介於 A 類與 C 類之間。對於 B 類資材之未來需要量不做過詳細之預測，只要每日對存量的增減加以記錄，到達請購點時以經濟訂購量加以採購即可。

　　讀者須特別注意，ABC 存貨分類並不表示說放棄 C 類資材不予管理，而是對 ABC 三類資材依據其採購或耗用金額的不同，採取差別性的管理，以期獲得更好的效果，而加強 A、B 兩類的管理。

四、存量管理的基本問題

　　健康照護組織資材存量管理的目的在「以最低的儲備成本，發揮最大的供應率」，在不影響健康照護組織業務正常營運的前提下，追求最低的資材儲備成本，因此，從事資材存量管理必須先瞭解三個基本問題：（1）應維持多少存量？（2）何時必須補充存量？及（3）必須補充多少存量？分別說明如下：

1. 應維持多少存量的問題：即決定健康照護組織各項資材的庫存水準，庫存水準包括最低存量及最高存量。

2. 何時必須補充存量的問題：即決定醫院各項資材的再訂購點（reorder point）的問題。如太早訂購，庫存量會增加，則積壓的資金及儲備成本都會增加；如太晚訂購，可能資材供應不繼，而導致醫療作業中斷，甚至於會引起醫療糾紛，破壞健康照護組織良好的聲譽。

3. 必須補充多少存量的問題：即決定經濟訂購量的問題。如訂購數量太多，則積壓的資金及資材庫存儲備成本都會增加；如訂購數量太少，訂購次數勢必增加，而導致訂購成本大增，而且資材的供應有中斷之虞。

五、存量管理理論

　　一般而言，將存量管理理論分為三種類型，包括（1）單純的存貨管理理論（pure inventory system）；（2）生產／存貨管理理論（production-inventory system）；（3）生產／分配／存貨管理理論（production-distribution-inventory system）[18]。

（一）單純的存貨管理理論

　　單純的存貨管理理論，實務上最常用的可歸納成四類，包括（1）定量訂購制（fixed quantity ordering system, Q-system）；（2）定期訂購制（fixed period ordering system, P-system）；（3）最大最小訂購制（S-s system）；及（4）複倉制（two-bins system）。簡述如下：

1. 定量訂購制

所謂定量訂購制顧名思義，即當庫存數量降至某一既定的水準（即再訂購點），就發出訂購單，訂購一定數量（經濟訂購量）的資材以補充庫存數量，這種「訂購數量一定但訂購時間不一定」的存量管理法，稱為「定量訂購制」。由上可知，採用定量訂購制來管理資材必須先決定（1）再訂購點及（2）經濟訂購量。因為定量訂購制係由戴維斯（Davis）氏所創，然後由美國物料試驗協會（American Society for Testing Materials, ASTM）加以推薦，於是亦有人稱定量訂購制為戴維斯法或 ASTM 法，其基本圖形如圖 13-6。

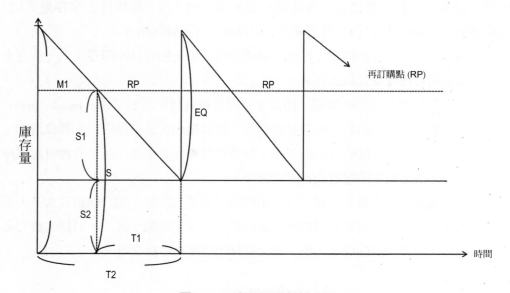

圖 13-6：定量訂購制基本圖

其中：

MI：最高存量（maximum inventory）

EQ：經濟訂購量（economic ordering quantity）

RP：再訂購點（reorder point）

S：實際最低存量，最低存量（minimum inventory）

S_1：理想最低存量，購備時間耗用量

S_2：安全存量（safety inventory）

D：平均每日耗用量

T_1：購備時間（lead time）

T_2：一個使用週期的時間

最高存量 $MI = (D \times T_2) + S_2$

最低存量 $S = S_1 + S_2$

理想最低存量 $S_1 = D \times T_1$

再訂購點 $RP = S = S_1 + S_2$

經濟訂購量 $EQ = D \times T_2$

2. 定期訂購制

所謂定期訂購制顧名思義，即訂購週期固定，但每次訂購的數量不一定，而訂購量係當時的存量與最高存量的差額。由上可知，採用定期訂購制來管理資材必須先決定（1）訂購週期及（2）最高存量，其基本圖形如圖 13-7。

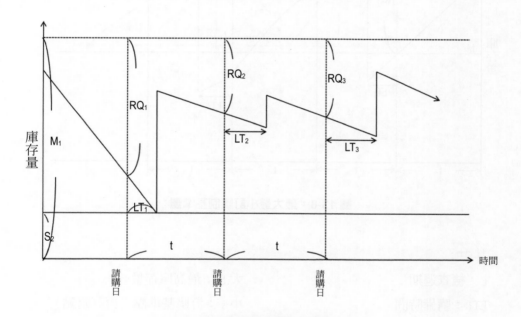

圖 13-7：定期訂購制基本圖

其中：

MI ：最高存量

RQi ：訂購量

t ：訂購週期

LTi ：購備時間

S_2：安全存量

i=1,2,3,…n

3. 最大最小訂購制

最大最小訂購制是一種介於定量訂購制與定期訂購制間的折衷方式，首先設立一定的檢查週期，於檢查時若發現其現有庫存量降至小 s 時，即進行訂購，訂購量為大 S 與現存量之差額。一般以定期訂購制的訂購週期為其檢查週期。小 s 值的決定，通常以定量訂購制的再訂購點為基準。大 S 值的決定，可採定期訂購制的最高存量或小 s 值再加上定量訂購制的經濟訂購量，如圖 13-8。

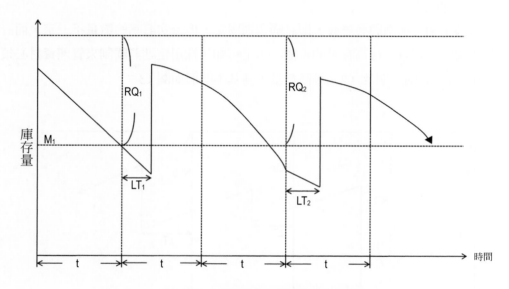

圖 13-8：最大最小訂購制基準圖

其中：

t：檢查週期　　　　　　　　　　　大 S：最高庫存量

LTi：購備時間　　　　　　　　　　小 s：訂購基準點（再訂購點）

RQi：訂購量　　　　　　　　　　　i =1, … ,n

4. 複倉制

複倉制是存量管理最簡單方法之一，又稱為兩箱法、雙堆法。方法是當資材進貨時，將資材分成兩箱，並在每個箱底放置請購單。領用時先從第一箱領取，當第一箱領完後，再從第二箱開始使用，而此時亦開始請購，等到第二箱用完時，第一箱已補滿，再改由第一箱出貨，如此循環不已。醫院中的「藥品單一劑量車」、「手術個案車」及「衛材交換車」即是複倉制的改良應用 [18]。

（二）生產／存貨管理理論（production-inventory system）

以上簡述之單純的存貨管理理論忽略生產事宜。但以今日多數的製造業而言，忽略生產事宜勢不可行，再加上電腦軟體技術不斷改進，因而產生生產與存貨相整合之新系統，主要包括：（1）物料需求規劃（material requirement planning, MRP I）與製造資源規劃（manufacturing resource planning, MRP II）；（2）及時系統（just in time, JIT）；（3）零庫存系統（stockless inventory）。在此僅介紹後面兩種。

1. 及時系統（JIT）

及時系統的概念是 1930 年代，由日本豐田汽車所發展出的生產觀念，為日本人在近代生產管理方面提高生產力的重心，所謂「及時」是指要銷售的產品能剛好及時生產及運送；組件能剛好及時地裝配為成品；零件也能剛好及時地製造好以裝配組件；而購入的原料也剛好及時地被製成零件，因此，可說是一種零庫存的作業方式。在健康照護體系中 JIT 指的是以高頻率的配送次數，運送整批或散裝資材至醫院供應中心（central supply room）或倉儲中心（central warehouse）以減少資材庫存的數量。

JIT 的優點主要包括：節省倉儲空間、節省部分倉管人員人事成本及節省資材資金成本。JIT 特別強調需求量的精確預測及資材品質的合格性，若收到的資材有超過預期的不合格品，則醫療作業可能因此而中斷，甚至影響病患生命的安全。

2. 零庫存系統（stockless inventory）

1990 年代，健康照護組織承襲了 JIT 的精神，而發展出的另一套資材管理系統，稱為 Stockless，在某些程度上，它們的意義是相通的，這使得 JIT 與 Stockless 之間的差異，有時混淆不清。在 Stockless 觀念中，其配送頻率更高於 JIT 的次數，且資材是以「可立即使用」（ready-to-use）的形態「直接」送到使用者手中，期間不經過倉儲中心的處理或儲存。

零庫存系統的優點主要在於可釋出倉儲空間；減少倉儲管理人員。資材的供應完全依賴供應商，如供應商無法依約定適時提供資材，則不但醫療業務無法正常運作，甚至影響病患生命的安全及健康照護組織聲譽。

（三）生產／分配／存貨管理理論（production-distribution-inventory system）

生產／分配／存貨管理理論，此理論結合了現金流（cash flow）、情報流（information flow）、物流（physical flow）及大量使用電腦科技輔助系統，爲一相當複雜但最完整的理論。

六、醫療設備管理

近年來由於醫療科技的進步，各種新穎的醫療設備不斷的問市，醫院爲吸引病患前來就診、提高疾病診斷的正確性及提供更高品質的醫療服務，不斷地添購最新型的醫療設備。現代化醫療設備的特點爲：價格昂貴、精密度高、維修技術高、更新週期短、設備安裝條件要求高、有些醫療設備購置後尚需符合相關法規的標準取得使用執照後才可使用，此外，醫療設備的作用對象爲病患，其準確性與安全性直接間接關係病患的生命安全，因此，醫療設備的管理更爲重要與複雜。

醫療設備管理的目標，主要有二：（1）依據經濟與實用的原則，正確地選購醫療設備，爲醫院提供最適當的醫療設備。（2）建立健全的醫療設備管理制度，同時建立完整的技術檔案，使醫療設備隨時處於最佳的堪用狀況。其次，醫院現有的醫療設備的性能會逐漸老化，同時新型的醫療設備不斷推出，因此，醫院管理者應有計畫的做好醫療設備管理的需求規劃，才能確保老舊的設備能適時更新，同時適時引進新型的醫療設備，以確保病患的安全及提高醫療服務的品質，並降低醫療設備的成本及提高工作效率。另醫療設備的價格昂貴，一般醫院在採購之前通常會經過審慎的評估，一但決定採購時，則採購時應特別注意的事項，包括：（1）保固期限及保證服務項目應訂定清楚。（2）供應商應提供完整的操作及維護保養手冊（含使用說明、構造圖、故障檢修準則、保養程序、危險警示及零件表等）。（3）明定售後服務的內容及相關規定。（4）明定供應商對醫院技術人員應提供的教育訓練課程。（5）明定保固期滿後維護費用收取的標準及調整的時機。

由於醫療科技的突飛猛進，使得現代化的醫療設備更具精密性及複雜性，醫療設備使用人員的定期教育訓練是確保醫療設備運作品質的關鍵因素。從實務上獲得的經驗告訴我們，一半以上有關醫療設備偶發事故的發生，是由於使用人員的使用程序錯誤或錯誤使用所致，而不是醫療設備本身設計缺陷或功能故障所致。因此，

醫療設備使用人員的教育訓練是醫療設備管理的重要工作項目之一。

　　醫療設備使用狀況調查的目的，主要有二：（1）瞭解醫療設備的使用率及其現況。（2）可作為醫院管理者做醫療設備購買決策或做醫療資源分配決策時參考資料。另醫療設備的保養與維護所追求的目標是以最合理的成本，使全部的醫療設備維持在最佳的堪用狀態。國內中小型醫院醫療設備的保養與維修大都與供應商簽訂契約維修，大型醫院則較傾向採自設部門維修。醫療設備分散於醫院各處，每一部的定期維修時間、使用率、故障率及現況都不一樣，醫院管理者或醫療設備維護人員的記憶能力有限，不可能清楚地掌握其資料，因此，現代化的醫院應建立一套電腦化醫療設備資料管理系統，以有效掌握醫療設備的相關資料 [19]。

第八節　物流管理

　　傳統上，一般醫院物流作業分為院外物流及院內物流兩部分，院外物流係指資材供應廠商依醫院採購數量將資材送到醫院中央倉庫或使用單位的物流作業；院內物流係指從醫院內中央倉庫工作人員依各使用單位之需求進行揀貨再配送到院內各使用單位的物流作業。為專注於醫療核心專業及提升醫院物流作業效率，同時善用醫院內有限的空間，國內許多醫院陸續導入醫院物流委外作業。

一、物流的定義及領域範圍

　　物流一詞，實乃英文 Logistics 的日本語，日譯「物的流通」的簡稱，並廣為各界所採用。為正確傳達物流的意思，本文採用全球物流專業中最重要的組織之一：美國供應鏈管理專業協會（Council of Supply Chain Management Professionals, CSCMP）對物流管理的定義為「物流管理（logistics management）是供應鏈管理的一部分，針對貨物、服務及相關資訊在生產地點與消費地點之間有效能及效率地正向和逆向流動及儲存，進行計畫、執行及控制，以滿足顧客的需求。」

　　此定義的第一個重點為物流是供應鏈管理的一部分。供應鏈著眼於跨組織間業務功能（如生產、行銷及財務）的協調。物流被認為是供應鏈管理的一部分，正代表物流能影響單一公司及其相關供應鏈達成目標的優劣程度。第二個重點為在生產地點與消費地點之間有效能及效率地正向和逆向流動及儲存。效能（efficient）是公

司執行承諾的優劣程度，而效率（effective）是運用公司資源達成公司承諾的優劣程度。另傳統以來，物流一直著重正向流動及儲存，然而逆向流動及儲存，亦即由消費地點到生產地點的流動和儲存（逆向物流）也日益重要。第三個重點為提到物流與「貨物、服務及相關資訊」的流動及儲存，因在現代的企業環境，物流不僅是貨物的流動和儲存，更是資訊的流動和儲存。第四個重點為物流包括進行計畫、執行及控制三大活動，尤其更著重物流政策的執行而非計畫層面。第四個重點為物流的目的在滿足顧客的需求，所有的物流政策和和活動應以顧客的需求為基礎，甚至公司應考慮客製化物流（tailored logistics）來滿足不同顧客的需求。

物流的領域範圍包括原料供應物流、生產物流及產品銷售物流等三大部分。一般而言，廣義的物流包括以上三大部分，狹義的物流則為產品銷售物流。原料供應及生產物流主要在創造產品或服務的形式價值；產品銷售物流主要在於經由產品的傳送過程創造產品或服務的所有權價值；物流作業活動即是將上述活動做有效的整合，以期能夠創造出產品或服務在通路與時間上的價值。

二、物流的運作與協調系統

現代化物流體系是由物流運作系統（logistical operations system）與物流協調系統（logistical coordination system）兩個相關的子系統組合而成，二者相輔相成，缺一不可，分別說明如下 [13]：

（一）物流運作系統

由於企業產品性質的不同或受外在環境的限制，因此，不同企業，會有不同之物流運作系統。例如，就醫院而言，其醫療物流的運作系統始於藥品及衛材等的採購，再配送至各使用單位（如門診、病房及手術室等），最後適時、適地提供病患所需的藥材。

物流運作系統是指物料及最終產品的運輸（movement）及儲存（storage）的管理。無論何種產業，完整的物流運作系統包含下列三大子系統：（1）資材管理（material management）；（2）內部存貨轉移（internal inventory transfer）及（3）產品銷售物流（physical distribution）三者，茲分別說明如下：

1. 資材管理

資材管理乃是指關於物料、零件或成品的採購、運輸、存貨的管理（包括物料的接收、儲存、搬運及盤點等）、儲運及配送等事項的處理，以確保各項醫療活動順利進行。產品銷售物流的服務對象是病患（顧客），而資材管理的服務對象則為醫院（企業）本身。

2. 內部存貨轉移

內部存貨轉移是用來銜接實體分配及資材管理的中間橋樑，其任務是控制製造階段的半製成品，並將製成品暫時運至倉庫或配銷出口處。就醫院藥品而言，藥品管理部門接收藥商送來的藥品後，一般會儲放在藥品倉庫，然後再依各單位（藥局、病房及門診等）的需求配送至各單位。

3. 產品銷售物流

產品銷售物流乃是指如何透過有效的管道，適時、適地將產品交付給病患（顧客）。病患（顧客）為產品銷售物流的終點。產品銷售物流主要的內容項目包括訂單處理、包裝、運輸、儲運及存貨管理等項。

（二）物流協調系統

物流協調系統包括規劃並且控制物流運作系統的營運，分為四部分：（1）產品及市場的預測（product-market forecasting）：以適當的方法預測各類病患的數量，進而推估醫院營運所需各類醫藥衛材的數量；（2）訂單處理（order processing）：係指設計一個良好的訂單處理程序，使物流運作系統能依此程序進行訂單的處理，就醫院而言，設計各使用單位醫藥衛材的撥補配送制度。（3）營運規劃（operational planning）：係指配合醫院營運計畫設計現代化的物流體系，以減少資源浪費，有效進行營運計畫及（4）物料需求計畫（materials requirement planning, MRP）：係指利用主生產排程計畫（master production scheduling, MPS）、材料清單（bill of material, BOM）、現有存貨及已訂購但未交貨之訂單等資料，計算各種醫藥衛材的需求狀況，同時提出各種新訂單以補充存貨的建議，並修正各種已送出訂單（released order）的一種實用技術。

三、物流委外管理

　　企業物流委外係指企業將部分或全部的物流相關作業與規劃，委交專業性的物流公司去運作，以達到企業間的合作及專業分工經營管理的目標。企業物流委外又稱為企業物流外包（logistics outsourcing）。一般而言，專業物流公司對買賣雙方是屬於第三方的角色，因此，常被稱為第三方物流公司（third party logistics, 3PL）。物流委外服務範圍可包括物流經營策略、物流管理、供應鏈及物流作業三大類。目前國內企業與專業物流公司合作最頻繁的項目，大多以物流作業為主。

　　醫院將非醫療專業能力的部分予以外包，可專注於核心醫療專業的經營，以創造競爭優勢，醫院物流委外的主要原因有（1）醫院可專注於核心醫療專業的經營；（2）醫院缺少物流專業技術或資源；（3）節省儲存資材的空間及（4）可更快速精確有效管控物流的時效，回應各使用單位（部門）的需求。醫院物流委外的效益主要有（1）提高物流服務品質；（2）節省儲存資材的空間及（3）可專注醫療專業服務，以提升醫院競爭力。

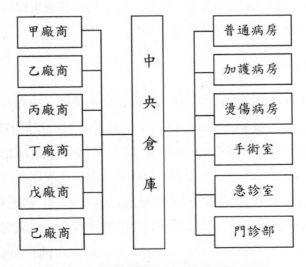

圖 13-9：傳統醫院資材管理作業流程圖

　　傳統上，一般醫院物流作業分為院外物流及院內物流兩部分，院外物流係指資材供應廠商依醫院採購數量將資材送到醫院中央倉庫或使用單位的物流作業，所需費用由供應廠商支付；院內物流係指從醫院內中央倉庫工作人員依各使用單位之需求進行揀貨再配送到院內各使用單位的物流作業，所需費用由醫院自行負擔，其作

業概況，如圖 13-9。為專注於醫療核心專業及提升醫院物流作業效率，同時善用醫院內有限的空間，國內許多醫院陸續導入醫院物流委外作業，醫院將物流外包給專業物流公司後，醫院不需再設有中央倉庫來儲存供應廠商送來的資材，也不再由院內中央倉庫工作人員配送資材至各使用單位，資材供應廠商直接將醫院採購的資材送至專業物流公司，醫院將各使用單位需求資訊彙整後透過資訊系統連線傳輸至專業物流公司，再由專業物流公司直接送至各使用單位，點收後備用，其作業概況如圖 13-10[18]。

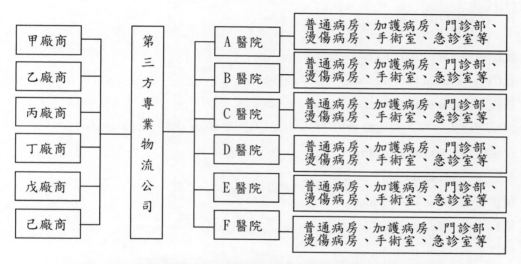

圖 13-10：醫院將物流委外給專業物流公司後的資材管理作業流程圖

總　結

　　健康照護品質是未來健康照護產業致勝的關鍵要素之一，健康照護品質係指顧客「就醫全程」的滿意度，非僅指醫療部分，因此，如何提高就醫過程中的「附加價值」（安全、舒適、安心、便利、受尊重）便成為當前健康照護組織的重要課題之一。其次，由於健康照護科技的進步、健康保險的普及、老年人口的增加、人事成本的增加及建築的更新，造成健康照護費用持續的上漲，為了控制健康照護費用的持續上漲，世界各國莫不致力於部分負擔制度改革與健康保險支付制度的改革，如論病例計酬制度、論人計酬制度及總額預算制度等，政府對健康照護組織收費標準的介入愈來愈多，相對地醫院對收費標準的自主性也愈來愈少。另一方面，健康

照護組織間的競爭也愈來愈激烈，開源也愈來愈不易。因此，健康照護組織成本及
財務管理的課題在今日顯得更為重要。本章介紹的作業管理的理論及其在健康照護
組織的應用，健康照護組織管理者如能將作業管理知識加以運用，將可以提高健康
照護組織的整體營運績效。

關鍵名詞

流程再造（business process reengineering）

要徑法（critical path method）

設施佈置（facility layout）

醫療照護失效模式與效應分析（healthcare failure mode and effect analysis）

存量管理（inventory control）

及時化（just in time）

精實管理（lean management）

精實生產（lean production）

精實思維（lean thinking）

線性規劃法（linear programming）

物流管理（logistics management）

作業管理（operations management）

流程（process）

計畫評核術（program evaluation and review technique）

病人需求排程（scheduling patient demand）

六標準差（six sigma）

供應鏈管理（supply chain management）

全面品質管理（total quality management）

豐田生產系統（Toyota production system）

附加價值（value added）

複習問題

1. 請簡述管理功能與企業功能。

2. 請簡述作業管理的意義及功能。

3. 請簡述有哪些方法可以改善健康照護組織作業管理的績效？

4. 醫院作業系統的組成要素。

5. 請簡述企業流程管理的主要目的。

6. 請簡述執行失效模式與效應分析的五個步驟。

7. 請簡述健康照護組織設施佈置的主要原則。

8. 請簡述常用的病人需求排程方法。

9. 請簡述豐田生產系統架構。

10. 請簡述精實思維的五項原則。

11. 請簡述精實生產、精實思維、精實管理的關係。

12. 請簡述供應鏈管理的特色。

13. 請簡述供應鏈五個核心基本流程。

14. 請簡述如何衡量供應鏈的績效。

15. 請簡述健康照護組織面對各種傳染病疫情時，如何確保疫情發生時物資供應充足。

16. 請簡述採購的基本問題。

17. 請簡述一般評估供應商的項目。

18. 請簡述 ABC 存貨分類法。

19. 請簡述存量管理的基本問題。

20. 請簡述健康照護組織在資材管理方面如何應用複倉制。

21. 請簡述及時系統的意義及優點。

22. 請簡述零庫存系統的意義及優點。

23. 請簡述醫療設備管理的目的及採購時應特別注意的事項。

24. 請簡述物流管理的意義及重點。

25. 請簡述醫院物流委外的主要原因。

引用文獻

1. 陳楚杰：醫院組織與管理。第十一版。臺北：宏翰，2017；5-3。

2. 李友錚：作業管理。臺北：前程，2017；1-15。

3. Panigiris C. Operations Management in Healthcare. Available at: https://www.skedulo.com/blog/operations-management-in-healthcare/. Accessed December 3, 2020.

4. Segal T. Operation Management in Healthcare. Available at: https://www.investopedia.com/ask/answers/051515/what-are-some-examples-operations-management-healthcare.asp. Accessed October 25, 2021.

5. 陳美娟、曾雅禎、陳應輝、趙麗敏、洪妍慧、陳家容：運用醫療失效模式與效應分析提升門診無痛內視鏡檢查流程順暢及麻醉安全。醫務管理 2015；**16**：45-58。

6. 陳明德、葉丁鴻：作業管理。第二版。臺北：雙葉，2017；197-223。

7. 黃學亮：生產與作業管理。臺北：三民，1999；183-187。

8. Fei H, Meskens N, Chu C. A planning and scheduling problem for an operating theatre using an open scheduling strategy. Comput Ind Eng 2010;**58**:221-230.

9. Abdalkareem ZA, Amir A, Al-Betar MA, Ekhan P, Hammouri AI. Healthcare scheduling in optimization context: A review. Health Technol 2021;**11**:445-469.

10. 林則孟：生產計畫與管理。臺北：華泰，2012。

11. Millard M. How Lean Healthcare Management Can Elevate Patient Care. Available at: https://blog.kainexus.com/improvement-disciplines/lean/7-wastes-of-lean-in-healthcare. Accessed May 28, 2021.

12. 黃惠民、楊伯中、謝志光：物料管理與供應鏈導論。臺中：滄海，2015。

13. 張有恆：現代物流管理。臺北：華泰，2021。

14. 侯君傅、吳文雄：供應鏈管理應用。臺北：國立空中大學，2006；45。

15. Okeagu CN, Reed DS, Sun L, Colontonio MM, Rezayev A, Ghaffar YA, Kaye RJ, Liu H, Cornett EM, Fox CJ, Urman RD. Principles of supply chain management in the time of crisis. Best Pract Res Clin Anaesthesiol 2021;**35**:369-376.

16. 王忠宗、許成：採購學。臺北：空中大學，1991。

17. 林清河：物料管理。臺北：華泰文化，1995。

18. 陳楚杰、湯淑貞：醫院資材與供應鏈管理。臺北：宏翰，2016。

19. 陳金德、王正一：醫院醫療儀器之管理。王正一主編：醫學工程原理與應用。
臺北：正中書局，1996；206-223。

第 14 章
健康照護組織品質管理

鍾國彪、游宗憲　撰

學習目標

一、瞭解健康照護組織為何要重視品質管理

二、瞭解品質管理的原則與推行模式

三、瞭解品質管理獎項的國際趨勢與臺灣本土模式

四、瞭解臺灣醫院品質管理現況的作法與推行模式

五、瞭解臺灣醫院品質管理的未來趨勢

前　言

　　企業界的品質管理，可從第二次世界大戰後帶動日本經濟的崛起，引發管理的典範轉移；美國企業從 90 年代起，積極跟進，不僅在企業界推動品質管理，更累積推行經驗，應用到健康照護組織中。檢視國外的品質管理經驗及提供照護的模式，如何從專業模式到官僚模式、再到企業模式？臺灣的經驗中，醫院要推行品質管理的考量為何？全面品質管理是從何而來？美國與日本有哪些重要的品管大師？全面品質管理包含哪些原則和推行模式？持續性品質改善的內涵為何？美國、歐洲和日本等國在推廣品質管理的主要品質或醫療品質獎項為何？在臺灣的各種品質獎包含哪些內容？臺灣的醫院推行品質管理有哪些常見的活動或改善的作法？品質管理未來的實務展望之趨勢為何？以上將是本章所嘗試介紹和探討的內容。

第一節　為何健康照護組織要重視品質管理？

一、從品質評估到品質保證到品質改善

　　可近性、成本和品質是健康照護體系的三大問題。其中品質的問題會牽連到可近性和成本。美國醫學研究機構（Institute of Medicine, IOM）的報告指出，不良的照護品質是美國主要問題，例如：昂貴且侵入性醫療的過度使用、便宜有效的照護服務使用不足、各種有錯誤傾向的照護既傷害病人且造成浪費 [1]；2001 年 IOM 在《跨越品質的鴻溝》的報告中指出，健康照護的品質在理想與現實之間，不只是存在缺口，而是很大的鴻溝 [2]；IOM 更名為 National Academy of Medicine 後，在 2018 年《跨越全球品質鴻溝》的報告中再次指出，全面健康覆蓋（Universal Health Coverage, UHC）僅解決可近性的問題，不良的照護品質帶來了中低收入國家中數以百萬計的生命損失，如果未能審慎且全面地改善全球健康照護的品質，UHC 往往無法達成實質的效果 [3]。因此，追溯醫療品質的控制與確保過程中，有哪些健康照護提供的模式，實有其必要性。從過去的發展歷史中，可以得知不同模式的內容與作法上，各有哪些的優缺點。以美國為例，包含從早期的專業模式（Professional model）、到科層模式（Bureaucratic model）的出現，以及晚近的企業模式（Industry model）[4]。

　　1920 年代的專業模式中，醫師就是醫師，病人就是病人，係由醫師爲主的醫療模式，醫療品質的定義是指沒有缺失、滿足最低的標準，而專業的標準由同儕來評定，品質控制的基本機制，是以醫師自身所具有的責任感和正直爲主。隨著醫院中醫療糾紛的出現，醫院對醫師需要有所規範，以及老人醫療保險（Medicare）與貧民補助制度（Medicaid）的出現，醫師在組織中的角色開始轉變，1970 年代進入科層模式，醫師成爲照護提供者，主要是透過專業團體及外部機構的審查與監督醫師的診療行爲，形成內部與外部的品質控制機制，來加強醫療機構的品質保證活動，然而，在醫療專業和行政官僚間，兩個不同權力的系統易有衝突發生，不易得到醫師的支持，使得品質保證活動在醫療機構內，並不十分成功。企業模式在 1980 年代出現，因爲在過去的模式中，仍存在許多無法解決的品質問題。在企業模式中，病人變成顧客，醫師則是醫院的員工或是伙伴。在競爭的環境中，提升服務品質的必要性，更加受到重視；品質保證（Quality assurance）活動被併入一個更全面的品質改善策略中，醫院在品質的基礎上競爭，由顧客的觀點來定義，品質不再只是滿足顧客的基本需求，而是力求超出顧客期望的方法。上面的三種服務提供模式是堆疊加入的概念，不是完全的取代。出現科層模式之後，專業模式依舊存在，醫師的專業自主還是有其重要性與必要性，一如企業模式的出現，科層模式也未曾消失，仍舊需要透過外部機構對結構與過程面的要求，甚至結果面的評估，以確保被保險人的照護品質 [4]。

　　Avedis Donabedian 是一位醫師，也是學者，被稱爲品質評估（Quality assessment）／品質保證之父，由其所提出的結構面（Structure）、過程面（Process）、結果面（Outcome）是評估品質的架構，至今仍被廣爲引用 [5]。他指出品質評估的步驟，包含（1）指明評估的屬性：醫療品質的重要屬性或構面，包含效能、效率、最適性、可接受性、合法性、公平性等。首先便要挑選其中一個或以上的構面或屬性作爲評估標的；（2）選定測量的方法：醫療品質的評估可以從結構、過程、結果等三部分進行評估，其中結構面是指機構有無通過認證或評鑑、儀器設備、醫療人員的數量、醫療人員的資格等；過程面是指醫療人員提供服務給病人的實際照護，包含照護的技術面以及人際互動面、各項管路使用的比率、手術取消率、會診率、急診轉住院比率等；結果面是指病人滿意度、健康狀態、恢復情形、院內感染、醫療引起的疾病（Iatrogenic illness/injuries）、死亡率、疾病的發生率與盛行率等；（3）選擇待評估的現象：可以來自各種的來源，如診斷別、病人狀況、臨床過程、意外事件等；（4）形成基準（criteria）與標準（standard）：可以考量收案範圍、事先指定

的程度、格式、評估的步驟、重大介入或品質提升影響、醫院歷年趨勢、同儕趨勢等，進而建立評估的基準和標準；（5）獲得資訊：可以從多種來源，包含病歷、意見調查、群體調查、統計報告、直接觀察、申報資料等，獲得所需要的初級和次級資料 [6]。整體而言，品質評估僅止於收集資料，屬於組織內部自行進行的品質控制，未必涉及發現問題後進一步的改善作為。

美國健康照護機構聯合評鑑委員會（Joint Commission on Accreditation of Healthcare Organizations，2007 年更名為 Joint Commission）是最重要的健康照護組織評鑑機構，所有美國 Medicare 和 Medicaid 提供照護的醫院，都必須通過其評鑑，才能獲得保險給付。健康照護機構聯合評鑑委員會提出品質保證的十步驟，包含：（1）指明監督與評估活動的責任。（2）描繪組織提供照護的範疇。（3）指出最重要的組織照護。（4）確認用來監督重要組織照護的指標。（5）設立指標的閾值，作為對照護的評估。（6）收集並整理指標的資料以監視照護的重要面。（7）當達到閾值水平時，對照護進行評估以確認改善的機會或問題。（8）採取行動以改善照護或改正問題。（9）評估效果且記錄照護的改善。（10）把監測與評估過程的結果通知相關的人員或部門，並作為全組織品質保證計畫的參考 [7]。在品質保證的發展過程中，已經納入對發掘問題的後續改善作為，也是全面品質管理在引入健康照護之前，醫院因應評鑑的主流方式，然而品質保證的限制為：（1）未擴充到達到標準之外的情形；（2）只由 QA 協調者與該部門來從事品質保證；（3）只注重醫師與臨床的表現，低估了非醫師及組織過程的貢獻 [8]。

1987 年 John Hartford Foundation and the Harvard Community Health Plan 出資推動美國健康照護品質改善國家試辦計畫（National Demonstration Project on Quality Improvement in Health Care）由企業界有品質改善經驗的管理者，協助醫院進行品質改善，21 個試辦計畫中，有 15 個成功套用相關品管工具並有效改善達成預定目標，這是美國的健康照護套用和學習企業品質管理經驗的起點 [9]。1989 年美國學者 Donald Berwick 提出 "CQI as an ideal in healthcare" 點出品質保證的主要缺失所在，便是基於壞蘋果理論（Bad Apple theory），假設員工缺乏好的動機，就針對最終產品來檢查以確保品質（Quality by inspection），認為發現壞蘋果或員工應該受責備及懲罰，因而會造成緊張和對立，讓員工回應「我的蘋果是好的」，以致無法發現所有的問題，無法保證其他都是夠好的，也會形成恐懼週期，設法去掩蓋資料。然而實際上，很多是來自系統的問題（system errors），未必是個人的問題。因此，企業界的全面品質管理和持續性品質改善，就是一種更宏觀和系統的作法，有完整

的理念、原則與工具技巧，來進行組織流程的改善 [10]。JCAHO 1992 年提出以品質評估和改善來取代品質保證，這是從評鑑機構明確的支持品質管理／品質改善的作法 [4]。

　　從表 14-1 中，可對照出品質改善與品質保證的差別。我們的顧客，包含病人與家屬、企業與公司、以及政府等，都相信他們有未被滿足的需求，都渴望所付出的費用能夠買到健康照護的價值。而全面品質管理（TQM）可以作爲組織轉換與更新的基礎，幫忙定義品質、確立顧客滿意的測量，以及改善這些測量，同時可以降低每單位服務的成本 [11]。

表 14-1：品質改善與品質保證之比較

品質改善（Quality Improvement）	品質保證（Quality Assurance）
注重爲何（正向）	注重是誰（負面）
前瞻性	回溯性
內部主導	外部主導
尊重病人	遵照組織結構
讓許多人參與	只授權給某些人
整合分析	分散的分析
由下而上	由上而下
主動因應	被動回應
注重員工	注重管理（下命令）
全員參與	有限的人員參與
以流程爲基礎	以事件爲基礎
從流程著手	以檢查著手
品質是整合的活動	品質是個別的活動
注重所有流程的改善以適合使用	注重滿足臨床標準
重視流程改善	重視解決問題
對問題的不可減縮性不做假設	假設問題或問題的數目達到不可減縮的數目

資料來源：Longest, Rakich & Darr, 2000, p.494；蘇喜、陳端容、薛亞聖、鍾國彪譯，2008 [12]。

二、爲何臺灣的醫院要重視品質管理？

　　影響醫院各種管理作爲的因素，除了巨觀環境外，健康照護體系內的一些變化趨勢，是值得觀察和重視的，因爲會成爲影響醫院主管因應作爲的重要參考。臺灣健康照護體系的趨勢，可看到在過去 25-30 年間，出現了許多變化，包括：需求大量化、競爭白熱化和健保支付制度多元化等。

　　首先是需求的大量化：回顧臺灣在 1995 年全民健康保險正式實施，將 14 歲以下和 65 歲以上的族群，全部納入爲保險對象，參考醫療服務利用與年齡的 U 型曲線，這兩群人屬於高醫療利用的族群，因此，當健保爲高醫療利用者弭平經濟、財務障礙，便可能會增加醫療利用率，這些多出來的服務需求，便形成醫院的機會，而醫院爲了爭取爲病患服務的機會，會積極提升醫療能力，改善醫療品質，以形成醫院的競爭優勢。

　　其次是醫院競爭白熱化：1990 年代末期起，衛生署逐漸減少對醫院的諸多管制，對於各種儀器設備重裝備和病床的規範逐漸鬆綁，讓醫院藉由對於硬體設備的投資，互相競爭，醫院間軍備競賽，因此有增無減。

　　再來是健保支付制度多元化，全民健康保險自 1995 年全面實施，在支付制度（Payment System）的持續滾動修正，從初期的論量計酬（Fee for services），陸續加入總額預算（Global budget）、論人計酬（Capitation）、論日計酬（Per diem）、試辦醫療給付改善方案／論質計酬（Pay for performance）、及臺灣版的診斷關聯群（Tw-DRGs）等。每一種支付制度的改變，都會牽動醫院管理者的決策，採取在住院、門急診、手術等各層面的因應作法，包含是否要衝服務量、發展特色醫療、拔尖技術等不同的對策。

　　外在環境、全民健保的單一付費者體系、健保的支付制度改革、健保支付標準和醫院層級掛勾、醫院評鑑基準等五項關鍵原因，都會影響醫院管理階層對於品質管理政策走向。行政院衛生署（2013 年升格爲衛生福利部）自 2000 年起，委託醫院評鑑暨醫療品質策進會（簡稱醫策會）承接醫療機構評鑑制度審定及醫院評鑑作業，歷經多次的版本修訂，在醫療品質和病人安全的相關條文，越來越受到重視。因此，在這外在環境、全民健保及醫院評鑑等三股力量的匯集下，爲臺灣的醫院重視和推行品質管理孕育最佳的需求和契機。醫院爲因應變動劇烈的外部醫療環境，面對全民健保的衝擊與醫院之間的高度競爭，醫院經營者無法忽視品質管理在流程改善中扮演的角色。

　　另，值得一提的是，臺灣醫院的推行品管經驗中，前臺灣省衛生處林克紹處長任內，推動的「菁英四十」，1991 年起陸續送醫院高階主管到美國學習第一手的品質管理，這些主管回臺灣後，自然成爲署立醫院推動全面品質管理（Total Quality Management, TQM）的生力軍。1997 年臺灣省衛生處也曾撥補經費，推動各省立醫院和縣市衛生局推動 TQM，在全省 27 家醫院和 10 家衛生局大力推廣和輔導 [13]。醫策會的推動品質改善，從 2000 年起舉辦的醫品圈（Healthcare

Quality Improvement Campaign, HQIC），2018 年更名為國家醫療品質獎（National Healthcare Quality Award, NHQA）這是比照中衛發展中心的團結圈，一種專屬於醫療界的品質改善團隊之品質競賽，即是醫療品質改善與管理最主要的推手，評審委員由醫界、學界及產業界組成；多為各層級醫院的主管、醫務管理、企業管理和工業工程的學者和民間的顧問公司專業經理人，透過與各領域專業人士評審交流，提升整體醫療照護品質。

第二節　品質管理的內涵

一、美國與日本的品管大師

　　全面品質管理的濫觴，主要是來自美國和日本的品管專家們的貢獻之彙整，其中美國的品管專家／大師以蕭華特（Shewhart）、戴明（Deming）、裘朗（Juran）、克勞斯比（Crosby）為代表，日本則以石川馨（Ishikawa）、田口玄一（Taguchi）和狩野紀昭（Kano）為代表。

　　蕭華特的主要貢獻包含發明管（控）制圖（Control chart）和 PDSA 學習改善循環，之後也影響戴明和裘朗，共同成為品質改善運動的發起人。他主張品質是製造出來的，而非檢驗出來的，將簡單而直接的統計方法，應用在製程中，對於品質的測量，不論任何可能的定義，都會是一個變項。首創管制圖的統計品管（Statistical Quality Control, SQC），將原本用以區分良品和不良品的檢驗作法，轉移為強調分析過程和產品資料，以判斷製程能力；將變異的原因區分為可歸屬的原因（assignable cause）與機遇原因（chance cause）。機遇原因的恆常系統存於自然中，又稱為可接受（正常）變異；而可歸咎原因的變異可以找出並且消除，又稱為不可接受（不正常）變異。此外，他也提出 PDSA 循環，Plan（計畫）－ Do（執行）－ Study（研究）－ Act（修正）[14]。

　　戴明定義品質為「顧客之現在與未來之需要」，他認為經營者必須不斷改進品質，符合顧客日亦增進的需要。要能迎合並超越顧客的需求和期望，然後不斷地改進。他的理論中的品管循環 PDCA（Plan-Do-Check-Act），是來自蕭華特 PDSA 的微調，被後人稱為「戴明循環」。再來是提出深奧的知識（Profound knowledge）包含系統的知識、瞭解變異、知識理論、心理的動機等。其中系統包含供應商、

投入、過程、產出與顧客五個部分；提出造成變異的原因分成特殊原因（special cause）與共同原因（common cause），不只看製程，將品質提昇至管理的層次；流程的變異分為共同原因的變異，以及特殊原因的變異，前者是系統變異與隨機變異，為不可歸因的變異，後者是可歸因的變異，係由特定原因所產生的變異。這裡包含 85/15 原則，亦即組織中的問題，有 85% 到 94% 是因管理不良所造成的，另外 5% 到 15%，才是員工在工作產生的錯誤，強調管理階層應該負擔主要的責任。

紅珠實驗（Red Bean experiment）是戴明博士在訓練課程中提出的一種實際操作，對管理者提供許多重要的經驗，包含變異是存在系統之中，若變異很穩定的話，應該可以被預測；所有生產紅球的變異以及不同時間在生產者之間的變異，全是來自流程和生產程序本身；數字上的目標通常是意義不大；管理者要對整個系統負起全責。沒有理論就無法提供知識，理論可顯示因果關係，而能用於預測，瞭解系統和可能的變異，可採取未來行動而影響結果。要注意員工的心理狀態，人們可以透過內部本能及外部刺激來加以激勵。他的理論指出七大可怕的病菌（缺乏一致的目標、強調短期的利潤、不當的年度績效評估、管理者異動頻繁、重視目標管理、過度的檢驗成本、過度的責任成本）、十大管理上致命的障礙，他也提出品管十四點原則（The Fourteen Principles of Deming）作為因應，包含建立恆久目標、採行創新觀念、不再依賴檢查、不將價格視為唯一回報、持續改善產品 / 服務、不斷教育、強化領導者的地位、建立信任的氛圍、打破員工間合作障礙、移除工作的威脅和對員工設定的目標、目標管理、去除讓員工具備工作價值感的障礙、重視員工自我的再教育、全員參與 [15,16]。

裘朗定義品質是「適合使用」（fitness to use），提出 80/20 原則（Pareto Principles），有兩個層次的解釋，在管理的責任上，主張品質的問題是由管理不良所引起，至少有 80% 的品質問題應由管理者負責，是領導者表現不佳所造成，20% 才是來自基層，是技術的問題；在流程改善運用時，則是指問題的大多原因，來自關鍵的少數（vital few），以此來加以改善，可以事半功倍，和不重要的大多數來區隔。在改善的過程中，可以看到流程中存在慢性的浪費（chronic waste），和偶發的突起（sporadic pike），改善是為了從現況中，達到另一個改善區間（Zone of improvement）。提出品質改善三部曲（Quality trilogy），包含品質規劃、品質管制、品質改善。指明品質的進步螺旋（Quality spiral），要瞭解品質問題，首先要找出真正的原因，採用品質管理的手段，以符合顧客需要與適合使用，作為品質目標，不斷從事研究 → 開發 → 設計 → 規格 → 製造規劃 → 採購 → 生產 → 製程管制 → 檢

驗 → 測試 → 銷售 → 售後服務 → 研究 [15,17]。

　　克勞斯比的理論包含品質管理的四項要項（The Four Absolutes of Quality Management）：（1）主張品質的定義是符合標準（Conformance to requirement），不只是好而已，品質的績效標準是由顧客來定義；（2）品質系統在預防，預防才是去除品質問題的手段，而不是執行檢驗和測試的評估；（3）以零缺點（Zero defect）作為評定績效的標準，而不是「可接受的品質水準」，第一次就把事情做好（Do It Right the First Time）是管理的標準品質，第一次就做好時，品質是免費的；（4）以產品不合標準的代價來衡量品質，而非品質指標，品質成本（Cost of quality）包含不符合品質標準的代價（Price of Non-Conformance, PONC）和符合品質標準的代價（Price of Conformance, POC）。領導是帶來改善的必須成分，團隊合作才是工作的原則。他主張改善品質的十四步驟（Crosby 14 Steps of QI）、也提出品質管理成熟柵格（Maturation grid），以及克氏品質疫苗（Quality vaccine）：共識、系統（品質管制系統、品管教育系統、品管評核系統）、溝通、執行（制度的前測與事後修正）、確定方針 [15,18]。

　　石川馨提出全公司品質管制（Company Wide Quality Control, CWQC）：強調全員、全部門、整個公司的參與，特別用於推動新產品的品質保證活動，可視為公司的經營管理或公司營運的 PDCA 循環，主要用於補強美式的 TQC。全面品質管制（Total Quality Control, TQC）是由費根堡所提出，從工程和系統觀點進行改善，主張不僅是由製造部門負責品質，要求組織內各個部門都要加入品質改善。石川馨提出品管圈（Quality Control Circle, QCC）讓基層同仁得以加入流程改善，提出特性要因圖（Cause-and-Effect Diagram，又稱為魚骨圖或石川圖）和品管七大工具，在 QCC 改善中運用。他指出最高主管者常犯的錯誤，包含已授權專責人員負責、我們似乎也該實行品管、熱心教育，常派員參加品管講習、我們公司品管進行良好、我們不需要品管。他主張下一個製程即是顧客，將顧客分為內部與外部顧客，主張「品質始於教育、終於教育」[15,19]。

　　田口玄一提出損失函數（Loss Function），其主張品質管理可分成三個部分，包括：日常管理、分針管理及機能別的管理。主張品質始於設計，產品堅耐性（Robustness）之重要，好的產品能克服三種雜音：外部雜音（Outer noise）、內部雜音（Inner noise）以及產品間雜音（Between product noise）。認為產品品質交貨以後帶給社會的財務損失，不僅限於內部的重做、維護等，也包含產品的功能與可靠度不佳。損失函數的概念涉及產品的社會責任，損失函數共有望目、望大與望小等三

種，望目是指有固定的標準值，望大是指數值越大越好，望小是指數值越小越好。他提出線外品管（包含產品設計與製程設計）、線上品管（包含製程管制）[15]。

狩野紀昭認為品管的作法，可按照其階段分為三層，首先是品質控制、其次為品質管理，最後則以追求魅力品質為目標，希望能夠創造出使用者意想不到，感到驚喜的品質，因此他運用二維模式於 1984 年提出了狩野模式（Kano model），並將品質按照顧客是否滿意（客觀）與產品有無做到（主觀）分成以下四種類型：無差異品質（Indifferent quality）、魅力品質（Attractive quality）、一維品質（One-dimensional quality）以及必要的品質（Must-be quality）[20]。

上述彙整的美國和日本的品管大師所提出對品質管理定義，不乏是透過 PDSA 的延展，來建構自己的品管理論，依據企業的現況及品質改善的高度深入的探究問題，提出改善的原則、工具或方法，這些內容的匯聚整合，就成為自己的品管理論與主張。

二、TQM & CQI 的原則與推行模式

綜合上述品管大師對於全面品質管理（TQM）的看法，本文認為全面品質管理就是「頭頭品質」（total 音譯），也就是品質管理的開始與成功，來自大頭和小頭兩種，大頭是指最高主管，小頭就是中階和基層主管和同仁，品質管理需要有大頭的啟動帶領，才可能展開，需要小頭的承接配合，才能具體落實，把流程改善做到一個程度，品質管理才能普及和得到成果。經參酌多本的中英文品管教科書以及相關文獻，將全面品質管理以 32 句 128 字，來具體的展開重要的原則與推行（Principles and Implementation of TQM）內容。

> 領袖帶頭，承諾改換；文化支持，系統連貫。
> 品質第一，共識塑建；顧客滿意，內外齊兼。
> 全員參與，教育訓練；工具技巧，資料呈現。
> 群隊合作，流程診斷；醫師加入，臨床改善。
> 品改小組，點面擴散；耐心推行，持續不斷。
> 獎勵表揚，隱惡揚善；績效評估，不少計算。
> 見賢思齊，學習標竿；經驗分享，樹立典範。
> 推陳出新，口碑流傳；節流開源，皆大喜歡。

　　全面品質管理的推動，宜由最高主管／決策單位（院長或董事會）的親力親為，願意帶頭來實行，要能展現改變的決心，做出願意投入資源和推動品質管理的承諾。品質在過去組織文化的基礎下，能夠獲得支持及融合，進而形塑品質的文化，建立整個推行的組織系統架構，並與相關的其他系統形成綜效。最高主管要展現對於品質、醫療品質的重視，贏得各級主管和同仁的認同，成為組織的內部共識。除了要重視外部顧客（如現有顧客病人和家屬）的滿意度外，也要注重內部同仁的滿意度，從內部品質的改善，來達到提升外部品質與顧客的滿意，甚至建立忠誠度 [11,15,17]。

　　要透過品質的教育訓練，讓全體同仁瞭解為何要改變、改變什麼以及如何改變，學習品管的工具技巧，收集必要的數據資料，來呈現流程改善相關的資訊。當然也要透過團隊合作的流程改善，學習流程改善的步驟，專案改善的手法，如日式的品管圈、專案改善、美式的跨部門改善團隊等，對於各種待改善的醫院照護或組織流程來進行判斷與瞭解；進行各種臨床改善的過程中，宜邀請臨床醫師的加入團隊，如果無法全面普及，至少是幾位領頭羊或意願高的醫師，成為品質管理的種子。一如石川馨博士指出，「品質始於教育，終於教育」[15]。

　　醫院可考慮多種品管或改善活動的作法，如提案制度、5S（整理、整頓、清潔、清掃和教養）、品管圈、標竿學習、六標準差等，可以是個人的、流程的或是全面的展開推行。品管活動和改善的推行成效，需要時間的等待，每期的專案改善從前期準備，到開始進行，到完成改善、乃至於後續的院內發表、院外的競賽，都需要時間，所以無法立即看到具體的績效展現，因此需要有持續的改善，方能累積和看到較佳的成果。石川馨博士的理論指出，品質絕不可能於短期內改善，它必須用 2 年至 3 年、5 年，有時必須長達 10 年的努力 [15]。

　　推動品管活動需要有實質的獎勵以及表揚的作法，讓真正有參與投入的同仁和團隊可以得到實質的獎勵，或是得到表揚，最好能夠和績效考績制度來搭配，才會有系統化的制度，讓各部門加入和同仁持續投入的動機，維持活動的動能。在推動的過程中，透過各種管道，找出值得學習的標竿機構和對象，進行標竿學習，組織內部，同系統、同區域競爭者、同行非競爭者和異業的最佳作業模式，都是可以參考的來源；當組織有了不錯的成果和經驗時，也樂意和其他組織分享，讓組織持續成為其他組織參訪學習的對象，建立自己的優勢特長 [11]。

　　品管活動要能推陳出新，從內部發起或是引入外部的機制或作法，來進行持續不斷的改善精進；品管的推行，可以節省不良品質的成本，增加更多收入的來源，

就可以為組織創造利潤，讓組織從領導人到全體同仁都能感受品質改善帶來的效益。一如戴明博士理論中的鏈鎖反應（Chain reaction），品質改善 → 成本下降 → 生產力增加 → 因更低的成本與更佳的品質而增加市場占有率 → 長久存在 → 提供就業機會 [15,16]。

持續性品質改善（Continuous Quality Improvement, CQI），在健康照護機構中包含 4C，臨床的品質改善（Clinical quality improvement）、顧客的品質改善（Customer quality improvement）、全面的品質改善（Comprehensive quality improvement）、以及有條件或情境的持續改善（Conditional/Contingent quality improvement）。門診、住院、急診、開刀與加護病房等的臨床活動，是品質管理與改善的核心所在，所有的臨床照護流程，都可以優先涵蓋納入。外部顧客的滿意度與忠誠度，潛在顧客的開發尋覓，內部員工的留任率與幸福感，也應納入改善的範疇。品質改善不是只限於某一部門或科室（例如護理部、品管中心），而是所有的部門包含臨床的、醫事的和行政支援的科部室，都應納入考量。品管活動在醫院的推行，不是一成不變，因為每一單位的資源豐富程度、現況、問題和挑戰，都未必相同，可以依各自的性質和需求，做出不同的品管活動，例如萬芳醫院的多元品管工具的應用，正是最好的例子。醫務部門、護理部、醫事部門或行政部門都有不同與最適合的優先項目。

TQM/CQI 幫助醫療機構定義品質、建立對顧客滿意度的測量、根據測量擬定改進方針，同時也降低每單位服務的成本。TQM/CQI 的作法是根植於企業界的品質管理，其重點不是在個人臨床表現，而是持續的改善整個健康照護組織，包括：有效率的照護流程組織、適當的團隊工作、負責的員工、穩定的結構、醫院及作業內品質的文化 [8,9,21]。決定性的要素是以病患的角度去瞭解、設計及簡化流程 [22]。有系統地監督臨床績效、提供回饋、與以週期性的流程進行具體的品質改善計畫，可以帶來更有效率的照護流程與對病人更友善 [8]。

面對外在競爭及內在的障礙，醫療機構應如何推行，全面品質管理活動才不致失敗，有幾項因素是重要且必須注重的：「領導者的決心與支持」為最重要的因素，以及所有人員的參與、持續性的推動、建立輔導制度與舉行教育訓練、配合獎勵制度 [23]。過去研究認為醫院推行全面品質管理之八項關鍵成功因素（Key successful factors）為：「品質保證與管理系統」、「以顧客滿意為導向」、「供應商合作關係」、「高階主管之支持」、「策略規劃」、「品質改善意識」、「員工參與程度」、「教育訓練」。同時，按照重要性可分為四個層級：（1）絕對重要：「高階主管之支持」；（2）非常重要：「員工參與程度」與「品質改善意識」；（3）重要：「以顧客

滿意為導向」、「策略規劃」、「教育訓練」及「品質保證與管理系統」；(4) 普通：「供應商合作關係」[23]。美國密西根大學醫學中心（UMMC）TQM 的推行分成四階段：注意期（Phase One: Awareness）、知識期（Phase Two: Knowledge）、實行期（Phase Three: Implementation）、整合期（Phase Four: Integration）[11]。

1. 注意期：主要在於創造組織的準備。包含：(1) 設立任務團隊以調查 TQM 的推行：目的在組織開始評估及發展實行決策的計畫，最好有高階主管參與其中；(2) 安排到其他有推行成效的品質組織中拜會參訪；(3) 發展組織內計畫以有知識經驗者來主導；(4) 傳閱有關品質的讀物；(5) 做出推行 TQM 的決策；(6) 做出領導承諾；(7) 選出品質負責人（Quality champion）：以資深主管與受尊敬之醫療主管為主，開始有雙重領袖；(8) 設立品質委員會；(9) 發展任務陳述；(10) 確認 TQM 可幫助組織達成的利益；(11) 選擇一或多個探索團隊來進行改善；(12) 發展以顧客為中心（的服務）；(13) 指派任務群隊；(14) 分析過程的成分；(15) 準備初步的推行預算；(16) 評估內部人員的能力；(17) 決定是否需要請外部品管顧問提供諮詢服務；(18) 發展品質計畫及時間表以測量進度。

2. 知識期：主要在於建立知識與技巧。包含 (1) 發展管理能力；(2) 發展員工能力；(3) 評估文化；(4) 確認顧客及其需要；(5) 選擇解決問題過程；(6) 發展最終品質預算；(7) 訓練團隊領袖、輔導員及成員；(8) 創造機構推行；(9) 加入供給者；(10) 設額外的群隊；(11) 發展及公布實行計畫。

3. 實行期：宜注意所有權的分散。包含 (1) 審核推行品質的組織結構；(2) 開始部門品質計畫；(3) 收集顧客資料；(4) 設立及監視品質指標；(5) 在過程中包含更新及創造概念；(6) 進行標竿學習（benchmarking）。

4. 整合期：此時便可以如法炮製。(1) 評估前三階段的進展；(2) 發展更新的延伸目的以保持動力；(3) 審核教育課程；(4) 對內外顧客進行正式的評估過程 [11]。

世界知名品管公司 GOAL/QPC（1992）[24] 提出全面品質管理的輪狀模式（TQC Wheel Model），包含日常管理、方針管理與機能別管理三大部分：

1. 日常管理：使用品質管理的七大工具（柏拉圖、特性要因圖、直方圖、管制圖、散佈圖、查核表及層別法），把握持續改善與標準化的原則，最終運用到個人、專案團隊、品管圈、提案制度與自我主導團隊，追求單位的極大化。

2. 方針管理：為了達到組織突破與創新，經由品質管理的新大七工具，透過垂

直的團隊，由上至下找到突破重點，由最高層先擬定年度方針，包含目標與方策，中階主管針對年度方策與目標來承接（Catch-up）和展開計畫，再由基層來落實執行，追求垂直的綜整（Vertical alignment）。

3. 跨機能的管理（Cross function management）：是一種把顧客需求轉化成服務的呈現，透過品質委員會組成資深執行團隊，對顧客供應商善用策略資訊系統，運用品質機能展開的手法，進行水平整合。

第三節　國內外重要品質與醫療品質獎項

改善醫療品質的不同作法包含由上而下（實證醫學、臨床指引、決策輔助）、由下而上（專業教育與發展、自我規範、再認證）、由外而內（評估與課責、回饋、評鑑、公開報告）、訴諸病患、由系統流程（TQM/CQI、流程再造）等[25]。除了來自外部的強制力量外，機構主動追求卓越的信念，乃是不斷追求品質提升，止於至善的原動力。而競賽獎項的設立則是提供機構追求卓越的指引。世界各國所設立的品質獎項相當豐富與多元，以下將就美國、歐洲、日本與我國之重要獎項及其執行機構做簡略介紹。

一、美國國家品質獎／馬康巴立治國家品質獎（Malcolm Baldrige National Quality Award, MBNQA）[26]

1970-80 年代初期，亞洲與歐洲的製造商，特別是日本的汽車與電子產品製造商，在產品品質的表現有著優異的表現，也讓美國產品的全球競爭力大幅下降。甚至在美國本土，也有類似的情形，日本品牌的汽車大舉進佔美國街頭。這一情況也引起媒體的重視，在 1980 年 6 月 24 日，美國國家廣播公司（National Broadcast Company, NBC）的 NBC 白皮書的節目中，便製作了一個名爲《如果日本能，我們爲什麼不能》（If Japan Can, Why Can't We?）的專題報導，報導中介紹了日本企業界如何透過系統性的品質改善方法，徹底提升產品品質。報導一出，除了讓戴明博士在美國聲名大噪，也讓美國企業界開始正視品質不再是一個選項，而是必須要擁有的能力。

在此氛圍之下，美國各界也認爲應該設立國家級品質獎項，來鼓勵產業界追求

品質卓越。而在 1987 年時，"Malcolm Baldrige National Quality Improvement Act of 1987" 通過立法，美國雷根總統在同年八月簽署，爲美國國家品質獎提供了法源基礎，亦是象徵美國的企業界強調品質至上的決心。美國國家品質獎由國家標準技術研究所（National Institute of Standards and Technology, NIST）負責管理與評審，並委託美國品質學會（American Society for Quality, ASQ）執行。最早，美國國家品質獎僅頒發給製造業、服務業、與中小企業等三個領域，到 1999 年時，又加入教育與醫療這兩個領域，2007 年時又加入政府與非營利機構，共計六個領域可申請美國國家品質獎，迄今每年頒發獎項的上限爲 18 家機構。

　　美國國家品質獎共有七大類 17 項評比項目，分別是（1）領導力（Leadership）、（2）策略（Strategy）、（3）顧客（Customers）、（4）測量、分析與知識管理（Measurement, Analysis, and Knowledge Management）、（5）人力（Workforce）、（6）營運（Operations）、與（7）結果（Results）。七大類的評比項目總分爲 1000 分，其中領導力占 120 分、策略占 85 分、顧客占 85 分、測量、分析與知識管理占 90 分、人力占 85 分、營運占 85 分、結果占 450 分。

　　美國國家品質獎的設計是以系統觀點（System perspective）爲核心，核心概念包含願景領導（Visionary leadership）、以病人爲中心的卓越（Patient-focused excellence）、以人爲本（Valuing people）、敏捷和復原力（Agility and resilience）、組織學習（Organizational learning）、專注於成功和創新（Focus on success and innovation）、實事求是（Management by fact）、社會貢獻和社區健康（Societal contributions and community health）、道德和透明度（Ethics and transparency）、提供價值和成果（Delivering value and results）等 10 項核心概念，並落實在評比項目 1-6 類中，最終具體呈現於整體結果（評比項目 7）。

　　而在進行評比時，各項評分基準也將從過程與結果兩個構面進行評分。在過程面的部分，評比的面項共四項，包含（1）方法（Approach）：您如何完成組織的工作？您的主要方法有多麼的系統和有效？（2）部署（Deployment）：貴組織相關部門使用的關鍵方法的一致性如何？（3）學習（Learning）：您對關鍵方法的評估和改進情況如何？您的組織內共享改進的情況如何？新知識是否導致了創新？（4）整合（Integration）：您的方法有多大程度上反映了您當前和未來的組織需求？爲實現組織範圍內的關鍵目標，整個組織的流程和運營協調程度如何？而在結果面的部分，則是評估：（1）程度（Level）：您目前的表現是什麼？（2）趨勢（Trend）：結果是在改善、保持不變、還是變得更糟？（3）比較（Comparisons）：與競爭對手、

基準或業界領導者相比，您的表現如何？（4）整合（Integration）：您是否追蹤對您服務組織重要的結果？您是否在決策中使用結果？

二、歐洲：歐洲品質管理基金會全球獎（EFQM Global Award）[27]

在歐洲的部分，一群歐洲的商業領袖於 1988 年成立了歐洲品質管理基金會（European Foundation for Quality Management, EFQM），目的是在增進歐洲企業的競爭力和提升服務品質。他們也建立一套名為 EFQM 卓越模式（EFQM Excellence Model）的品質管理。在此架構下，EFQM 於 1992 年開始辦理「歐洲品質獎」（European Quality Award, EQA），而後更名為「歐洲品質管理基金會全球卓越獎」（EFQM Global Excellence Award）。

EFQM 卓越模式主要由三個要件所組成，首先是 EFQM 的卓越概念，EFQM 的卓越概念主要有八項，分別是（1）持續地為顧客加值；（2）創造永續發展的未來；（3）發展組織能力；（4）開發創意和創新的能力；（5）具有遠見，鼓舞人心和有良心正直的領導者；（6）敏捷且有效率的管理；（7）藉由有才能的專家而成功；（8）保持傑出的成果。

EFQM 卓越模式，是由「方向」（Direction）、「執行」（Execution）和「結果」（Results）三大面項所組成。在「方向」（Direction）之下，包含了「使命、願景與策略」（Purpose, Vision & Strategy）及「組織文化與領導力」（Organizational Culture & Leadership）兩個標準；在「執行」（Execution）下面包括了「納入利害關係人」（Engaging Stakeholders）、「創造可持續價值」（Creating Sustainable Value）和「驅動績效與變革」（Driving Performance & Transformation）三個標準；「結果」（Results）下則包含了「利害關係人感受」（Stakeholder Perceptions）和「策略與營運績效」（Strategic & Operational Performance）兩個標準。

最後則是 RADAR 作法。RADAR 分別代表結果（Results）、方法（Approaches）、部署（Deploy）、評估（Assess）和精進（Refine）這五個字母，用來描述如何將上述的概念與模式落實的步驟與方法。

而歐洲品質管理基金會全球卓越獎的評分標準，就是依據 EFQM 卓越模式的七項評估準則來進行評估，總分為 1000 分，其配分分別為（1）使命、願景與策略（100 分）；（2）組織文化與領導力（100 分）；（3）納入利害關係人（100 分）；（4）

創造可持續價值（200 分）；（5）驅動績效與變革（100 分）；（6）利害關係人感受（200 分）；（7）策略與營運績效（200 分）。

三、日本：戴明獎（Deming Prize）[28]

　　戴明獎為日本科學家與工程師聯盟（Japan Union of Scientists and Engineers）為了彰顯美國品質管理專家愛德華・戴明（Edwards Deming）在二次大戰結束後協助日本產業重建的貢獻，所成立的獎項。該獎項設立於 1951 年，申請的對象可包含機構與個人。戴明獎在 1989 年開始接受日本以外的機構申請，而值得一提的是飛利浦臺灣分公司（Philips Taiwan, Ltd）在 1991 年也獲得此項殊榮，開啟我國企業領取此獎項之先河。

　　戴明獎的評估構面，共分為三大類五大項，第一類為制定業務目標和策略以及高層管理人員的領導，內容包含建立以客戶為導向的積極業務目標和策略，以及高階管理者的角色及其實現（fulfillment）等兩類。第二類為適當利用和實施全面品質管理以實現業務目標和策略。第三類為全面品質管理的效果，內容包含透過執行全面品質管理所訂之業務目標和策略之成果、與傑出的全面品質管理活動和組織能力的獲得。每類的滿分皆為 100 分，及格分數為 70 分。申請單位在通過書面審查後，尚須接受實地訪視，最終才完成整個競賽程序。

四、臺灣的品質獎

　　如同前文所提，臺灣在財團法人醫院評鑑暨醫療品質策進會成立前，醫療品質管理並沒有一個平台，提供機構之間的相互學習，也沒有機構來擔任領頭羊的角色。直至醫策會成立，才出現契機。由於醫策會具有半官方的角色，且又統籌全國醫院評鑑的工作，因此，醫院對於醫策會所推行的活動，大多會採取積極支持的態度，而這也讓全國醫院在醫療品質改善的議題上，有著較為一致的行動與步伐。

　　醫策會在成立之後，所舉辦的第一個獎項就是 2000 年開始舉辦的醫品圈競賽活動（HQIC）。醫品圈獲得許多機構的響應，每年都有超過百餘圈參賽。HQIC 自開辦迄今，經過多次的架構修訂，從一開始的主題類競賽，逐漸納入系統類、實證醫學、擬真模擬與智慧醫療等共五類的競賽。而此項活動更在 2018 年時更名為「國家醫療品質獎」。有別於其他國家的品質獎，臺灣的國家醫療品質獎其實是

個競賽平台，像大型運動賽會般，有各種的專項競賽。每家機構可以依據自己的專長，而報名不同的獎項。若機構有報名三類以上之競賽且都能獲得獎項，即有資格成為國家醫療品質獎之候選機構，當年度積分最高的機構，即可獲得特優機構之殊榮 [29]。

除了醫策會所舉辦的國家醫療品質獎之外，經濟部工業局也於 1990 年開辦國家品質獎。臺灣國家品質獎如同美國國家品質獎一般，都是由政府所主持的獎項。臺灣國家品質獎共可分為三類，分別為（1）企業及中小企業類組、（2）學校、機構、法人及團體類組、（3）個人類組。臺灣國家品質獎的評分架構，除個人組外，其餘兩類的評比架構皆包含八大項，總分為一千分，項目與配分分別為：（1）領導（120 分）；（2）策略管理（80 分）；（3）研發與創新（80 分）；（4）顧客與市場發展（100 分）；（5）人力資源與知識管理（80 分）；（6）資訊運用策略與管理（80分）；（7）流程管理（110 分）；（8）經營績效（350 分）。國立臺灣大學醫學院附設醫院在 2001 年時獲得國家品質獎，是醫院獲獎的首例。接下來的幾年，包含奇美醫學中心、萬芳醫院、三軍總醫院、亞東紀念醫院、成大醫院、長庚紀念醫院等醫學中心也陸續獲獎。但除了醫學中心之外，署立豐原醫院（現部立豐原醫院）、署立臺中醫院（現部立臺中醫院）、署立新竹醫院（現臺大新竹分院）、臺北醫學大學附設醫院、部立雙和醫院等各種醫療品質競賽的常勝軍也曾有得獎紀錄。然而，得獎並非這些中大型綜合醫院的專利，草屯療養院與埔里基督教醫院等的專科與社區醫院也不落人後。顯見只要能做出特色，不管醫院的規模、屬性都能有獲獎的可能。

另外，社團法人國家生技醫療產業策進會所舉辦的國家生技醫療品質獎（Symbol of National Quality, SNQ），也是臺灣歷史悠久，且較為全面的競賽獎項。此競賽於 1996 年開始，目前共計有 11 大類 29 組競賽，其中與醫療較為相關的共有醫療院所類、護理照護服務類、長照類──機構服務組、與智慧健康類──智慧醫療組（2021 年新增）等四類。各類的評分標準，除護理照護服務類護理領導與管理組，係以護理領導與管理理念及願景、護理領導特色、護理管理特色、及整體效益為評比架構外，其餘各類皆以結構、過程、與結果三構面，為主要評分依據，但其配分除護理照護服務類護理領導與管理組外，其餘各組皆以結構面 10%、過程面 45%、結果面 45% 之比例給予配分，但評比內容則會依所屬類別與組別而有所不同。該競賽開辦迄今，共計有八十餘家醫院在上述四類別曾獲得國家生技醫療品質標章之認證。除了授予認證之外，主辦單位更設計金獎、銀獎和銅獎的挑戰，分

別代表達到世界第一、亞洲第一和臺灣第一的水準。這項獎項開辦迄今，共有 32
家醫院及所屬團隊獲得國家生技醫療品質獎之各項獎勵 [30] 。

　　除了上述這些獎項之外，臺灣尚有許多機構如醫療品質協會、臺灣醫務管理學
會、先鋒品質管制學術研究基金會、財團法人中衛發展中心等單位亦有舉辦許多品
質相關之競賽活動，亦吸引許多臺灣醫療機構之參與。特別是先鋒品質管制學術研
究基金會所舉辦之全國品管圈競賽與財團法人中衛發展中心的團結圈競賽，更是尚
未有醫療品質專屬競賽活動成立前，臺灣醫療機構主要參與之競賽活動，也為日後
各項醫療品質相關競賽奠下了厚實的根基。

五、國際比較

　　從上述這些國家的獎項介紹中，我們可以發現各國都有其特色（見表 14-2）。
日本的戴明獎較為強調全面品質管理的架構，在觀念上略為守成，且非常強調統計
方法在品質管理的角色。但美國國家品質獎、歐洲品質管理基金會全面卓越獎，在
概念上已經不單單只是全面品質管理，更是追求卓越，強調未來性。而歐洲品質管
理基金會全面卓越獎更將利害關係人納入，在概念上更是一大創新。臺灣的國家品
質獎，在設計概念上，較接近於美國國家品質獎，同樣都是政府主辦，所採用的架
構也較為類似。從評比項目可以看得出來，各項獎項不單單要求機構要把事情做對
（Do the things right），還要做對的事情（Do the right things）。機構必須要有洞察市
場變化的能力，進而擬定機構的競爭策略，而在執行過程面，也必須能善用 PDCA
循環。

表 14-2：臺灣與世界各國品質獎項比較

	美國	歐洲	日本	臺灣		
獎項名稱	MBNQA	EFQM Global Award	戴明獎	國家醫療品質獎	國家品質獎	國家生技獎
主辦單位	美國品質學會	歐洲品質管理基金會	日本科學家與工程師聯盟	財團法人醫院評鑑暨醫療品質策進會	經濟部工業局	社團法人國家生技醫療產業策進會
獎項性質	政府委託	民間	民間	民間	政府	民間
獎項內涵	追求卓越	追求卓越	全面品質管理	全面品質管理	追求卓越	全面品質管理
法令授權	有	無	無	無	無	無
評估構面	1. 領導力 2. 策略 3. 顧客 4. 測量、分析與知識管理 5. 人力 6. 營運 7. 結果	1. 使命、願景與戰略 2. 組織文化與領導力 3. 納入利害關係人 4. 創造可持續價值 5. 驅動績效與變革 6. 利害關係人感受 7. 戰略與營運績效	1. 建立以客戶為導向的積極業務目標和策略 2. 高階管理者的角色及其實現（fulfillment） 3. 適當利用和實施全面品質管理以實現業務目標和策略 4. 透過執行全面品質管理所訂之業務目標和策略之成果 5. 傑出的全面品質管理活動和組織能力的獲得	此獎項為競賽平台，若機構有報名三類以上之競賽且都能獲得獎項，即有資格成為國家醫療品質獎之候選機構，當年度積分最高的機構，即可獲得特優機構之殊榮	1. 領導 2. 策略管理 3. 研發與創新 4. 顧客與市場發展 5. 人力資源與知識管理 6. 資訊運用策略與管理 7. 流程管理 8. 經營績效	除護理照護服務類護理領導與管理組外，其餘各類皆以結構、過程、與結果作為評估構面

第四節　臺灣醫院品質管理的推行現況

臺灣醫院的醫療品質改善活動推動得很早，最早可以追溯至 1980 年代 [31]。有些醫院，如彰化基督教醫院、衛生福利部豐原醫院等，已經開始採用臨床路徑、品管圈、品質指標等作為來促進醫療品質。當時各院大多各自進行，缺乏院際間的交流。此一現象直到 1999 年，由衛生福利部（原行政院衛生署）、臺灣醫院協會、臺灣私立醫療院所協會、中華民國醫師公會全國聯合會所共同捐助的財團法人醫院評鑑暨醫療品質策進會成立後，才由其扮演醫療品質管理活動推廣與交流平台的角色。目前醫療機構常見的醫療品質改善活動（Quality improvement activities），至少包含以下十八種，其內涵概述如下：

1. 品質改善團隊（TQM－Total Quality Management）

品質改善團隊是一種以任務編組的專案改善活動，有別於品管圈活動為員工自己選擇主題，品質改善團隊的活動題目通常來自方針管理或是組織的需要。在執行品質改善團隊時，通常由高層主管，指派相關人員組成團隊。而品質改善團隊所要處理的問題，大多是跨單位、複雜、系統性的問題，屬於一次性的改善團隊，運作上也大多依照戴明循環 P-D-C-A 來進行，通常會有標準的解決問題步驟 [32]。

2. 品管圈（Quality Control Circle）

品管圈是由日本東京大學石川馨教授所發展出來的品質改善活動，他發現若現場領班經常針對製造問題與同仁進行討論時，通常都會有較好的成效。因此他提出以現場領班為中心，組成一個群體共同學習品管手法，使現場工作成為品質控制的核心，此即品管圈的概念。品管圈的運作是以戴明循環 P-D-C-A 為核心進行運作。品管圈的組成也是一種由下而上的品管力量，基層員工基於工作改善的理念，自動自發的找出問題，進而解決問題，並持續不斷推行管理，改善自己的工作場所。品管圈在臺灣推行的歷史極早，早期由財團法人先鋒品質管制學術研究基金會所設立全國品管圈，以及中衛發展中心的全國團結圈，都是產業界參與競賽的主要場合，當時也吸引許多醫療院所組圈參賽。後來在醫策會成立後，便於隔年舉辦醫品圈競賽，此時醫院才紛紛改為參加醫品圈競賽 [33]。

3.ISO 國際標準認證

ISO 為 The International Organization for Standardization 國際標準組織的簡稱，這可能也是目前臺灣社會對於品管認證的第一個概念。美軍為最早使用標準化流程的單位，後來英國海軍引進此概念，作為政府與民間企業軍品買賣的標準依據。隨後，國際標準組織開始將不同的品質保證模式進行標準化、以建立各國所認同的單一共同的品質標準，並於 1987 年制定眾所皆知的 ISO 9000 系列標準，為工業製造業所使用。ISO 的精神為「說、寫、做合一」，也就是說你所做、寫你所說、做你所寫。任何流程都要以條文規範、制度化、標準化，大家遵循的準則相同，不會因人而異。ISO 已經因應不同的主題發展出十餘種的標準，其中 ISO 9000 系列用於品質管理，臺灣也已有許多醫院獲得此認證 [31]。除了 ISO 9000 外，國內也有許多醫院申請 ISO 14000（環境管理）、ISO 15189（醫學實驗室認證）、ISO 18000/ISO 45000（職業安全衛生管理系統）、ISO 27000（資通訊安全）、ISO 22000（食品安全）等各領域之認證，以期讓醫院的運作除了醫療服務之外，在周邊的支援工作部分，也可以更加標準化、制度化，並提升整體的照護品質。

4. 員工提案制度（Employee suggestion system）

員工提案背後有許多管理理論在支撐，其作法是機構定時或不定時收取員工對於機構的建言，如果有好的意見經採納後，機構再給予員工財務或非財務獎勵。有些機構更會去追蹤這些意見的執行成效，如果成效超乎預期，則再給予一次獎勵，藉此提升員工參與度及認同感，並達到員工賦權、激勵員工等效果。

5. 流程再造（Process reengineering）

是一種系統性對生產／服務流程進行重新思考和徹底變革的一種工具，流行於 1990 年代，由 Hammer 和 Champy 所提出。在進行流程再造時，必須注意要達到整體流程的優化，而非個別步驟 [31]。

6.5S

5S 起源於日本，包括整理（SEIRI）、整頓（SEITON）、清掃（SEISO）、清潔（SEIKETSU）、素養（SHITSUKE），是日本工廠對人員、機器、材料進行有效的管理 [34]。值得注意的是，5S 須落實在日常生活中，並非年終大掃除，且全機構皆適用，而非僅適用於基層員工。

7. 學習型組織（Learning organization）

自從彼得聖吉（Peter M. Senge）在 1990 年出版《第五項修練：學習型組織的藝術與實務》一書後 [35]，學習型組織一詞便獲得各界的注目。他認為當組織成功轉型為「學習型組織」後，它就會像一個具有生命的有機體，不管環境有多麼撲朔迷離、複雜混沌，組織總能靈活伸展、輪轉向前。彼得・聖吉提出「系統思考」，破解當代片段思考的危機，並以系統思考，即第五項修練，作為建立學習型組織的鷹架，再將自我超越、改善心智模式、建立共同願景、團隊學習等四項修練灌注其中。在此書發表後，許多醫療機構也開始推動醫院成為一種學習型組織（Learning Organization），來迎合各種挑戰。

8. 六標準差（Six Sigma）

是一種流程改善的工具，最早由摩托羅拉所倡議，後來由奇異第八任執行長傑克・威爾許大力推廣，至今為各行業所廣泛使用的工具。六標準差是一種績效目標，應用到單一品質關鍵特徵（Critical-to-quality characteristics），而非指整個產品。當一台汽車被描述為符合六標準差，並不是指每一百萬台汽車中有 3.4 台有缺點，而是指在單一汽車內的品質關鍵特徵之平均缺點，在每百萬機會中只有 3.4 次。所以不是說一產品為六標準差，而是指在一產品內平均不符合的機會是六標準差。為達此標準，機構必須要能善用各種品管、統計與管理科學的方法，有效的辨識與移除流程中潛在的錯誤與瑕疵點，並將產品製造與管理流程的變異降至最小，追求產品品質的穩定與不斷的改善 [36]。醫院也有許多專案，例如藥局減少給藥錯誤之類的專案，就經常使用六標準差的方法進行之。

9. 標竿學習（Benchmarking）

標竿學習就是我們常說的見賢思齊，屬於企業之間的學習和競爭。這方法於 1970 年代末期由美國全錄公司（Xerox）開始採用並倡導此觀念後，與所選定的「標竿」組織相互比較，遂成為各企業組織用來評估及改善其工作流程、產品品質、營運績效等的一種方式 [37]。

10. 方針規劃（Hoshin planning）

是一種結合全面品質管理與目標管理的品質管理方法，起始於日本企業。所謂方針規劃係指組織先依據願景、經營理念、與中長期經營計畫，在新年度的年度經

營計畫制定時，為達成品質、成本、產量、營收等之各項經營目標，先訂定高階主管（如董事長、總經理等）年度方針，再將其依次往下展開至每一職能的部門，成為部門主管方針，從而落實計畫目標達成的一套管理方法 [38]。

11. 品質機能展開（Quality function deployment）

品質機能展開是由日本學者赤尾洋二（Yoji Akao）與水野滋（Shigeru Mizuno）所提出的，其概念為將顧客聲音轉換成產品設計規格。這項方法有兩個重點，首先為品質屋建立，品質屋組成分為六大部分，包含為（1）客戶需求；（2）需求評估；（3）技術需求；（4）關係矩陣；（5）技術需求關連矩陣與（6）技術目標。第二為針對品質追求流程進行展開，流程展開可分為三階段，（1）產品到零件；（2）零件到整體流程；（3）流程到生產規劃。這項方法自 1970 年代發展以來，已經在製造業、服務業已有廣泛應用，醫院也不例外 [11]。

12. 病人滿意度調查（Patient satisfaction survey）

一種被廣泛使用的服務品質管理及監測工具，通常在病人離院時進行，以瞭解病人在就醫過程中，有哪些環節遇到了問題與就醫的感受，以作為後續改善的參考方向，常運用在門診、急診及住院病人的服務品質監測 [39]。

13. 員工滿意度調查（Employee satisfaction survey）

如同病人滿意度調查，也是一種被廣泛使用的管理工具，通常會定期舉行，以瞭解員工在工作中，所遭遇的困難有哪些？需求與感受是什麼？以作為後續改善的參考方向 [40]。

14. 服務品質改善（Service quality improvement）

1985 年時，由 Parasuraman、Zeithaml 和 Berry 三位學者發展出服務品質模式，內容描述服務品質可以用可靠性（Reliability）、回應性（Responsiveness）、保證性（Assurance）、同理心（Empathy）與有形性（Tangibles）等五個構面予以衡量。只要採用任何作法來改善病患對上述五構面的感受，皆可稱為服務品質改善 [39]。

15. 臨床路徑（Clinical pathway）

可視為醫療界的標準作業流程，這項觀念最早起源於 1970 年代早期，Shoemaker

提出「將醫療照護標準化是有益處的，可促進服務的完整性並可評估病人的病程及治療的效果，同時也是一種教育的工具」。美國則在 1983 年開始實施診斷關聯群為基礎的付費方式後，有較高的財務誘因來實施臨床路徑，如此一來，可明顯降低病人的住院日數 [41]。

16. 實證醫學（Evidence-based medicine）

在醫療現場中，唯一的確定就是不確定本身。實證醫學就是希望在醫療現場進行決策時，是透過一系列的客觀方法，來取得最佳的照護方案。拜電腦與網路便利所賜，當今許多研究皆可在網路上獲得研究成果。實證醫學的進行程序包含下列五個步驟：（1）整理出一個可以回答的問題；（2）尋找文獻的最佳證據；（3）嚴格評讀（critical appraisal）相關證據；（4）將評核結果整合至臨床專業知識及病人意願做決定；（5）對上述四個步驟進行評估 [42]。

17. 醫療品質指標系統（Quality indicator systems）

早期醫療界對於品質該如何測量並無一致性的看法，直到 Donabedian 提出結構、過程、結果作為測量品質的構面後，醫療品質測量的爭論才逐漸消失。目前臺灣有許多品質指標計畫正在推行，如財團法人醫院評鑑暨醫療品質策進會的臺灣臨床指標計畫（Taiwan Clinical Performance Indicator, TCPI）、臺灣醫務管理學會的臺灣醫療照護品質指標系列（Taiwan Healthcare Indicator Series, THIS）、國民健康署的癌症核心測量指標，甚至也已經應用到醫院評鑑（持續性監測指標計畫）以及健保署的醫療給付改善方案指標（Pay for performance, P4P）等。品質指標可謂是目前臺灣使用最多、應用最廣的品質管理工具 [43]。

18. 品質突破系列（Breakthrough series）

原為美國 Institute of Healthcare Improvement（IHI）所建立的機構協作模式，由醫策會於 2006 年引進。這個品質改善模式為多家機構同時去執行某項品質改善專案，並藉由機構間彼此分享、學習共同去解決存在於機構間難以解決的品質問題 [44]。

而這些活動在醫院的執行狀況又是如何呢？目前臺灣並沒有任何單位定期收集醫院所推行的醫療品質改善活動執行概況，但學界在不同時期有過幾波的調查。

首先，董等人在 1997 年針對地區教學以上醫院的調查發現，在回收樣本中，有近八成的醫院已採行 4 到 5 項的品質改善活動，只是有過半數的醫院是在近兩年才開始推行 [45]。藍等人在 1998 年的調查也發現，有 44% 的醫院有醫療品質管理計畫，該項研究也調查了九種品質改善活動的執行狀況，結果發現多數活動皆有 20% 以上的醫院所採用 [46]。而蔡等人在 2006 年的研究也顯示，品管活動的推行數量有隨著時間增加的趨勢 [47]。而鍾等人在 2012 年所發表的研究更發現，在地區教學以上的醫院中，醫院平均推行 11.78 種品質改善活動，其中平均 8.8 種活動為深度執行。從這些研究裡，我們可以發現醫院所推行醫療品質改善活動的數量有日益增多的趨勢 [31]。而鍾等人的研究更是發現，這些活動的推行狀況，與創新擴散理論所描述的創新行為的散播狀況相似 [31]。創新擴散理論（Diffusion of Innovations）是由 Everett Rogers 所提出，其在描繪一項創新的事物如何在社會之中擴散出去 [48]。Rogers 認為創新擴散的時期可以分為瞭解階段、興趣階段、評估階段、試驗接段與採納階段等五個階段。依據創新採用的順序，又可以將群眾分為創新者（Innovators）、早期採用者（Early Adopters）、早期採用群體大眾（Early Majority）、晚期採用大眾（Late Majority）、與落伍者（Laggards）等五類。Rogers 也認為在擴散的早期，傳播速度很慢，當採用人數到達一個臨界值時，擴散的速度便會大幅提升，但在接近飽和點時，又會減緩下來，整個擴散過程接近於 S 曲線。

然而，畢竟推行醫療品質改善活動是需要投入各項資源，究竟為何醫院會競相仿效去推行？首先，這種採取類似行為的舉措，稱之為同形化（isomorphism）。依據機構理論（Institutional theory）學者 DiMaggio 和 Powell 的看法，他們認為機構同形化的過程，並不是為了提升效率，而是透過同形化的過程，讓機構得以獲取資源而持續生存。他們並針對組織同形化的過程提出三種模式，分別為強制（coercive）的過程、規範（normative）的過程、與模仿（mimetic）的過程 [49]。舉例而言，衛生福利部要求各院應依照醫療機構設置標準，來進行人員或資源配置，這屬於強制的過程。而規範的同形化則與專業價值判斷有關，例如醫師遵循專業醫學會所制定之診療指引為病人進行治療。最後，模仿的同形化則是同儕之間彼此學習的結果。而醫療品質改善活動的採行狀況是否可依此來解釋呢？Yu 等人利用資料進一步的分析發現，當鄰近醫院所推行的醫療品質改善活動的廣度與深度增加時，醫院也會跟著開始採取相同的作為來因應，維持與鄰近醫院的競爭關係。亦即醫院間存有鄰近效應，一旦鄰近的醫院採取某些作為時，其他醫院也會紛紛仿效 [50]。

然而，醫療品質改善活動的推行究竟能否為醫院帶來助益？這對醫院管理者來

說，則是相當關鍵的問題。若醫療品質改善活動無法對醫院營運帶來助益，在資源有限的情況下，醫院管理者將可能不再持續推行醫療品質改善活動。根據董等 [45]、蔡等 [47] 研究的經驗，醫療品質改善活動的數量與醫院績效有正向關係。然而先前研究由於採橫向式研究設計之故，較無法直接證明醫療品質改善活動的推行狀況是否會影響醫院營運績效。Chung 等再將其 2012 年的調查與衛生福利部醫院服務量資料連結後發現，醫療品質改善活動的推行深度，會影響後續的醫院營運表現 [51]。綜上，或許吾人可稱若醫院認真地推行醫療品質改善活動，則對日後的醫院營運表現將帶來助益。

第五節　品質管理的未來展望

臺灣的健康照護體系，自 1995 年全民健康保險上路實行至今，對於服務提供的醫院診所，產生不少的影響與變化。首先是醫院規模的兩極化（Polarization of hospital size），臺灣的診所家數從 15,317 到 22,653 家，醫院家數從 1995 年到 2020 年，由 787 家中西醫醫院減至 479 家，同時病床數 111,941 床，到 2020 年有 169,780 張床 [52]。以 1998 年到 2018 年間為例，公立醫院部分是呈現微幅成長，在財團法人醫院的病床數從 33,549 床成長至 61,825 床，成長近兩倍。因此更多的病床數，分配在更少的醫院，造成大者恆大，小者恆小的醫院 M 型化。而關門的 300 多家醫院，多為規模較小的地區醫院。再來是醫療資源的集中化（Centralization of healthcare resources），全民健保的支出從開始的 3,000 億，增加到最近的約 8,000 億，其中三分之一強，都集中於醫學中心，又以某財團法人醫院體系，占約十分之一為最多，資源的分布並不平均。最後是健保財務的不穩定（Financial instability for the NHI），來自健保財務制度設計採五年平衡費率、收支連動，若支出超過收入，導致安全準備不足一個月時即會需要調漲保費，才能維持財務平衡，二代健保徵收補充保費，使財務較為穩定，但每隔一段時間，仍會有保費調漲的必要性。2019 年受到新冠肺炎大流行的影響，衛生福利部宣布醫院評鑑停辦兩年，所有認證遞延；間接讓各醫療機構能有充裕時間進行防疫作業，對抗這全球性的災難。

COVID-19 直接影響醫療機構的門診與住院病人就醫模式，2022 年讓全世界進入「後新冠疫情時代」，因應各國積極推廣民眾注射新冠肺炎疫苗，致使變種病

毒株 OMICRON 的疫情，可能在今年有好轉的契機。品管專家 Berwick 以新常態（The New Normal）來形容世界當前的狀態，意指疫情過後世界產生的新變化，包含學習的速度（tempo）、標準的價值（standard）、對醫護人員的保護、虛擬照護（proximity）、對威脅的超前部屬（preparedness）以及公平性（equity）。需要建構具有韌性（resilience）的醫療體系，包含需要加快學習，以及改善的步調；需要有專業權威機構，提供作業標準；需要導入事前預防措施，保護工作人員；需要導入遠距（虛擬）診療模式，拉近社會支持距離；需要災害應變計畫，檢視醫院整備情形；需要對醫療服務提供者與使用者，建立經濟安全網 [53]。

　　儘管疫情帶來諸多改變，但健康照護機構的品質管理，在實務運作上，將可能朝向以下幾個方向發展：

一、品質管理將繼續受到健康照護機構的重視

　　只要有各類健康照護與醫療服務的提供，就會有顧客，會有病患與家屬，會有需要照護和服務的對象，便是服務品質改善與醫療品質精進的契機，就無法避免醫療服務組織或機構之間的競爭；只要有定期的機構或醫院評鑑，相關基準在書面審查與實地訪查時，便自然會要求服務品質、醫療品質和病人安全等內容；只要有全民健保，就不免於總額支付、論病例計酬、論日計酬、論人計酬或醫療給付改善方案／論質計酬的牽連，經由行政審查與專業審查，也無一不是扣合醫療品質的過程與照護結果，全面品質管理／持續性品質改善，很自然可以成為受醫院高層主管重視的一環。

　　長期照護服務雖然尚未走向保險制，但也很可能跟隨各國趨勢的發展，往保險靠攏。加上許多外部單位的推波助瀾，包含從醫策會、生策會、國發會、中衛發展中心和各學協會等，來自醫療照護、生技醫療健康產業的諸多品質競賽與各種獎項的舉辦，都提供了動機，助長品管在健康照護機構的持續推行。

二、對於品質等級（Quality Grading）的認定與追求，取決於主管之決心

　　品質的內涵可以分為不同的等級與層次，包含基本的品質（1.0）、品質的進階（2.0）、專利（Patent）、品牌（Brand）、標準設定（Standard setting）。品質的基本，

從最開始的投入資源與建立架構，以形成組織文化，品質是需要有人力、物力與設備的投入作爲基礎，要有資源的投入與目標設定。一篇綜論研究中指出最核心的TQM 預測因子，共有五個，包含教育訓練、持續品質改善、注重顧客與滿意度、最高主管的承諾以及團隊合作 [54]。

再來就是品質的升級，還要加入速度（speed）、彈性（agility）以及創新的成分，不僅要做好，還要講求時效，成爲搶先進入者（first movers），建立更有效率的流程，例如最早通過各種 ISO 認證（ISO 9000、ISO 14000、ISO 27000）、最先取得 JCIA 評鑑等，都是一種速度的展現；由於外在環境與技術的改變日新月異，需要能夠即時的因應調整，做出必要的修正改變，例如醫院在新冠肺炎全球大流行下，對門診住院服務流程、病床、病房等的調整；而生技醫療品質策進會的SNQ，生技醫療品質獎中的金獎和銀獎，更重視一種創新的團隊與照護，能夠成爲亞洲第一或世界領先的殊榮，或是醫療新創獎中對於 AI、IOT 等在醫療的應用，或是醫策會國家醫療品質獎中的智慧醫療等，都是對於創新的推波助力，不論是技術創新、流程創新甚至管理創新，都需要有最高主管的決心，才會有後續資源投入和執行的可能。

第三，申請專利（Patent）的部分，例如高雄榮民總醫院的重症醫學部的主管，便展現在品質改善過程中，透過品管圈的步驟，也能持續有成果，可以申請發明的專利，例如定心布幫助救護車 EMT 的迅速操作心電圖；還有中山醫學大學的公衛學者，也致力於投入創新的專利，得到許多的肯定，這在品質管理的推動上，又多一種的挑戰。

第四層級是建立品牌（Brand）的部分，臺灣的醫界素有「臺大的醫術」、「榮總的設備」、「長庚的管理」的口碑，近年的萬芳醫院也以品質打響的名號，「品質是萬芳的尊嚴」，彰化基督教醫院在智慧醫院建造更是先驅，耗費鉅資打造員林基督教智慧醫院，而萬芳醫院和彰化基督教醫院都經過許多外部機構認證的審查，持續不斷藉由外部的審視，提升實力內涵，也奠定深厚的品管基礎。因此，透過品質管理來建立機構的品牌，形塑優質的形象，包含在醫院內部的競賽推動、從外部得到的榮譽和獎項肯定、以及種種認證，這部分絕對需要長期的投入和耕耘，方能見到成果。又例如：美國約翰霍普金斯大附設醫院（JHH），曾經在 1990 年起，連續20 年榮獲美國最佳醫院，美國梅約診所（Mayo Clinic）2016 年起連續七年成爲 *US News & World Report* 評選的美國最佳醫院，也都是品牌的展現 [55]。

品質最高的層級是成爲世界或某領域的標準設定者和領頭羊，擁有強勢設計

（Dominant design）的優點，在某些技術、製程或服務上，設定其他國家接受的標準，例如美國 Joint Commission 的 JCIA 是國際醫療的標準，所有要進行國際醫療、旅遊醫療國家的醫院，都會申請和通過這個評鑑，作為基本門檻；台積電成為半導體的世界第一，從設計、到製造、到封測，形成無可取代的半導體供應鏈。當然這需要建立在前面幾個層面的基礎上，才有可能達到。

三、少即是多，小而美更重要（Less is more）

　　品質管理／改善的作法與內部改善活動作法，是否做得越多越好？還是有不同的思維和作法？這要回到原點去思考開始推行品管的初心，醫院最高主管是真正的瞭解後的投入？是來自醫院間競爭與同儕壓力的配合？還是評鑑要求而不得不做的勉強為之？最高主管要清楚自己的動機與意願。如果願意，宜記取實證的經驗，考慮小而美的方式，重視深度，不求廣度，慎選幾種品管活動來持續推行，並透過系統化的組織架構和改善工具，建立好的照護流程、績效獎勵與訓練模式，形成良好的循環及回饋機構。以品管圈為例，專案改善的主題選取，除了開始由下而上的改善，可以在選題上搭配由上而下，朝向跨科部、具挑戰性的主題；專案手法的運用，可以包含問題解決型、課題達成型、對策實施型、預先防範型等 [56]，也可以結合改變概念（Change concept）[57]、臨床價值指針（Clinical Value Compass）[58]等的精進與補強，讓原本的相同單位改善，得以擴大範圍，對策的創意都有所遵循和參考。外部的參賽爭取榮譽肯定，也應該有相同的思維，未必是越多越好。

四、深究需求，創造價值（Value-creation）才是王道

　　為何重視品質？為何醫療品質重要？為何推動品質管理和持續改善？一如需求是發明之母，需求也是品質的源頭，滿足需求，進而滿足未指明的潛在需求，走在病患與家屬的前面，會是更前衛的作法。隱藏在醫療品質背後真正的秘密是「愛」，正如 Donabedian 在臨終前的一段話：

"….Ultimately, the secret of quality is love. You have to love your patient, you have to love your profession, you have to love your God. If you have love, you can then work backward to monitor and improve the system."[59]

　　品質評估／保證之父，在臨終前的話，發人深省，一輩子提倡結構面、過程面和品質面品質測量的醫師和教授，卻在臨終前提出如此抽象或形而上的呼籲，他覺得自己這樣的資歷背景，仍未得到讓自己滿意的照護，可以讓人省思，品質改善僅僅藉由測量是有所不足的，因爲只要有測量，就一定有測不到、測不完整的地方。如果醫療品質、品質管理眞的要做好，眞正是源自於組織內，醫療專業人員對遭蒙苦痛的病患最原始的、悲天憫人的情懷，一種天性流露的無私的愛，不論醫院評鑑有無要求、健保有無給付、醫院政策如何規定，都願意盡最大努力的嘗試，回過頭來改善流程、改善系統，從個人、照護服務團隊、部門、組織和體系，都願意與認同，才有可能帶來醫療和服務品質持續的進步與改善。讓品質管理與持續改善成爲日常工作的一部分，成爲組織文化。

　　品質概念的演進到了追求價値（Value-based）的階段 [17,60]，除了加上成本的考量，達到物稱所値或物超所値，更宜加上關係的建立和信任託付的講求，在人工智慧、物聯網、社交媒體與各種平台經濟當道的今日，在健康服務機構的品質管理中，醫療品質與服務更要重視屬於人性的關懷，才會是最無法取代的部分，也是從醫療專業到管理階層所應該重視和努力的方向。

結　語

本章包含以下主要的內容：

1. 爲何醫院要重視品質管理的背景，可以從醫療品質的發展，從專業模式、到官僚模式到企業模式的歷程而瞭解，更從品質評估到品質改善的轉變，而更清楚。臺灣的各級醫院在引進品質管理的過程，也會受到相關環境背景之影響。

2. 品質管理的源頭是來自美國與日本的品管大師，他們的主要理論與主張，奠定深厚的基礎。而在全面品質管理的內涵包含哪些主要原則、應用到健康照護機構的轉換，以及推行模式會經歷的階段與包含的主要內容，也值得來認識。

3. 在推廣或宣導品質管理時，外部獎項的設置非常重要，國外重要的品質與醫療品質獎項，包含美國的國家品質獎、歐洲品質管理基金會全球獎和日本的戴明獎等，在臺灣則包含醫策會國家醫療品質獎、工業局國家品質獎、生策

會的國家生技醫療品質獎等。

4. 臺灣在地區教學以上醫院品質管理活動的採行現況，從歷年的調查結果，有成長的趨勢，同時存在有鄰近效應，會受到附近醫院的影響，品管活動的深度與組織績效有部分的相關。

5. 臺灣醫療環境的變化，在醫院造成不同的影響，加上新冠肺炎帶來全球的衝擊，會邁向新常態的趨勢，臺灣醫院的品質管理在實務上，會存在四大發展方向。

關鍵名詞

專業模式（Professional model）

科層模式（Bureaucratic model）

企業模式（Industry model）

品質評估（Quality assessment）

品質保證（Quality assurance）

結構面（Structure）

過程面（Process）

結果面（Outcome）

健康照護品質改善國家試辦計畫（National Demonstration Project on Quality Improvement in Health Care）

壞蘋果理論（Bad Apple theory）

支付制度（Reimbursement system）

醫品圈（Healthcare Quality Improvement Campaign, HQIC）

蕭華特（Shewhart）

戴明（Deming）

裘朗（Juran）

克勞斯比（Crosby）

石川馨（Ishikawa）

田口玄一（Taguchi）

管（控）制圖（Control chart）

統計品管（Statistical Quality Control, SQC）

PDSA（Plan-Do-Study-Act）循環

品管循環 PDCA（Plan-Do-Check-Act）

深奧的知識（Profound knowledge）

特殊原因的變異（special cause variation）與共同原因的變異（common cause variation）

適合使用（fitness to use）

紅珠實驗（Red Bean experiment）

戴明十四點原則（The Fourteen Principles of Deming）

80/20 原則（Pareto Principles）

品質的進步螺旋（Quality spiral）

品質管理的四項要項（The Four Absolutes of Quality Management）

第一次就把事情做好（Do It Right the First Time）

品質成本（Cost of quality）

品質管理成熟柵格（Maturation grid）

全公司品質管制（Company Wide Quality Control, CWQC）

品管圈（Quality Control Circle, QCC）

特性要因圖（Cause-and-Effect Diagram）

損失函數（Loss Function）

狩野模式（Kano model）

無差異品質（Indifferent quality）

魅力品質（Attractive quality）

一維品質（One-dimensional quality）

必要的品質（Must-be quality）

鏈鎖反應（Chain reaction）

全面品質管理（Total Quality Management）

持續性品質改善（Continuous Quality Improvement, CQI）

全面品質管理重要的原則與推行（Principles and Implementation of TQM）

全面品質管理的輪狀模式（TQC Wheel model）

新常態（The New Normal）

品質等級（Quality Grading）

強勢設計（Dominant design）

美國國家品質獎／馬康巴立治國家品質獎（Malcolm Baldrige National Quality Award）

戴明獎（Deming Prize）

品質改善活動（Quality improvement activities）

機構理論（Institutional theory）

同形化（isomorphism）

強制（coercive）

規範（normative）

模仿（mimetic）

創新擴散理論（Diffusion of Innovations）

複習問題

1. 請簡述品質保證的壞蘋果理論，有何內容與限制？

2. 請討論臺灣的醫院會重視和採行品質管理的可能原因？

3. 請舉出一位美國的和日本的品管大師，並簡述其品管理論的內容。

4. 請討論全面品質管理的原則，並舉出至少一種推行模式。

5. 請說明促使醫療機構提升醫療品質的驅力有哪些？並舉例說明。

6. 試舉兩項國際間重要的品質獎，說明其內涵並比較其異同。

7. 請任舉三種常見的品質改善活動，並說明其運作概念。

8. 請比較品管圈與品質改善團隊的異同。

9. 請說明創新擴散理論的內容。

10. 請說明機構同形化的三種型式，並舉例說明。

11. 請描述在全球疫情後的新常態 (New Normal)，包含哪些內容？

12. 在實務上，品質管理的未來展望為何？

引用文獻

1.　Institute of Medicine (US), Division of Health Care Services, Lohr KN, Institute of Medicine (US), Committee to Design a Strategy for Quality Review and Assurance in Medicare, United States, Health Care Financing Administration. Medicare: a strategy for quality assurance. Washington, D.C.: National Academy Press, 1990.

2.　Institute of Medicine (US), Committee on Quality of Health Care in America. Crossing the quality chasm: a new health system for the 21st century. Washington, D.C.: National Academy Press, 2001.

3.　National Academies of Sciences Engineering and Medicine (US), Committee on Improving the Quality of Health Care Globally. Crossing the global quality chasm: improving health care worldwide. Washington, DC: The National Academies Press, 2018.

4.　Graham NO. Quality in health care: theory, application, and evolution. Gaithersburg, Md.: Aspen Publishers, 1995.

5.　Donabedian A. Evaluating the quality of medical care. Milbank Mem Fund Q 1966;**44**:Suppl:166-206.

6.　Donabedian A. The definition of quality and approaches to its assessment. Ann Arbor, Mich.: Health Administration Press, 1980.

7.　O'Leary DS, O'Leary MR. From Quality Assurance to Quality Improvement. The Joint Commission on Accreditation of Healthcare Organizations and Emergency Care. Emerg Med Clin North Am 1992;**10**:477-92.

8.　Laffel G, Blumenthal D. The Case for Using Industrial Quality Management Science in Health-Care Organizations. Jama-J Am Med Assoc 1989;**262**:2869-73.

9.　Berwick DM, Godfrey AB, Roessner J. Curing health care: new strategies for quality improvement: a report on the National Demonstration Project on Quality Improvement in Health Care. 1st ed. San Francisco: Jossey-Bass, 1990.

10.　Berwick DM. Continuous Improvement as an Ideal in Health-Care. New Engl J Med 1989;**320**:53-6. doi:10.1056/Nejm198901053200110.

11.　Marszalek-Gaucher E, Coffey RJ. Total quality in healthcare: from theory to practice. 1st ed. San Francisco: Jossey-Bass Publishers, 1993.

12.　蘇喜、陳端容、薛亞聖、鍾國彪等譯：健康照護組織管理。高雄，麗文文化，2007。

13.　林雅雯：醫療機構全面品質管理。鍾國彪主編：醫療品質管理。第二版。臺中：華格納，2018。

14.　Best M, Neuhauser D. Walter A Shewhart, 1924, and the Hawthorne factory. Qual Saf Health Care 2006;**15**:142-3. doi:10.1136/qshc.2006.018093.

15. 林公孚：第二章 品管大師。中華民國品質管制學會，1992。

16. Best M, Neuhauser D. W Edwards Deming: father of quality management, patient and composer. Quality & safety in health care 2005;**14**:310-2. doi:10.1136/qshc.2005.015289.

17. Jones EC. Quality management for organizations using Lean Six Sigma techniques. Boca Raton: CRC Press Taylor & Francis Group, 2014.

18. Best M, Neuhauser D. Joseph Juran: overcoming resistance to organisational change. Quality and Safety in Health Care 2006;**15**:380. doi:10.1136/qshc.2006.020016.

19. Johnson K, Philip B. Crosby's mark on quality. Quality Progress 2001;25-30.

20. Yang CC. The refined Kano's model and its application. Total Qual Manag Bus 2005;**16**:1127-37. doi:10.1080/14783360500235850.

21. Berwick DM. Developing and testing changes in delivery of care. Ann Intern Med 1998;**128**:651-6. doi:10.7326/0003-4819-128-8-199804150-00009.

22. Kenagy JW, Berwick DM, Shore MF. Service quality in health care. JAMA 1999;**281**:661-5. doi:10.1001/jama.281.7.661.

23. 許平凡：影響醫院競爭優勢之全面品質管理關鍵成功因素。國立雲林科技大學工業工程與管理研究所碩士論文，1999；108p。

24. Oddo F, Committee GQR. Putting the "T" in Health Care TQM: A Model for Integrated TQM, Clinical Care and Operations. GOAL/QPC, 1992.

25. Grol R. Improving the Quality of Medical Care: Building Bridges Among Professional Pride, Payer Profit, and Patient Satisfaction. JAMA 2001;**286**:2578-85. doi:10.1001/jama.286.20.2578.

26. National Institute of Standards and Technology, US Department of Commerce. BALDRIGE PERFORMANCE EXCELLENCE PROGRAM. Available at: https://www.nist.gov/baldrige. Accessed Feb 26, 2022.

27. European Foundation for Quality Management. The EFQM Global Award. Available at: https://www.efqm.org/services/recognition/efqm-global-award/.

28. The Union of Japanese Scientists and Engineers. Deming Prize. Available at https://www.juse.or.jp/deming_en/.

29. 財團法人醫院評鑑暨醫療品質策進會：國家醫療品質獎。Available at: http://hqic.jct.org.tw/Default.aspx。

30. 社團法人國家生技醫療產業策進會：國家生技醫療品質獎。Available at: https://www.snq.org.tw/chinese/05_about/02_award.php?aid=2。

31. Chung KP, Yu TH. Are quality improvement methods a fashion for hospitals in Taiwan? Int J Qual Health Care 2012;**24**:371-9. doi:10.1093/intqhc/mzs021.

32. 廖熏香：醫療品質管理團隊及專案改善。鍾國彪主編：醫療品質管理。第二

版。臺中：華格納，2018。

33. 王惠玄：醫療品質改善活動。鍾國彪主編：醫療品質管理。第二版。臺中：華
格納，2018。

34. Jackson TL. 5S for healthcare. New York: Productivity Press, 2009.

35. 郭進隆、齊若蘭譯（Senge PM 著）：第五項修練：學習型組織的藝術與實務。
第三版。臺北市：遠見天下文化，1990。

36. 樂為良譯（George ML 原著）：精實六標準差。臺北市：麥格羅希爾，2002。

37. 胡瑋珊譯（Karlöf B, Lundgren K, Froment ME 原著）：標竿學習：向企業典範取
經。臺北市：三民，2002。

38. MBP/Hoshin Planning Team. Hoshin planning: a planning system for implementing
total quality management (TQM). Methuen, MA (13 Branch St., Methuen 01844):
GOAL/QPC, 1989.

39. 蔡雅芳：服務品質與顧客滿意。鍾國彪主編：醫療品質管理。第二版。臺中：
華格納，2018。

40. Bounds GM. Beyond total quality management: toward the emerging paradigm. New
York: McGraw-Hill, 1994.

41. Kinsman L, Rotter T, James E, Snow P, Willis J. What is a clinical pathway?
Development of a definition to inform the debate. BMC Med 2010;**8**:31.
doi:10.1186/1741-7015-8-31.

42. Masic I, Miokovic M, Muhamedagic B. Evidence based medicine－new approaches
and challenges. Acta Inform Med 2008;**16**:219-25. doi:10.5455/aim.2008.16.219-
225.

43. 鍾國彪、游宗憲：醫療品質指標發展的挑戰與展望：我們還能做什麼？台灣公
共衛生雜誌 2009；**28**：345-60。doi:10.6288/tjph2009-28-05-01。

44. 廖慧娟：醫策會醫療品質突破暨 BTS 回顧與展望博覽會介紹。醫療品質雜誌
2014；**8**：26-9。

45. 董鈺琪、鍾國彪、張睿詒：綜合教學醫院推行品質管理與營運績效之關係研
究。中華公共衛生雜誌 2000；**19**：221-30。doi:10.6288/cjph2000-19-03-08。

46. 藍忠孚、態惠英、胡澤芷、葉佳禧：臺灣地區醫療機構品質管理現況分析。醫
療品質 2000；**2**：5-12。

47. 蔡嘉轚、王佳惠、郭乃文：醫院品質管理活動數量與績效關係之研究。北市醫
學雜誌 2006；**3**：480-9。

48. Rogers EM. Diffusion of innovations. 5th ed. New York: Free Press, 2003.

49. Mizruchi MS, Fein LC. The Social Construction of Organizational Knowledge: A
Study of the Uses of Coercive, Mimetic, and Normative Isomorphism. Administrative
Science Quarterly 1999;**44**:653-83. doi:10.2307/2667051.

50. Yu T-H, Chung K-P. Is the implementation of quality improvement methods in hospitals subject to the neighbourhood effect? Int J Qual Health C 2014;**26**:231-9. doi:10.1093/intqhc/mzu029.

51. Chung KP, Yu TH. Do relationships exist between the scope and intensity of quality improvement activities and hospital operation performance? A 10-year observation in Taiwan. BMC Health Serv Res 2015;**15**:327. doi:10.1186/s12913-015-0961-6.

52. 衛生福利部：109 年醫療機構現況及醫院醫療服務量統計。2020。

53. Berwick DM. Choices for the "New Normal". JAMA 2020;**323**:2125-6. doi:10.1001/jama.2020.6949.

54. Alzoubi MM, Hayati KS, Rosliza AM, Ahmad AA, Al-Hamdan ZM. Total quality management in the health-care context: integrating the literature and directing future research. Risk Manag Healthc P 2019;**12**:167-77. doi:10.2147/Rmhp.S197038.

55. Olmsted MG, Powell R, Murphy J, Bell D, Silver B, Stanley M, Sanchez RT, Allen R. Methodology: U.S. News & World Report Best Hospitals 2021-22: Specialty Rankings. RTI International, 2021.

56. 臺中榮民總醫院：醫療品管圈：從理念到實務應用。新北市：合記圖書，2019。

57. Langley GJ. The improvement guide: a practical approach to enhancing organizational performance. 2nd ed. San Francisco: Jossey-Bass, 2009.

58. Nelson EC, Batalden PB, Lazar JS. Practice-based learning and improvement: a clinical improvement action guide. 2nd ed. Oakbrook Terrance, IL: Joint Commission Resources, Inc., 2007.

59. Best M, Neuhauser D. Avedis Donabedian: father of quality assurance and poet. Quality and Safety in Health Care 2004;**13**:472. doi:10.1136/qshc.2004.012591.

60. Evans JR, Lindsay WM. The management and control of quality. 6th ed. Mason, OH: Thomson/South-Western, 2005.

第 15 章
健康照護組織資訊管理

徐建業、張顯洋、李修安　撰

第一節　**醫療資訊管理的起源**
第二節　**醫療資訊管理的應用**
第三節　**醫療資訊管理的發展**

學習目標

一、瞭解醫療資訊管理的起源，包括它的應用領域及相關的健康促
　　進與衛生資訊教育

二、瞭解醫療資訊管理目前應用於健康照護組織的狀況，包括醫
　　院資訊系統、電子病歷、電子健康記錄、標準編碼、臺灣健康
　　雲、生物資訊、資訊安全及病人安全

三、瞭解醫療資訊管理未來在健康照護組織中的發展趨勢，包括人
　　工智慧、大數據、智慧醫療及面臨的挑戰

四、瞭解醫療資訊管理在健康照護組織中如何跨領域應用與整合，
　　以及醫療服務如何跨地區、無國界整合以因應全球化發展

前　言

　　本章題目雖然是健康照護組織資訊管理，但內容範圍是提供讀者醫療資訊的廣泛介紹，包括了醫療資訊的教育、醫療資訊的應用、醫療資訊的安全及標準、以及醫療雲的建立與發展。首先介紹醫療資訊管理的起源及目前在健康照護組織中的應用狀況，除瞭解醫療資訊管理的應用領域外，並能體認醫療資訊管理人才在健康照護組織中對醫療照護、健康促進與衛生教育的重要性，進而熟悉在健康照護組織中醫療資訊管理的發展趨勢，從醫院資訊系統、電子病歷、電子健康記錄、標準編碼、臺灣健康雲、生物資訊、資訊安全到病人安全等最基本的專業素養，延伸至未來的人工智慧、大數據與智慧醫療等熱門議題，期能學習最新的醫療資訊管理技能，更能發揮專業技能來提升健康照護組織的醫療資訊管理水準，並帶動整體醫療與健康照護品質在全球排行的提升。本章期望提供在公共衛生領域的讀者，對醫療資訊比較多的瞭解，能夠將醫療資訊應用在健康照護以及醫院組織的資訊管理上面。

第一節　醫療資訊管理的起源

　　醫療資訊管理一詞源自英文的 Medical Informatics ──它是一個跨領域的學科（Multiple Disciplinary），利用資訊科技（Information Technology）和電腦科學（Computer Sciences），結合其他領域之科學及所有醫藥衛生（Medicine Science）和健康照護（Healthcare）等領域，包含基礎研究（Basic Research）、臨床研究（Clinical Research）和健康服務組織（Organization of Health Services）之科學。它並透過醫療照護資料的儲存、探勘和有效之轉化應用，形成新醫學知識，應用於臨床、醫學研究與教育、病人之醫護照料，解決臨床難題和支援診療決策，以達到提供較好的醫療保健、提升醫療照護品質和降低醫療支出等之最終目標。有關醫療資訊之定義，可以參考以下文獻 [1-4]。

一、醫療資訊管理領域

　　因此，應用於醫療資訊管理領域之科學非常廣泛，主要包括如下四大類：

1. 電腦科學（Computer Sciences）
   - 資訊科技（Information Technology）
   - 決策科學（Decision Science）
   - 人工智慧（Artificial Intelligence）
   - 科技評估（Technology Assessment）

2. 生醫科技（Biomedical Technology）
   - 臨床醫學（Clinical Medicine）
   - 基礎醫學（Basic Medicine）
   - 研究方法（Research Method）
   - 健康政策（Health Policy）
   - 健康服務（Health Service）

3. 管理科學（Management Sciences）
   - 營運研究（Operational Research）
   - 經營組織學（Business Organization）
   - 行政管理學（Administration Management）
   - 統計學（Statistics）
   - 經濟學（Economics）

4. 社會議題（Social Issues）
   - 心理學（Psychology）
   - 倫理學（Ethics）
   - 認知科學（Cognitive Science）
   - 人性哲學（Humanity Philosophy）

二、醫療資訊教育

　　隨著電腦、資訊與網路科技的日新月異，使得醫學知識的組織、管理、傳播和應用越來越便利，電腦與資訊科技在醫學的應用領域也越來越廣泛。1985 年，美國猶他大學成立醫療資訊系，並設置碩士班和博士班，成為全世界最早投入醫療資

訊學之學術與研究機構之一。自此之後醫療資訊學在醫學應用的重要性開始受到廣泛的重視，也有越來越多的學校紛紛成立相關課程及系所，光是在美國境內提供醫療資訊相關學士、碩士及博士學位的學校就有上百家，其中不乏許多知名學校或系所如：哈佛大學、耶魯大學、杜克大學、約翰霍普金斯大學及史丹佛大學等，部分學校甚至還提供線上學位課程。這些學校提供之研究領域涵蓋：生物醫學資訊學（Biomedical Informatics）、健康／健康照護資訊學（Health/Healthcare Informatics）、臨床資訊學（Clinical Informatics）與護理資訊學（Nursing Informatics）等。

而在歐洲，醫療資訊最初之教育開始於 1970 年代，剛起步時醫療資訊學被視為應用資訊學的一個分支，而另一些觀點則認為醫療資訊學結合醫學與資訊學之特點，應可視為資訊學外的獨立學門。但無論是從應用資訊學或醫學與資訊結合之角度而言，當時醫療資訊教育課程訓練後的最終「成品」卻被排除在醫學專業領域外。這狀況一直到 1973 年在德國 Reisensburg 舉辦的醫療資訊研討工作坊，並制定了 Reisensburg 協定後，醫療資訊學課程的設計與方式才有一致的共識且被認同與接受。現在，在歐洲各個國家如英國、義大利、荷蘭、愛爾蘭、瑞典等，都有大學或研究所提供醫療資訊相關課程與碩、博士學位課程。

國際醫學資訊學會（International Medical Informatics Association, IMIA）認為在國際上制定資訊學教育於醫療及健康應用的必要性，並詳細考慮到現有的各種國家及區域不同狀況，以國家為基礎，提出了醫療資訊教育的各種建議，於 1999 年出版，主要是針對醫療保健專業人員獲取知識和技能的教育需求在資訊處理和通信技術上的需要並能應用於醫藥保健 [5]，這個教育需求利用三個方面，（1）醫療保健專業，（2）健康和醫療資訊學專業，和（3）職業發展階段，三個維度的框架來描述。多年來這些建議廣為大家所接受，並獲得相當多的引用。後來，由於技術的進步和演變，健康資訊學領域的內容有了許多的變化，因此，IMIA 在 2010 年做了一次修訂並發布將名稱改為生物醫學和健康資訊學（Biomedical and Health Informatics）[6]。

臺灣醫療資訊教育從 1990 年開始之近 20 年間，公私立大學看好醫療資訊及生醫資訊領域的發展潛力，陸續設立大學部、碩士及博士學位課程，部分學校則成立相關學程，培育各類醫療資訊或生物資訊專業人才。除了各大學提供醫療資訊教育培育專業人才外，1991 年成立的臺灣醫療資訊學會（TAMI），也大力推動產、官、學、研界的交流，並加強國際醫療資訊之互動，不只提高國內的醫療資訊水準，更讓臺灣的醫療資訊成就在全球舞台發光發熱 [7]。

三、健康促進與衛生資訊教育

根據世界衛生組織（World Health Organization, WHO）對健康所做的定義，健康就是身體、精神及社會方面都在良好的狀態，並非僅只沒有疾病或缺陷而已，也不因人種、宗教、政治信念或社會條件的不同而有所差別，且是一種個人的基本權利 [8]。再者，WHO 也定義健康促進是指促使民眾提高與改善健康狀態的過程，亦即指幫助民眾改變其生活習慣以達到理想健康狀態的一門科學與藝術。健康促進可以借助衛生教育，透過教育的過程促使民眾應用健康的原則及實行健康行為，來追求 WHO 所定義的真正健康。

（一）衛生教育的工作內容

衛生教育是一種科際整合的領域，主要是設計、執行和評價教育計畫，以使個人、家庭、團體、組織和社區能採行積極主動的角色，來獲得、保護和維持健康。其作法係透過個人教導的過程，增進民眾對健康的知覺及知識，及其對本身的認識，培養其自尊心，建立其責任感，而從事行為的改變，同時有能力以建設性方式參與社區生活，促進社區之和諧、團結與責任感，並從事社會改變。

衛生教育專業的理論層面，係根基心理學、社會學、人類學等行為科學及生物科學，再透過研究資料及實務經驗，提供有關個人健康之歷史、研究和未來展望的專業知識。衛生教育的工作內容分為初級、次級及三級衛生教育：初級衛生教育的對象是健康的個人，目的是預防疾病的發生，並提升健康和生命的品質，大部分針對兒童及青少年的衛生教育計畫屬於此類；次級衛生教育主要是預防不良健康情形發展成慢性或不可逆的情況，而且使民眾回復到先前的狀況，包括使病人改變其不良健康行為或遵照醫囑；三級衛生教育主要是針對永久殘疾之個案，係教育病人和其家屬如何發揮其所餘健康潛能，以過著健康生活，以及如何避免不必要的殘障及併發症，病人復健計畫中即有很多三級衛生教育的工作。

由於衛生教育內容涵蓋甚廣，其實施地點也很多，包括學校、社區、高等教育機構、醫療機構、工作場所、復健中心、專業學會、政府機構、公共衛生機構、環境衛生機構及心理衛生機構等皆是。衛生教育的工作型態也因時代變遷亦有所轉變，近年來由於網際網路的相關基礎建設及軟硬體技術蓬勃發展，臺灣民眾習慣上網搜尋各類資訊，包含各種醫療、照護、健康及公衛資訊等等，因此衛生教育已可不受時空限制，隨時隨地皆能採取單向或雙向互動的溝通方式來達到衛教目的 [9]。

（二）衛生資訊教育

衛生資訊包含根據一般民眾需求提供健康與醫療照護相關資訊，除疾病原因、症狀、預防、治療、藥物及適應資訊外，還包含健康促進、預防醫學、流行疫情、健康決策、身體功能與醫學倫理等訊息。衛生資訊同樣可透過資訊科技與通訊技術來協助傳播與線上教學，讓一般民眾輕鬆利用網際網路取得所需資訊而增進對健康的自我照護認知。例如「Dr. Google」（透過 Google 搜尋醫藥相關資訊）利用電腦決策支援系統及人工智慧科技，可讓民眾進行疾病管理諮詢與建議，並提供健康風險預警，像是對潛在藥物相互作用的警示或建議迅速就醫等提醒訊息。當然，也必須注意在網路上的醫療或健康資訊，需要更審慎的參考使用，其正確性與個人化適切性也相當重要。尤其是來自網站、論壇、社交媒體的大量訊息，一般人很難知道什麼是可靠和相關的資訊。

傳統健康教育和健康資訊教育涵蓋的內容幾乎相同，差別只在於後者是利用資訊科技與通訊技術來提供衛生資訊，在取得時效和學習效果上更具優勢，但前提是網際網路上所提供的這些健康資訊需先經過嚴謹的把關，才能確保其品質、正確性且更具時效性，否則可能適得其反，如以訛傳訛而造成誤導、濫用甚至危害健康或生命安全，因此如何提供及時有效且又優質的衛生資訊教育平台與內容，應該是政府機關、醫療院所、醫護專業人員、醫資管理人員與所有民眾共同的責任與目標 [7]。

第二節　醫療資訊管理的應用

依照美國醫療資訊大師 Dr. Shortliffe 針對醫療資訊（Medical Informatics）的定義，則涵蓋更廣泛的技能、知識、工作、計畫、控制與實行，以有效率的管理、監控、追蹤記錄內容及作業流程並予以存取與處理，來提供解決問題與決策參考之用。這些內容包括個人與家族史資料、臨床記錄資料、衛教保健事項與醫學研究文獻。在日漸自動化與現代化的醫療環境中，醫療資訊管理者的角色與功能也在改變，醫療資訊管理者在健康照護組織中不僅是資訊服務的提供者，而且也是資訊服務的行銷者，方能滿足組織內外部顧客的需求，以創造高品質之保健服務，來獲得競爭優勢。

　　醫療資訊的發展，以目前資訊的發達迅速來看，一切都可以用數據來說明（Everything is based on Data）。

　　首先，是大量資料的數位化（Virtualization or Digitization），也就是將醫療機構中各種的臨床資料數位化，以應用在教育、服務與研究上。從醫療機構中的資訊系統來看，就是開始大量地使用電腦而減少紙本資料的使用。

　　第二，是醫療資料及系統的整合（Aggregation or Integration），在這個發展時期，大部分的資料已經數位化了，而且可以利用電腦來處理，所以在醫療機構當中要做到在任何的時間、地點都能看到任何一個病人的資料，有以「病人為中心」（Patient Centered）的概念，因此必須把各式各樣的醫療資訊包括影像、診斷、用藥、生理數據、以及實驗室的各項檢驗檢查資料，都要能夠整合在一個資料庫裡面，並且醫療機構的資訊系統也必須能夠非常方便而且有效率的來取得病人的資料。這就是所謂的醫療資訊的數據整合以及系統的整合。

　　第三，在這個階段的發展就是要將醫療數據標準化並且能夠交換（Standardization and Exchange），標準化會在後面的小節中提到，包括有非常多的醫療術語的標準以及各式各樣編碼的標準，有國內的標準也有國外的標準，標準化的目的在於使不同醫療單位產生的資料能夠具有互操作性（Interoperability），亦即當需要將病人的資料從一個醫療單位傳送到另外一個醫療單位的時候，在使用資料上及解讀資料上才不會發生錯誤，雙方能夠互相的瞭解到資料的真實意義，以減少錯誤的發生。

　　第四，這階段就是智慧化（Intelligence or Smart），在所有的資料都已經數位化，系統也已經整合了，各式資料也已經可以透通的使用了，這時候最重要的就是能夠聰明的使用醫療資料及數據，來幫助在健康照護組織中的醫護人員進行醫療上的服務、教育以及研究，這包括了利用數據來建立輔助決策支援以及人工智慧疾病診斷預測模型（Disease Diagnosis and Prediction Model），在後面的小節中會再詳細說明。所以，也可以稱之為是建立一個以知識為基礎的健康照護（Knowledge-based Healthcare）環境。現行的醫院資訊系統（Hospital Information System, HIS）也就是在於滿足醫療資訊管理者在健康照護組織中扮演資訊仲介（Information Broker）的溝通管道與配合橋樑，而醫院資訊系統更是臺灣醫療資訊管理應用最成熟也備受國內外肯定的成果之一。

一、醫院資訊系統

　　資訊化是每家醫療機構所努力推動的目標，而建置完整的醫院資訊系統更是資訊化的重要指標。醫院資訊系統主要是結合各項電腦、醫療檢查及網路設備，將臨床醫療與行政作業程序自動化，進而降低醫療機構的管理成本，以提高病人安全及醫療機構的效率與效能。一般典型的醫院資訊系統是由許多子系統組合而成，例如醫療機構的行政及財務系統、急診醫囑系統、病歷管理系統、檢驗資訊系統、藥局、藥庫及藥物資訊系統、放射科資訊系統及醫學影像儲傳系統（Picture Archiving and Communication System, PACS）、加護病房資訊系統、護理資訊系統、醫療品質管理系統、醫療管理決策支援系統、醫療流程控管系統、營養資訊系統、診間醫囑系統、住院醫囑系統及臨床路徑等等，以滿足健康照護組織所應具備的如下基本服務功能：

1. 核心應用：例如掛號、門診、住診、急診、轉院、出院、批價與排程系統（Registration-Admission-Discharge-Transfer and Scheduling, RADT）。
2. 醫務行政與財務會計管理，以及健康保險申報系統。
3. 醫囑輸入（診間醫令系統）與檢驗、檢查報告的網路整合系統。
4. 部門管理：例如藥局（Pharmacy）、檢驗（Laboratory）、放射（Radiology）與營養科（Dietary）等資訊管理系統並與掛號、門診、住診、急診系統連線整合。
5. 臨床記錄：例如醫囑輸入與檢驗、檢查報告系統以及護理照護記錄與病人生命徵象繪圖系統。
6. 決策支援：例如協助醫師臨床診斷與藥物警示以及支援營運管理與決策。

　　典型健康照護組織所擁有的資訊系統名稱，也是依據 HIS 所需具備的基本功能與各部門所提供之服務特性，分為上列六個主要的系統，然後再細分為各個子系統，結合成一套以機構內服務為主的綿密資訊網。醫院資訊系統必須仰賴專業的醫療資訊人才開發與管理，通常由該醫療機構的資訊單位負責，因此資訊單位的人力需求與技術背景對於醫院資訊系統的穩定有直接的關聯性。其次，如同一般資訊系統一樣，醫院資訊系統也必須面臨系統演進的問題，在面臨演進的問題時，需要做許多的決策，例如是要自行開發或是採取外包的策略，或是要以何種程式語言或平台開發等問題，都必須依賴許多的資訊，方能做最佳的決策。

二、電子病歷與電子健康記錄

電子病歷可說是健康照護組織的資訊系統中最重要的一項內容，因為一切資訊系統皆是為了處理資料而運作，而健康照護組織中最重要的資料就是病人的病歷資料。談電子病歷（Electronic Medical Record, EMR）前，先要瞭解何謂病歷？病歷是指某個病人的簡介、病名、問題與初診的記錄與檢驗報告等資料的儲存，這些資料是由醫護人員與病人或瞭解病人病情的人直接交流的結果。因此，病歷記載了病人的疾病史、治療過程、藥物使用、檢體測試、基因資訊、性功能與活動、飲食習慣、疾病家族史、精神異常狀況、行為異常狀況、收入、社會補助情形等等資訊。病歷的主要應用包括：

- 提供照護病人的重要資訊。
- 衛生主管機關作為疾病防治及公共衛生決策的重要參考資料。
- 保險機構核付醫療費用的主要依據。
- 醫療品質審查的重要工具。
- 醫護人員教育的重要教材。
- 司法判決及醫事鑑定的主要證據。
- 醫療機構管理的重要參考資料。
- 醫藥科學研究的主要資料。

傳統病歷都是以紙本書寫為主，造成醫護人員時常需花大量時間產生、蒐集、記錄及閱讀與病人有關的資料與數據，而且程序複雜及作業繁複。除此，紙本病歷還有下列缺點：

- 字跡潦草資料零散不易閱讀。
- 單份病歷無法讓多人共同使用。
- 佔用儲存空間且需大量人力整理與輸送。
- 容易遺失造成病人隱密性資料外洩。
- 無法從病歷中檢索研究或統計資料。

為能改善紙本病歷的缺點，醫療機構已逐步以電子病歷來取代紙本病歷，也就是把病歷資料儲存在資訊系統中，以方便又即時的提供醫護人員完整和準確的數據、圖示、警訊、甚至是臨床決策支援以及與醫學知識相關的輔助功能。近年在資訊科技進步與醫療產業競爭下，醫院資訊系統已都能滿足電子病歷的需求，加上承認電子簽章與電子病歷的相關法令立法通過實施之後 [10]，下列電子病歷的應用特

色將更能落實：

1. 改善效益

例如掛號、看診、檢查排程、批價與領藥作業可以一元化並逐步無紙化，病歷傳送及預約借閱功能也都不受時空限制，能明顯提升作業效率與效能。

2. 增加可近性

例如放射、檢驗、檢查與病理報告系統連接，提升作業時效與品質，並能建立完整之診斷、手術與用藥諮詢系統，減少認錯人、看錯病、開錯刀、輸錯血、配錯藥的意外事件發生，以提升病人安全並促進醫病關係。而且透過網路傳輸，所有報告不但可做院際資源分享，也可降低因重複檢驗、檢查所造成的醫療資源浪費。

3. 品質管控

例如醫護囑電腦化記錄可與臨床路徑（Clinical Pathway）或疾病診斷相關群（Diagnosis Related Group）整合，提供醫護人員對醫療與照護品質的追蹤管控機制，以防因醫療疏失而造成的人命傷亡。

4. 無紙化、無片化

例如所有處置醫令、醫囑、入出院病歷摘要、病程記錄、手術記錄、護理單張、各類檢驗報告及彙總表等都能完整呈現，不但方便參考也大幅減少紙張的使用，加上 PACS 應用，包括 X 光攝影、電腦斷層攝影（Computed Tomography, CT）、核磁共振（Magnetic Resonance Imaging, MRI）、正子攝影（Positron Emission Tomography, PET）、血管攝影（Angiogram）、超音波（Ultrasound）、內視鏡（Endoscope）等醫學影像，都將如影隨形提供醫師即時診斷的參考，醫療機構無紙化、無片化的環保理念將不會只是口號而已。

近來因應預防保健的觀念提升與需求，電子病歷已擴大為電子健康記錄（Electronic Health Record, EHR），更涵蓋如下的範圍：
- 有關蒐集或儲存個人終生的健康資訊總集合。
- 存取或提調個人健康或公共衛生資料的管理機制。
- 提供醫學知識及支援臨床決策資訊管道，以促進病人安全及增進醫療照護效

率和提升醫療品質。

- 有效支援整體健康照護體系，包括急重症照護、長期照護、慢性病及居家照護，以及預防保健等民眾健康管理與維護。

因此，建構電子健康記錄的層級，不但要橫跨大型的醫學中心、中小型的醫療機構與基層診所，更要整合衛生單位、社區、家庭、甚至個人，綿延成為守護民眾健康的資訊網絡。未來健康照護組織在發展電子病歷的過程中，還要克服種種的限制，例如輸出入介面、檢驗檢查結果的存取、資料二次利用與外送權限的問題，另外如何確保資訊系統能持續且穩定運轉以及隱私保護與通訊安全等對策，也要進行評估並制定規範才能確實執行。

除了健康照護組織內部使用的電子病歷之外，個人相關的醫療資料，近年來亦有越來越開放的趨勢，個人可以取得自己的醫療相關資料，並可交由經過認證的第三方服務機構管理。其中，中央健保署於 2014 年 7 月推出「健康存摺」（My Health Bank（book））服務 [11]，於 2014 年 9 月 25 日上線，可以用自然人憑證或已註冊密碼之健保卡，通過身分驗證，即可於「健康存摺」網頁查詢或下載個人的健康資料。或使用智慧型手機下載全民健保快易通 APP，點選健康存摺輸入帳號密碼，就可以透過手機查閱個人健康存摺資料。「健康存摺」資料內容包括門診、用藥資料、檢驗資料、影像或病理檢查資料、住院及手術資料、過敏資料，出院病歷摘要、器官捐贈或安寧緩和醫療意願、成人預防保健、及預防接種資料。

除下載資料外，「健康存摺」本身亦為一個線上健康資料查詢系統，提供健保保險對象便利地查詢個人的健康資料，服務包括：掌握健康大小事、做好自我健康管理！也可以在就醫時，提供醫師參考，幫助醫師快速掌握個人健康狀況。亦可將資料視覺化呈現，以及衛教資訊連結，運用健康資料提供疾病管理服務。

另外，就醫及用藥資料，亦配合現代行動資訊使用習慣，開發行動裝置認證機制。同時亦制定規範開放本人以外的第三方可以利用資料。「健康存摺」的開放個人及第三方使用，大大地增進了醫療資料的使用，從此醫療資料不再只限於醫療機構內部使用，擴大了未來醫療資訊的發展及應用，例如健康資源的使用、健康管理、疾病的預測及預防。

三、醫療資訊標準編碼

醫療資訊標準編碼在資訊系統開發過程中是相當重要的一項工作，例如身分證

號碼、性別或血型都是以編碼的方式來儲存，不但可以降低儲存空間，也能避免輸入錯誤，而且用詞可以標準化又兼具唯一性，是扮演主要鍵（Primary Key）與索引鍵（Index Key）功能的最佳選擇。在醫院資訊系統中，除了人事系統有關個人資料的識別編碼外，還有總務庫存系統的物料編碼、藥局系統的藥材編碼、財務系統的會計編碼、醫事系統的批價編碼、健保系統的申報編碼、護囑系統的護理編碼、醫囑系統的診斷編碼等等，都是用來溝通整個醫院資訊系統 ADT（Admission/Discharge/Transfer）流程的重要管道，也是院際間進行資料交換時，可以暢行無阻互通有無的唯一橋樑。

（一）醫療及護理診斷編碼

目前國際上被廣為使用的醫療診斷編碼是 ICD（International Classification of Disease），最新版是 1992 年所公布的 ICD-10 [12,13]。它是一種樹狀結構的編碼系統，基本上以字母和數字混合的三碼為主，往下再細分層級。例如特定感染症及寄生蟲疾病的 A00~B99，其中編碼 A02.22 中的 A02 代表其他沙門感染（Other Salmonella Infections），A02.2 代表局部沙門感染（Localized Salmonella Infections），而 A02.22 則代表沙門桿菌肺炎（Salmonella Pneumonia）。

醫療機構中的護理人員係依據醫師的醫囑來執行一連串的病人照護工作，照護過程中因要填寫各種記錄、摘要、單張與報表，紙本作業的時間耗用大量的人力，雖大部分的護理作業已電腦化，可降低許多紙本工作，但是規格、用語及作業流程的標準並不一致，造成電腦填單一再重複而無法相互分享資料，未能真正達成電腦化的效益。因此，目前護理資訊（Nursing Informatics）領域已朝向護理教育與資訊科技的整合應用、護理辭彙的統一編碼、照護流程與評估作業的標準化發展，並已訂出護理通用之規範與分類，例如北美護理診斷協會（NANDA, North American Nursing Diagnosis Association）所公布之護理診斷編碼，以及美國愛荷華大學護理研究小組所發展的護理敏感之病人結果分類（NOC, Nursing Sensitive Patient Outcomes Classification）、護理措施分類 NIC（Nursing Interventions Classification）、ICNP（International Classification for Nursing Practice）與 ICPC（International Classification of Primary Care）等符合各科所制定護理計畫單張之規格，其中 ICPC 國際基層照護分類系統，更被用來處理根據醫囑系統中 SOAP（Subject、Object、Assessment、Plan）原則的結構性編碼。

根據上述的標準編碼所發展的護理資訊系統（Nursing Information System,

NIS），其功能也才能真正協助護理人員來完成整個作業流程，以減少人力負擔和人工錯誤，並提升照護品質。

（二）健康資訊交換標準

健康資訊交換標準 HL7（Health Level 7）是提供醫療資訊交換、整合、共享、調閱之完整架構和相關標準，以支援照護管理服務與評估的需求。HL7 是未來促進 HIS 之間的系統互通和共享電子健康記錄非常重要的標準，也是國內醫療產業大力推展採用的標準。除此，HL7 更採用新一代國際醫療資料交換標準 FHIR（Fast Healthcare Interoperability Resources）[14,15]，來強化資料互通，範圍不只涵蓋醫療機構、病歷、住出院和轉診記錄，更遵從 HTTP（HyperText Transfer Protocol）協定，支援行動裝置和資源受限系統，緊跟行動化趨勢。

臨床病歷資料結構標準化——FHIR 標準格式轉換，FHIR 中文翻譯為快速健康照護互通資源，是 HL7 組織於 2011 年推出，是基於 HL7 v2 和 HL7 v3 醫療資訊標準，但使用起來更加容易上手。FHIR 的目的在於促進醫療單位更有效溝通與分享醫療訊息，把醫療訊息廣泛用於不同且多樣的設備上，如電腦、平板電腦和智慧型手機，讓健康照護組織中的各單位與每個人都能更輕鬆的提供與使用醫療服務訊息，並且將系統化的資訊給第三方應用程式開發者使用，藉由將不同數據分別標示專屬的標籤（Tag），在資料交換上使不同系統可以更快速的截取與結合資料。

FHIR 概念是將所有健康資料分解成許多數據元儲存，且是一種基於網路的技術，相較於 HL7 v3 更加強專業化和全方位的模組，這些特性使開發人員更容易開發遠程醫療應用模型，此外 FHIR 支持 RESTful 的網頁架構（Representational State Transfer, REST），適合用於行動裝置的應用程式，是一種基於 HTTP 的程式語法，如果有系統已經遵守 FHIR 並使用 HTTP 協定，則可以獲得與其他系統的互操作性。此外 FHIR 可以轉換成其他 HL7 標準，有助於縮小因基於之前標準所造成系統之間的差距，如 FHIR 和 HL7 標準臨床文檔架構（Clinical Document Architecture）之間已存在轉換結構，但是其他標準或特有模組系統則需有專門的模組來轉換以符合 FHIR 的格式。

在 FHIR 數據標準中，每一個數據元都有一個標籤，好比在網路上，每個網頁都有屬於自己的一個網址——統一資源定位符（Uniform Resource Locator, URL），FHIR 的標籤當作一個唯一識別碼（Universally Unique Identifier, UUID），為了使任何 FHIR 的瀏覽程式都可以讀取，FHIR 格式也可以選擇 JSON（JavaScript Object

Notation）或 XML（Extensible Markup Language）用於數據表達，也因統一的格式，所以開發者只需按照格式來讀取數據內容，將資料加入現有系統之中，就能夠有效且快速的在不同醫療單位分享數據、整合照護、決策和分析。

（三）其他常用的編碼

中央健保署積極推動的疾病診斷相關群編碼（Diagnosis Related Group）[16]，則更進一步將 ICD 編碼與其他不屬 ICD 編碼的因子組合成群，因其組合是依據影響臨床治療方式與成本（或住院時間）之因素，包括併發症、合併症、處置方式等因子加以分類，所以實施 DRG 預期可抑制醫療成本的膨脹。

放射資訊系統（Radiology Information System, RIS）中的 PACS 系統，它所使用的標準 DICOM（Digital Imaging and Communication in Medicine）則是目前全球化的醫學數位影像傳輸標準 [17]。其他的編碼像檢驗檢查所使用的 LOINC（Logical Observation Identifier Names and Codes）[18]、現行處置用語所使用的 CPT（Current Procedural Terminology）、醫學系統性命名所使用的 SNOMED（Systematized Nomenclature of Medicine）[19] 也都是國際醫界常用的標準編碼。

檢驗檢查資訊系統（Laboratory Information System, LIS）一般都由儀器設備直接連線，將結果傳送入資料庫儲存，再利用資訊系統來進行判讀的工作，達成完全自動化以掌握時效的需求，如再輔以 LOINC 標準編碼的使用，對於未來跨院轉檢的檢驗檢查報告傳輸與資源共享將是一大助力。而藥局資訊系統（Pharmacy Information System, PIS）可用來協助藥師核對處方藥名、劑量、數量與用法以及檢查是否有配伍禁忌（Contraindication）、藥物交互作用（Drug Interaction）、過敏藥物（Allergy）、重複用藥或涉及管制藥品的情況，以防下錯處方、給錯藥、用錯藥與吃錯藥，進而避免人命傷亡所引發之醫療糾紛。對於國人愛吃藥的惡習，配合國際藥品通用名稱及全民健保編碼，將能協助醫生在開立處方與藥師配藥時，更完整的掌握民眾用藥的狀況。

（四）整合型的醫學術語系統

國際上通用的醫學編碼不下百種之多，要求國內外的醫護與健康保險機構共用某一種編碼，不但不可能也不切實際，因此美國衛生研究院（National Institutes of Health, NIH）所屬的國家醫學圖書館（National Library of Medicine），投下巨資與人力研發一套整合型的醫學術語系統（Unified Medical Language System, UMLS）

[20]，以建立更完整之醫學辭典（Meta-thesaurus）來提供現有編碼間之概念與其關聯，並作為未來全球學術研究的資訊管理與溝通整合之系統介接平台。

　　UMLS 這套大型的醫學術語系統，涵蓋了臨床、基礎、藥學、生物學、資訊管理等醫學及與醫學相關學科，收錄了約二百萬個醫學概念，醫學辭彙更是空前，達到了五百多萬個。UMLS 目前已套用電子病歷、醫藥服務、公共衛生統計、生物醫學文獻分類以及臨床基礎和照護服務研究等領域。而醫學系統性命名──臨床術語 SNOMED CT（Clinical Terms），則是當前國際上最廣為使用的一種臨床醫學術語標準，由 UMLS 所提供的這套全面性統一的醫學術語集可以一致性地在不同的學科、專業和照護地點之間實現對於臨床數據的檢索、儲存、整合和查詢，以便於自動化處理。同時，它還有助於組織病歷內容，減少臨床照護和學術研究工作中數據蒐集、編碼及使用方式的差異，對於推動醫療資訊的標準化和電子化具有關鍵性的作用 [7,21]。

四、臺灣健康雲

　　在各醫療院所成熟的資訊架構下，衛生福利部於 2013 年開始推動「臺灣健康雲計畫」，此計畫包含如下圖中的醫療、照護、保健及防疫等 4 朵子雲，是我國健康資訊科技推動的另一個里程碑。經由此計畫之發展，除可發展醫療領域的資訊創新服務外，更期望藉此 4 朵子雲彼此串連，實現 "Health in All Policies" 的願景。

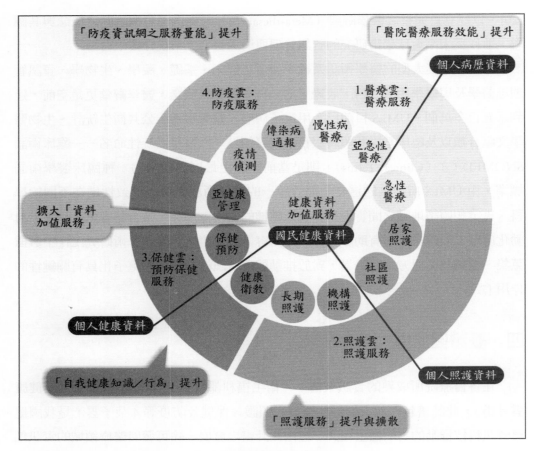

圖 **15-1**：臺灣健康雲計畫

（一）醫療雲

　　健康照護組織的數位化是實施跨院電子病歷交換的基礎建設。美國醫療資訊暨管理系統協會（The Healthcare Information and Management Systems Society），簡稱HIMSS，它所制定的 EMR Adoption Model 是用於評價醫療機構實施電子病歷的水準，使用 0~7 共八個等級來檢視醫療機構電子病歷的應用情況，藉此瞭解醫療機構推行電子病歷之狀況，達到電子病歷的有意義使用。因為全民健康保險的引導，臺灣醫療機構的數位化已經相當廣泛、深入，大部分都可以達到評比的第三級和第四級。依照臺灣的法規，以電腦製作的病歷，需要加上數位簽章之後，才符合電子病歷的定義。

　　臺灣醫療機構實施電子病歷採單張報備制，如入院病歷、出院病摘、護理記錄等都算一個單張。臺灣一家醫療機構，會使用數百張不同的病歷格式模組，醫療機

構每實施一張，就需向當地衛生局報備一張。報備完成後，醫療機構即可不再列印紙本病歷，也才能取得與全國電子病歷交換中心連線的資格。醫療機構內的電子病歷系統，須遵守電子病歷製作及管理辦法的相關規定。電子病歷跨院互通可大幅提升民眾取得自身病歷的方便性，減少醫療資源浪費、提升醫療品質。

（二）照護雲

隨著臺灣人口持續老化，照護雲對臺灣而言，是個不得不然之趨勢，政府也已經花了數年在照護的發展上，在成果的展現上，雖也累積了很多有關照護方面的經驗，但談到成功，則還有一段距離。醫療與照護的概念不同，以中風為例，醫療指的是病人中風後進行的診治行為，但照護則是指，例如病人中風造成半身癱瘓，現在病情穩定可以回家休養，需要有人在旁照顧與協助復健，如果病人家中無法提供適當的照顧，期待資通訊科技可以提供適當的協助，這就是照護雲的應用方式。照護雲將以照護對象，區分為二階段進行，第一階段針對慢性病確診民眾進行個案管理，第二階段透過擴展遠距健康照護網絡，逐步納入一般民眾，進行健康促進與疾病預防。

針對慢性病及弱勢族群等，透過社區、居家等照護機構，來提供健康照護的服務。也因為不同等級的照護單位，其所掌握 IT 資源的多寡也不同，因此，希望藉由共用 IT 資源平台的提供，讓病人透過科技儀器，把資料上傳到遠端資料庫，以有效推廣高品質的照護服務。照護雲要順利走上雲端（Cloud），必須連結醫療雲的服務，讓照護機構能夠掌握同一個人在不同醫療機構的就診紀錄，才能夠有效率的提供各種照護服務。例如：病人將每天測量的血壓數據上傳到遠端資料庫，醫療機構不僅能夠快速得到數據進行分析，也能隨時監測病人的健康情況。

應用雲端計算的特性，將遠距健康照護中心及醫療照護機構之遠距健康照護服務提升到雲端的平台上進行，建構智慧醫療照護模式，以提升國民健康，並減少醫療資源重複使用及降低照護費用的支出，不但在效能面提升健康照護服務的可及性，品質面也透過強大的分析運算能量，讓民眾取得更多智慧化、個人化及行動化的服務內容。同時，藉由跨領域業者合作，將可提升遠距健康照護參與或使用層面廣度，促進我國遠距健康照護產業的發展。

（三）保健雲

保健雲的目標是希望透過開放資料（Open Data）與雲端平台之建置，鼓勵加

值服務業者開發各式創新應用軟體，提升臺灣製造終端裝置附加價值，亦帶動智慧型簡易終端軟體業蓬勃發展，讓民眾可以隨時取得健康相關資料，提高個人健康資訊掌控能力，強化自我健康意識與自主權，公私部門協力，提供更多有利於民眾健康促進之服務與產品。同時，透過資料庫之整合建置，以及手持通訊載具之內部支援系統開發，提升國民健康局業務處理效能，增進為民服務效率。過去，國民健康局一直努力傳遞預防保健的訊息給民眾，但民眾各自需要的資訊都不同，很難提供量身打造的個人化健康資訊服務，唯有透過保健雲的雲端技術，才可能準確傳遞民眾最需要的個人化預防保健資訊。此外藉由優質服務與產品之評選活動辦理，希望橫跨不同醫療機構，主動將個人化的預防保健資訊推廣給民眾，以促使民眾有感，採取有助於健康之行動，帶動全民健康管理之風氣。

（四）防疫雲

經歷 2019 年新冠肺炎（COVID-19）疫情以迅雷不及掩耳的速度襲捲全球，在在顯示，建構便捷與高效率防疫雲端服務，對於因應 21 世紀人類可能面臨的流行疫情危機之重要性。

有鑑於此，推動防疫雲的初衷，就在於運用現有防疫資訊網為基礎，進行應用服務需求分析、資料庫結構分析、資料內容分析以及使用者需求分析，建構具「觀念創新、技術創新、服務創新、結構創新、參與創新」之防疫專業雲端服務。透過便捷的科技雲端服務來快速通報疫情，達到遏止疫情蔓延的效果。通報資料透過雲端，上傳至傳染病個案通報系統，通報人員可在登錄傳染病個案通報系統後，進行其他附加資訊的修改，使得疫情在蔓延之前能更快的獲得控制。

（五）健康資料雲

在四朵雲的中央是健康資料加值服務，也就是將各式資料整合彙集，包括個人病歷資料、個人健康資料、個人照護資料，及全體國民健康資料，提供健康資料分析及回饋的機制，簡稱健康資料雲。如圖 15-1 所示，健康資料的蒐集，分析及回饋是非常重要的，尤其是在數位健康科技的發展之下，健康相關的龐大數據會被建立起來，利用這些數據，可以分析出各種有用的統計或資料探勘模型，來瞭解各項推動計畫的成果，找出優缺點加以改善。顯而易見的例子是，現代醫療機構利用資訊技術於經營管理及改善病人照護，大量數位化的結果是，各式資料急速的增加，從電子病歷、醫令系統、影像系統、檢驗系統等，跟隨而來的是各式各樣的分析及

統計需求，以改善病人安全、增進醫療效率與減少營運成本等，都可以由數據分析而產生。健康醫療數據多樣化之後，成為健康大數據的基礎。

　　目前各種健康醫療數據在整合中，尤其是未來各式的穿戴式生理訊號感知器的普及，即時的（Real Time）資料量會大幅增加，所需的運算資源也會大幅增加。所以，健康資料雲是非常重要的一環，因為唯有進行資料分析及回饋，才能瞭解成效進行評估，才能發現問題進行改善。這是一種資料加值的概念。健康資料加值或稱之為二次運用（Secondary Use），早已行之多年，利用去識別化（De-identification）之健康資料是世界趨勢，美國早已在 20 年前開放全國住院資料供研究者使用，對於找出新的治療方式、新的疾病的診斷、發現藥物之副作用、探討疾病之關聯性、建立疾病預測模型等，有非常大的幫助。醫學研究之道，就是整合研究數據，在 2003 年 9 月 30 日，前美國國家衛生研究院院長塞烏尼（Elias Zerhouni）就宣布對美國政府資助的醫學研究進行重整，稱之為「研究路線圖」的計畫（NIH Roadmap National Electronics Clinical Trials and Research, NECTAR），要建立完整的路線圖以及徹底更新醫學數據的蒐集、儲存及共享，要把龐大且分散的資料庫結合成一個巨大的資料庫，更要發展軟體，使實驗計畫的撰寫能夠簡化並做到數據分析標準化。所以，完整的開放健康加值資料將增進廣大病人之權益。

　　健康資料加值的應用很多，簡單來說，例如，進行世代追蹤研究，可以做存活率追蹤、就診率追蹤、防治（疫）效益追蹤、族群健康追蹤等。資料經過整合，或是與其他資料庫整合聯結，更對於分析健康與社會的關聯性，如社會經濟、勞動條件、幼兒時期、遺傳因素、文化差異等，對於衛生政策的評估，醫療、保健、防疫、全民健保政策實施成效的衡量、評估與建議，這些議題都有極大的幫助。更進一步，就是要做到「有意義的使用健康醫療數據」（Meaningful Use of Health/Medical Information）[22]，達到所謂的「醫療的四個 P」（4P Medicine），個人化（Personalization），醫病雙方參與（Participation），建立預測模型（Prediction），而達到疾病的預防（Prevention）。

　　因應雲端科技發展，衛生福利部再透過四朵雲內的細部計畫滾動式調整，將臺灣健康雲升級為 2.0 版，持續整合民眾健康資訊，提供即時便利的加值應用，民眾可透過「健保快易通 App」查詢雲端藥歷、健康存摺、就診紀錄與 COVID-19 疫苗接種／病毒檢測結果等相關訊息，期待此計畫的完成將帶領臺灣跨入全民健康新境界 [23,24]。

五、生物資訊

　　當電腦碰上生物科技蓬勃發展，使生物資訊的世紀誕生，並快速成長。誠如前美國國家衛生研究院院長，同時也是 1989 年諾貝爾生理或醫學得獎人之一的 Harold 所言——20 世紀的科學有三大主題：原子、電腦及基因，而其中電腦及基因造就了生物資訊學的快速發展。

　　隨著人類基因計畫的完成，大量的基因序列資料與生物知識被快速的累積，如何應用資訊科技來協助生物醫學資料的儲存、管理、查詢與分析變成一個相當重要的課題，於是結合資訊科技與計算生物學的一個新興學科——生物資訊學（Bioinformatics）在 20 世紀末崛起並吸引了眾人的目光。

（一）生物資訊學的定義

　　1990 年代的生物資訊學，指的是分子結構生物學方面的範疇，而所謂的計算生物學則指演化學及理論生物學方面的研究，而較少著墨在細胞或分子生物醫學方面。不過隨著人類基因圖譜的密碼被揭示，分子生物學對電腦的需求及依賴日益加深。現在生物資訊學一詞已被廣泛運用在任何具有大量生物資料及所有以電腦資訊方法來處理的相關議題上。

　　因此，對生物資訊學的定義可分為兩個層面來看：一為「古典生物資訊學」，一門用電腦來儲存、擷取、分析，進而預測生物分子的成分和結構的學科，而這些生物分子包括遺傳物質 DNA 和蛋白質；簡而言之，以序列為對象的分析方式稱之，所用到的工具包括 BLAST 序列比對、GCG、Stadent 等。在人類基因序列的解密後，生物科技即進入所謂的「後基因體時代」；而隨著生物資料成分、數量的不同，研究的內容、方向也跟著翻新，因此也將生物資訊學帶入另一個全新層面，正式跨入「新生物資訊學」的世代，其範疇包括比較基因體學、功能基因體學、蛋白質體學、生物微矩陣晶片、次世代定序、以及結構基因體學等。

　　生物資訊的目的在於利用資訊科技建立或開發新穎的方法，或以系統協助大量生物資料的存取與分析；經過這些年的發展，生物資訊大致上可被區分為三個主要的方向：

- 基因序列分析演算法開發
- 生物資料庫的建置
- 資料探勘及生醫資訊工具

每個主要方向中包含一些特定的技術及所要解決的科學議題。

例如 2019 年 12 月中，中國武漢爆發了未知肺炎，2020 年 1 月中國向全世界公布了這個後來命名爲 COVID-19 的病毒序列。科學家們發現了 COVID-19 冠狀病毒與 2003 年在中國廣東省爆發的 SARS1 有高達七成以上的氨基酸序列相似度。在二月初，病毒還未擴散到其他歐美國家時，可藉由分析舊有 SARS1 的免疫資料，透夠生物資訊學的方式，找出能夠涵蓋最大族群的的抗原組，來輔助 COVID-19 疫苗的開發，大大舒緩全球的疫情。

而持續高居國人十大死因第一名的癌症，鑒於癌症患者的基因不同，即使針對同一種癌症做相同的化學治療，有人有效有人卻無效，如針對療效不佳或有家族史者，啓動基因檢測並透過 AI 大數據（Big Data）分析基因資料庫，找出基因變異，再綜合病人症狀表現與病人的基因表現，給予相對應用藥物與治療方式，也就是提供客製化的精準醫療（Precision Medicine），打破以往同病同藥的標準醫療來提高存活率。另透過基因檢測也可減少不必要的過度醫療，減輕病人身心負擔及醫療資源浪費 [7,25]。

（二）生物資訊學的發展趨勢

目前，生物資訊學的研究與應用持續演進，涵蓋範圍漸漸擴大。隨著生物資訊的蓬勃發展，可能讓整個生物醫學領域全面改觀，甚而帶動生技產業爆炸性的成長。當代生技產業發展趨勢是結合應用電子、電腦、軟體、網路、通訊、材料、自動化等高科技於人類生活品質之改善，從食、衣、住、行，至醫療、健康、農業、工業、能源、環保、生態、永續發展等等，都可預見生物資訊科技之運用，這將是影響人類福祉最重要的科技！而生物經濟的發展，將爲人類從根本上的人口健康、糧食安全、食品安全、生物安全、環境安全、能源安全，乃至保障國家安全，建構出全面發展考量之概念。發展生物經濟與人民福祉密切相關，可以提高國民生活品質、減輕人們病痛、阻止疾病蔓延、延長人類壽命、增加糧食生產、提高營養價值、珍惜自然資源、改善生態環境、改善工業製程、有利永續發展。生技產業不只可以繼科技產業成爲臺灣的下一個兆元產業，也能爲世界做出更多貢獻 [26]。

六、醫療資訊安全

由於資訊化日益普及，各家醫療機構致力發展醫院資訊系統不斷進步，各種臨

床資訊數位化程度日增,醫院資訊系統對於病人就醫流程之便利性具有正面效益。醫院資訊系統主要是結合各項電腦設備、醫療檢查儀器及通信設備,將臨床醫療與行政作業程序做自動化的結合,進而降低醫療機構的管理成本,以提高病人安全及醫療機構的效率與效能。但由於醫療資訊的引進,使病人就醫資料之安全性受到挑戰,醫療機構對於安全管理之困難度增加,其重要性也隨著臨床資訊之數位化程度與日俱增,因此醫療記錄之安全管理已然成為醫院資訊系統中不可或缺的控制工具。

醫療記錄本身即具有高度的隱私性,而且醫療記錄之著作權與所有權的歸屬原本就存在著相當複雜的關係,因此醫療資訊在擷取、交換與儲存的過程中就必須更加謹慎地掌握存取控制(Access Control)及認證(Authentication)的嚴密性與完整性。完整的醫療資訊安全管理必須以醫療記錄為基礎,輔以醫療活動為導向之安全存取控制,才能真正解決醫療記錄的安全問題。透過醫療記錄為基礎,才能保證具有不可分割性的醫療資料群之存取控制,也才能夠具有完整性與一致性;醫療活動為導向才能管控醫療記錄權限取得與失去的時機,避免權限釋放後未能回收之漏失 [7]。

(一)資訊安全管理的定義

完善的資訊安全管理,應綜合考量各項資訊資產之重要性及價值,以及因人為疏失、蓄意或自然災害等風險,導致資訊資產遭不當使用、洩漏、竄改、破壞等情事,採行與資訊資產價值相稱及具成本效益之管理、作業及技術等安全措施。狹義來說,利用密碼學(Cryptography)與安全協定(Security Protocol)以保護機密或敏感資料,防制未授權的揭露;廣義來說,必須兼顧人員、程序、資料、硬體、軟體、實體環境等管理議題,確保資料及系統資源的機密性(Confidentiality)、完整性(Integrity)、可用性(Availability)、安全管理(Security Management)及安全性政策(Security Policy)

在 ISO 27001 的規範中指出,保護資訊之機密性、完整性與可用性,得增加如下諸如鑑別性、可歸責性、不可否認性與可靠性。

1. 機密性:資料不得被未經授權之個人、實體或程序所取得或揭露的特性。

2. 完整性:

(1)對資產之精確與完整安全保證的特性。

(2)可歸責性:確保實體之行為可唯一追溯到該實體的特性。

（3）鑑別性：確保一實體或資源之識別就是其所聲明者的特性。

（4）不可否認性：對一已發生之行動或事件的證明，使該行動或事件往後不能被否認的能力。

3. 可用性：已授權之實體在需要時可存取與使用的特性。

4. 可靠性：始終如一預期之行為與結果的特性。

（二）資訊安全考量

近年來，網際網路上陸續發生多起嚴重的安全事件，這些事件引發全球網路安全意識的高漲。為有效防範電腦、網路犯罪，美國聯邦調查局於 1986 年就成立全國電腦犯罪特勤組（National Center for Computational Sciences），專門處理日益氾濫的電腦犯罪。試問如果臺灣的健保核價資料慘遭修改而未被發現，那將造成多大的影響？可想而知資訊安全管理的重要性實已達到不容忽視的地步。由於醫療系統具有高度正確性與極度私密性等要求，更不容許有任何的錯誤與洩漏，也因此更需要加強保護。

因此，各家醫療機構為配合相關政策的推動，均在網路系統上採用健保資訊網 VPN（Virtual Private Network）封閉性專屬網路，設有多道防火牆，可大幅降低駭客入侵系統或盜取資料之風險。健保署為落實資訊安全工作，更全面推動資訊安全管理系統（Information Security Management System）建置作業，讓資訊安全確實向下紮根，推動資訊安全工作，以確保民眾的醫療資訊安全。同時，醫療機構因屬於八大關鍵基礎設施提供者，在推動國家關鍵資訊基礎設施防護上，衛福部更建立醫療領域資安資訊分享與分析中心（Hospital Cybersecurity Information Sharing and Analysis Center, H-ISAC），提供所屬醫療院所推動資安防護作業之參考 [27]。

資訊安全管理所應注意的考量點包括：安全標準尚未成熟、先天性安全漏洞、竊聽（Eavesdropping）、連線巧取（Spoofing）、連線劫奪（Session Hijacking）、作業系統漏洞、密碼盜用、特洛依木馬、隱密通道（Covert Channel）、身分識別等。因此資訊安全管理必須從網路架構、電腦軟體、電腦硬體、安全級別及安全標籤、防火牆（Firewall）、資料加密（Encryption）、安全教育等方向，以安全性政策、帳戶辨識記錄能力（Accountability）、可靠度（Assurance）、說明文件（Documentation）等考量來落實，方能建立優良安全的環境。

（三）資訊安全評量

橘皮書是目前頗具權威的電腦系統安全標準之一，由美國國家安全局國家電腦安全中心於 1983 年 8 月頒布的官方標準，其正式名稱是「受信任電腦系統評量基準」（Trusted Computer System Evaluation Criteria），因其封面為橘黃色而稱之為橘皮書。由於真實世界的電腦系統不可能達到百分之百的安全防護，因此橘皮書將具安全性能的系統稱作「受信任系統」而非「安全系統」。所謂「受信任系統」乃是指一個由硬體及軟體所組成的完整系統，在不違反存取權限的情況下，能同時服務不定個數的用戶，並處理從一般機密至最高機密等不同範圍的資訊。

橘皮書將一個電腦系統依安全條件、基準等規則之信任程度予以分級，依其安全性由高而低劃分為 A、B、C、D 四個大等級，較高等級的安全範圍涵蓋較低等級，而每個大等級又以安全性高低依次編號，細分成數個小等級。此處所謂的安全範圍指的是滿足一安全等級需具備的所有評量基準所構成的集合，橘皮書的評量基準就是依照上一節中所提的安全性政策、帳戶辨識記錄能力、可靠度與說明文件分成四大類。

1. 安全性政策

即保護系統規則的敘述，例如：在採自訂式保護的系統中，使用者可決定物件的存取權；而在採強制式保護的系統中，物件的存取權則由作業系統決定，不同的保護模式有不同的保護策略，這就是安全性策略。

2. 帳戶辨識記錄能力

指系統辨識使用者及記錄與安全性相關活動的能力，例如：當任一使用者登入系統時，系統需能夠辨識該使用者，限定該使用者的活動範圍，並記錄與系統安全性相關的操作。

3. 可靠度

指系統的安全程度是否可用公式或文字證明、有足夠的文件描述、有明確的發展及建構方案、可經過嚴正的安全測試、有完整的維護方案等。在較低安全等級，可靠度是經由針對作業系統相關部分的測試而獲得的；在較高安全等級，可靠度主要由作業系統本身的設計獲得；而在最高安全等級（A1），可靠度則由正式的驗證

工具獲得。

4. 說明文件

指與系統之安全性相關的所有文件，包括安全系統的發展及建構方案、安全測試方式、維護方案等。

七、病人安全

自 1999 年美國智囊機構──國家科學院醫學研究所發布了 "To Err is Human: Building a Safer Health System" [28] 報告後，對全球醫療產業產生巨大的影響。根據該份報告資料顯示，推估 1997 年美國約有 0.1-0.3％ 的住院病人死於醫療錯誤，約有 44,000-98,000 人因為醫療錯誤導致死亡，不僅被列為第八大死因，更造成該年 170-290 億美金的損失，世人才逐漸開始正視病人安全之相關議題。臺灣為使醫療錯誤降到最低，保障病人就醫的安全，2003 年衛生福利部成立「病人安全委員會」，統整並擬訂如下八項的病人安全目標：

1. 提升醫療照護人員間的有效溝通。
2. 落實病人安全事件管理。
3. 提升手術安全。
4. 預防病人跌倒及降低傷害程度。
5. 提升用藥安全。
6. 落實感染管制。
7. 提升管路安全。
8. 鼓勵病人及其家屬參與病人安全工作。

提升病人安全的具體作法是降低健康照護過程中不安全的設計、操作及行為，並採取改善措施。而資訊科技日新月異，資訊系統在醫療照護品質上逐漸扮演重要的角色。所以，病人安全資訊系統在醫療機構中所扮演的角色，便是如何在醫療照護流程中經由資訊科技的協助，提供相當程度的預防或改善，以維護病人就醫權益與病人就醫安全之保障。

（一）資訊科技與病人安全

病人安全議題已然引起社會注意，許多研究結果均顯示資訊科技可以有效減少

醫療失誤及不良事件比率達 50% 以上，而且在事件發生時便可以快速反應，像是電腦化醫療指示、醫療團隊在病人治療過程中的溝通互動、取得病人臨床資料、監測病人資料及醫療決策支援與統計等都能防患未然或避免不良事件持續惡化。

　　一般而言，醫療機構的病人安全資訊系統最常透過通報與偵測兩種方式掌管並監控各項病人安全的相關情報，特別是醫療錯誤與不良事件。「通報」是指自主性地提出與病人安全相關事件的報告，通常較為主觀，性質屬於事後回溯性，要使醫療機構內的員工能自動通報，需要學習性、非懲罰性的組織文化營造與持續的教育訓練。「偵測」則是指利用資訊系統的人工智慧，發揮自動、即時的功能來提供提示或是協助臨床醫療人員進行決策，相較之下較為客觀，但醫療院所需具備相當程度之電子病歷及醫囑系統，並輔以精確之知識庫及決策支援能力方能竟其功 [7]。

（二）強化病人安全的具體措施

　　在醫療照護流程中運用創新資訊及通訊科技確保及強化病人安全，目前國內外發展的作法及具體措施包括：

1. 改善溝通傳達的方式：如電子醫令、醫療資訊系統、通訊系統之整合運用。
2. 建立臨床知識庫存取：健保 IC 卡與病人用藥、檢驗、檢查、病史之結合，提供資料大量索引，並協助用藥指引等資料庫。
3. 持續性病況病歷監控：整合臨床資訊可做即時性、異常性之監控分析，並做即時警示。
4. 追蹤不良事件與用藥：運用資訊系統快速通報及追蹤發生於病人的醫療不良事件與用藥資料，作為錯誤追蹤及學習，並避免再次發生錯誤，減少人為與時效上之病人安全缺口。
5. 建立病人安全資訊系統：此運作模式可以整合相關資訊與科技，完備病人安全系統，整合既有醫療系統例如：門急診資訊系統、住院資訊系統、檢驗檢查系統以及護理計畫系統等，建置醫療法則知識庫、醫囑處方偵測提示、各種醫療不良事件通報分析等相關機制，來達到預防、分析以及追蹤的目的。

八、醫藥知識教育

　　為滿足醫事人員及病人在遇有資訊需求時，能即時提供相關資訊，可將實證醫學與臨床指引電子化，並整合至臨床資訊系統中，同時與醫事人員的工作流程相結

合，例如醫學教科書資訊、藥物參考文獻、傳染病通訊資料等。另可運用診間或病房護理站的電腦，讓醫護人員隨時可以連線到醫學文獻資料庫，且可隨時與全球各醫學專家作即時分享治療心得，尤其是用藥資訊。

而病人教育也非常重要，可提供及時教育、網路教育平台、衛教單張、病人決策輔助等工具，協助病人表達自身對於疾病治癒、恢復時間、自費價格、疼痛感等之喜好程度，以協助病人做臨床決策之制定。

從許多研究與文獻顯示，在臨床醫療照護實務上病人安全並未受到應有的重視；而從其他研究中可看出，資訊科技對於預防醫療錯誤與病人安全確實是有效的方法。有鑑於此，如何善用資訊科技來建立一個病人安全健康照護環境，使醫療機構成為一個零疏失且具備醫療安全防護的完善境界，應是醫療機構、病人與家屬須共同合作努力的目標。

第三節　醫療資訊管理的發展

臺灣產、官、學、研、醫各界對於智慧醫療（eHealth）都寄予厚望，遠距醫療（Telemedicine）未來商機的看好度排名總是名列前茅，遠距醫療、行動健康（Mobile Health）與醫療人工智慧（Medical AI），更都是 2020 醫療產業數位科技輔助的重點項目 [29]。臺灣遠距醫療發展將會因為法令的持續開放，未來在不同環境及場景下有著更多的應用。遠距醫療於國際發展多年，雖非全新議題，然法規限制及臺灣使用者行為模式等因素，是尚未全面普及的主因。新冠肺炎（COVID-19）為全球人類帶來健康危機，卻也同時加速改變使用者行為、醫療服務態樣的變革。在疫情肆虐的非常時期，隨著多數國家緊急放寬遠距醫療法規，以及使用者行為轉向減少外出的變化下，勢必加速遠距醫療及遠距照護的發展。

另外，《美國新聞週刊》與數據公司 Statista 合作列出了 2021 年全球最佳 250 家智慧醫院（Smart Hospital），位居榜首的醫療機構是明尼蘇達州羅徹斯特的梅約醫學中心，這些醫療機構在人工智慧、機器人手術、數位影像、遠距醫療、智慧建築、資訊技術基礎設施和電子病歷的使用方面皆處於領先地位，其中並無任何一家臺灣的醫療機構名列之中，遠不及排名第 23 名的印度、30 名的新加坡及 31 名的韓國。《新聞週刊》也點出，智慧醫院需要的技術列表的頂部是遠距醫療，而遠距監控對於住院治療也變得越來越重要，相信正面對嚴峻疫情的臺灣，對這點更是感

同身受 [30]。

21 世紀的現代人，出門忙工作、回家顧健康，健康意識抬頭，民眾對自己的健康已有預防重於治療的觀念，平常的保養與健身反而更重要，加上工作壓力大、時間不夠，如何化被動爲主動的健康服務，且能不受時空限制，透過強大而綿密的通信網路，隨時掌握民眾的身心狀況，並立即提供諮詢（Consulting）或警示（Alerting）資訊，來關心民眾的健康；對有需要就醫、服藥或健檢的民眾，更能適時提供隨身服務（Point of Care），這絕對不是科幻也非夢想。因此，臺灣的醫療資訊管理也將面臨巨大衝擊，如何從傳統以病人爲導向的機構內服務模式，改以顧客導向並以預防保健爲主的機構外或機構間的服務模式，來迎合未來遠距醫療與健康照護市場的需求，還是必須從教育面、技術面、社會面與法制面逐一解決方能達到目的。

一、醫療資訊管理面臨的挑戰

未來醫療照護趨勢將因智慧科技的興起，逐漸朝遠距醫療、精準與預防醫療的大方向發展，舉例來說，資通訊科技（Information and Communications Technology, ICT）、物聯網（Internet of Things, IoT）、人工智慧等技術的結合，即能落實遠距醫療，如遠端問診、監控、手術，甚至是救護車和醫療機構的病人資料即時傳輸，幫助醫護人員更快掌握病人狀況、準備醫療器材，提升救護效率等。加上國際疫情及高齡化問題將更加速其發展，促使全球遠距醫療照護服務之普及。

而精準與預防醫療則是著重於有效結合人工智慧和醫療照護知識，衍伸創新應用，以精準、快速等特性提升醫療效率，預測疾病的發生風險，讓醫療資源能夠更有效且妥善的被運用。未來智慧醫療發展之重點少不了人工智慧，業界專家也認爲該技術爲改變醫療照護本質的關鍵要素。即時和精準的特性可取代現代醫療，降低風險、提升效率，且運用層面廣泛，從影像辨識、手術開刀至藥物及療法開發皆可和人工智慧結合，大幅提升醫療品質。

二、人工智慧的發展潛力

人工智慧是電腦科學中的一個領域，它致力於解決與人類智慧相關的常見認知問題，例如學習、解決問題和模式辨識。人工智慧技術近年來有非常大的進展，加

上臺灣擁有相當好的科技與醫療人才，兩者結合對於因應未來少子化、高齡化社會將面對的照護人力短缺問題，會扮演非常關鍵的角色。另一方面，無論是現在的 ICT 產業，到接下來的 AIoT 產業，都會帶動醫療品質大幅提升，為人類健康照護帶來更好的服務。

　　人工智慧與醫療照護的結合雖有無限可能，但目前仍有許多法律上的規範尚未完善，像是 AI 醫療器材該如何被歸類、臨床資料在產品開發階段要滿足哪些去識別化的要求等問題，都還有待商榷。相信等到這些尚未明瞭的議題獲得解決方案後，AI 醫材的開發會更加順暢、滿足更多臨床需求，產業前景亦無可限量。可預見人工智慧技術不僅改變人類的醫療行為，也正在醫療照護市場中引領一場產業革命。

　　未來人工智慧在醫療照護上有如下四大發展潛力 [31]：

1. 醫療機器人：隨著高齡化社會來臨，醫療照護的需求激增，醫療資源人力短缺，因此，為了降低醫療人員負擔，人工智慧的機器人技術，應用於醫療領域來補足這方面的缺口，必然日益提升。例如：智能義肢、外骨骼，最夯的達文西微創手術系統，可協助外科醫師達到更精準的切除、修補和縫合等手術作業，修復人類受損身體，或醫療保健機器人輔助醫護人員的工作等等。

2. 智能診療及影像識別：智能診療就是將人工智慧技術應用於輔助診療中，通常會透過深度學習技術（Deep Learning），讓電腦學習醫師的醫療知識，模擬醫師的思維和診斷推理，例如在數百萬個病例資料庫中，閱讀癌症或其他病灶的醫學診斷圖像，透過深度學習提升診斷和治療的正確率，輔助醫師進行診療。

3. 智能藥物開發：因開發一種新藥平均耗時超過十年，所費成本高昂，且潛在新藥常因安全性或有效性不佳，於臨床試驗階段宣告失敗；利用人工智慧中的深度學習技術應用於藥物研究，通過大數據分析和臨床文獻等龐大的資訊匯入，並導入機器學習技術（Machine Learning），進行開發各類藥物，達到縮短新藥研發周期、降低新藥研發成本、提高新藥研發成功率等目的。

4. 智能健康管理：智能健康管理是將人工智慧技術應用在民眾日常的健康管理中。目前主要集中在風險識別、虛擬護士、精神健康、在線問診以及基於精準醫學的健康管理。隨著醫療衛生社區化、保健化的發展趨勢，透過視訊軟體設備，可在家庭中進行疾病或照護的及時追蹤與監控，通過人工智慧的技術，可以實現醫療機構對患者或者是亞健康者的及時診斷與健康提醒，有效的預防病人疾病的惡化或在問題爆發時及時處理。

三、大數據（Big Data）

人工智慧中的機器學習以及深度學習其運作模型都需要非常大量的資料去演算及改進。因此，除了人工智慧，另一項與人工智慧相互依存並彌補對方不足的就是大數據，大數據係指大容量（High-volume）、即時性（High-velocity）及多元化（High-variety）的資訊，它能提供資料擁有者更多以前所無法挖掘出的資訊，但若不倚靠人工智慧的新型演算法，很難有效率地去管理大數據的資料庫，無法處理大量即時資料的傳統演算法在面對大數據時並沒有任何幫助，這就是人工智慧和大數據能互補的主因，大數據必須透過人工智慧有效率的處理程序，才能促進資料的分析及應用。

大數據分析在醫療健康照護領域之運用包括 [32]：

1. 實證醫學（Evidence-based Medicine）：結合臨床病例、基因研究資料及醫療成本效益分析，建立一套全面的臨床決策輔助系統，運用電腦強大的運算和即時分析處理能力，讓醫師獲得詳盡的診療參考，做出最具成本效益的醫囑、降低醫療支出，同時簡化醫療流程、優化資源分配，並可減少誤判導致醫療糾紛的情事。

2. 個人化醫療（Personalized Medicine）：隨著人類基因解碼以及分子醫學之發展，科學家發現個體間的基因差異會影響遺傳、對特定疾病的易感性，以及對藥物的不同反應。透過個體基因差異對於特定疾病或藥物影響的大量分析，將有利於個人化醫療之發展。

3. 遠距醫療照護（Telemedicine）：未來因應人口高齡化趨勢，醫療院所可透過感測裝置、晶片，針對心臟病、糖尿病、高血壓、精神病等慢性病患者，遠端監測其生理資訊並長期追蹤，不但可瞭解藥物使用是否有效，如果發現異常訊號亦可及時聯繫病人回診，一來可降低高成本、費時的臨床就診量，撙節龐大醫療費用，二來亦可提升長期照顧品質，並強化偏遠地區醫療服務之發展。

尤其是在物聯網（IoT）時代，超快速的連線能力表示各種醫療裝置與設備均可連線到伺服器或雲端。因此，遠距醫療技術可利用即時資料，實現更高品質的遠端醫療保健。患者可在家中使用可穿戴裝置與其他醫療裝置，以檢查其血壓、體溫與心率，並傳輸結果給醫師作分析。醫療提供者可輸入患者說明、寫下處方，並加入藥劑師和專家可於其處所隨時存取的其他資料。

四、智慧醫療（eHealth）

世界衛生組織（WHO）對智慧醫療的定義爲「資通訊科技（ICT）在醫療及健康領域的應用，包括醫療照護、疾病管理、公共衛生監測、教育和研究」，而最常用於智慧醫療的新科技，英文字母首字正好是「ABCDEF」——人工智慧（AI）、區塊鏈（Blockchain）、雲端（Cloud）、大數據（Data）、邊緣運算（Edge Computing）與 5G（Fifth Generation）。智慧醫療將影響六大領域，包括慢性病管理、自主管理與疾病預防、疾病診斷、診斷分流、臨床決策支援與照護服務，藉此改善醫療成效、病患經驗，使醫療服務更可近，進而增加醫護體系的效能，照顧更多病人，避免醫護人員疏失與過勞。

值得一提的是，近 20 年來臺灣全民健康保險制度累積了全民的就醫資訊，早已具備一套大數據；臺灣醫療機構在落實醫療記錄與推動電子病歷上，更是有目共睹，這對於未來推展大數據分析應用於臺灣醫療健康照護上，將是很好的利基。

智慧醫療將是臺灣的第二座護國神山，打造次世代醫療資訊系統——雲端智慧醫院，但如何以醫療機構雲端化、服務化、數據化爲核心，將醫療機構數位轉型來發展以人爲中心的智慧醫療服務，下列的課題與挑戰將是醫療資訊管理需先面對與克服的工作 [33]：

1. 受法規限制，使得涉及病人個資與隱私的醫療數據難以取得。即便臺灣有獨步全球的健保資料庫，也因個人資料保護法的限制，加上捍衛隱私的相關團體不支持醫療數據商業使用，只能坐擁寶山而空無所獲。因此，如何在「獲得更大民眾健康利益」與「把持個資法律原則」中取得平衡，同意去識別化的醫療數據合理使用，讓全民共享研發成果，仍須各界的溝通才能提出一個妥協的解決方案。

2. 導入人工智慧的智慧醫療服務，必須取得主管機關衛生福利部食藥署的核准，才能用於醫療診斷或治療。但食藥署過去管理的是醫材等硬體設備或儀器，相關要求並不適用於人工智慧所倚靠的新型演算法等軟體；健保局也尚未同意以健保給付 AI 醫療服務，醫療機構在缺乏誘因下便失去推廣的動力；另外 AI 演算法的黑箱特性，也讓部分醫護人員仍質疑其可靠性而拒絕採用。這些問題有待智慧醫療服務的技術及品質持續精進，方能取得醫界與民眾更大的信賴與支持，衛生福利部也才能順勢鬆綁相關法規的限制。

3. 雖然臺灣的科技產業與醫療技術都領先全球，加上健保資料庫的加持，強強

聯手定能繼半導體產業後，創造第二座護國神山。事實上，臺灣科技產業的強項是硬體，但智慧醫療的核心是軟體，臺灣不見得有領先優勢，這可從微軟（Microsoft）、蘋果（Apple）、谷歌（Google）和亞馬遜（Amazon）等四家都是以軟體見長且在全球獨領風騷的美國大企業爲證。因此，臺灣除了要更重視醫療資訊教育外，基本的軟體相關技能更要從國小開始培育，以建立未來開發人工智慧所需的邏輯概念與運算思維素養。

4. 此外，智慧醫療服務的使用者是醫護人員，但研發與製造端則在科技產業，雙方須緊密合作，才能研發合乎需求的產品。然而，醫界與科技產業的組織文化與專業語言大不相同，需要更多同時理解醫學與科技的醫療資訊人才居中協調，才能嫁接兩個產業來創造更人性化的智慧醫療服務，可見推動跨領域的醫療與護理資訊教育的重要性。

五、醫療資訊跨領域應用與整合

資訊科技發展帶動跨領域技術的整合應用，將創新技術納入醫療資訊領域，且妥善應用已經成爲智慧醫療的基礎。改變醫療照護本質的科技從人工智慧（AI），接著是機器人與奈米科技。在現今科技的發展下，AI 可輔助醫療人員進行疾病預防、診斷與決策支援。加入區塊鏈與雲端服務應用，可提升、整合現有的醫療資訊應用，進而提升醫療機構的作業效率、減低成本、增加營利模式，達成「經濟醫療」的願景。如區塊鏈應用於臨床試驗，可縮短繁瑣的行政流程、加速患者授權與藥物試驗，同時降低臨床試驗成本，並且加快臨床試驗的週期。在精準分析上，強調不論人工智慧、機器學習與區塊鏈等技術將需要有效運用「強互操作性的資料」，現今精準醫療聚焦於患者的基因、生理、環境、疾病與行爲等數據的跨領域整合應用分析，期待實現「精準與預防醫療」。例如運用使用者個人的健康存摺、病歷資料、問卷資料以及穿戴式生理資訊量測數據，建立結合 AI 模型的疾病預測與分析疾病發生風險，使醫療照護資源可被更高效率的使用。

透過精準與預防醫療的實現，將既有醫療服務，從醫療機構延伸至使用者日常生活環境，結合前述提到的 AI 與各式新興技術，建立「以消費者爲中心的醫療照護模式」，如使用健保署釋出的個人健康存摺與穿戴式感測裝置分析個人健康數據；利用穿戴式裝置輔助復健、資訊記錄與復健效果分析，實現遠距復健並可檢測病患復健效益，加速病患康復的歷程。除此之外，透過科技的輔助可以擴大醫療服

務與跨領域整合範圍，如將醫療保險、醫院資訊系統、藥商與醫療器材商納入「醫療生態圈」，以提供更好的服務。或保險公司整合健康數據分析，進行保費動態調整，不只讓成本降低，並可確保醫療保險能妥善運用。

精準醫療的發展精髓著重在「所有資料的蒐集與整合」，因此一份豐富而完整的個人化健康記錄為其發展核心，透過記錄的儲存、分析與應用，才能夠有效發揮精準醫療的概念。另一方面，精準醫療的整合應用，需配合不同機構、單位以及資料來源的資料整合，臺灣醫療環境現有機制為「資料分散於各個單位資料庫」，跨院間僅交換健保給付的相關紀錄，一般生活資訊、歷年生理數值、生活環境等資訊皆不納入其中，因此將醫療資料轉換為以病人為中心的應用有其必要性，並且須由病人自行保管、擁有使用權。在區塊鏈技術問世之後，藉由區塊鏈去中心化及驗證機制可以確保資料安全與正確性，透過區塊鏈處理資料交換與儲存提高健康記錄的信任度是一種潛在的選擇。

六、醫療服務跨地區、無國界整合

隨著全球化發展，跨國醫療、資料交換、精準分析已經成為下一步趨勢，臺灣蔚為亞洲地區交通樞紐，具有完善的醫療服務，可以強而有力的醫療資料為基礎，能夠促使臺灣以智慧醫療引領亞洲國家發展。如推動區域性國際化合作，以醫療資料與服務的標準及互操作性作為跨領域整合目標，逐步推動國際化健康數據及電子病歷交換，達到遠距醫療與個人化照護的主要目標。資料則以臺灣所開發的健康存摺與照護資料為基礎，整合 IoT 生理訊號資訊技術，設計符合國際標準的個人健康資訊架構，建構完善的資訊安全通道，來建立個人化醫療資料，串聯亞太各地區醫療與照護等單位，提供精準醫療、健康照護等醫事服務。另一方面，推動跨國合作，適度開放及分享健康資料的加值應用，與選定的合作國家，共同建立大數據健康資訊平台，建立公共化的健康數據分析平台，利用資料探勘技術，設計疾病預測模型，落實預防勝於治療的理念。

總　結

　　醫療資訊管理伴隨資訊科技的發展日新月益，不僅改變人類的生活與行為，也敲醒長年既保守又封閉的醫療體系。目前世界各國無不積極投入健康資訊科技（Health Information Technology）領域之發展，期望能藉此提升醫療品質、促進病人安全、降低醫療成本、改善醫療之可近性、公平性與效率。然而，隨著醫藥科技發展與健康照護品質成長，全世界平均餘命有逐年增加的趨勢，預估臺灣將在 2025 年邁入超高齡化社會，也就是 65 歲以上人口占總人口比率達 20%，臺灣與全球都將要面臨人口老化的巨大挑戰，及伴隨而至的慢性病與重大疾病人口增加等沉重的社會問題與負擔。

　　權威的醫學期刊《刺胳針》（The Lancet）於 2017、2018 二度發布全球醫療照護品質排行，在這項連續進行 25 年、範圍涵蓋 195 個國家的研究中，臺灣兩年排行分居第 45 名、第 34 名，均落後日本、新加坡與南韓 [34]。臺灣不僅仍需持續在醫療資訊科技之發展，並針對未來健康醫療照護產業必須面對之巨量健康資料標準化、資料蒐集與應用、醫療人工智慧、資通訊科技於長照政策上的輔助，以及臨床實證發展於重大疾病的精準醫療與預防醫學，藉以提升醫療品質，更要從政策法規、科技發展、創新研發、民眾需求等面向來思考下一階段臺灣醫療照護的發展。

　　臺灣擁有獨特的醫療基礎建設條件及新興科技發展優勢，面對全球的創新科技浪潮，臺灣需要快速地掌握健康資料應用的關鍵、發揮資通訊技術能量、聚焦資源在優勢潛力，透過政府與民間共同合作，藉由加強資料開放、環境健全、跨域整合及實驗場域的方式，全力發展創新智慧健康產業，期望能持續提升國人健康照護品質，並能強化相關產業於供應鏈及生態系之價值，期許臺灣成為智慧醫療海外輸出的關鍵典範。

　　科技始終來自於人性，隨著科技快速發展，產生了許多健康照護科技應用，臺灣因為醫療服務及全民健保的特殊性，成就了醫療資訊的發展，整合醫療物聯網設備蒐集的資料，將建立臺灣「健康大數據」的巨量資料基礎，未來，藉助人工智慧技術，可創造無限可能的應用與服務，更是醫療資訊管理未來發展指日可待的願景。

關鍵名詞

醫療資訊管理（Medical Informatics）

跨領域學科（Multiple Disciplinary）

資訊科技（Information Technology）

電腦科學（Computer Sciences）

醫藥衛生（Medicine Science）

健康保健（Healthcare）

基礎研究（Basic Research）

臨床研究（Clinical Research）

健康服務組織（Organization of Health Services）

決策科學（Decision Science）

人工智慧（Artificial Intelligence）

科技評估（Technology Assessment）

生醫科技（Biomedical Technology）

臨床醫學（Clinical Medicine）

基礎醫學（Basic Medicine）

研究方法（Research Method）

健康政策（Health Policy）

健康服務（Health Service）

管理科學（Management Sciences）

營運研究（Operational Research）

經營組織學（Business Organization）

行政管理學（Administration Management）

統計學（Statistics）

經濟學（Economics）

社會議題（Social Issues）

心理學（Psychology）

倫理學（Ethics）

認知科學（Cognitive Science）

人性哲學（Humanity Philosophy）

生物醫學資訊學（Biomedical Informatics）

健康／健康照護資訊學（Health/Healthcare Informatics）

臨床資訊學（Clinical Informatics）

護理資訊學（Nursing Informatics）

國際醫學資訊學會（International Medical Informatics Association）

世界衛生組織（World Health Organization, WHO）

數位化（Virtualization or Digitization）

整合（Aggregation or Integration）

病人為中心（Patient Centered）

交換（Standardization and Exchange）

互操作性（Interoperability）

智慧化（Intelligence or Smart）

疾病診斷預測模型（Disease Diagnosis and Prediction Model）

以知識為基礎的健康照護（Knowledge-based Healthcare）

醫院資訊系統（Hospital Information System, HIS）

資訊仲介（Information Broker）

醫學影像儲傳系統（Picture Archiving and Communication System, PACS）

掛號、門診、住診、急診、轉院、出院、批價與排程系統（Registration-Admission-Discharge-Transfer and Scheduling, RADT）

藥局（Pharmacy）

檢驗（Laboratory）

放射（Radiology）

營養科（Dietary）

電子病歷（Electronic Medical Record, EMR）

臨床路徑（Clinical Pathway）

疾病診斷相關群（Diagnosis Related Group, DRG）

電腦斷層攝影（Computed Tomography, CT）

核磁共振（Magnetic Resonance Imaging, MRI）

正子攝影（Positron Emission Tomography, PET）

血管攝影（Angiogram）

超音波（Ultrasound）

內視鏡（Endoscope）

電子健康記錄（Electronic Health Record, EHR）

主要鍵（Primary Key）

索引鍵（Index Key）

國際醫療診斷編碼（International Classification of Disease, ICD）

其他沙門感染（Other Salmonella Infections）

局部沙門感染（Localized Salmonella Infections）

沙門桿菌肺炎（Salmonella Pneumonia）

北美護理診斷協會（North American Nursing Diagnosis Association, NANDA）

護理敏感之病人結果分類（Nursing Sensitive Patient Outcomes Classification, NOC）

護理措施分類（Nursing Interventions Classification, NIC）

國際護理作業分類系統（International Classification for Nursing Practice, ICNP）

國際基層照護分類系統（International Classification of Primary Care, ICPC）

護理資訊系統（Nursing Information System, NIS）

疾病診斷相關群編碼（Diagnosis Related Group, DRG）

健康資訊交換標準（Health Level 7, HL7）

快速健康照護互通資源（Fast Healthcare Interoperability Resources, FHIR）

超文本傳輸協定（HyperText Transfer Protocol, HTTP）

標籤（Tag）

統一資源定位符（Uniform Resource Locator, URL）

唯一識別碼（Universally Unique Identifier, UUID）

JavaScript 的物件表示法（JavaScript Object Notation, JSON）

可擴展標記語言（Extensible Markup Language, XML）

表現層狀態轉換（Representational State Transfer, REST）

放射資訊系統（Radiology Information System, RIS）

醫學數位影像傳輸協定（Digital Imaging and Communication in Medicine, DICOM）

觀測指標標識符邏輯命名與編碼系統（Logical Observation Identifier Names and Codes, LOINC）

現行處置用語（Current Procedural Terminology, CPT）

醫學系統性命名（Systematized Nomenclature of Medicine, SNOMED）

檢驗檢查資訊系統（Laboratory Information System, LIS）

藥局資訊系統（Pharmacy Information System, PIS）

配伍禁忌（Contraindication）

藥物交互作用（Drug Interaction）

過敏藥物（Allergy）

美國衛生研究院（National Institutes of Health）

國家醫學圖書館（National Library of Medicine）

整合型的醫學術語系統（Unified Medical Language System, UMLS）

醫學辭典（Meta-thesaurus）

臨床術語（Clinical Terms, CT）

美國醫療資訊暨管理系統協會（The Healthcare Information and Management Systems Society, HIMSS）

雲端（Cloud）

開放資料（Open Data）

新冠肺炎（COVID-19）

即時（Real Time）

二次運用（Secondary Use）

去識別化（De-identification）

研究路線圖計畫（NIH Roadmap National Electronics Clinical Trials and Research, NECTAR）

醫療四個 P（4P Medicine）

個人化（Personalization）

參與（Participation）

預測（Prediction）

預防（Prevention）

生物資訊學（Bioinformatics）

大數據（Big Data）

精準醫療（Precision Medicine）

存取控制（Access Control）

認證（Authentication）

密碼學（Cryptography）

安全協定（Security Protocol）

機密性（Confidentiality）

完整性（Integrity）

可用性（Availability）

安全管理（Security Management）

安全性政策（Security Policy）

全國電腦犯罪特勤組（National Center for Computational Sciences）

虛擬專屬網路（Virtual Private Network, VPN）

資訊安全管理系統（Information Security Management System）

醫療領域資安資訊分享與分析中心（Hospital Cybersecurity Information Sharing and Analysis Center, H-ISAC）

竊聽（Eavesdropping）

連線巧取（Spoofing）

連線劫奪（Session Hijacking）

隱密通道（Covert Channel）

防火牆（Firewall）

資料加密（Encryption）

帳戶辨識記錄能力（Accountability）

可靠度（Assurance）

說明文件（Documentation）

受信任電腦系統評量基準（Trusted Computer System Evaluation Criteria）

智慧醫療（eHealth）

遠距醫療（Telemedicine）

行動健康（Mobile Health）

醫療人工智慧（Medical AI）

智慧醫院（Smart Hospital）

諮詢（Consulting）

警示（Alerting）

隨身服務（Point of Care）

資通訊科技（Information and Communications Technology, ICT）

物聯網（Internet of Things, IoT）

深度學習（Deep Learning）

機器學習（Machine Learning）

大容量（High-volume）

即時性（High-velocity）

多元化（High-variety）

實證醫學（Evidence-based Medicine）

個人化醫療（Personalized Medicine）

區塊鏈（Blockchain）

邊緣運算（Edge Computing）

5G（Fifth Generation）

健康資訊科技（Health Information Technology）

刺胳針（The Lancet）

複習問題

1. 何謂醫療資訊管理 (Medical Informatics)？

2. 請問應用於醫療資訊管理領域之科學，主要包括哪四大類？

3. 請問醫院資訊系統 (Hospital Information System) 在健康照護組織中應具備哪些基本的服務功能？

4. 請問紙本病歷有哪些缺點？電子病歷具有哪些應用特色？

5. 請列舉臺灣常用的五種醫療資訊標準編碼並說明其用途。

6. 請問臺灣健康雲包含哪四朵子雲並說明各個子雲的功能。

7. 請問生物資訊 (Bioinformatics) 大致上可區分為哪三個主要的方向？

8. 請問橘皮書的安全評量基準分成哪四大類？

9. 請列舉病人安全的八項目標。

10. 請問目前國內外強化病人安全的具體措施有哪些作法？

11. 請問臺灣醫療資訊管理所面臨的挑戰為何？

12. 請問未來人工智慧在醫療照護上有哪四大發展潛力？

13. 請問大數據分析在醫療健康照護領域有哪些運用？

14. 請問發展智慧醫療服務，有哪些課題與挑戰將是醫療資訊管理需先面對與克服的工作？

15. 請問臺灣如何發揮獨特的醫療基礎建設條件及新興科技發展優勢，來提升醫療與健康照護品質的全球排行？

引用文獻

1. Greenes RA, Shortliffe EH. Medical informatics. An emerging academic discipline and institutional priority. JAMA 1990;**263(8)**:1114-20.

2. Shortliffe EH, Blois MS. The computer meets medicine and biology: the emergence of a discipline. In: Shortliffe EH, ed. Biomedical informatics: computer applications in health care and biomedicine. Springer Sicence+Business Media, LLC; New York, NY: 2006;3-45.

3. van Bemmel JH. The structre of medical informatics. Med Inform 1984;**9**:175-80.

4. Musen MA, van Bemmel JH. Handbook of medical informatics. Available at: http://www.mieur.nl/mihandbook/r_3_3/handbook/homepage_self.htm. Accessed March 23, 2022.

5. Mantas J, Ammenwerth E, Demiris G, Hasman A, Haux R, Hersh W, Hovenga E, Lun KC, Marin H, Martin-Sanches F, Wright G. Recommendations of the International Medical Informatics Association (IMIA) on Education in Health and Medical Informatics. Methods Inf Med 2000;**39(3)**:267-77.

6. Mantas J, Ammenwerth E, Demiris G, Hasman A, Haux R, Hersh W, Hovenga E, Lun KC, Marin H, Martin-Sanches F, Wright G. Recommendations of the International Medical Informatics Association(IMIA) on Education in Biomedical and Health Informatics. First Revision. Methods InfMed 2010;**49(2)**:105-20.

7. 張慧朗等：醫學資訊管理學。三版。臺北：華杏，2021。

8. World Health Organization. https://www.who.int/about/governance/constitution. Accessed Jan 23, 2022.

9. 衛生福利部國民健康署健康九九＋網站。2021。取自 https://health99.hpa.gov.tw/article/41。引用 2022/01/23。

10. 醫療機構電子病歷製作及管理辦法。取自 https://law.moj.gov.tw/LawClass/LawAll.aspx?pcode=L0020121。引用 2022/02/28。

11. 衛生福利部中央健康保險署。取自 https://www.nhi.gov.tw/Content_List.aspx?n=B0539342591D2343&topn=5FE8C9FEAE863B46。引用 2022/03/23。

12. Centers for Medicare & Medicaid Services. https://www.cms.gov/Medicare/Coding/ICD10. Accessed March 23, 2022.

13. Free 2022 ICD-10-CM Codes. https://www.icd10data.com/ICD10CM/Codes. Accessed March 23, 2022.

14. HL7 International. https://www.hl7.org/. Accessed March 23, 2022.

15. HL7 FHIR. https://www.hl7.org/fhir/. Accessed March 23, 2022.

16. 衛生福利部中央健康保險署：3.4 版 Tw-DRG 分類表（更新附表 7.1 等）。取自 https://www.nhi.gov.tw/Content_List.aspx?n=9261941716EB8070&topn=5FE8C9FEAE863B46。引用 2022/03/23。

17. DICOM (Digital Imaging and Communications in Medicine). https://www.dicomstandard.org/. Accessed March 23, 2022.

18. LOINC (Logical Observation Identifier Name and Codes). https://loinc.org/. Accessed March 23, 2022.

19. SNOMED (Systematized Nomenclature of Medicine). https://www.snomed.org/. Accessed March 23, 2022.

20. UMLS (Unified Medical Language System). https://www.nlm.nih.gov/research/umls/index.html. Accessed March 23, 2022.

21. SNOMED CT 簡介，百科知識。取自 https://www.easyatm.com.tw/wiki/SNOMED+CT 。引用 2022/03/23。

22. Centers for Disease Control and Prevention, U.S. Department of Health & Human Services. Meaningful Use of Electronic Health Records. https://www.cdc.gov/cancer/npcr/meaningful_use.htm. Accessed March 23, 2022.

23. 衛生福利部：健康雲 2.0 計畫（107 年辦理情形）。2017。取自 https://join.gov.tw/acts/detail/5d4948f4-ef34-4772-bef6-cfbb161d2b91。引用 2022/01/23。

24. 衛生福利部中央健保署：全民健保行動快易通。2021。取自 https://www.nhi.gov.tw/Content_List.aspx?n=2B2E346936670280&topn=874605F03B8FDFBA 。引用 2022/03/23。

25. 臺灣精準醫療計畫，全球醫療發展趨勢。取自 https://tpmi.ibms.sinica.edu.tw/www/precision-medicine/ 。引用 2022/01/23。

26. 孫智麗：前瞻臺灣生物科技未來發展趨勢與政策建議。2010 年版厚生白皮書文稿。

27. 衛生福利部資安資訊分享與分析中心。取自 https://hisac.nat.gov.tw/ 。引用 2022/05/13。

28. To Err is Human: Building a Safer Health System. https://pubmed.ncbi.nlm.nih.gov/25077248/. Accessed Feb 28, 2022.

29. 蔡騰輝：多科整合慢性病照護 遠距醫療創多元商機。DigiTimes，2020-09-14。

取自 https://www.digitimes.com.tw/iot/article.asp?cat=158&cat1=20&cat2=25&id=0 000593562_7B74C7MG74FGUL13ATFVP。引用 2022/04/23。

30. Freedman DH. World's Best Smart Hospital 2021. Newsweek (Powered by Statista), 2021.

31. 黃聖筑：現階段 AI 人工智慧在醫療領域的 4 大應用。HEHO 健康。取自 https://heho.com.tw/archives/20255。引用 2022/01/23。

32. 巨量資料 (Big Data) 分析在醫療健康照護領域之運用。行政院經濟建設委員會，發表於 2013 年 11 月 29 日。

33. 未來城市，智慧醫療深度專題。取自 https://futurecity.cw.com.tw/article/1916。引用 2022/01/23。

34. 臺灣醫療評比全球排行（The Lancet 2017, 2018）。取自 https://ibmi.taiwan-healthcare.org/zh/news_detail.php?REFDOCTYPID=0o4dd9ctwhtyumw0&REFDOCID=0oqdm0zeg3l7l0ka。引用 2022/01/23。

名詞索引